护理药理学

主编　王安斌

中南大学出版社
www.csupress.com.cn
·长沙·

编委会

主　编　王安斌

副主编　乔　杨　韩敏珍　汪　巍　李　倩

编　者　严　菲(黔西南民族职业技术学院)

丁　健(黔西南民族职业技术学院)

兰　雪(贵州医科大学第二附属医院)

杨胜龙(贵州医科大学第二附属医院)

王晋星一(贵州医科大学第二附属医院)

前　言

　　随着我国公共医疗服务水平的不断提升，医院护理工作的范畴已从"以疾病为中心"的治疗型护理扩展到"以人的健康为中心"的整体护理，护理人员也从被动的执行者转变为相对独立的决策者，在护理工作中能够根据护理对象的生理、心理、行为等各种因素，对病人进行综合性的护理及健康指导，因此当今的护理工作者需具有诊断、分析、处理健康问题及合理用药指导等能力。

　　《护理药理学》充分结合高职高专护理专业的人才培养目标，以药理学基础知识为根本，重点突出常用药物的不良反应及用药监护等内容，充分体现护理专业特色，紧密衔接护理临床岗位一线，以满足护理岗位的用药需求。全书以立德树人为导向，将救死扶伤的责任感、高尚的职业道德，坚持安全有效、经济合理的用药原则和全心全意为护理对象服务等育人精神贯穿其中，让学生在德与技方面得到双向提升。

　　《护理药理学》是护理专业的一门必修基础课，主要供护理类专业学生使用，该课程在整个护理专业课程体系中起到桥梁作用，能为后期学习《基础护理学》《内科护理学》《外科护理学》《妇产科护理学》《儿科护理学》《健康评估》等护理专业课程奠定基础。

　　本教材主要根据高职高专护理类专业教育的特点及专业技术岗位的需求，在药理学基础知识的基本框架上，突出护理专业特色，将护理临床一线实际用药知识、护士执业资格考试相关知识点与药理学基础知识充分结合，让学生在课程学习中便能掌握从事临床护理工作所必需的药理学基本知识和技能，同时也为学生执业资格考试和适应护理职业岗位需求奠定基础。

护理药理学宣传片

编者

2023 年 7 月

目　录

第一章
总　论

导学资源

知识导图

PPT课件

学习视频

学习目标

1. 掌握药物、药理学的概念，"三查""八对""一注意"的内容，药物半衰期的概念及意义，药物作用的基本概念。

2. 熟悉护理工作相关的药品知识，学会处方、药品说明书的识读和正确使用药物，药物体内过程的基本规律及影响因素，药物作用的机制，影响药物作用的因素。

3. 具有良好的职业素质和科学严谨的工作作风，树立安全用药、合理用药的意识，初步具有药物代谢动力学基本理论和基本知识。

案例导入

小明，3岁，体重15 kg，因感冒，奶奶带其到医院就诊，医生给开了感冒药。奶奶给小明服了药，1小时后小明出现了抽搐、休克症状，送到医院检查是药物过量所致。原来感冒药的说明书上的规格是每包50 mg，用量是成人每次100 mg，每日2次，儿童按体重每千克1.5~3.0 mg计算给药，每日2次。而奶奶没有认真阅读药品说明书，给小明服用了成人的剂量，导致小明药物过量中毒。

请思考：

1. 按照药品说明书，小明每次应该服用该感冒药的剂量是多少？

2. 通过本案例，医护人员应该如何帮助患者和家属合理安全使用药物？

第一节　绪　论

护理药理学是为护理、助产专业学生阐明药理学的基本理论和药物的基本知识，科学合理地开展用药护理的一门专业基础课程。

一、护理药理学的有关概念与任务

药物是指可以改变或查明机体的生理功能及病理状态，用于预防、诊断和治疗疾病的物质。按照药物的来源可分为：①天然药，是指存在于自然界中对机体有效防治疾病效果的植物、动物、矿物等，如植物药人参，动物药鹿茸，矿物药朱砂等；②化学药，是指人工合成、半合成或从某些天然药中提取的单一成分的药物，如镇痛药美沙酮、抗菌药诺氟沙星等；③生物药，是指利用生物体中的组织或体液等生物物质制备而成的药物，如疫苗、蛋白制品、血液制品、重组基因片段等。

药理学是研究药物与机体(含病原体)相互作用及作用规律的学科。其研究内容包括：①药物效应动力学，简称药效学，是研究药物对机体的作用及作用机制；②药物代谢动力学，简称药动学，是研究药物在机体的影响下所发生的变化及其规律。药理学以基础医学中的生理学、生物化学、病理学、病理生理学、微生物学、免疫学、分子生物学等为基础，可为防治疾病、合理用药提供理论知识和科学思维方法。药理学既是基础医学与临床医学间的桥梁，也是医学与药学间的桥梁。

护理药理学是药理学的一门分支学科，是以人作为研究对象，阐述临床如何合理用药和护理工作者在合理用药中的地位和作用。通过本门课程的学习，使学生学会运用药理学知识，合理使用药物，养成以人为本、关爱生命健康的职业素养和科学严谨的工作作风，理解、掌握药理学的基本理论和基本概念，具有正确执行医嘱、处方的能力，具有观察药物疗效和不良反应的能力，能够开展临床常用药物的用药指导、药物咨询和用药宣教，为能够参与到临床合理用药过程中奠定基础。

二、护理工作相关的药品知识

(一)药品的名称

药品的名称可分为通用名、商品名及化学名等。

1.通用名也称法定名。在我国，通用名是根据国际通用药品名称、国家药典委员会《新药审批办法》的规定命名的。药品使用通用名称，即同一处方或同一品种的药品使用相同的名称，有利于国家对药品的监督管理，有利于医生选用药品，有利于保护消费者合法权益，也有利于制药企业之间展开公平竞争。

2.商品名是指经国家药品监督管理部门批准的、特定企业使用的该药品专用的商品名称。医护人员必须依照其药品说明书了解其所含成分，分清是否与同用的其他药物为同一药物，以免出现重复使用。

3.化学名是根据药物的化学结构，按照一定的命名原则制定的名称。由于烦琐，较少使用。

（二）处方药和非处方药

1.处方药是指必须凭执业医师或执业助理医师处方才可调配、购买和使用的药品。

2.非处方药（OTC）是指不需要凭医师处方即可自行判断、购买和使用的药品。非处方药可分为甲类非处方药和乙类非处方药，乙类非处方药相较甲类非处方药更安全（图1-1）。

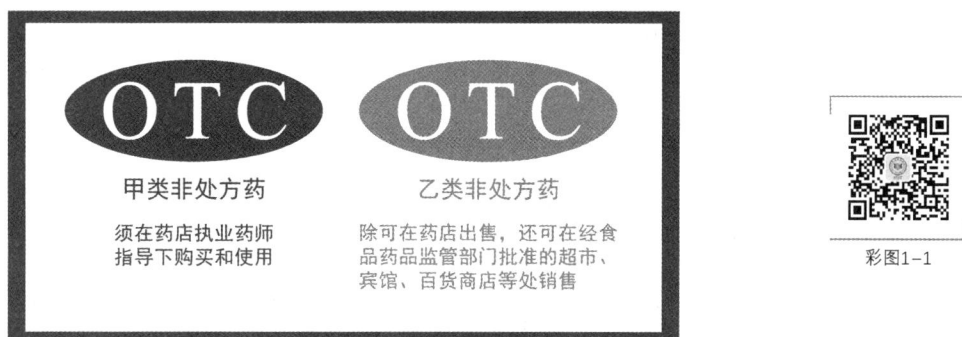

彩图1-1

图1-1 处方药与非处方药标识（甲类非处方药为红底，乙类非处方药为绿底）

（三）处方基本知识

1.处方的概念

处方是指由注册的执业医师或执业助理医师在诊疗活动中为患者开具的、由药学专业技术职务任职资格的药学专业技术人员审核、调配、核对，并作为患者用药凭证的医疗文书。处方包括医疗机构病区用药医嘱单。

2.处方性质

处方具有法律性、技术性和经济性。

3.处方格式

处方格式由以下三部分组成。

（1）前记：包括机构名称、处方编号、费别（支付与报销类别）、患者情况、门诊或住院病历号、科别或病区和床位号、临床诊断、开具日期等，并可添列特殊要求的项目。麻醉药品和第一类精神药品处方还应当包括患者身份证明编码，代办人姓名及身份证明编码。

（2）正文：正文以 Rp 或 R（拉丁文 Recipe"请取"的缩写）标示，分列药品名称、剂型、规格、数量、用法用量。

（3）后记：有医师签名（或）加盖专用签章，药品金额以及审核、调配、核对、发药的药学专业技术人员签名或加盖专用签章。

4.处方种类

（1）普通处方的印刷用纸为白色。

（2）急诊处方印刷用纸为淡黄色，右上角标注"急诊"

（3）儿科处方印刷用纸为淡绿色，右上角标注"儿科"。

（4）麻醉药品和第一类精神药品处方印刷用纸为淡红色，右上角标注"麻、精一"。

（5）第二类精神药品处方印刷用纸为白色，右上角标注"精二"。

表 1-1　常用处方外文缩写词

缩写词	中文	缩写词	中文
ad	加至	b. i. d.	每日 2 次
a. m.	上午	t. i. d.	每日 3 次
p. m.	下午	q. i. d.	每日 4 次
a. c.	饭前	q. h.	每小时
p. c.	饭后	q. 6h.	每 6 小时
p. o. 或 o. s.	口服	q. 2d.	每 2 日 1 次
I. h. 或 s. c.	皮下注射	Pr. dos	顿服，一次量
i. m.	肌内注射	p. r. n.	必要时
i. v.	静脉注射	s. o. s.	需要时
i. v. gtt	静脉滴注	Star！或 st！	立即
h. s.	睡时	Cito！	急速地
q. n.	每晚	Lent！	慢慢地
q. d.	每日一次	Rp.	取
A. S. T.	皮试后	co.	复方
t. c. s	敏感性皮肤试验	sig. 或 s.	用法

（四）药品说明书

药品说明书是药品生产企业印制并提供的，用以指导临床正确使用药品的技术性材料。药品说明书主要包括药品名称、成分、适应证、规格、用量用法、不良反应、禁忌证等内容。它既是对药品本身内容的解释和说明，也是指导规范医院购药、医师开药、药师调药与患者用药的指南与依据。

1. 药品批准文号

是国家批准药品生产企业生产药品的文号，是从外观上判断药品合法性的标志之一。其格式为：国药准字+1 位拼音字母+8 位数字。化学药品用拼音字母"H"表示，如国药准字 H20191215；中药用拼音字母"Z"表示；生物制品用拼音字母"S"表示；进口分包装药品用拼音字母"J"表示。

2. 药品的批号

指同一次投料、同一生产工艺所生产的药品，通常以生产日期表示，国内多采用 6 位数表示，前 2 位表示年份，中间表示月份，最后两位表示日期，如 221007 表示 2022 年 10 月 7 日生产。如 221007-1，后面"-1"，一般表示厂内当日第 1 批产品。

3. 药品的有效期

是指该药品被批准的使用期限，表示该药品在规定的贮存条件下能够保证质量的期限。

它是控制药品质量的指标之一。药品标签中的有效期应当按照年、月、日的顺序标注，年份用四位数字表示，月、日用两位数表示。其具体标注格式为"有效期至××××年××月"或者"有效期至××××年××月××日"；也可以用数字和其他符号表示为"有效期至××××.××."或者"有效期至××××/××/××"等。

有效期的表示方法有三种：

（1）直接标明有效期。如某药标明的有效期至 2022 年 10 月，即表示该药可使用到 2022 年 10 月 31 日。

（2）标明有效年限。如药品标明有效期为 2 年，根据药品生产日期 20221012，推算该药可用至 2024 年 10 月 11 号。

（3）直接标明失效期，国外进口药品有采用 EXP. Date 或 Use before 标明失效期。如某药标明 EXP. Date：June 2022，即表示该药可使用到 2022 年 5 月 31 日。

（五）特殊管理药品

特殊管理药品是指国家制定法律制度，实行比其他药品更加严格的管制的药品，包括麻醉药品、精神药品、医疗用毒性药品、放射性药品（图 1-2）。

1. 麻醉药品

是指对中枢神经有麻醉作用，连续使用后易产生身体依赖性、能形成瘾癖的药品。连续使用、滥用或者不合理使用，易产生身体依赖性和精神依赖性，能成瘾癖的药品。

2. 精神药品

是指直接作用于中枢神经系统，使之兴奋或抑制，连续使用能产生依赖性的药品。依据人体对精神药品产生的依赖性和危害人体健康的程度，将其分为第一类精神药品和第二类精神药品。

3. 医疗用毒性药品

是指毒性剧烈、治疗剂量与中毒剂量相近，使用不当会致人中毒或死亡的药品。毒性药品的包装容器上必须印有毒药标志。在运输毒性药品的过程中，应当采取有效措施，防止发生事故。

4. 放射性药品

是指用于临床诊断或者治疗的放射性核素制剂或者其标记化合物。放射性药品与其他药品的不同之处在于，放射性药品含有的放射性核素能放射出射线。

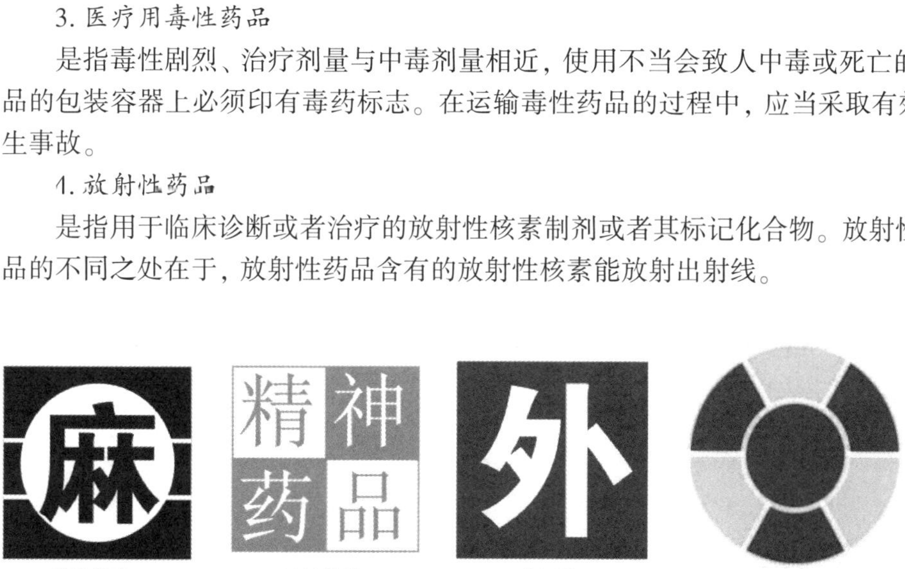

| 麻醉药品 | 精神药品 | 外用药品 | 放射性药品 | 彩图1-2 |

图 1-2 相关药品标识

⬦ 三、 临床护理中护士的工作任务

在临床用药护理过程中,护士既是药物治疗的执行者,也是患者药物治疗前后的监护人。护士掌握药理学的基础知识和基本理论,具备执行医嘱正确给药、认真做好用药护理的能力是至关重要的。在用药护理中护士的主要工作任务如下。

(一)用药前

1. 要按护理程序对患者进行护理评估,了解患者的病史和用药史,尤其要了解患者的药物过敏史。

2. 要了解患者的身体状况,了解患者是否有药物禁忌证。

3. 要了解患者辅助检查有关的结果,特别是肝功能、肾功能、心功能、心电图检查、血常规及电解质情况等。

4. 要熟悉药物的作用、用途、不良反应及注意事项、用法、相互作用和禁忌证,理解医生的用药目的。如对医嘱有疑义,应及时与医生沟通。

(二)用药时

1. 要根据患者的用药目的,指导患者正确用药。

2. 必须严格执行"三查""八对""一注意"的原则,避免发生医疗差错和事故。

3. 要注意观察药物的疗效和不良反应,做好记录:应主动询问和评估患者有无不适反应,要及时发现,及时处理。

4. 要加强与患者的心理沟通,缓解用药时的紧张情绪,增强患者坚持用药,战胜疾病的信心。应根据实际情况,适当向患者说明和解释用药后可能出现的不适反应,使患者在心理及生理上有所准备。

(三)用药后

1. 要密切观察用药后患者的病情变化,观察药物是否发挥疗效。

2. 根据药物可能出现的不良反应,作出护理诊断,采取相应的护理措施。

3. 对患者进行用药指导,强调必须严格执行医嘱,禁止擅自调整用药方案,使患者能够合理使用药物,保证用药安全及疗效,防止药源性疾病的发生。

知识链接

"三查""八对""一注意"

三查:是指在用药时,要做到操作前检查、操作中检查、操作后检查。

八对:是指在用药时,要做到对床号、对姓名、对药名、对药物剂量、对药物浓度、对用药方法、对用药时间、对药品批号。

一注意:是指在用药时,要注意观察药物的疗效和不良反应。

四、护理药理学的学习方法

1. 在学习中首先要了解本门课程的教学目标和学习任务，尤其是在各个章节的学习中要紧密围绕学习目标和工作任务开展学习活动，理解并掌握相应的理论知识和实践技能。

2. 要密切联系本专业其他医学基础知识。护理药理学是一门综合性学科，与本专业的其他医学基础知识有着十分密切的联系，因此，在学习本门课程时要做到温故知新，有针对性地复习生理学、生物化学、病理学等知识，有助于更好地理解掌握药物的作用及应用。

3. 要认真掌握药物的作用特点，善于总结归纳。护理药理学虽然涵盖的内容较多，但是规律性是较强的。在学习中，要加强对药物的作用、用途、不良反应和注意事项的学习，要抓住重点，归纳特点，总结规律，不断增强学习效果。

4. 重视实践教学，提高实际工作能力。护理药理学实用性较强，在学习过程中，在加强基本理论、基本知识的学习的基础上，要加强实践学习，做到学中做、做中学。

5. 紧密结合临床。学习中要密切联系护理专业实际，运用整体护理理念，将护理程序与护理用药知识紧密结合，加强与专业课程的联系。

6. 要充分利用现代学习手段，通过辅助教材、多媒体、视频材料及网络学习资料等现代学习手段及学习资料，完善学习方法，增强学习兴趣，提高学习效果。

第二节 药物代谢动力学

药物代谢动力学主要是研究药物的体内过程（包括吸收、分布、代谢和排泄），阐述药物在体内的动态变化规律。药物在作用部位的浓度受药物体内过程的影响而发生动态变化（图1-3），掌握药物代谢动力学的基本原理和方法，可以更好地了解药物在体内的变化规律，设计和优化给药方案，指导合理用药，为临床用药提供科学依据。

一、药物分子的跨膜转运

药物吸收、分布、代谢和排泄过程中，药物分子要通过各种单层（如小肠上皮细胞）或多层（如皮肤）细胞膜。药物通过细胞膜的方式称为药物的跨膜转运。药物跨膜转运的方式主要有被动转运、主动转运和膜动转运。

（一）被动转运

被动转运是指存在于细胞膜两侧的药物顺浓度梯度从高浓度侧向低浓度侧扩散的过程。被动转运不消耗能量，其转运速度与膜两侧的浓度差成正比，浓度差越大，转运速度越快。膜两侧药物浓度达到动态平衡时，转运相对停止。被动转运包括滤过、简单扩散和易化扩散三种类型，大多数药物在体内的转运以被动转运为主。

1. 滤过，又称水溶性扩散，是指水溶性小分子药物借助于流体静压或渗透压随体液通过细胞膜的水性通道而进行的跨膜转运。

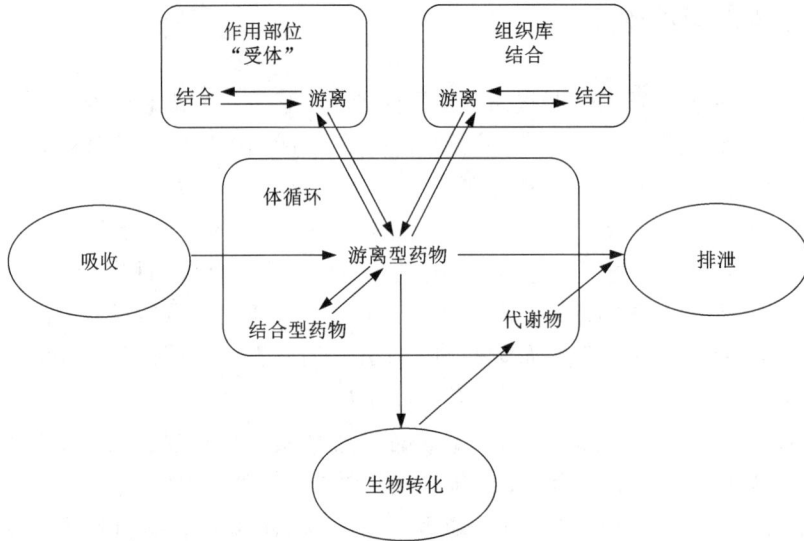

图1-3　药物的体内过程与作用部位药物浓度变化的关系

2.简单扩散，又称脂溶性扩散，是指脂溶性小分子药物溶解于细胞膜的脂质层，顺浓度差通过细胞膜。绝大多数药物按此种方式通过生物膜。

3.易化扩散，是指某些小分子药物依赖生物膜上的特定载体通过生物膜的一种顺梯度转运方式。易化扩散可加快药物的转运速率。在小肠上皮细胞、脂肪细胞、血-脑屏障血液侧的细胞膜中，单糖类、氨基酸、季铵盐类药物的转运属于易化扩散。与其他两种被动转运不同的是，进行易化扩散需要载体，而且有竞争性抑制现象与饱和限速现象。葡萄糖进入红细胞内、甲氨蝶呤进入白细胞等均以易化扩散方式转运。

(二)主动转运

主动转运是指药物依赖细胞膜上的特异性载体，逆浓度差耗能跨膜的一种转运方式，如去甲肾上腺素能神经末梢对去甲肾上腺素的再摄取过程。主动转运的特点：①消耗能量；②需要载体；③饱和现象；④竞争性抑制现象。

主动转运是人体重要的物质转运方式，生物体内一些必需物质如单糖、氨基酸、Na^+及一些有机弱酸、弱碱等弱电解质的离子型都是以主动转运方式通过细胞膜。主动转运需要耗能，能量可直接来源于ATP的水解，或是间接来源于其他离子如Na^+的电化学差。

(三)膜动转运

膜动转运是指大分子物质通过膜的运动而转运，包括胞饮和胞吐。

胞饮，又称吞饮或入胞，是指某些液态蛋白质或大分子物质通过细胞膜的内陷形成吞饮小泡而进入细胞内。如脑垂体后叶粉剂可从鼻黏膜给药以胞饮方式吸收。

胞吐，又称胞裂外排或出胞，是指胞质内的大分子物质以外泌囊泡的形式排出细胞的过程。如腺体分泌及递质的释放。

➡️ 二、药物的体内过程

(一) 吸收

吸收是指药物自用药部位进入血液循环的过程。血管外给药途径均存在吸收过程。不同给药途径有不同的吸收过程和特点。

1. 口服给药

口服是最常用的给药途径。大多数药物在胃肠道内是以简单扩散方式被吸收的。胃肠道的吸收面积大、内容物的拌和作用以及小肠内适中的酸碱性(pH 5.0~8.0)对药物解离影响小等因素均有利于药物的吸收。其中小肠内 pH 接近中性,黏膜吸收广,缓慢蠕动能增加药物与黏膜的接触机会,因此小肠是药物口服时主要的吸收部位。

影响胃肠道对药物吸收的因素包括:服药时饮水量、是否空腹、胃肠蠕动度、胃肠道 pH、药物颗粒大小、药物与胃肠道内容物的理化性相互作用(如钙与四环素形成不可溶的络合物引起吸收障碍)等。此外,胃肠道分泌的酸和酶以及肠道内菌群的生化作用均可影响药物的口服吸收,如一些青霉素类抗菌药物因被胃酸迅速灭活而口服无效,多肽类激素如胰岛素在肠内被水解而必须采用非胃肠道途径给药。

首过消除也是影响药物口服吸收的重要因素。首过消除是指从胃肠道吸收的药物在到达全身血液循环前被肠壁和肝脏部分代谢,从而使进入全身血液循环内的有效药物量减少的现象,也称首过代谢或首过效应。首过消除高时,机体可利用的有效药物量少,要达到治疗浓度,必须加大用药剂量。但因剂量加大,代谢产物也会明显增多,可能出现代谢产物的毒性反应。因此,在应用首过消除高的药物而决定采用大剂量口服时,应先了解其代谢产物的毒性作用和消除过程。为了避免首过效应,通常采用舌下及直肠下部给药,以使药物不经过胃肠道和肝脏吸收,直接进入全身血液循环。

2. 注射给药

静脉注射可使药物迅速而准确地进入全身血液循环,不存在吸收过程,故发挥作用快,适用于急症、重症患者。药物肌内注射及皮下注射时,主要经毛细血管以简单扩散和滤过方式吸收,吸收速率受注射部位血流量和药物剂型影响,一般较口服快。肌肉组织的血流量比皮下组织丰富,药物肌内注射一般比皮下注射吸收快。注射给药可避开首过消除,但操作较复杂,不如口服给药方便、经济、安全。

有时为了使治疗药物靶向至特殊组织器官,可采用动脉注射,但动脉给药危险性大,一般较少使用。注射给药还可将药物注射至身体任何部位发挥作用,如局部麻醉药。将局部麻醉药注入皮下或手术视野附近组织可产生浸润麻醉作用,注入外周神经干附近可产生区域麻醉作用。

3. 吸入给药

除了吸入性麻醉药(挥发性液体或气体)和其他一些治疗性气体经吸入给药外,容易气化的药物也可采用吸入途径给药,如沙丁胺醇。有的药物难溶于一般溶剂,水溶液又不稳定,如色甘酸钠,可制成直径约 5 μm 的极微细粉末以特制的吸入剂气雾吸入。由于肺泡表面积很大,肺血流量丰富,因此只要具有一定溶解度的气态药物即能经肺迅速吸收。气道本身是抗哮喘药的靶器官,以气雾剂解除支气管痉挛是一种局部用药。

4.经皮给药

一般情况下，完整的皮肤吸收能力差，外用药物主要发挥局部作用。但在制剂中加入促皮吸收剂如氮酮制成贴皮剂，可促进药物透皮吸收而发挥全身作用。

5.直肠给药

直肠给药可在一定程度上避免首过消除。直肠中、下段的毛细血管血液流入下痔静脉和中痔静脉，然后进入下腔静脉，其间不经过肝脏。若以栓剂塞入上段直肠，则吸收后经上痔静脉进入门静脉系统，而且上痔静脉和中痔静脉间有广泛的侧支循环，因此，直肠给药的剂量仅约50%可以绕过肝脏。

6.舌下给药

舌黏膜下的血管丰富，对药物吸收较快、效果明显，而且可在很大程度上避免首过消除，但由于吸收面积小，因此只适用于脂溶性高、给药量少的药物，如硝酸甘油等。

(二)分布

分布是指药物吸收后从血液循环到达机体各个器官和组织的过程。通常药物在体内的分布速度很快，可迅速在血液和各组织之间达到动态平衡。药物分布到达作用部位的速度越快，起效就越迅速。药物在体内各组织分布的程度和速度，主要取决于组织器官血流量和药物与血浆蛋白、组织细胞的结合能力。此外，药物载体转运蛋白的数量和功能状态、体液pH、生理屏障作用以及药物的分子量、化学结构、脂溶性、pH、极性、微粒制剂的粒径等都能够影响药物的体内分布。

1.组织器官血流量

人体各组织器官的血流量是不均一的。通常在血流量丰富的组织和器官，药物的分布速度快而且转运量较多；相反，则分布速度慢和转运量较小。所以流经各组织器官的动脉血流量是影响分布的一个重要因素。在循环速度快的脏器，如脑、肝、肾、肺等，药物在这些组织分布较快，随后还可以再分布。例如，静脉注射硫喷妥钠，首先分布到血流量大的脑组织，随后由于其脂溶性高又向血流量少的脂肪组织转移，从而实现再分布，所以其起效迅速，但维持时间短。

2.血浆蛋白的结合率

大多数药物在血浆中均可与血浆蛋白不同程度地结合而形成结合型药物，与游离型药物同时存在于血液中。结合型药物不能跨膜转运，是药物在血液中的一种暂时贮存形式。因此，药物与血浆蛋白的结合影响药物在体内的分布、转运速度以及作用强度和消除速率。

药物与血浆蛋白结合的特异性低，与相同血浆蛋白结合的药物之间可发生竞争性置换的相互作用。如抗凝血药华法林血浆蛋白结合率约99%，当与保泰松合用时，结合型的华法林被置换出来，使血浆内游离药物浓度明显增加，抗凝作用增强，可造成严重的出血，甚至危及生命。药物与内源性化合物也可在血浆蛋白结合部位发生竞争性置换作用，如磺胺异噁唑可将胆红素从血浆蛋白结合部位上置换出来，因此新生儿使用该药可发生致死性核黄疸症。但是，药物在血浆蛋白结合部位上的相互作用并非都有临床意义。一般认为，只有血浆蛋白结合率高、分布容积小、消除慢以及治疗指数低的药物在临床上这种相互作用才有意义。

3.组织细胞结合

药物与组织细胞结合是由于药物与某些组织细胞成分具有特殊的亲和力，使这些组织中的药物浓度高于血浆游离药物浓度，药物分布呈现一定的选择性。药物与某些组织亲和力强是药物作用部位具有选择性的重要原因，如碘主要集中在甲状腺，氯喹在肝和红细胞内分布浓度高。多数情况下，药物和组织的结合是药物在体内的一种贮存方式，如硫喷妥钠再分布到脂肪组织。有的药物与组织可发生不可逆结合而引起毒性反应，如四环素与钙形成络合物储存于骨骼及牙齿中，导致小儿生长抑制与牙齿变黄或畸形。

4. 体液的 pH 和药物的解离度

在生理情况下，细胞内液 pH 为 7.0，细胞外液为 7.4。由于弱酸性药物在较碱性的细胞外液中解离增多，因而细胞外液浓度高于细胞内液，升高血液 pH 可使弱酸性药物由细胞内向细胞外转运，降低血液 pH 则使弱酸性药物向细胞内转移；弱碱性药物则相反。口服碳酸氢钠碱化血液可促进巴比妥类弱酸性药物由脑细胞向血浆转运；同时碱化尿液，可减少巴比妥类弱酸性药物在肾小管的重吸收，促进药物从尿中排出，这是临床上抢救巴比妥类药物中毒的措施之一。

5. 体内屏障

(1) 血-脑屏障　药物从血液向中枢神经系统分布，主要在药物进入细胞间隙和脑脊液受到限制。血-脑屏障包括血液与脑组织、血液与脑脊液、脑脊液与脑组织三种屏障。脑组织的毛细血管内皮细胞紧密相连，形成了连续性无膜孔的毛细血管壁，且外表面几乎全为星形胶质细胞包围，这种结构特点决定了某些大分子、水溶性或解离型药物难以进入脑组织，只有脂溶性高的药物才能以被动扩散的方式通过血-脑屏障。但是在某些病理状态下(如脑膜炎)血-脑屏障的通透性增大，一般不易进入中枢神经系统的大多数水溶性药物以及在血浆 pH 为 7.4 时能解离的抗生素(如青霉素)透入脑脊液的量明显增多，有利于药物发挥治疗作用。

(2) 胎盘屏障　胎盘绒毛与子宫血窦之间的屏障称为胎盘屏障。胎盘对药物的转运并无屏障作用，其对药物的通透性与一般的毛细血管无明显差别，几乎所有的药物都能穿透胎盘进入胎儿体内。药物进入胎盘后，即在胎儿体内循环，并很快在胎盘和胎儿之间达到平衡。因此，孕妇用药应特别谨慎，禁用可引起畸胎或对胎儿有毒性的药物。

(3) 血眼屏障　血液与视网膜、房水、玻璃体之间的屏障称为血眼屏障。血眼屏障可影响药物在眼内的浓度，全身给药时，药物在眼内难以达到有效浓度，可采取局部滴眼或眼周边给药，包括结膜下注射、球后注射及结膜囊给药等。

知识链接

"反应停"事件

沙利度胺最早由德国格仑南苏制药厂开发，1957 年首次被用作处方药。沙立度胺推出之始，科学家们说它能在妇女妊娠期控制精神紧张，防止孕妇恶心，并且有安眠作用。因此，此药又被叫作"反应停"。上市后不久就被推广到十几个国家，很多人吃了药后的确就不吐了，恶心的症状得到了明显的改善，于是它成了"孕妇的理想选择"(当时的广告用语)。之后，"反应停"被大量生产、销售，仅在德国就有近 100 万人服用过"反应停"，"反应停"每月的销量达到了 1 吨的水平。在德国的某些州，患者甚至不需要医生处方就能购买到"反应停"。但随即而来的是，许多出生的婴儿都是短肢畸形，形同海豹，被称为"海豹肢畸形"。1961 年，这种症状终于被证实是孕妇服用"反应停"导致的。于是，该药被禁用，然而，受其影响的婴儿已多达 1.2 万名。

（三）代谢

代谢是指药物吸收后在体内经酶或其他作用发生一系列的化学反应，导致药物化学结构上的转变，又称生物转化。生物转化的能力反映了机体对外来性物质或者药物的处置能力。绝大多数药物在体内被代谢后极性增大，有利于排出体外，因此代谢是药物在体内消除的重要途径。

1. 药物代谢意义

肝脏是最主要的药物代谢器官。此外，胃肠道、肺、皮肤、肾等也可产生有意义的药物代谢作用。药物经过代谢后其药理活性或毒性发生改变。大多数药物被灭活，药理作用降低或完全消失，但也有少数药物被活化而产生药理作用或毒性。需经活化才产生药理效应的药物称为前药，如可的松须在肝脏转化为氢化可的松而生效。药物的代谢产物与药物毒性作用有密切关系，如对乙酰氨基酚在治疗剂量（1.2 g/d）时，95%的药物经葡萄糖醛酸化和硫酸化而生成相应结合物，然后由尿排泄；另5%则在细胞色素 P_{450} 催化下与谷胱甘肽发生反应，生成巯基尿酸盐而被排泄，因此对乙酰氨基酚在治疗量时是很安全的。但如长期或大剂量使用，葡萄糖醛酸化和硫酸化途径被饱和，较多药物经细胞色素 P_{450} 单加氧酶催化反应途径代谢，因为肝脏谷胱甘肽消耗量超过再生量，毒性代谢产物 N-乙酰基亚胺醌便可蓄积，与细胞内大分子（蛋白质）上的亲核基团发生反应，引起肝细胞坏死。

2. 药物代谢时相

药物代谢通常涉及Ⅰ相和Ⅱ相反应。Ⅰ相反应通过氧化、还原、水解，在药物分子结构中引入或脱去功能基团（如–OH、–NH_2、–SH）而生成极性增高的代谢产物。Ⅱ相反应是结合反应，是药物分子的极性基因与内源性物质（如葡萄糖醛酸、硫酸、醋酸、甘氨酸等）经共价键结合，生成极性大、水溶性高的结合物而经尿排泄。

3. 药物代谢酶

少数药物在体内的代谢可以在体液的环境下自发进行，如酯类药物可以在体液环境下发生水解反应，但是绝大多数药物的代谢反应需要药物代谢酶的参与。肝脏中药物代谢酶种类多而含量丰富，因此是药物代谢的主要器官。药物代谢酶主要有两类：一类是特异性酶，又称专一性酶，指只能催化具有特定化学结构基团的一种或一类药物分子，存在于血浆、细胞质和线粒体中的多种酶系。常见的专一性酶有胆碱酯酶、黄嘌呤氧化酶和乙酰转移酶等。另一类是非特异性酶，即非专一性酶，是指存在于肝细胞微粒体的混合功能氧化酶系统，简称肝药酶或药酶。其主要的氧化酶为细胞色素 P_{450} 酶系，它是肝内促进药物代谢的主要酶系统。

细胞色素 P_{450} 酶系可转化数百种化合物，主要具有以下特点：①专一性低，能转化多种药物；②个体差异较大，酶的活性和数量受遗传、年龄及疾病等多种因素影响；③酶的活性有限；④某些药物可对酶的活性产生影响，表现出增强或抑制肝药酶的活性。

4. 影响药物代谢的因素

（1）遗传因素

药物代谢的个体差异主要由药物代谢酶的个体差异引起，而遗传因素对药物代谢酶的个体差异起着重要的作用，多与微粒体酶活性差异有关。不同种族间由于药物代谢酶的遗传特性差异可以导致药物代谢酶活性的差异，同一种族不同个体间由于药物代谢酶遗传基因的多态性也可以导致药物代谢酶活性差异，致使药物代谢差异。遗传因素是药物代谢差异的决定因素。

（2）药物代谢酶的诱导与抑制

许多药物长期应用时对药物代谢酶具有诱导或抑制作用，改变药物作用的持续时间与强度。能使药物代谢酶活性降低、药物代谢减慢的药物叫做酶抑制剂，如氯霉素、西咪替丁和异烟肼等；能使药物代谢酶活性增高、药物代谢加快的药物叫做酶诱导剂，如苯巴比妥、苯妥英钠和利福平等。

（3）肝血流的改变

肝血流量是决定肝脏药物清除率的重要因素。病理状态下，心排血量及肝血流量发生明显变化时可能引起有临床意义的血流动力学性质的药物代谢改变。肝血流量的改变也可由药物引起，如苯巴比妥增加肝血流量，而普萘洛尔和阿哚美辛能降低肝血流量，从而引起有临床意义的药物相互作用。

（4）其他因素包括环境、昼夜节律、生理因素、病理因素等。

（四）排泄

排泄是药物以原形或代谢产物的形式经不同途径排出体外的过程，是药物体内消除的重要组成部分。药物及其代谢产物主要经肾脏从尿液排泄，其次经胆汁从粪便排泄。挥发性药物主要经肺随呼出气体排泄。药物也可经汗液和乳汁排泄。

1. 肾脏排泄

肾脏对药物的排泄方式为肾小球滤过和肾小管分泌，肾小管重吸收是对已经进入尿内药物的回收再利用过程。

（1）肾小球滤过

肾小球毛细血管膜孔较大，除与血浆蛋白结合的结合型药物外，游离型药物及其代谢产物均可经肾小球滤过。滤过速度受药物分子大小、血浆内药物浓度以及肾小球滤过率的影响。

（2）肾小管分泌

近曲小管细胞能以主动方式将药物自血浆分泌入肾小管内。除了特异性转运机制分泌葡萄糖、氨基酸外，肾小管细胞具有两种非特异性转运机制，分别分泌有机阴离子（酸性药物离子）和有机阳离子（碱性药物离子）。经同一机制分泌的药物可竞争转运体而发生竞争性抑制，通常分泌速度较慢的药物能更有效地抑制分泌速度较快的药物。丙磺舒为弱酸性药，通过酸性药物转运机制经肾小管分泌，因而可竞争性地抑制经同一机制排泄的其他酸性药，如青霉素，两药合用后青霉素血药浓度增高，疗效增强，可用于少数重症感染。噻嗪类利尿药、水杨酸盐、保泰松等与尿酸竞争肾小管分泌机制而引起高尿酸血症，诱发痛风。许多药物与近曲小管主动转运载体的亲和力显著高于与血浆蛋白的亲和力，因此药物经肾小管分泌的速度不受血浆蛋白结合率的影响。

（3）肾小管重吸收

非解离型的弱酸性药物和弱碱性药物在肾脏远曲小管可通过简单扩散而被重吸收。重吸收程度受血和尿的 pH 以及药物的脂溶性、解离度影响。一般来说，脂溶性高、非解离型药物重吸收多，排泄得慢；而水溶性药物排泄得快。增加尿量，可降低尿液中药物的浓度，加快药物的排泄。改变尿液的 pH 可使药物的解离程度发生变化，对弱酸性或弱碱性药物的影响较大。临床利用改变尿液 pH 的办法加速药物的排泄以治疗药物中毒，如碱化尿液治疗弱酸性药物（如苯巴比妥）中毒；酸化尿液治疗弱碱性药物（如苯丙胺）中毒。

2.胆汁排泄

有些药物及其代谢产物以主动转运的方式从胆汁排入肠道,然后随粪便排出。有的药物在肝细胞中与葡萄糖醛酸等结合后排入胆汁中,随胆汁排泄到小肠,在肠道内又被水解为游离药物,在肠道又被重新吸收进入门静脉,形成肝肠循环,使药物的作用时间延长。此外,随胆汁排泄的抗菌药物如多西环素等,因在胆汁中的浓度较高,可用于治疗胆道感染。

3.其他途径排泄

乳汁偏酸性,一些弱碱性药物如吗啡、阿托品等易自乳汁排出,可对乳儿产生影响,故哺乳期妇女应慎用。此外,少数药物也可经唾液腺、汗腺排出。

三、药物代谢动力学的有关概念和参数

(一)药物的血药浓度-时间关系

绝大多数药物的药理作用强弱与其血药浓度平行,血药浓度随时间的推移而变化。一次给药后在不同时间测定血药浓度,可以描记出血药浓度与时间关系的曲线(药-时曲线)。以非静脉一次给药为例,血浆药物浓度随时间的变化如图1-4。

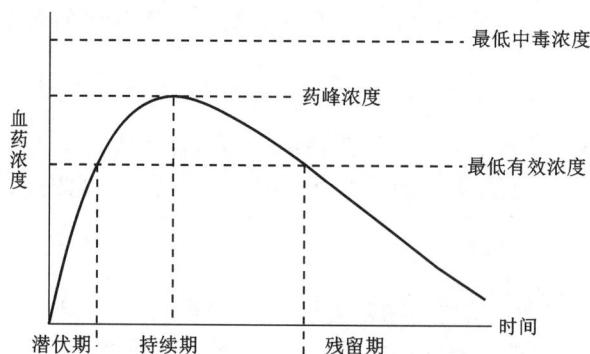

图1-4 非静脉单次给药药-时曲线

(二)药物的消除与蓄积

1.药物的消除

药物在体内经代谢和排泄等方式使药理活性降低和消失的过程称消除。药物在体内的消除主要有两种类型。

(1)一级消除动力学

一级消除动力学是体内药物按恒定比例消除,在单位时间内的消除量与血浆药物浓度成正比。大多数药物在体内按一级动力学消除。

(2)零级消除动力学

零级消除动力学是药物在体内以恒定的速率消除,即不论血浆药物浓度高低,单位时间内消除的药物量不变。通常是因为药物在体内的消除能力达到饱和所致。

2.药物的蓄积

当多次反复用药,药物进入体内的速率大于消除速率时,使药物在体内的浓度逐渐增

加，称为药物的蓄积。临床用药时有时先用较大量使药物在体内逐渐蓄积，以产生满意的疗效，然后再改用较小量维持该浓度以持续发挥药物的治疗作用。

(三)药物半衰期($t_{1/2}$)

1.药物半衰期的概念

药物的半衰期($t_{1/2}$)是血浆药物浓度下降一半所需要的时间。多数药物按一级动力学方式消除，半衰期是一个常数。其长短可反映体内药物消除速度。根据半衰期可确定给药间隔时间，通常给药间隔时间约为1个半衰期。

2.半衰期的临床意义

(1)拟定给药间隔时间。

通常给药间隔时间约为一个半衰期，半衰期长，给药间隔时间长；半衰期短，给药间隔时间短。肝肾功能不全时，药物在体内的消除减慢，易发生蓄积中毒，应适当减少用药剂量或延长给药间隔时间。

(2)预测达到稳态血药浓度的时间。

按恒量、恒定间隔时间给药，经4~5个半衰期可达到稳态血药浓度，药物的体内蓄积与消除半衰期的关系见图1~5。

(3)预测药物基本消除的时间。

一次给药后经4~5个半衰期，药物从体内消除达96%以上，可认为药物已基本消除，药物的体内排泄与消除半衰期的关系见图1-5。

(4)药物分类的依据

同一类型的药物可根据$t_{1/2}$的长短，将药物分为长效类、中效类和短效类等。

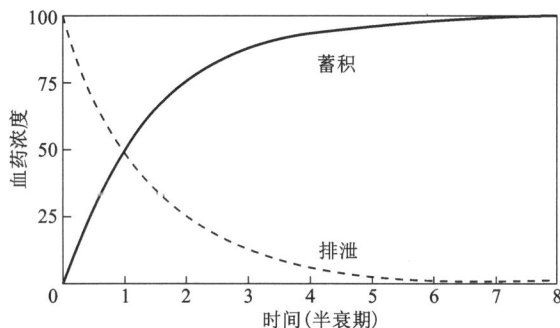

图1-5 药物的体内蓄积和排泄与消除半衰期的关系

(四)稳态血药浓度

临床治疗常采用多次给药以维持有效血药浓度。按恒比消除的药物，如果按半衰期为给药间隔时间恒速衡量给药，一般经4~5个半衰期，从体内消除的药量和进入体内的药量相等，血药浓度维持在一个相对稳定的水平，称稳态血药浓度或称坪值。当病情危急需要迅速达到有效血药浓度时，可采用首次加倍剂量的方法，使血药浓度迅速上升达到稳态血药浓度(图1-6)。

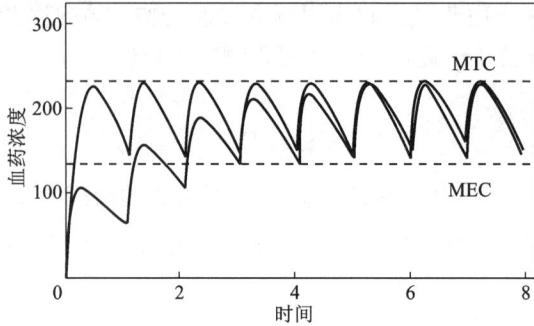

MEC：最小有效浓度；MTC：最小中毒浓度。

图1-6　连续恒量血管外给药的血药浓度时间曲线

第三节　药物效应动力学

药物效应动力学，简称药效学，是研究药物对机体的作用及作用机制。

◆ 一、药物的基本作用

(一)药物作用与药理效应

药物作用是指药物对机体的初始作用，是动因。药理效应是药物作用的结果，是机体反应的表现。由于二者意义接近，在习惯用法上并不严加区别。但当二者并用时，应体现先后顺序。药理效应是机体器官原有功能水平的改变，功能提高称为兴奋，功能降低称为抑制。例如，肾上腺素升高血压、呋塞米增加尿量均属兴奋；阿司匹林退热和吗啡镇痛均属抑制。多数药物是通过化学反应而产生药理效应的。这种化学反应的专一性使药物的作用具有特异性。例如，阿托品特异性地阻断毒蕈碱型胆碱受体(M 胆碱受体)，而对其他受体影响不大。药物作用特异性的物质基础是药物的化学结构。

药物的作用还有其选择性，有些药物可影响机体的多种功能，有些药物只影响机体的一种功能，前者选择性低，后者选择性高。药物作用特异性强并不一定引起选择性高的药理效应，即二者不一定平行。例如，阿托品特异性地阻断 M 胆碱受体，但其药理效应选择性并不高，对心脏、血管、平滑肌、腺体及中枢神经系统都有影响，而且有的兴奋、有的抑制。作用特异性强和(或)效应选择性高的药物应用时针对性较好。反之，效应广泛的药物副反应较多。但广谱药物在多种病因或诊断未明时也有其方便之处，例如广谱抗生素、广谱抗心律失常药等。选择性的基础有以下几方面：药物在体内的分布不均匀、机体组织细胞的结构不同、生化功能存在差异等。

(二)药物作用的两重性

1.防治作用

包括预防作用和治疗作用。

（1）预防作用

预防作用是指在疾病发生之前用药，以防止疾病的发生。

（2）治疗作用

治疗作用是指药物作用的结果有利于改变患者的生理、生化功能或病理过程，使患病的机体恢复正常。根据治疗作用的效果，可将治疗作用分为：

①对因治疗，用药目的在于消除原发致病因子，彻底治愈疾病，称为对因治疗，如用抗生素杀灭体内致病菌。

②对症治疗，用药目的在于改善症状，称为对症治疗。对症治疗不能根除病因，但对病因未明、暂时无法根治的疾病却是必不可少的。对某些危重急症如休克、惊厥、心力衰竭、心跳或呼吸暂停等，对症治疗可能比对因治疗更为迫切。有时严重的症状可以作为二级病因，使疾病进一步恶化，如高热引起惊厥、剧痛引起休克等。此时的对症治疗（如退热或止痛）对惊厥或休克而言，又可看成是对因治疗。

中医学提倡"急则治其标，缓则治其本""标本兼治"，这些是临床实践应遵循的原则。

2. 不良反应

凡与用药目的无关，并为患者带来不适或痛苦的反应统称为药物不良反应。多数不良反应是药物固有的效应，在一般情况下是可以预知的，但不一定是能够避免的。少数较严重的不良反应较难恢复，称为药源性疾病，例如庆大霉素引起的神经性耳聋、肼屈嗪引起的红斑狼疮等。

（1）副反应

由于选择性低，药理效应涉及多个器官，当某一效应用作治疗目的时，其他效应就成为副反应（通常也称副作用）。例如，阿托品用于解除胃肠痉挛时，可引起口干、心悸、便秘等副反应。副反应是在治疗剂量下发生的，是药物本身固有的作用，多数较轻微并可以预料。

（2）毒性反应

毒性反应是指在剂量过大或药物在体内蓄积过多时发生的危害性反应，一般比较严重。毒性反应一般是可以预知的，应该避免发生。急性毒性多损害循环、呼吸及神经系统功能，慢性毒性多损害肝、肾、骨髓、内分泌等功能。致癌、致畸胎和致突变反应也属于慢性毒性范畴。药物的"三致反应"是药物在使用中要密切注意的三种特殊毒性反应。企图通过增加剂量或延长疗程以达到治疗目的，其有效性是有限度的，同时应考虑到过量用药的危险性。

（3）后遗效应

后遗效应是指停药后血药浓度已降至最小有效浓度以下时残存的药理效应，例如服用巴比妥类催眠药后，次晨出现的乏力、困倦等现象。

（4）停药反应

停药反应是指突然停药后原有疾病加剧，又称反跳反应，例如长期服用普萘洛尔降血压，停药次日血压将明显回升。

（5）继发反应

继发反应是指由药物的治疗作用引起的不良后果，如长期使用广谱抗生素时，因其抑制或杀灭了体内的敏感菌，不敏感菌则大量繁殖生长，导致菌群失调引起新的感染，即二重感染。

（6）变态反应

变态反应是一类免疫反应，是指已产生免疫的机体在再次接受相同抗原刺激时所发生的组织损伤或功能紊乱的反应，也称过敏反应。常见于过敏体质患者。反应性质与药物原有效应无关，用药理性拮抗药解救无效。反应的严重程度差异很大，与剂量无关，从轻微的皮疹、发热至造血系统抑制、肝肾功能损害、休克等。可能只有一种症状，也可能多种症状同时出现。停药后反应逐渐消失，再用时可能再发。致敏物质可能是药物本身，也可能是其代谢物，亦可能是制剂中的杂质。临床用药前虽常做皮肤过敏试验，但仍有少数假阳性或假阴性反应。故对过敏体质者或易引起过敏反应的药物均应谨慎使用。

（7）特异质反应

少数特异体质患者对某些药物反应特别敏感，反应性质也可能与常人不同，但与药物固有的药理作用基本一致，反应严重程度与剂量成比例，药理性拮抗药救治可能有效。这种反应不是免疫反应，故不需预先敏化过程。例如，对骨骼肌松弛药琥珀胆碱发生的特异质反应是由于先天性血浆胆碱酯酶缺乏所致；先天性葡萄糖-6-磷酸脱氢酶缺乏的患者，应用新鲜的蚕豆以及伯氨喹、磺胺类药物时可发生溶血性贫血。

（8）药物依赖性

药物依赖性是指长期应用某些药物后，患者对药物产生主观和客观上连续用药的现象。如果连续用药突然停药，患者仅表现为主观上的不适而没有其他生理功能的紊乱，但有强烈的继续用药的欲望，此为精神依赖性，又称心理依赖性。如果用药时患者产生欣快感，停药后不仅出现主观上的不适，还会产生严重生理紊乱的戒断症状，表现为烦躁不安、流泪、出汗、疼痛、恶心、呕吐、惊厥等，甚至危及生命，再次用药后症状消失，此为生理依赖性，又称成瘾性。对药物产生成瘾性的患者，为了继续用药，常不择手段，甚至丧失道德人格，对家庭社会造成极大危害。产生药物依赖性的主要原因是药物滥用。药物滥用是指无病情根据的大量长期应用药物，尤其是自我应用的麻醉药品。在药品管理上，将易产生成瘾性的药物称为"麻醉药品"。此类药品要严格按照《麻醉药品管理办法》的规定进行管理与使用。

知识链接

药源性疾病

药源性疾病是指由药物引起的与治疗作用无关的，并能导致机体某一个或几个器官、某一处或几处局部组织发生功能性和（或）器质性损害的不良反应，既包括正常用量用法下所产生的不良反应，也包括因超量、超时、误用或错用等不正确使用药物所引起的疾病。

药源性疾病比药物不良反应更严重，如果发现得早，治疗及时，绝大多数可以减轻症状或者痊愈，但若不能及早发现，耽误了治疗和抢救，则可能引起不可逆性损害，导致终身残疾甚至死亡等，造成难以设想的恶果。随着新药品种的增多，新型中药制剂的涌现，非处方药（OTC）的执行以及经济利益的驱动，药源性疾病发生率逐年增多，应引起全社会的关注。

二、药物剂量的效应之间的关系

(一)药物剂量

剂量就是用药的分量。血药浓度的高低取决于用药剂量的大小，在一定范围内，剂量越大，血药浓度越高，作用越强。但超过一定范围，则可能发生中毒，甚至死亡。故临床用药时应严格掌握用药的剂量，充分发挥药物的疗效，减少不良反应的发生(图1-7)。

无效量：达不到有效血药浓度，不出现任何药理效应的剂量。

最小有效量：开始出现药理效应的剂量。

极量：出现最大效应，但尚未引起毒性反应的剂量，又称最大治疗量，即治疗疾病时允许使用的最大剂量，一般情况不得超过。

最小中毒量：能引起毒性反应的最小剂量。

最小致死量：能引起死亡的最小剂量。

治疗量：最小有效量和极量之间的剂量范围。

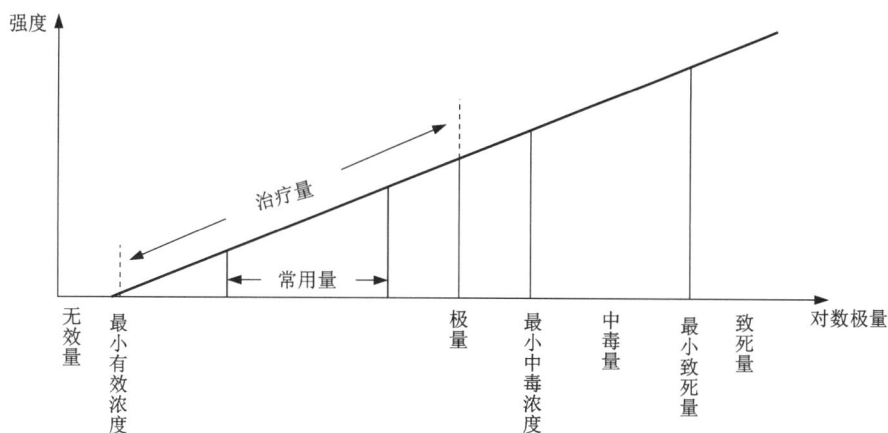

图1-7 药物剂量与药物作用关系示意图

(二)剂量-效应关系

药理效应与剂量在一定范围内成比例，这就是剂量-效应关系(简称量-效关系)。用效应强度为纵坐标、药物剂量或药物浓度为横坐标作图，则得量-效曲线。药理效应按性质可以分为量反应和质反应两种情况。

1.量反应型量-效关系

药物效应强弱呈连续增减的变化，可用具体数量或最大反应的百分率表示者称为量反应，例如血压的升降、平滑肌的舒缩等，其研究对象为单一的生物单位。以药物的剂量(多指整体给药)或浓度(多指离体给药)为横坐标、以效应强度为纵坐标作图，可获得直方双曲线；如将药物浓度改用对数值作图则呈典型的对称S形曲线，这就是通常所称量反应的量-效曲线(图1-8)。

从量反应型量-效曲线可以看出下列几个特定位点：最小有效剂量或最小有效浓度即刚

能引起效应的最小药物剂量或最小药物浓度，亦称阈剂量或阈浓度。最大效应随着剂量或浓度的增加，效应也增加，当效应增加到一定程度后，若继续增加药物浓度或剂量而其效应不再继续增强，这一药理效应的极限称为最大效应，也称效能。

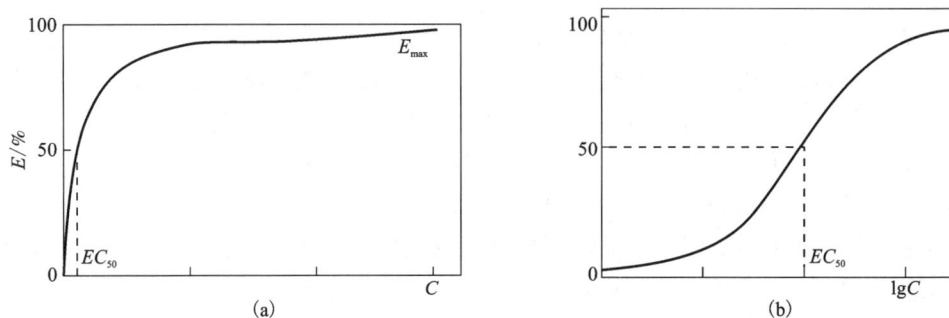

（a）药量用真数剂量表示；（b）药量用对数剂量表示；E：效应；C：浓度
图1-8　药物作用的量-效关系曲线

效价强度是指能引起等效反应（一般采用50%效应量）的相对浓度或剂量，其值越小则强度越大。药物的最大效应与效价强度含义完全不同，二者并不平行。例如，利尿药以每日排钠量为效应指标进行比较，氢氯噻嗪的效价强度大于呋塞米，而后者的最大效应大于前者（图1-9）。药物的最大效应值有较大实际意义，不区分最大效应与效价强度而只讲某药较另一药强若干倍是易被误解的。曲线中段斜率较陡的提示药效较剧烈，较平坦的则提示药效较温和。

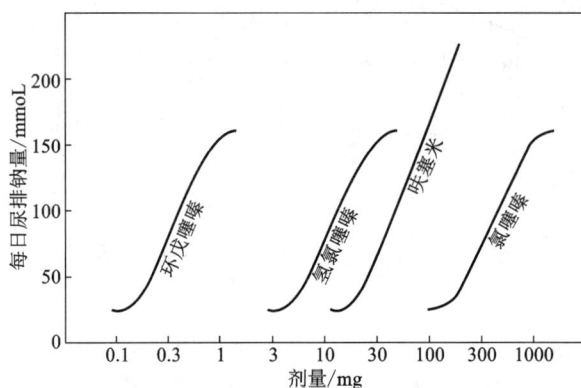

图1-9　各种利尿药的效价强度及效能比较

2. 质反应型量-效关系

如果药理效应不是随着药物剂量或浓度的增减呈连续性量的变化，而表现为反应性质的变化，则称为质反应。质反应以阳性或阴性、全或无的方式表现，如死亡与生存、惊厥与不惊厥等，其研究对象为一个群体。在实际工作中，常将实验动物按用药剂量分组，以阳性反应百分率为纵坐标，以剂量或浓度为横坐标作图，也可得到与量反应相似的曲线。如果按照药物浓度或剂量的区段出现阳性反应频率作图则得到呈常态分布曲线。如果按照剂量增加的累计阳性反应百分率作图，则可得到典型的S形量-效曲线（图1-10）。

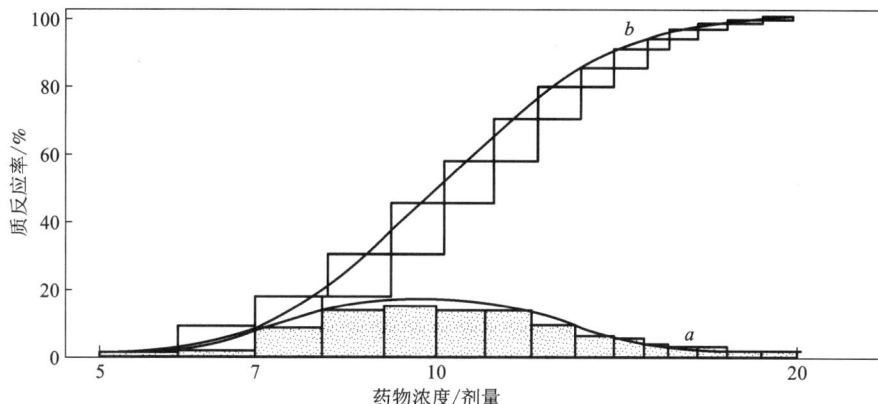

曲线 a 为区段反应率,曲线 b 为累计反应率。

图 1-10 药物的质反应量-效关系曲线图

在动物实验中,能引起 50% 的实验动物出现阳性反应时的药物剂量称为半数致死量(ED_{50});能引起 50% 的实验动物死亡的药物剂量称为半数致死量(LD_{50})。通常将药物的 LD_{50}/ED_{50} 的比值称为治疗指数(TI),用于表示药物的安全性。治疗指数大的药物相对较治疗指数小的药物安全。但以治疗指数来评价药物的安全性并不完全可靠。为此,有人用 1% 致死量(LD_1)与 99% 有效量(ED_{99})的比值或 5% 致死量(LD_5)与 95% 有效量(ED_{95})之间的距离来衡量药物的安全性。

◆ 三、药物作用的机制

药物的作用机制主要是研究药物为什么能起作用和如何起作用的。通过学习药物的作用机制,可有助于理解药物的治疗作用和不良反应的本质,为提高药物的疗效、防止药物的不良反应、更好地开展用药指导、药物咨询和用药护理提供理论依据。药物的作用机制主要包括以下几个方面:

(一)药物作用的受体机制

1. 受体和配体的概念

受体是一类介导细胞信号转导的功能蛋白质,能识别周围环境中某种微量化学物质,首先与之结合,并通过中介的信息放大系统,触发后续的生理反应或药理效应。体内能与受体特异性结合的物质称为配体,也称第一信使。受体对相应的配体有极高的识别能力,受体均有相应的内源性配体,如神经递质、激素、自体活性物质等。配体与受体大分子中的一小部分结合,该部位叫做结合位点或受点。

2. 受体的特点

受体具有如下特性:①灵敏性:受体只需与很低浓度的配体结合就能产生显著的效应;②特异性:受体能准确识别和特异性结合具有特异性立体结构的配体;③饱和性:受体数目是一定的,因此配体与受体结合具有饱和性,作用于同一受体的配体之间存在竞争现象;④可逆性:配体与受体的结合是可逆的,配体与受体复合物可以解离,解离后可得到原来的配体;⑤多样性:同一受体可广泛分布到不同的细胞而产生不同效应,受体多样性是受体亚型分类的基础，受体受生理、病理及药理因素调节，经常处于动态变化之中。

3.受体与药物的相互作用

药物能否与受体结合，可否发生生物效应，取决于药物与受体的亲和力和内在活性。亲和力指药物与受体结合的能力，亲和力大的药物与受体结合得多。内在活性是指药物与受体结合时能激动受体的能力，内在活性大的药物激动受体的能力强。根据药物与受体结合后产生的作用不同，将与受体结合的药物分为受体激动药和受体阻断药。

（1）受体激动药（又称受体兴奋药）：是指与受体既有亲和力又有内在活性的药物。

（2）受体阻断药（又称受体拮抗药）：是指与受体有较强的亲和力而无内在活性的药物。

受体拮抗药与受体结合后，阻碍了激动药与受体的结合，与激动药有对抗作用。根据他们与受体结合是否可逆，分为竞争性和非竞争性阻断药。

4.受体的调节

在生理、病理、药物等因素的影响下，受体的数量、分布、亲和力和效应力发生变化，此为受体的调节。

（1）向下调节：在长期使用受体激动药时，可使相应的受体数量减少，敏感性降低，此为受体脱敏或向下调节。这是导致药效降低，产生耐受性的原因之一。

（2）向上调节：长期使用受体阻断药时，使体内相应受体的数量增多，敏感性增强，此为受体增敏或向上调节。这是造成某些药物停药后出现反跳现象的原因，临床用药护理时应予注意。

（二）药物作用的其他机制

1.改变细胞周围环境的理化反应

通过改变细胞周围环境的理化性质而产生的药物作用，如使用抗酸药中和胃酸以治疗消化道溃疡病，应用甘露醇在肾小管内提高晶体渗透压而利尿等。

2.影响酶的活性

体内酶的种类很多，分布极广，参与机体的生理、生化和物质代谢的活动，是药物作用的主要靶点，药物通过改变酶的活性，而影响机体的功能，如新斯的明可抑制胆碱酯酶的活性，使骨骼肌的兴奋作用增强；奥美拉唑不可逆性抑制胃黏膜 H^+-K^+-ATP 酶，抑制胃酸的分泌。而有些药物本身就是酶，如胃蛋白酶。

3.参与或干扰细胞代谢

通过补充机体的生命代谢物质以治疗相应的缺乏症，如铁剂可参与血红蛋白的形成，用于治疗缺铁性贫血；胰岛素参与糖代谢，而用于糖尿病的治疗。

4.影响生理物质的转运

机体内许多无机离子、代谢产物、神经递质、激素在体内的跨膜转运需要载体，影响这些物质的跨膜转运即可产生显著的药物作用。如麻黄碱可促进交感神经释放递质去甲肾上腺素而产生平喘作用；氢氯噻嗪抑制肾脏远曲小管 NaCl 的再吸收而发挥利尿作用。

5.影响细胞膜的离子通道

细胞膜上的无机离子通道控制着 Na^+、Ca^{2+}、K^+、Cl^- 等离子的跨膜转运，对维持细胞的兴奋性和功能有重要作用，药物通过干扰和阻断这些离子通道，从而影响细胞的生理生化功能，如利多卡因作用于心肌，阻滞钠通道，可治疗室性心律失常；硝苯地平可阻滞钙通道，松弛小动脉平滑肌，使血压下降。

6.影响核酸的代谢

许多抗癌药通过影响 DNA 和 RNA 的代谢产生抗癌作用；有些抗生素可作用于细菌的核酸代谢过程而产生抑菌或杀菌效应。

7.影响免疫功能

糖皮质激素能抑制机体的免疫功能，可用于器官移植时的排斥反应。

8.非特异性作用

有些药物并无特异性作用机制，如消毒防腐药对蛋白质的变性作用，因此只能用于体外杀菌或防腐。

第四节 影响药物效应的因素

药物在机体内产生的药理作用和效应是药物和机体相互作用的结果，二者的相互作用受药物和机体的多种因素影响。药物因素主要有药物剂型、剂量、给药途径以及合并用药时药物的相互作用。机体因素主要有年龄、性别、种族、遗传性、心理、生理及病理等因素。这些因素往往会引起不同个体对药物的吸收、分布和消除产生差异，导致药物作用增强或减弱，甚至产生质的变化。在临床用药时，应熟悉各种因素对药物作用的影响，根据个体的情况，选择合适的药物和剂量，做到用药个体化，既能体现药物的疗效又能避免不良反应的发生。

一、药物因素

(一)药物的化学结构

药物的药理作用取决于药物的化学结构。一般来说，化学结构相似的药物可以产生相似的药理作用，如磺胺类抗菌药均有抗菌作用。化学结构相似的药物也可以产生相反的药理作用，如华法林和维生素 K，华法林为抗凝血药，维生素 K 为止血药，两者结构相似，但作用相反。

(二)药物的剂型与给药途径

药物可制成多种剂型并采用不同的途径给药。供口服给药的有片剂、胶囊、口服液等，口服制剂中的溶液剂比片剂和胶囊容易吸收。供注射用的有水剂、乳剂、油剂，注射剂中的水溶性制剂比油溶液和混悬剂吸收快、起效时间短。还有控制释放速度的控释剂，其作用更为持久和温和。同一药物由于剂型不同、采用的给药途径不同，会影响药物吸收速度，药物起效速度也会不同。药物吸收速度快慢顺序依次是：静脉注射>吸入>舌下>直肠>肌内注射>皮下注射>口服>经皮。有些药物如采取不同的给药途径，还会改变其作用性质和用途，如硫酸镁口服可导泻、利胆；注射则可抗惊厥、降压；外用起消炎去肿的作用。利多卡因注射给药可以治疗心律失常，而皮下或黏膜涂抹可以用于局部麻醉。

除此之外，药物的制备工艺和原辅料的不同，也可能显著影响药物的吸收和生物利用度，如不同药厂生产的相同剂量的地高辛片，口服后的血浆药物浓度可相差 7 倍。同理，20 mg 的微晶型螺内酯胶囊可相当于 100 mg 普通晶型螺内酯的疗效。

(三)给药时间和次数

不同的时间给药可影响药物的疗效,选择适当的给药时间是保证最佳疗效不可轻视的因素。一般饭前服药由于没有胃内容物的干扰,吸收较好,起效较快;饭后服药则吸收较差,起效较慢,但有些刺激性的药物如水杨酸类、铁剂等宜饭后服用,以减少对胃肠道的刺激;催眠药应睡前服;胰岛素应餐前注射;胃黏膜保护药宜饭前半小时服用;助消化药需在饭前或饭时服用。关于用药次数应根据病情需要,以及药物在体内的消除速度而定。通常可参考药物的半衰期,半衰期短的药物,给药次数要相应增加,反之,给药次数相应减少。对毒性大或消除慢的药物,应规定一日的用量和疗程。长期用药应避免蓄积中毒,当患者的肝、肾功能不全时,应适当调整给药次数及给药的间隔时间。

(四)联合用药

联合用药,也称配伍用药,是指两种或两种以上药物同时或先后应用时,药物之间的相互影响和干扰可改变药物的体内过程及机体对药物的反应性,从而使药物的药理效应或毒性发生变化。如果使用的两种或两种以上药物在体外发生了相互影响的情况,即在配制药物(特别是液体药物)的过程中,药物与药物、药物与辅料及药物与溶媒之间发生的物理或化学反应,有可能使疗效降低或毒性增强则成为配伍禁忌,如红霉素不能用生理盐水配制,否则易产生结晶和沉淀。

知识链接

如何避免药物发生配伍变化

为了避免配伍禁忌的发生,用药时需熟知目前已查明的有配伍禁忌的药物。对于配伍禁忌表中未做配伍说明的药物,应注意:

1. 新药使用前,应认真阅读使用说明书,全面了解新药的特性,避免盲目配伍。
2. 在不了解其他药液对某药的影响时,将该药单独使用。
3. 严格执行注射器单用制度,以避免注射器内残留药液与所配制药物之间产生配伍反应。
4. 根据药物性质及说明书上载明的情况选择合适的溶媒,避免发生理化反应。

药物相互作用主要表现在两方面:一是不改变药物在体液中的浓度但影响药理作用,表现为药物效应动力学的改变。其结果有两种,使原有效应增强的协同作用和使原有效应减弱的拮抗作用。如氟烷使β肾上腺素受体敏感性增强,故手术时用氟烷静脉麻醉容易引起心律失常。单胺氧化酶抑制药则通过抑制去甲肾上腺素活性,提高肾上腺素能神经末梢去甲肾上腺素的贮存量,从而增强通过促进去甲肾上腺素释放而发挥作用的药物的效应,如麻黄碱或酪胺。二是通过影响药物的吸收、分布、代谢和排泄,改变药物在作用部位的浓度从而影响药物的作用,表现为药物代谢动力学的改变。如抑制胃排空的药物阿托品或阿片类麻醉药可延缓合并应用的药物吸收。血浆蛋白结合率高的药物可被同时应用的另一血浆蛋白结合率高的药物置换,导致被置换药物的分布加快,作用部位药物浓度增高,从而使临床效应或毒性反应增强(如香豆素类抗凝药进入体内与血浆蛋白结合,若同时服用阿司匹林产生竞争导致

抗凝作用增强，会引起机体的出血）。经肾小管分泌的药物如丙磺舒可竞争性抑制青霉素的分泌而延长其半衰期，也抑制其他药物如抗病毒药齐多夫定等的分泌。

⇨ 二、机体因素

（一）年龄

1. 儿童

儿童特别是早产儿和新生儿，各种生理功能和自身调节功能尚未发育完全，个体差异较大，与成年人有巨大差异，对药物的处理能力差而敏感性高。例如新生儿肝脏对氯霉素的代谢能力低下，导致其在组织中蓄积而引起"灰婴"综合征。此外，儿童用药必须谨慎遵守儿科用药原则，同时要加强用药后的观察和护理。对儿童发育可产生影响的药物如糖皮质激素；可发生不可逆损害的药物如大剂量氨基糖苷类抗生素；可产生严重不良反应的药物如四环素等，用药时必须引起重视，要慎重使用。对儿童禁忌使用的药物更应严格遵守规定，谨慎用药。小儿用药要考虑体重的差异，通常可按体重或体表面积计算用药剂量。

2. 老年人

老年人由于各器官功能特别是肝、肾功能逐渐减退，对药物的代谢和排泄能力降低，对许多药物的敏感性增加甚至出现严重不良反应，如苯二氮䓬类药物在老年人中更易引起精神错乱；降压药物在老年人中因心血管反射减弱，常引起直立性低血压，故用药剂量应适当减少。除此之外，老年人常需服用更多的药物，发生药物相互作用的概率相应增加，一些老年人的记忆力减退，用药依从性较差，在用药护理中，应详细向老年患者讲解服药方法，并进行监测，防止错误使用造成药物无效或产生毒性。

（二）性别

女性体重一般轻于男性，在使用治疗指数低的药物时，为维持相同效应，女性可能需要较小剂量。脂肪比例女性比男性高，而水的比例男性比女性低，可影响药物的分布和作用。女性的月经期、妊娠、分娩、哺乳等生理特点，对药物的反应较一般情况有所不同，用药时应适当考虑。如在月经期和妊娠期禁用剧泻药和抗凝血药，妊娠早期禁用抗代谢药和激素类药物等已知的致畸胎药物。哺乳期妇女应注意药物可否进入乳汁，对婴儿产生影响。

（三）遗传因素

遗传因素可影响药物的药动学和药效学，使药物作用表现因人而异。遗传因素对药动学的影响主要表现在药物体内代谢的异常，可分为使药物快速灭活的快代谢型和使药物缓慢灭活的慢代谢型。而遗传因素对药效学的影响是在不影响血药浓度的条件下机体对药物的反应异常，如6-磷酸葡萄糖脱氢酶（G-6-PD）缺乏者服用伯氨喹、磺胺和砜类等药物后易发生溶血反应。

（四）疾病状态

疾病本身能导致药物代谢动力学和药物效应动力学的改变。肝肾功能损伤易引起药物体内蓄积，产生过强或过久的药物作用，甚至发生毒性反应。回肠或胰腺疾病，或由于心力衰竭或肾病综合征导致回肠黏膜水肿时，会因吸收障碍而使药物吸收不完全。此外，肾病综合征还导致蛋白尿、水肿和血浆白蛋白降低，不仅会因肠道黏膜水肿而影响药物吸收，也会因为药物与血浆白蛋白结合率降低而影响药物的分布。甲状腺功能减退时对哌替啶的敏感性增高。体温过低(特别是老年人更易发生)可显著降低许多药物的消除。因此,在病理状态下进行用药护理时,应高度重视并密切观察。

(五)心理因素-安慰剂效应

安慰剂一般指由本身没有特殊药理活性的中性物质如乳糖、淀粉等制成的外形似药的制剂。但从广义上讲,安慰剂还包括那些本身没有特殊作用的医疗措施如假手术等。安慰剂产生的效应称为安慰剂效应。

安慰剂效应主要由患者的心理因素引起,它来自患者对药物和医师的信赖。患者在经医师给予药物后,会发生一系列精神和生理上的变化,这些变化不仅包括患者的主观感觉,而且包括许多客观指标。当医师对疾病的解释及预后的推测给患者带来乐观的消息时,患者的紧张情绪可大大缓解,安慰剂作用会比较明显。因此医护人员可以适当利用这一效应作心理治疗或心理护理,帮助患者解除精神压力,恢复心理平衡,以取得较好的治疗效果。

(六)长期用药引起的机体反应性变化

长期反复用药可引起生物机体(包括病原体)对药物反应发生变化,主要表现为耐受性、耐药性和依赖性。还可因长期用药突然停药后发生停药综合征。

1.耐受性和耐药性

耐受性为机体在连续多次用药后对药物的反应性降低。增加剂量可恢复反应,停药后耐受性可消失。易引起耐受性的药物有巴比妥类、亚硝酸类、麻黄碱、肼屈嗪等。有的药物仅在应用很少剂量后就可迅速产生耐受性,这种现象称急性耐受性。交叉耐受性是对一种药物产生耐受性后,在应用同一类药物(即使是第一次使用)时也会产生耐受性。耐药性是指病原体或肿瘤细胞对反复应用的化学治疗药物的敏感性降低,也称抗药性。因为长期反复应用抗菌药,特别是药物剂量不足时,病原体产生了抗菌药物失活酶,或改变了膜通透性而阻止抗菌药物的进入,或改变了靶结构和代谢过程等而产生耐药性,滥用抗菌药物是病原体产生耐药性的重要原因。

2.依赖性和停药症状

依赖性指长期应用某种药物后,机体对这种药物产生生理性或精神性的依赖和需求。生理依赖性,也称躯体依赖性,即停药后患者产生身体戒断症状。精神依赖性是指停药后患者表现出主观不适,无客观症状和体征。如对吗啡产生依赖性的患者在停药后可发生精神和躯体一系列特有的症状,因此,药物滥用尤其是兴奋药或麻醉药的滥用是引起药物依赖性并具有社会影响的重要问题。

患者在长期反复用药后突然停药可发生停药症状,如高血压患者长期应用β受体阻滞药后,如果突然停药,血压及心率可反跳性升高,患者症状加重。因此,长期用药的患者停药时必须逐渐减量至停药,可避免停药综合征的发生。

👉 课后拓展资源

第一章课后练习

第二章

传出神经系统药理概论

导学资源

知识导图   PPT课件

学习目标

1. 掌握传出神经系统的递质和受体;
2. 熟悉传出神经系统药物基本作用及其分类;了解传出神经系统的生理功能;
3. 具有良好的辩证思维能力,合理、安全用药。

神经系统通常可分为中枢神经系统和外周神经系统,前者包括脑和脊髓,后者包括脑和脊髓以外的神经和神经节。按功能,外周神经系统分为传入神经系统和传出神经系统。用于传出神经系统的药物通过影响其递质的合成、贮存、释放、失活以及与受体的结合而发挥作用。

第一节 概述

传出神经系统包括植物神经系统和运动神经系统,前者又被称为自主神经系统,分为交感神经和副交感神经,主要支配内脏器官、平滑肌和腺体等效应器,其活动一般不受人的意识控制,故称为非随意活动,如心脏排血、血流分配和食物消化等。运动神经系统则支配骨骼肌,通常为随意活动,如肌肉的运动和呼吸等。上述两个神经系统通过其末梢释放的化学物质(神经递质)进行化学传递(信息传递)。这种传递可发生于神经细胞与细胞之间、神经细胞与其支配的效应器细胞之间,即通过神经末梢释放少量神经递质进入突触间隙,经转运方式跨越间隙,与特异性的受体分子结合兴奋或抑制突触后细胞的功能。药物可模拟或拮抗神经递质的作用,即可选择性修饰许多传出神经的功能,这些功能涉及许多效应组织,如心肌、平滑肌、血管内皮、外分泌腺和突触前的神经末梢等。

传出神经根据其末梢释放的递质不同，分为以乙酰胆碱为递质的胆碱能神经和主要以去甲肾上腺素为递质的去甲肾上腺素能神经。胆碱能神经主要包括全部交感神经和副交感神经的节前纤维、运动神经、全部副交感神经的节后纤维和极少数交感神经节后纤维（支配汗腺分泌和骨骼肌血管舒张神经）。去甲肾上腺素能神经则包括几乎全部交感神经节后纤维（图2-1，图2-2）。

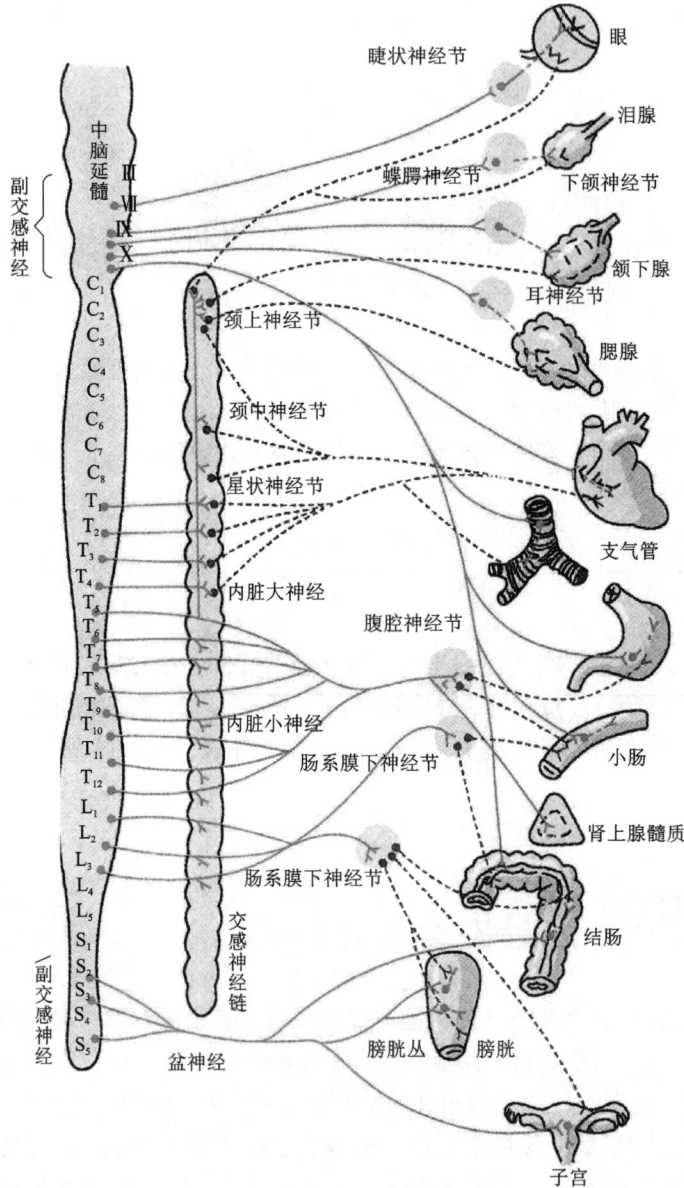

实线：节前纤维；虚线：节后纤维

图2-1 自主神经系统分布示意图

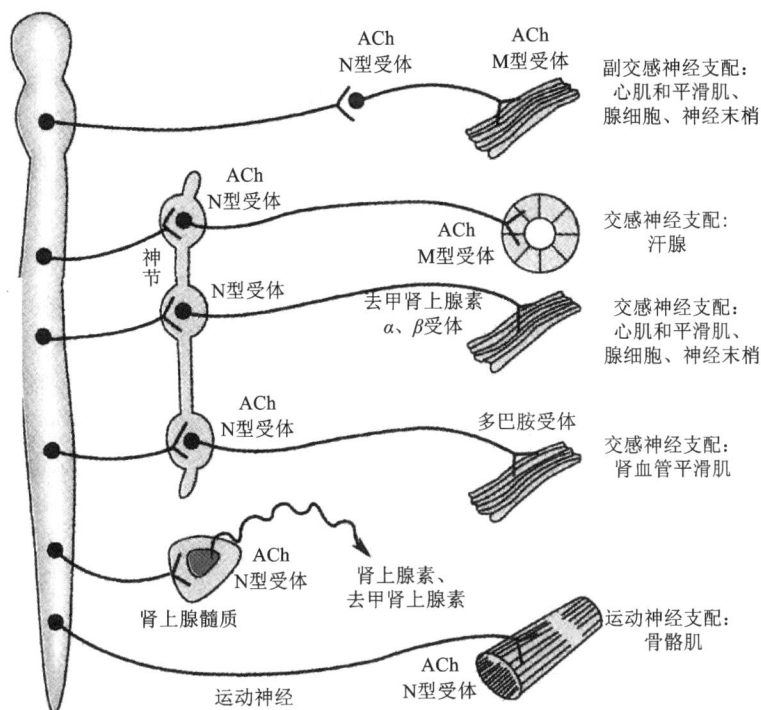

ACh：乙酰胆碱

图 2-2 传出神经分类模式图

第二节 传出神经系统的递质和受体

作用于传出神经系统的药物，主要作用靶位是传出神经系统的递质和受体，可通过影响递质的合成、贮存、释放、代谢等环节或通过直接与受体结合而产生生物效应。为了便于阐明传出神经系统药理学内容，首先介绍递质和受体相关的基本概念。

一、传出神经系统的递质

(一)递质的合成和贮存

乙酰胆碱(ACh)主要在胆碱能神经末梢合成，少量在胞体内合成，以胆碱和乙酰辅酶 A 为原料。与其合成有关的酶为胆碱乙酰化酶或称为胆碱乙酰转移酶，可在细胞体形成，并随轴浆转运至末梢。乙酰辅酶 A 在神经末梢线粒体内形成，但其自身不能穿透线粒体膜，需在线粒体内先与草酰乙酸缩合成枸橼酸盐，才能穿过线粒体膜进入胞质液，在枸橼酸裂解酶催化下重新形成乙酰辅酶 A。胆碱和乙酰辅酶 A 在乙酰化酶催化下，合成 ACh。

去甲肾上腺素(NA)生物合成的主要部位在神经末梢。血液中的酪氨酸经钠依赖性转运体(转运体A)进入去甲肾上腺素能神经末梢,经酪氨酸羟化酶生成多巴,再经多巴脱羧酶催化生成多巴胺,后者通过囊泡壁上对儿茶酚胺类物质具有高亲和力的转运体(转运体B)进入囊泡,并由多巴胺β-羟化酶催化,生成NA并与ATP和嗜铬颗粒蛋白结合,贮存于囊泡中。NA在苯乙醇胺氮位甲基转移酶的作用下进一步甲基化生成肾上腺素(AD)。

(二)传出神经递质的释放

1.胞裂外排

当神经冲动到达神经末梢时,钙离子进入神经末梢,促进囊泡膜与突触前膜融合,此时囊泡相关膜蛋白和突触小体相关蛋白融合,形成裂孔,通过裂孔将囊泡内容物(如递质NA或ACh)一并排出至突触间隙,NA或ACh立即与相应受体结合而产生效应,此即为胞裂外排。

2.量子化释放

哺乳类动物的骨骼肌和平滑肌均可记录到终板电位和接头电位。量子化释放学说认为囊泡为运动神经末梢释放ACh的单元,静息时即有连续的少数囊泡释放ACh(自发性释放),此时可出现终板电位。每个囊泡中释放的ACh量(5000个左右的ACh分子)即为一个"量子",静息状态下出现的终板电位幅度极小,故不引起动作电位。当神经冲动达到末梢时,100个以上囊泡(即量子)可同时释放递质,由于释放ACh量子剧增,可引发动作电位并产生效应。

3.其他释放机制

交感神经末梢在静止时,亦可见有微量NA不断从囊泡中溢出,但由于溢流量少,故难以产生效应。此外,某些药物可经交感神经末梢摄取并进入囊泡内贮存,而同时将贮存于囊泡中的NA置换出来,此时由于NA释出量远大于溢流量,故可产生效应。

上述释放过程主要指NA和ACh,但实际上除氨基酸、嘌呤、多肽等递质外,许多其他递质如多巴胺、5-羟色胺等释放的过程及特性均有相似之处。此外实际上许多神经均贮存两种或三种递质可供释放,如许多去甲肾上腺素能神经末梢亦可同时释放ATP、多巴胺和神经多肽Y,此现象称为共同传递。

(三)传出神经递质作用的消失

ACh主要是被突触间隙中乙酰胆碱酯酶(AChE)水解。AChE在神经细胞体内合成,沿轴突转运至神经末梢,集中分布在运动终板的突触前膜、后膜、突触间隙及皱褶中。AChE水解效率极高,每一分子的AChE在1分钟内能完全水解10^5分子的ACh。因此,AChE抑制剂能够产生拟ACh的作用,具有治疗意义。

NA通过摄取和降解两种方式失活。NA被摄取入神经末梢是其失活的主要方式,分为摄取-1和摄取-2。摄取-1也称神经摄取,为一种主动转运机制。去甲肾上腺素能神经末梢有很强的摄取NA的能力,释放后的NA有75%~90%被摄取返回神经末梢内。摄取进入神经末梢的NA可进一步转运进入囊泡中贮存,部分未进入囊泡中的NA可被胞质液中线粒体膜上的单胺氧化酶破坏。摄取是由位于神经末梢突触前膜的去甲肾上腺素转运体完成的。此外,许多非神经组织如心肌、血管、肠道平滑肌也可摄取NA,称为摄取-2,也称非神经摄取。这种NA的摄取方式虽容量较大,但其亲和力远低于摄取-1。且被摄取-2摄入组织的NA并不贮存,而很快被细胞内儿茶酚氧位甲基转移酶和单胺氧化酶所破坏,因此可以认为,摄取-1为贮存型摄取,而摄取-2则为代谢型摄取。此外,尚有小部分NA从突触间隙扩散到血液,最后被肝、肾等组织中的儿茶酚氧位甲基转移酶和单胺氧化酶破坏失活。

值得注意的是，乙酰胆碱和去甲肾上腺素不是唯一的传出神经系统递质。研究发现，血管活性肠肽、一氧化氮和 ATP 等在血管舒缩、平滑肌收缩中发挥着重要作用。

二、传出神经系统的受体

(一)传出神经系统受体命名

传出神经系统受体命名常按照传出神经末梢递质的选择性不同而定。能与 ACh 结合的受体称为乙酰胆碱受体。可分为毒蕈碱型胆碱受体(M 胆碱受体)和烟碱型胆碱受体(N 胆碱受体)。能与去甲肾上腺素或肾上腺素结合的受体称为肾上腺素受体。可分为肾上腺素 α 受体和肾上腺素 β 受体。

(二)传出神经系统受体亚型

1.胆碱受体

(1)M 胆碱受体亚型

根据配体对不同组织 M 受体相对亲和力不同将 M 受体分为 M_1、M_2、M_3、M_4 和 M_5 五种亚型。M 受体主要起到胆碱能神经传递的作用，广泛分布于全身各个器官组织，但不同组织中存在着不同受体亚型，M_1 主要位于中枢神经系统、外周神经元和胃壁细胞，介导兴奋作用；M_2 位于心脏和突触前末梢，调节心率；M_3 主要位于腺体、平滑肌，刺激腺体分泌，引起平滑肌收缩；M_4 和 M_5 主要位于中枢神经系统，具体作用尚不清楚。

(2)N 胆碱受体亚型

N 胆碱受体根据其分布部位不同，可分为神经肌肉接头 N 受体(即为 N_M 受体)、神经节 N 受体和中枢 N 受体(称为 N_N 受体)。

2.肾上腺素受体

(1)肾上腺素 α 受体

肾上腺素 α 受体分为 α_1 受体和 α_2 受体。α 受体主要分布于血管平滑肌、瞳孔开大肌、胃肠和膀胱括约肌及去甲肾上腺素能神经末梢的突触前膜、胰岛 B 细胞、血小板等处。

(2)肾上腺素 β 受体

β 受体分为 β_1 受体、β_2 受体和 β_3 受体等亚型。β_1 受体主要分布于心脏、肾脏；β_2 受体主要分布于支气管平滑肌、骨骼肌血管、冠脉血管和肝脏；β_3 受体主要分布于脂肪组织。

第三节 传出神经系统的生理功能

传出神经系统药物的药理作用共性为拟似或者拮抗传出神经系统的功能，因此熟悉传出神经即去甲肾上腺素能神经和胆碱能神经的生理功能是进一步掌握各药药理作用的基础。

机体的多数器官都接受上述两类神经的双重支配，而这两类神经兴奋时所产生的效应又往往相互拮抗，当两类神经同时兴奋时，则占优势的神经的效应通常会显现出来。如窦房结，当肾上腺素能神经兴奋时，可引起心率加快；但胆碱能神经兴奋时则引起心率减慢，但以后者效应占优势。如当两类神经同时兴奋时，则常表现为心率减慢。传出神经系统作用部位及其功能见表 2-1。

表 2-1　传出神经系统作用部位及其功能

器官		效应			
		交感作用 （去甲肾上腺素能神经兴奋）		副交感作用 （胆碱能神经兴奋）	
		效应	受体	效应	受体
心脏	窦房结	心率加快	β_1	心率减慢	M_2
	传导系统	传导加快	β_1		
	心肌	收缩增强	β_1	收缩减弱	M_2
血管平滑肌	皮肤、黏膜、内脏上的血管	收缩	α		
	骨骼肌血管	舒张	β_2		
		舒张*	α		
	冠状动脉	舒张	β_2		
内脏平滑肌	支气管、膀胱平滑肌	舒张	β_2	收缩	M_3
	胃肠道平滑肌	舒张	α_2、β_2	收缩	M_3
	胃肠、膀胱括约肌	收缩	α_1	舒张	M_3
	子宫（妊娠）	舒张	β_2		
		收缩	α	收缩	M_3
眼	瞳孔开大肌	收缩	α_1		
	瞳孔括约肌			收缩	M_3
	睫状肌	舒张*	β	收缩	M_3
腺体	汗腺	分泌增加大汗腺分泌（紧张）	α	分泌增加调节体温	M
	唾液腺	分泌增加	α	分泌增加	M
骨骼肌	骨骼肌			收缩	N_m
代谢	肝脏	肝糖原分解	β_2、α		
		肌糖原分解	β_2		
	肾脏	肾素释放	β_1		
	脂肪	脂肪分解	β_3		
自主神经末梢	交感神经末梢			减少 NE 释放	M
	副交感神经末梢	减少 ACh 释放	α		

*为弱势反应

第四节　传出神经系统药物基本作用及其分类

一、传出神经系统药物基本作用

传出神经系统药物的基本作用靶点在于受体和递质两方面。

(一)直接作用于受体

许多传出神经系统药物可直接与胆碱受体或肾上腺素受体结合而发挥作用。由于这两类受体在体内分布较广,且它们的亚型又各有不同的功能,因此作用于它们的药物具有多种应用。与受体结合后所产生效应与神经末梢释放的递质效应相似,称为激动药;如结合后不产生或较少产生拟似递质的作用,并可妨碍递质与受体结合,产生与递质相反的作用,就称为阻断药或拮抗药。许多肾上腺素受体和胆碱受体的激动药和阻断药在心血管疾病、呼吸道疾病、消化系统疾病、神经肌肉疾病以及外科手术及治疗过程中得到了广泛的应用。

(二)影响递质

有的传出神经系统药物可通过影响递质的代谢而产生效应。如胆碱酯酶抑制药可抑制胆碱酯酶的活性,妨碍胆碱酯酶对 ACh 的水解,使 ACh 堆积,间接激动 M 受体和 N 受体,产生拟胆碱作用。有的药物可通过影响递质的合成、释放、转运和贮存而产生效应。如麻黄碱和间羟胺等可促进去甲肾上腺素的释放而发挥拟肾上腺素作用。

二、传出神经系统药物分类

传出神经系统药物可按其作用性质(激动受体或阻断受体)及对不同受体的选择性进行分类,见表2-2。

表 2-2　传出神经系统药物的分类

激动药	阻断药
一、胆碱受体激动药	一、胆碱受体阻断药
1. M、N 受体激动药(乙酰胆碱)	(一)M 受体阻断药
2. M 受体激动药(毛果芸香碱)	1. 非选择性 M 受体阻断药(阿托品)
3. N 受体激动药(烟碱)	2. M_1 受体阻断药(哌仑西平)
二、胆碱酯酶抑制药(新斯的明)	(二)N 受体阻断药
三、肾上腺素受体激动药	1. N_N 受体阻断药(美卡拉明)
(一)α、β 受体激动药(肾上腺素)	2. N_M 受体阻断药(筒箭毒碱)
(二)α 受体激动药	二、肾上腺素受体阻断药

续表2-2

激动药	阻断药
1.α_1、α_2受体激动药(去甲肾上腺素)	(一)α受体阻断药
2.α_1受体激动药(去氧肾上腺素)	1.α_1、α_2受体阻断药(酚妥拉明)
3.α_2受体激动药(可乐定)	2.α_1受体阻断药(哌唑嗪)
(三)β受体激动药	3.α_2受体阻断药(育亨宾)
1.β_1、β_2受体激动药(异丙肾上腺素)	(二)β受体阻断药
2.β_1受体激动药(多巴酚丁胺)	1.β_1、β_2受体阻断药(普萘洛尔)
3.β_2受体激动药(沙丁胺醇)	2.β_1受体阻断药(阿替洛尔)
	(三)α、β受体阻断药(拉贝洛尔)

课后拓展资源

第二章课后练习

第三章
胆碱受体激动药

导学资源

知识导图　　　　PPT课件　　　　学习视频

学习目标

1. 掌握毛果芸香碱的药理作用、用途、不良反应及注意事项；
2. 掌握正确的滴眼药水的方法；
3. 学会关爱患者，养成良好的职业素质和细心严谨的工作作风。

案例导入

李先生，52岁，因剧烈眼痛，头痛，恶心，呕吐，来院急诊。经检查，诊断为闭角型青光眼急性发作。医嘱：1%硝酸毛果芸香碱滴眼液滴眼。30 min后，症状得以改善，但是出现了视远物模糊的现象。

请思考：

1. 李先生使用滴眼液后为什么会出现视远物模糊的现象？
2. 使用滴眼液滴眼时需要注意哪些事项？

　　胆碱受体激动药，也称拟胆碱药，可直接激动胆碱受体，产生与乙酰胆碱类似的作用。乙酰胆碱是中枢和外周神经系统的内源性神经递质，其主要作用为激动毒蕈碱型胆碱受体（M胆碱受体）和烟碱型胆碱受体（N胆碱受体）。前者主要分布于副交感神经节后纤维支配的效应器细胞；后者主要分布于神经肌肉接头（N_M受体）和自主神经节（N_N受体）。按作用选择性不同，胆碱受体激动药可分为M胆碱受体激动药和N胆碱受体激动药。

第一节　M 胆碱受体激动药

毛果芸香碱(pilocarpine)

毛果芸香碱又称匹鲁卡品,是从毛果芸香植物中提取的生物碱。

【体内过程】

毛果芸香碱具有水溶和脂溶双相溶解性,故其滴眼液的通透性良好。1%滴眼液滴眼后 10~30 分钟出现缩瞳作用,持续时间达 4~8 小时或以上。降眼压作用的达峰时间约为 75 分钟,持续 4~14 小时。用于缓解口干的症状时,20 分钟起效,单次使用,作用持续 3~5 小时;多次使用可持续 10 小时以上。毛果芸香碱及其代谢物随尿排出。

【药理作用】

能直接作用于副交感神经(包括支配汗腺的交感神经)节后纤维支配的效应器官的 M 胆碱受体,对眼和腺体作用较明显。

1. 眼

滴眼后可产生缩瞳、降低眼压和调节痉挛等作用(图 3-1,图 3-2)。

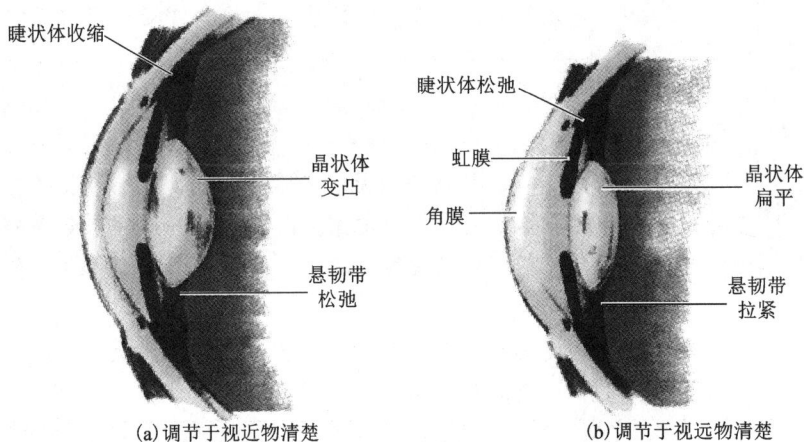

(a)调节于视近物清楚　　　　　　(b)调节于视远物清楚

图 3-1　药物对眼的调节

(1)缩瞳:虹膜内有两种平滑肌,一种是瞳孔括约肌,受动眼神经的胆碱能神经支配,兴奋时瞳孔括约肌向中心收缩,瞳孔缩小;另一种为瞳孔开大肌,受去甲肾上腺素能神经支配,兴奋时瞳孔开大肌向外周收缩,使瞳孔扩大。本品可激动瞳孔括约肌的 M 胆碱受体,表现为瞳孔缩小。局部用药,作用可持续数小时至 1 天。

(2)降低眼压:房水由睫状体上皮细胞分泌及血管渗出产生,经瞳孔流入前房,到达前房角间隙,主要经滤帘流入巩膜静脉窦,最后进入血液循环。毛果芸香碱通过缩瞳作用,使虹膜向中心拉动,虹膜根部变薄,使处于虹膜周围的前房角间隙扩大,房水易于经滤帘进入巩膜静脉窦,使眼压下降。

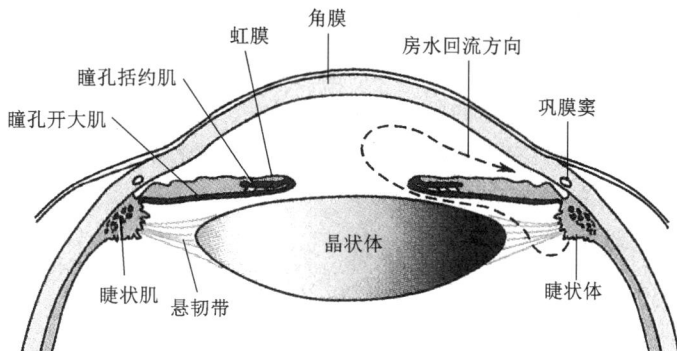

图 3-2 房水回流通路

（3）调节痉挛：眼在视近物时，通过调节晶状体的屈度（凹凸度），使物体成像于视网膜上，从而看清物体，此为眼调节作用。晶状体囊富有弹性，促使晶状体有略呈球形的倾向。但由于受到悬韧带的外向牵拉，晶状体维持在较为扁平的状态。悬韧带又受睫状肌控制，睫状肌由环状和辐射状两种平滑肌纤维组成，其中以动眼神经支配的环状肌纤维为主。动眼神经兴奋时或毛果芸香碱作用后，环状肌向瞳孔中心方向收缩，造成悬韧带放松，晶状体由于本身弹性变凸，屈光度增加。此时只适合于视近物，而难以看清远物。毛果芸香碱的这种作用称为调节痉挛，此作用可持续 2 小时。睫状肌也受去甲肾上腺素能神经支配，但在眼的调节中不占重要地位，故拟肾上腺素药一般不影响眼的调节。

2. 腺体

较大剂量的毛果芸香碱（10~15 mg，皮下注射）可明显增加汗腺和唾液腺的分泌，并使泪腺、胃腺、胰腺、小肠腺体和呼吸道黏膜分泌增加。

【临床应用】

1. 青光眼

青光眼为常见的眼科疾病，患者以特征性视神经萎缩和视野缺损为主要特征，并伴有眼压增高症状，严重者可致失明。低浓度的毛果芸香碱（2% 以下）滴眼，可治疗闭角型青光眼。用药后可使患者瞳孔缩小，前房角间隙扩大，房水回流通畅，眼压下降。但高浓度药物可使患者症状加重，不宜使用。本品对开角型青光眼的早期也有一定疗效。毛果芸香碱易透过角膜进入眼房，用药后数分钟即可使眼压下降，作用持续 4~8 小时。

知识链接

青光眼

青光眼为临床常见的眼科疾病，主要特征是眼内压间断或持续升高。眼内压升高可导致患者出现眼胀、头痛、进行性视力减退，严重时可致失明。青光眼早期发现，及时降眼压，可有效防止视功能损害。青光眼分为闭角型青光眼和开角型青光眼，前者主要因前房角狭窄，房水回流不畅所致；后者主要是小梁网及巩膜静脉窦变性，阻碍房水回流而造成。

2. 虹膜睫状体炎

与扩瞳药交替使用,以防止虹膜与晶状体粘连。

3. 其他

口服可用于治疗口腔干燥,但在增加唾液分泌的同时,汗液分泌也明显增加。本品还可用于抗胆碱药阿托品中毒的解救。

【不良反应及用药监护】

过量可出现 M 胆碱受体过度兴奋症状,可用阿托品对症处理。护士需提醒患者在滴眼时应压迫内眦,避免药液流入鼻腔增加吸收而产生不良反应。

毒蕈碱(Muscarine)

毒蕈碱是经典的 M 胆碱受体激动药,本品虽不作为治疗性药物,但它具有重要的药理活性,其效应与节后胆碱能神经兴奋效应相似。民间常有食用野生蕈而中毒的病例。毒蕈碱最初从捕蝇蕈中提取,但含量很低(约为 0.003%),人食用捕蝇蕈后不至于引起中毒。丝盖伞菌属和杯伞菌属中含有较高的毒蕈碱成分,食用这些菌属后,30~60 分钟内即可出现毒蕈碱中毒症状,表现为流涎、流泪、恶心、呕吐、头痛、视觉障碍、腹部绞痛、腹泻、支气管痉挛、心动过缓、血压下降和休克等。可用阿托品治疗,每隔 30 分钟,肌内注射 1~2 mg。

第二节　N 胆碱受体激动药

N 胆碱受体有 N_M 和 N_N 两种亚型。N_M 受体分布于骨骼肌,N_N 受体分布于交感神经节、副交感神经节和肾上腺髓质。N 胆碱受体激动药有烟碱、洛贝林(山梗菜碱)等。

烟碱(尼古丁,Nicotine)是由烟草中提取的一种液态生物碱,脂溶性极强,可经皮肤吸收。其对神经节 N_N 胆碱受体的作用呈双相性,即开始使用时可短暂兴奋 N_N 受体,随后可持续抑制 N_N 受体。烟碱对神经肌肉接头 N_M 受体的作用与此类似,其阻断作用可迅速掩盖其激动作用而产生肌肉麻痹。由于烟碱作用广泛、复杂,故无临床实用价值,仅具有毒理学意义。

知识链接

尼古丁

尼古丁,俗名烟碱,是一种存在于茄科植物(茄属)中的生物碱,也是烟草的重要成分。尼古丁会使人上瘾或产生依赖性(最难戒除的毒瘾之一),人们通常难以克制自己,这使许多吸烟者无法戒掉烟瘾。重复使用尼古丁会增加心脏速度、升高血压并降低食欲。大剂量的尼古丁会引起呕吐以及恶心,严重时致人死亡。

　　长期吸烟与许多疾病如癌症、冠心病、溃疡病、中枢神经系统疾患和呼吸系统疾病的发生关系密切。此外，吸烟者的烟雾中也含有烟碱和其他致病物质，易被他人被动吸入，损害健康。

课后拓展资源

| 护理用药小结 | 第三章课后练习 | 常用制剂及用法 |

第四章

抗胆碱酯酶药和胆碱酯酶复活药

导学资源

知识导图

PPT课件

学习视频

学习目标

1. 掌握新斯的明的药理作用、用途、不良反应及注意事项；掌握有机磷酸酯类中毒的原理，阿托品和氯解磷定的解救机制及主要不良反应；

2. 熟悉毒扁豆碱的药理作用、用途、不良反应及注意事项；

3. 初步具有对有机磷农药中毒的患者进行急救和用药护理的能力。

案例导入

刘某某，女，31岁，腹痛、恶心、呕吐1小时，送到急诊。1个多小时前和家里人吵架后自服敌百虫200 mL，20分钟后出现恶心、呕吐、腹痛、多汗、流涕、流涎，全身有紧束感，解稀水样大便一次，伴头痛。T：36.4℃，P：72次/分，R：22次/分，Bp：93/54 mmHg，嗜睡，有蒜臭味。皮肤湿冷，面部肌肉有抽搐，口腔流涎，皮肤、巩膜无黄染，瞳孔针尖样大，两肺有散在湿啰音，腹部平软，全腹无明显压痛。

初步诊断：有机磷农药中毒

请思考：

1. 有机磷农药中毒时应该如何解救？

2. 有机磷农药中毒解救需要注意哪些事项？

胆碱酯酶是一类糖蛋白，分为乙酰胆碱酯酶（AChE）和丁酰胆碱酯酶（BChE）。AChE活性极高，一个酶分子可在1分钟内水解$6×10^5$个分子的ACh。BChE主要存在于血浆中，可水解其他胆碱酯类，如琥珀胆碱，而对ACh的特异性较低，对终止体内ACh的作用并不重要。因此，本文所提及的胆碱酯酶主要指AChE。

乙酰胆碱酯酶主要存在于胆碱能神经末梢突触间隙，也存在于胆碱能神经元和红细胞中，可将乙酰胆碱水解为胆碱和乙酸，终止乙酰胆碱的作用。抗胆碱酯酶药可与乙酰胆碱酯酶结合，使乙酰胆碱酯酶活性受抑制，导致胆碱能神经末梢释放的乙酰胆碱堆积，产生拟胆碱作用。低剂量可逆的抗胆碱酯酶药可治疗重症肌无力和阿尔茨海默病，而难逆性抗胆碱酯酶药如有机磷酸酯类则主要作为农业杀虫剂。

第一节　抗胆碱酯酶药

抗胆碱酯酶药又称拟胆碱药，与 ACh 一样，本类药物也能与 AChE 结合，但结合较牢固，水解较慢，使 AChE 活性受抑，导致胆碱能神经末梢释放的 ACh 堆积，产生拟胆碱作用。按药理学性质，抗 AChE 药可分为易逆性抗 AChE 药和难逆性抗 AChE 药。后者主要为有机磷酸酯类，具毒理学意义。

一、易逆性抗胆碱酯酶药

(一)作用机制

多数易逆性抗 AChE 药分子结构中含有带正电荷的季铵基团和酯结构，如新斯的明以季铵阳离子与 AChE 的阴离子部位结合，生成二甲胺基甲酰化 AChE。由于二甲胺基甲酰化 AChE 较乙酰化 AChE 水解速度慢，故酶的活性暂时消失，但比难逆性抗 AChE 药有机磷酸酯类短，因此属于易逆性抗 AChE。

(二)一般特性

【体内过程】

毒扁豆碱易由胃肠道、皮下及黏膜吸收，并能透过血-脑屏障。该药滴眼时如不压迫内眦，可经鼻腔黏膜吸收而引起全身反应。注射给药时，其大多数在体内经血浆酯酶水解灭活，尿中排泄极少。新斯的明及其他季铵类药物(如吡斯的明)口服吸收差，且不易进入中枢神经系统。新斯的明和吡斯的明可被血浆酯酶水解，注射给药 $t_{1/2}$ 为 1~2 小时。

【药理作用】

1. 眼

本类药物结膜用药时，可导致结膜充血，并使位于虹膜边缘的瞳孔括约肌收缩和睫状肌收缩，导致瞳孔缩小和睫状肌调节痉挛，使视力调节在近视状态。其中缩瞳作用可在几分钟内显现，30 分钟达最大反应，持续数小时至数天不等。尽管瞳孔可缩小至"针尖样"大小，但对光反射一般不消失，而晶状体调节障碍较为短暂，一般比缩瞳时间短。由于上述作用可促进房水回流，从而使升高的眼压下降。

2. 胃肠道

不同药物对胃肠道平滑肌作用不同。新斯的明可促进胃平滑肌收缩及增加胃酸分泌，拮抗阿托品所致的胃张力下降及增强吗啡对胃的兴奋作用。当支配胃的双侧迷走神经切断后，新斯的明上述作用被减弱。新斯的明对食管下段具有兴奋作用，在食管明显弛缓和扩张的患者，新斯的明能促进食管的蠕动，并增加其张力。此外，新斯的明尚可促进小肠、大肠（尤其是结肠）的活动，促进肠内容物排出。

3.骨骼肌神经肌肉接头

大多数强效抗 AChE 药对骨骼肌的主要作用是通过其抑制神经肌肉接头 AChE，但亦有一定的直接兴奋作用（新斯的明）。抗 AChE 药可逆转由竞争性神经肌肉阻滞药引起的肌肉松弛，但并不能有效拮抗由除极化型肌松药引起的肌肉麻痹，因后者引起肌肉麻痹主要由于神经肌肉运动终板去极化所致。治疗剂量下，本类药物可适度增强内源性 ACh 的作用，导致骨骼肌收缩力增强，尤其对箭毒样竞争性神经肌肉阻滞剂所致的肌无力作用明显，对重症肌无力有效。大剂量时，由于体内堆积的 ACh 导致肌纤维震颤，继而整个运动单位的肌束震颤，随着体内 AChE 抑制程度的加重，肌张力逐渐下降，其作用与除极化型肌松药琥珀胆碱相似。

4.心血管系统

抗 AChE 药对心血管系统作用较复杂，因为 ACh 可作用于神经节和节后纤维，影响心血管功能。而交感和副交感神经节兴奋后，对心血管的效应是相反的，因此最后效应为二者的综合结果。由于副交感神经对心脏的支配占优势，ACh 对心脏的主要作用表现为心率减慢、心输出量下降。AChE 抑制剂对血管平滑肌和血压的影响较直接作用的胆碱受体激动剂弱。但大剂量抗 AChE 药可引起血压下降，与药物作用于延髓的血管运动中枢有关。

5.其他

由于许多腺体如支气管腺体、泪腺、汗腺、唾液腺、胃腺（胃窦 G 细胞和壁细胞）、小肠及胰腺等均受胆碱能节后纤维支配，故低剂量的抗 AChE 药即可增敏神经冲动所致的腺体分泌作用，较高剂量可增加基础分泌率。本类药物还可引起细支气管和输尿管平滑肌收缩，使后者的蠕动增加。

此外，抗 AChE 药对中枢各部位有一定兴奋作用，但在高剂量时，常引起抑制或麻痹，与血氧过低密切相关。

【临床应用】

1.重症肌无力

为神经肌肉接头传递障碍所致慢性疾病，表现为受累骨骼肌极易疲劳。重症肌无力是一种自身免疫性疾病，主要为机体对自身突触后运动终板的 N_M 受体产生免疫反应，在患者血清中可见抗 N_M 受体的抗体，从而导致 N_M 受体数目减少。新斯的明、吡斯的明和安贝氯铵为治疗重症肌无力常规药物，常用来控制疾病症状。剂量必须控制在能改善临床症状为度。由于上述药物作用时间较短，故需反复给药。

2.腹气胀和尿潴留

以新斯的明疗效较好，可用于手术后及其他原因引起的腹气胀及尿潴留。常用剂量为皮下或肌内注射，每次 0.5 mg，注射后 10~30 分钟可见肠蠕动增加，而口服溴化新斯的明 15~30 mg，则需 2~4 小时起效。

3.青光眼

以毒扁豆碱、地美溴铵较为多用。滴眼后可使瞳孔缩小，眼压下降。闭角型青光眼常用本类药物进行短时的紧急治疗，长期疗法为手术治疗。开角型青光眼的发作具有逐渐加重的特点，且常对手术治疗反应不佳，可用本类药物作长期治疗。

4. 竞争性神经肌肉阻滞药过量时的解毒

主要用新斯的明、依酚氯铵和加兰他敏。也用于 M 胆碱受体阻断剂如阿托品等药物中毒的解救，常用毒扁豆碱。因其可穿透血-脑屏障，理论上也可用于治疗某些具有中枢抗胆碱作用的药物中毒。但同时毒扁豆碱本身可产生严重的中枢毒性，因此，仅用于伴有体温升高或严重的室上性心动过速的中毒患者。

5. 阿尔茨海默病(AD)

AD 患者脑内胆碱能神经功能低下，导致认知障碍，出现痴呆症状。他克林、多奈哌齐和加兰他敏可用于轻、中度 AD 的治疗。

【不良反应及用药监护】

详见以下各药及有机磷酸酯类。

(三)常用易逆性抗 AChE 药

新斯的明(Neostigmine)

【体内过程】

季铵类化合物，溴化新斯的明口服吸收少而不规则，达峰时间为 1~2 小时，作用持续 2~4 小时。生物利用度只有 1%~2%，血浆蛋白结合率为 15%~25%，半衰期为 42~60 分钟。在体内部分药物被血浆胆碱酯酶水解，肝脏也代谢一部分，主要经胆道排出，随尿排出不超过 40%。甲硫酸新斯的明肌内注射后，可迅速消除。用药后 80% 的量可在 24 小时内经尿排泄，其中原形药物的排泄量可达 50%。新斯的明不易进入中枢神经系统。

【药理作用】

新斯的明可抑制 AChE 活性而发挥完全拟胆碱作用，即通过 ACh 兴奋 M、N 胆碱受体。能直接激动骨骼肌运动终板上的 N_M 受体，对骨骼肌兴奋作用较强。兴奋胃肠平滑肌的作用次之，对腺体、眼、心血管及支气管平滑肌作用弱。

【临床应用】

1. 兴奋骨骼肌。对骨骼肌的选择性高，除了能抑制胆碱酯酶的活性而发挥作用外，还可直接激动 N_M 受体并能促进运动神经末梢释放乙酰胆碱，用药后可明显改善肌无力症状，主要用于治疗重症肌无力，也可用于对抗筒箭毒碱等非除极化型肌松药过量引起的肌肉松弛。一般口服给药，重症或紧急时可皮下或肌内注射。

2. 兴奋平滑肌。兴奋胃肠平滑肌和膀胱逼尿肌的作用较强，可促进排气、排尿，常用于治疗手术后腹气胀和尿潴留，促进胃肠道和膀胱功能的恢复。

3. 抑制心脏。对心脏的 M 样作用使房室传导减慢，心率减慢。可用于治疗阵发性室上性心动过速。

【不良反应与用药监护】

1. 治疗量时不良反应较少，过量可引起明显恶心、呕吐、腹痛、心动过缓、呼吸困难、肌肉震颤等，严重时可能引起"胆碱能危象"，导致骨骼肌持久性去极化而阻断神经肌肉接头的正常传导，加重肌无力症状，严重者可出现呼吸肌麻痹。因此，在治疗重症肌无力时应注意鉴别疾病与药物过量引起的肌无力症状。机械性肠梗阻、尿路梗阻和支气管哮喘患者禁用。

2. 护士用药前应注意测心率，若心动过缓宜先用阿托品使心率增至 80 次/分后再用本药。解救筒箭毒碱中毒时，应注意给患者吸氧，并备好阿托品。

3. 一般不做静脉注射，以免引起心动过缓甚至心搏骤停。

毒扁豆碱（Physostigmine）

从非洲毒扁豆的种子中提取的生物碱，现已人工合成。毒扁豆碱可迅速被胃肠、皮下组织和黏膜吸收，易于透过血-脑屏障。对中枢神经系统，小剂量兴奋，大剂量抑制。外周作用与新斯的明相似，表现为 M、N 胆碱受体兴奋作用，但无直接兴奋受体的作用。具有缩瞳、降低眼压以及收缩睫状肌而引起调节痉挛等作用，滴眼后 5 分钟即出现缩瞳，眼压下降作用可维持 1~2 天，调节痉挛现象消失较快。作用较毛果芸香碱强而持久，但刺激性较大，与其交替使用可增强缩瞳效果。

用于治疗急性青光眼，可先用本品滴眼数次，后改用毛果芸香碱维持疗效。本品滴眼后可致睫状肌收缩而引起调节痉挛，并可出现头痛。滴眼时应压迫内眦以免药液流入鼻腔后吸收中毒。本品全身毒性反应较新斯的明严重，大剂量中毒时可致呼吸肌麻痹。

毒扁豆碱水溶液不稳定，见光易变色、失效，应避光保存。溶液呈深红色时则不宜使用。毒扁豆碱溶液刺激性强，且滴眼后常因眼肌收缩出现头痛、眼痛等症状。滴眼液或眼膏常用 0.25%~5%。滴眼时应压迫内眦，以避免药物吸收中毒。

吡斯的明（Pyridostigmine）

作用类似于新斯的明，但起效缓慢，作用时间较长。口服后胃肠道吸收差，半衰期约为 3.3 小时，可被血浆胆碱酯酶水解，也在肝脏代谢，可进入胎盘，但不易进入中枢神经系统。本品主要以原形药物与代谢物经尿排泄，微量从乳汁排泄。

用于治疗重症肌无力，手术后功能性肠胀气及尿潴留等。

依酚氯铵（Edrophonium chloride）

抗 AChE 作用明显减弱，但对骨骼肌兴奋作用强大。本品显效较快，用药后可立即改善症状，使肌肉收缩力增强，但维持时间很短，5~15 分钟后作用消失，故不宜作为治疗用药。

用于诊断重症肌无力，通常先快速静脉注射本品 2 mg，如在 30~45 秒后未见任何药物效应，可再静脉注射本品 8 mg，给药后如受试者出现短暂肌肉收缩改善，同时未见有舌肌纤维收缩症状（此反应常见于非重症肌无力的其他患者），则提示诊断阳性。在诊断用药时应准备阿托品，以防出现严重毒性反应。本品可用于鉴别重症肌无力患者新斯的明或吡斯的明的用量不足、恰当或逾量。

安贝氯铵（Ambenonium Chloride）

作用类似于新斯的明，胃肠道吸收少，作用持续 4~8 小时，较新斯的明持久。主要用于重症肌无力治疗，尤其是不能耐受新斯的明或吡斯的明的患者。

地美溴铵（Demecarium Bromide）

为作用时间较长的易逆性抗 AChE 药，用于治疗青光眼。滴眼后 15~60 分钟可见瞳孔缩小，使用 24 小时后降眼压作用达高峰，作用持续 9 天以上。用于治疗无晶状体畸形开角型青光眼及对其他药物无效的患者。

二、难逆性抗胆碱酯酶药——有机磷酸酯类

有机磷酸酯类主要作为农业和环境卫生杀虫剂，如敌百虫、乐果、马拉硫磷、敌敌畏、内吸磷和对硫磷等。有些则用作战争毒气，如沙林、梭曼和塔崩等。仅少数作为缩瞳药治疗青光眼，如乙硫磷和异氟磷。

本类药物对人、畜均有毒性，临床用药价值不大，但有毒理学意义。世界卫生组织认为杀虫剂中毒已成为全球性的问题，尤其在发展中国家。职业性中毒最常见途径为经皮肤或呼吸道吸入，非职业性中毒则大多由口摄入。

【中毒机制】

有机磷酸酯类进入人体后，与 AChE 结合，形成难以水解的磷酰化 AChE，使 AChE 失去水解 ACh 的能力，造成 ACh 在体内大量积聚，引起一系列中毒症状。若不及时抢救，AChE 可在几分钟或几小时内"老化"。此时，即使应用 AChE 复活药也难以使酶活性恢复，必须等待新生的 AChE 形成，才可水解 ACh。此过程可能需要几周时间。

【中毒表现】

由于 ACh 的作用极其广泛，故中毒症状表现多样化，主要为毒蕈碱样（M 样）和烟碱样（N 样）症状，即急性胆碱能危象。

1. 急性中毒

主要表现为对胆碱能神经突触（包括胆碱能节后神经末梢及自主神经节部位）、胆碱能神经肌肉接头和中枢神经系统的影响。

（1）胆碱能神经突触：当有机磷酸酯类被呼吸道吸入后，全身中毒症状可在数分钟内出现。如经胃肠道或皮肤吸收，可不同程度延缓中毒症状的出现，取决于所接触毒物的化学性质、脂溶性、稳定性、是否需经体内活化以及磷酰化 AChE 的老化等因素。当人体吸入或经眼接触毒物蒸气或雾剂后，眼和呼吸道症状可首先出现，表现为瞳孔明显缩小、眼球疼痛、结膜充血、睫状肌痉挛、视物模糊和眼眉疼痛。随着药物的吸收，由于血压下降所致交感神经节的兴奋，缩瞳作用可能并不明显。也可见泪腺、鼻腔腺体、唾液腺、支气管和胃肠道腺体分泌增加。呼吸系统症状还包括胸腔紧缩感，由于支气管平滑肌收缩、呼吸道腺体分泌增加所致的呼吸困难。当毒物由胃肠道摄入时，则胃肠道症状可首先出现，表现为厌食、恶心、呕吐、腹痛、腹泻等。当毒物经皮肤吸收时，首先可见与吸收部位最邻近区域的出汗及肌束颤动。严重中毒时，可见自主神经节呈先兴奋、后抑制状态，产生复杂的自主神经综合效应，常可表现为口吐白沫、呼吸困难、流泪、阴茎勃起、大汗淋漓、大小便失禁、心率减慢和血压下降。

（2）胆碱能神经肌肉接头：表现为肌无力、不自主肌束抽搐、震颤，并可导致明显的肌麻痹，严重时可引起呼吸肌麻痹。

（3）中枢神经系统：除了脂溶性极低的毒物外，其他毒物均可透过血-脑屏障而产生中枢作用，表现为先兴奋、不安，继而出现惊厥，后转为抑制，出现意识模糊、共济失调、谵妄、反射消失、昏迷等症状。严重中毒晚期，出现呼吸中枢麻痹所致的呼吸抑制，甚至呼吸停止；血管运动中枢抑制造成的血压下降甚至循环衰竭，危及生命。

急性有机磷酸酯类中毒死亡可发生在 5 分钟至 24 小时内，取决于摄入体内的毒物种类、

量、途径等因素，死亡的主要原因为呼吸衰竭及继发性心血管功能障碍。

2.慢性中毒

多发生于长期接触农药的人员，主要表现为血中 AChE 活性持续明显下降。临床体征为神经衰弱综合征、腹胀、多汗、偶见肌束颤动及瞳孔缩小。

【中毒诊断及防治】

1.诊断

严重急性中毒的诊断主要依据毒物接触史和临床体征，对怀疑有轻度的急性中毒或慢性中毒者，应测定其红细胞和血浆中的 AChE 活性。尽管 AChE 的活性在正常人群中差异极大，但中毒者在症状出现前 AChE 的活性已明显降低至正常人群的平均水平以下。

2.预防

按照预防为主的方针，严格执行农药生产、管理制度，并加强生产人员及使用农药人员的劳动保护措施及安全知识教育，预防中毒发生。

3.急性中毒的治疗

（1）消除毒物：一旦发现中毒，应立即把患者移出现场，去除污染的衣物。对由皮肤吸收者，应用温水和肥皂清洗皮肤。经口中毒者，应首先抽出胃液和毒物，并用微温的 2%碳酸氢钠溶液或 1%盐水反复洗胃，直至洗出液中不含农药味，随后给予硫酸镁导泻。美曲磷酯（敌百虫）口服中毒时，不用碱性溶液洗胃，因其在碱性溶液中可转化为毒性更强的敌敌畏。眼部染毒者，可用 2%碳酸氢钠溶液或 0.9%氯化钠溶液冲洗数分钟。

（2）解毒药物

① 阿托品：为对症处理急性有机磷酸酯类中毒的特异性、高效能药物。阿托品能迅速对抗体内 ACh 的 M 样作用，表现为松弛多种平滑肌、抑制多种腺体分泌、加快心率和扩大瞳孔等，减轻或消除有机磷酸酯类中毒引起的恶心、呕吐、腹痛、大小便失禁、流涎、支气管分泌增多、呼吸困难、出汗、瞳孔缩小、心率减慢和血压下降等。由于阿托品对中枢的烟碱受体无明显作用，故对有机磷酸酯类中毒引起的中枢症状，如惊厥、躁动不安等对抗作用较差。开始时可用阿托品 2~4 mg 静脉注射，亦可肌内注射。如无效，可每隔 5~10 分钟肌内注射 2 mg，直至 M 胆碱受体兴奋症状消失或出现阿托品轻度中毒症状，即阿托品化。阿托品第 1 天用量常超过 200 mg，达到阿托品化，并维持 48 小时。因阿托品不能使 AChE 复活，所以对中度或重度中毒患者必须采用阿托品与 AChE 复活药早期合并应用的治疗措施。

② AChE 复活药：可使被有机磷酸酯类抑制的 AChE 恢复活性。目前常用的药物有氯解磷定、碘解磷定和双复磷等，详见本章第二节。

（3）解毒药物的应用原则

①联合用药：阿托品能迅速缓解 M 样中毒症状。AChE 复活药不仅能恢复 AChE 的活性，还能直接与有机磷酸酯类结合，迅速改善 N 样中毒症状，对中枢中毒症状也有一定改善作用，故两者合用能取得较好疗效。

②尽早用药：阿托品应尽量早期使用。磷酰化胆碱酯酶易"老化"，故 AChE 复活药也应及早使用。

③足量用药：给药足量以保证快速和高效。阿托品足量的指标是：M 样中毒症状迅速消失或出现"阿托品化"，即瞳孔散大、口干、皮肤干燥、颜面潮红、肺部啰音显著减少或消失、心率加快等。但需注意避免阿托品中毒。AChE 复活药足量的指标是：N 样中毒症状全部消

失，全血或红细胞中 AChE 活性分别恢复到 50%～60% 或 30% 以上。

④重复用药：中、重度中毒或毒物不能从吸收部位彻底清除时，应重复给药，以巩固疗效。

（4）对症治疗

①维持患者气道通畅，包括支气管内吸引术、人工呼吸、给氧。

②用地西泮（5～10 mg，静脉注射）控制持续惊厥。

③抗休克。

4. 慢性中毒的解救

对于有机磷酸酯类慢性中毒，目前尚缺乏有效治疗方法，使用阿托品和 AChE 复活药疗效均不佳。如生产工人或长期接触者，发现 AChE 活性下降至 50% 以下时，不待症状出现，即应彻底脱离现场，以免中毒加深。

第二节　胆碱酯酶复活药

胆碱酯酶复活药是一类能使被有机磷酸酯类抑制的 AChE 恢复活性的药物。它们不仅能使单用阿托品所不能控制的严重中毒病例得到解救，而且显著缩短中毒的病程。目前常用的药物有氯解磷定、碘解磷定和双复磷等。

氯解磷定（Pyraloxime Methylchloride）

氯解磷定水溶液较稳定，使用方便，可肌内注射或静脉给药，作用极快，不良反应较少，临床较为常用。

【药理作用】

1. 恢复 AChE 的活性

与磷酰化胆碱酯酶结合成复合物，复合物再裂解形成磷酰化氯解磷定，使胆碱酯酶游离而复活。

2. 直接解毒作用

直接与体内游离的有机磷酸酯类结合，成为无毒的磷酰化氯解磷定从尿中排出，从而阻止游离的毒物继续抑制 AChE 活性。

【临床应用】

治疗有机磷中毒。可明显减轻 N 样症状，对骨骼肌痉挛的抑制作用最为明显，能迅速抑制肌束颤动；对中枢神经系统的中毒症状也有一定改善作用；但对 M 样症状影响较小。故应与阿托品合用，以控制症状。

【不良反应与用药监护】

治疗剂量的氯解磷定毒性较小，肌内注射局部有轻微疼痛。静脉注射过快（>500 mg/min）可出现头痛、眩晕、乏力、视物模糊、恶心及心动过速。该药剂量过大（>8 g/24 h）时，其本身也可以抑制 AChE，能使神经肌肉传导阻滞，严重者呈癫痫样发作、抽搐、呼吸抑制，护士用药时需注意密切观察用药后的相关反应。

碘解磷定(pyraloxime methoiodide)

碘解磷定为最早应用的 AChE 复活药,药理作用和应用与氯解磷定相似。本品水溶性较低,水溶液不稳定,久置释放出碘。

本品对不同有机磷酸酯类中毒疗效存在差异,如对内吸磷、马拉硫磷和对硫磷中毒疗效较好,对美曲磷酯(敌百虫)、敌敌畏中毒疗效稍差,而对乐果中毒则无效。

☞ 课后拓展资源

护理用药小结	第四章课后练习	常用制剂及用法

第五章
胆碱受体阻断药

☞ **导学资源**

知识导图　　　　PPT课件

学习目标

1. 掌握阿托品的药理作用、用途、不良反应及注意事项。

2. 熟悉山莨菪碱的药理作用、用途、不良反应及注意事项,琥珀胆碱的药理作用、用途、不良反应及注意事项。

3. 了解神经节阻断药的作用特点和临床应用,初步具有根据阿托品药理作用、用途、不良反应及注意事项制定护理措施及对患者家属进行相关护理的宣教能力。

案例导入

患儿,女,50天,因"反复呕吐、溢乳33天"到某县级医院儿科门诊就诊,初步诊断为"呕吐待查:幽门痉挛症"。医生将阿托品1支(0.5 mg/1 mL)与生理盐水10 mL配成混合液11 mL,叮嘱家属在每次喂奶前10分钟给患儿喂服1滴混合液。家属未听明白,当日下午连续给患儿喂服混合液,即将喂完时,发现患儿体温突然升高、颜面发红,并出现烦躁不安、抽搐,立即到医院就诊。医生发现婴儿全身皮肤明显变红、瞳孔散大、口唇干燥、无分泌物。

请思考:

1. 患儿喂服混合液后出现的症状是什么原因导致?

2. 应如何进行阿托品不良反应的用药监护?

第一节　M 胆碱受体阻断药

M 胆碱受体阻断药能阻碍乙酰胆碱(ACh)或胆碱受体激动药与平滑肌、心肌、腺体、外周神经节和中枢神经系统的 M 胆碱受体结合,而拮抗其拟胆碱作用,表现出胆碱能神经被阻断或抑制的效应,但通常对 N 胆碱受体兴奋作用影响较小。但是,阿托品及其类似药物的季铵类衍生物等具有较强的拮抗 N 胆碱受体的活性,可干扰外周神经节或神经肌肉的传递。在中枢神经系统如脊髓、皮质和皮质下中枢,也存在胆碱能神经递质传递以及 M 和 N 胆碱受体的激动效应,大剂量或毒性剂量的阿托品及其相关药物通常对中枢神经系统具有先兴奋后抑制的作用,季铵类药物由于较难透过血-脑屏障,对中枢神经系统的影响很小。

◆ 一、阿托品及其类似生物碱

本类药物包括阿托品、东莨菪碱和山莨菪碱等。多从茄科植物颠茄、曼陀罗和洋金花以及莨菪和唐古特莨菪等天然植物中提取。

天然存在的生物碱为不稳定的左旋莨菪碱,在提取过程中可得到稳定的消旋莨菪碱,即为阿托品。东莨菪碱为左旋体,其抗 ACh 作用较右旋体强许多倍。

【体内过程】

天然生物碱和大多数叔胺类 M 胆碱受体阻断药极易从肠道吸收,还可透过眼结膜。某些药物如东莨菪碱与合适的赋形剂配合使用时,可透皮吸收。阿托品口服后由胃肠道迅速吸收,经 1 小时血药浓度达峰值,吸收率为 50%。阿托品皮肤吸收差。相反,季铵类 M 胆碱受体阻断药由于极性高、脂溶性低,肠道吸收差,口服吸收率仅为 10%~30%。阿托品及其他叔胺类 M 胆碱受体阻断药吸收后可广泛分布于全身组织,口服 30~60 分钟后,中枢神经系统可达较高的药物浓度,尤其是东莨菪碱,可迅速、大量地进入中枢神经系统,故其中枢作用强于其他药物。而季铵类药物较难通过血-脑屏障,中枢作用较弱。50%~60%的阿托品以原形经尿排泄,其余可被水解,并与葡萄糖醛酸结合后从尿排出,$t_{1/2}$ 为 2~4 小时。阿托品用药后,其对副交感神经功能的拮抗作用可维持 3~4 小时,但对眼(虹膜和睫状肌)的作用可持续 72 小时或更久。

阿托品(Atropine)

【药理作用】

阿托品为竞争性 M 胆碱受体阻断药,与 M 胆碱受体有较高亲和力,但内在活性小,一般不产生激动作用,却能阻断 ACh 或胆碱受体激动药与受体结合,拮抗其对 M 受体的激动效应。阿托品对 M 受体有较高选择性,但对 M 受体各亚型的选择性较低。大剂量阿托品对神经节的 N 受体也有阻断作用。

阿托品对外源性胆碱酯类的拮抗作用远强于其对节后胆碱能神经所释放的内源性 ACh 的拮抗作用,这可能与胆碱能神经末梢释放的内源性 ACh 离受体较近有关,在神经效应器接头内高浓度的 ACh 可拮抗阿托品的作用。

阿托品的作用广泛，各器官对药物的敏感性亦不同。随着剂量增加，可依次出现腺体分泌减少、瞳孔扩大、心率加快、调节麻痹、胃肠道及膀胱平滑肌抑制，大剂量可出现中枢症状（表5-1）。

表5-1 阿托品剂量与作用关系

剂量/mg	作用
0.5	轻度口干，汗腺分泌减少，轻度心率减慢
1.0	口干、口渴感，心率加快（有时心率可先减慢），轻度扩瞳
2.0	明显口干，心率明显加快、心悸、扩瞳、调节麻痹
5.0	上述所有症状加重，皮肤干燥，说话和吞咽困难，不安、疲劳，头痛，发热，排尿困难，肠蠕动减少
10.0	上述所有症状加重，瞳孔极度扩大，极度视物模糊，皮肤红、热、干，运动失调，不安、激动、幻觉、谵妄和昏迷

1. 腺体

阿托品能阻断腺体细胞膜上 M 胆碱受体，使腺体分泌减少。对不同腺体的抑制作用强度不同，对唾液腺（M_3 受体亚型）和汗腺的作用最为明显。在用 0.5 mg 阿托品时，即可见唾液腺和汗腺分泌减少，表现为口干和皮肤干燥；剂量增大，抑制作用更为明显，同时泪腺及呼吸道腺体分泌也明显减少，对汗腺分泌的抑制作用可使体温升高；较大剂量也减少胃液分泌，因为胃酸的分泌尚受组胺、促胃液素等的影响，阿托品可同时抑制胃中 HCO_3^- 的分泌，故对胃酸浓度影响较小。

2. 眼

阿托品阻断眼部所有 M 胆碱受体，表现为扩瞳、眼压升高和调节麻痹。上述作用在局部给药和全身用药时均可出现，应予重视。

（1）扩瞳：阿托品能阻断瞳孔括约肌上的 M 受体，致瞳孔括约肌松弛，使肾上腺素能神经支配的瞳孔开大肌功能占优势，瞳孔扩大。

（2）眼压升高：由于瞳孔扩大，虹膜退向四周边缘，使前房角间隙变窄，阻碍房水回流进入巩膜静脉窦，造成眼压升高。故青光眼患者禁用。

（3）调节麻痹：阿托品能阻断睫状肌的 M 受体，使睫状肌松弛退向外缘，悬韧带拉紧致晶状体呈扁平状态，屈光度降低，不能将近物清晰地成像于视网膜上，而造成视近物模糊不清，视远物清晰。这种不能调节视力的作用，称为调节麻痹。

3. 平滑肌

阿托品对胆碱能神经支配的多种内脏平滑肌有松弛作用，尤其对过度活动或痉挛性收缩的内脏平滑肌作用更为明显。可抑制胃肠道平滑肌痉挛，降低蠕动的幅度和频率，缓解胃肠绞痛。阿托品对胃肠括约肌的作用常取决于括约肌的功能状态，如当胃幽门括约肌痉挛时，阿托品则具有一定松弛作用，但作用常较弱且不稳定。阿托品也可降低尿道和膀胱逼尿肌的张力与收缩幅度，常可解除由药物引起的输尿管张力增高。对膀胱收缩的抑制作用涉及多种M 受体亚型，其中 M_2 受体最重要，而 M_3 受体与膀胱逼尿肌收缩有关。阿托品对胆管、支气管和子宫平滑肌的解痉作用较弱。

4. 心血管系统

(1)心脏:治疗量阿托品(0.5 mg)可使部分患者心率短暂性轻度减慢,一般每分钟减少 4~8 次,但这并不伴随血压与心输出量的变化。阿托品减慢心率作用是由于其阻断副交感神经节后纤维突触前膜 M_1 受体,减弱 ACh 释放的负反馈抑制作用所致。较大剂量的阿托品(1~2mg)可阻断窦房结 M_2 受体,解除迷走神经对心脏的抑制作用,使心率加快。心率加快的程度取决于迷走神经张力,在迷走神经张力较高的青壮年,心率加快明显,如肌内注射 2mg 阿托品,心率可增加 35~40 次/分;阿托品对运动状态、婴幼儿和老年人的心率影响较小。

阿托品可拮抗迷走神经过度兴奋所致的房室传导阻滞,也可缩短房室结的有效不应期,增加心房纤颤或心房扑动患者的心室率。

(2)血管:治疗量阿托品对血管与血压无明显影响,可能与多数血管缺乏胆碱能神经支配有关,但阿托品可完全拮抗由胆碱酯类药物所引起的外周血管扩张和血压下降。大剂量阿托品可引起皮肤血管扩张,出现皮肤潮红和温热等症状。当机体组织的微循环小血管痉挛时,大剂量的阿托品也有明显解痉作用。

5. 中枢神经系统

治疗量阿托品对中枢神经系统影响不明显。较大剂量(1~2 mg)可兴奋延髓和大脑,产生轻度的迷走神经兴奋作用,5 mg 时中枢兴奋明显增强,患者表现为焦躁不安、精神亢奋甚至谵妄、呼吸兴奋等。中毒剂量(10 mg 以上)可见明显中枢中毒症状,如烦躁、幻觉、定向障碍、共济失调、抽搐或惊厥等。继续增加剂量,则可由兴奋转为抑制,发生昏迷与呼吸麻痹,最后死于循环与呼吸衰竭。

【临床应用】

1. 解除平滑肌痉挛

适用于各种内脏绞痛,对胃肠绞痛、膀胱刺激症状如尿频、尿急等疗效较好。也可用于儿童遗尿症,可增加膀胱容量,减少小便次数。但对胆绞痛或肾绞痛疗效较差,常需与阿片类镇痛药合用。

2. 抑制腺体分泌

用于全身麻醉前给药,以减少呼吸道腺体及唾液腺分泌,防止分泌物阻塞呼吸道及吸入性肺炎的发生。也可用于严重的盗汗、重金属中毒、帕金森病的流涎症及食管机械性阻塞(肿瘤或狭窄)所造成的吞咽困难等病症的治疗,用药剂量以不产生口干为宜。

3. 眼科应用

(1)虹膜睫状体炎:0.5%~1%阿托品溶液滴眼,可松弛虹膜瞳孔括约肌和睫状肌,使之充分休息,有助于炎症消退。还可与缩瞳药交替应用,预防虹膜与晶状体的粘连。

(2)验光、眼底检查:眼内滴用阿托品可使睫状肌松弛,具有调节麻痹作用,此时由于晶状体固定,可准确测定晶状体的屈光度。亦可利用其扩瞳作用检查眼底。但阿托品作用持续时间较长,一般扩瞳作用可维持 1~2 周,调节麻痹作用也要维持 2~3 天,视力恢复较慢,现已少用。常用合成的短效 M 胆碱受体阻断药后马托品或托吡卡胺等代替。但儿童验光时仍需用阿托品,因儿童的睫状肌调节功能较强,须用阿托品发挥其充分的调节麻痹作用,才能正确检验屈光的异常情况。

4.缓慢型心律失常

阿托品能解除迷走神经对心脏的抑制作用,可用于治疗迷走神经过度兴奋所致的窦性心动过缓、窦房阻滞、房室传导阻滞等缓慢型心律失常。在急性心肌梗死的早期,尤其是发生在下壁或后壁的急性心肌梗死,常有窦性或房室结性心动过缓,严重时可因低血压及迷走神经张力过高,导致房室传导阻滞。阿托品可恢复心率以维持合适的血流动力学,从而改善患者的临床症状。但阿托品剂量需谨慎调节,剂量过低可致进一步的心动过缓,剂量过大则引起心率加快、增加心肌耗氧量而加重心肌梗死,并有引起室颤的危险。阿托品有时对晕厥伴过度的颈动脉窦反射患者的严重心动过缓也有效。在某些患者,阿托品可减轻伴有过缓心房率的室性期前收缩。本品对大多数的室性心律失常疗效差。对于缺血性心脏病引起的心律失常,因阿托品可加速心率而加重心肌缺血,应慎用。

5.抗休克

对暴发型流行性脑脊髓膜炎、中毒性菌痢、中毒性肺炎等所致的感染性休克患者,可用大剂量阿托品治疗,能解除血管痉挛,舒张外周血管,改善微循环。但对休克伴有高热或心率过快者不宜使用。

6.解救有机磷酸酯类中毒

见第四章。

【不良反应及用药监护】

阿托品对组织器官的选择性不高,具有多种药理作用,临床上应用其中一种作用时,其他的作用则成为副作用(见表5-1)。常见不良反应有口干、视物模糊、心率加快、瞳孔扩大及皮肤潮红等。随着剂量增大,不良反应逐渐加重,甚至出现明显的中枢中毒症状(见表5-1)。此外,误服过量的颠茄果、曼陀罗果、洋金花或莨菪根茎等也可出现中毒症状。阿托品的最低致死量成人为80~130 mg,儿童约为10 mg。

阿托品引起的一般不良反应于停药后可逐渐消失,无须特殊处理。护士用药时需注意阿托品中毒的解救主要为对症治疗。如属口服中毒,应立即洗胃、导泻,以促进毒物排出,并可用毒扁豆碱(成人1~4 mg,儿童0.5 mg/kg)缓慢静脉注射,可迅速对抗阿托品中毒症状(包括谵妄与昏迷)。但由于毒扁豆碱体内代谢迅速,患者可在1~2小时内再度昏迷,故需反复给药。如患者有明显中枢兴奋时,可用地西泮对抗,但剂量不宜过大,以免与阿托品导致的中枢抑制作用产生协同作用。不可使用吩噻嗪类药物,因这类药物具有M受体阻断作用而加重阿托品中毒症状。此外,应对患者进行人工呼吸、敷以冰袋及乙醇擦浴以降低患者的体温,这对儿童中毒者更为重要。

【禁忌证】

青光眼及前列腺肥大者禁用阿托品,可能加重后者排尿困难。

东莨菪碱(scopolamine)

东莨菪碱是一种颠茄类生物碱,其外周作用与阿托品相似,仅在作用强度上略有差异,其中抑制腺体分泌作用较阿托品强,扩瞳及调节麻痹作用较阿托品稍弱,对心血管系统作用较弱。对中枢神经系统的作用较强,持续时间更久。在治疗剂量时即可引起中枢神经系统抑制,表现为困倦、遗忘、疲乏、少梦、快速动眼睡眠时相(REMS)缩短等。此外,尚有欣快作用,因此易造成药物滥用。

东莨菪碱主要用于麻醉前给药，不仅能抑制腺体分泌，还有中枢抑制作用，因此优于阿托品。如患者同时伴有严重疼痛时，偶可发生与阿托品相似的兴奋不安、幻觉及谵妄等中枢症状。东莨菪碱亦可用于治疗晕动病，其机制可能与抑制前庭神经内耳功能或大脑皮质功能有关，与苯海拉明合用可增强疗效。以预防给药效果较好，如已出现晕动病的症状如恶心、呕吐等再用药则疗效差。也可用于妊娠呕吐及放射病呕吐。此外，东莨菪碱对帕金森病也有一定疗效，可改善患者的流涎、震颤和肌肉强直等症状，可能与其中枢抗胆碱作用有关。

不良反应和禁忌证与阿托品相似。

山莨菪碱(Raceanisodamine)

山莨菪碱是从茄科植物唐古特莨菪中天然分离出的生物碱，为左旋品，简称654；人工合成的为消旋体，称654-2，有明显的外周抗胆碱作用。药理作用与阿托品类似，解除血管平滑肌痉挛和微循环障碍的作用较强，解除平滑肌痉挛作用与阿托品相似。抑制唾液腺分泌和扩瞳作用较弱，仅为阿托品的 $1/20 \sim 1/10$。因不易通过血-脑屏障，故中枢作用很弱。临床主要用于治疗中毒性休克、内脏平滑肌绞痛、眩晕症和血管神经性头痛等。不良反应和禁忌证与阿托品相似，但其毒性较低。

二、阿托品的合成代用品

阿托品作用选择性差、不良反应较多，眼科用药时作用时间过久等。针对这些缺点，通过改造其化学结构合成了不少代用品，其中包括扩瞳药、解痉药和选择性 M 受体阻断药。

(一)合成扩瞳药

目前临床主要用于扩瞳的药物有后马托品、托吡卡胺、环喷托酯和尤卡托品等，这些药物与阿托品比较，其扩瞳作用维持时间明显缩短，故适用于一般的眼科检查。各药滴眼后作用比较见表5-2。

表5-2　几种扩瞳药滴眼作用的比较

药物	浓度	扩瞳作用		调节麻痹作用	
	(%)	高峰/min	消退/d	高峰/h	消退/d
硫酸阿托品	1.0	30~40	7~10	1~3	7~12
氢溴酸后马托品	1.0~2.0	40~60	1~2	0.5~1	1~2
托吡卡胺	0.5~1.0	20~40	0.25	0.5	<0.25
环喷托酯	0.5	30~50	1	1	0.25~1
尤卡托品	2.0~5.0	30	0.08~0.25	无作用	无作用

(二)合成解痉药

季铵类解痉药

异丙托溴铵(Ipratropium Bromide)

为 M 胆碱受体阻断药,注射给药时可产生与阿托品类似的支气管扩张、心率加快和抑制呼吸道腺体分泌等作用,但少有中枢作用。气雾吸入给药具有相对的选择性作用,对支气管平滑肌 M 胆碱受体选择性较高,松弛支气管平滑肌作用较强,对心率、血压、膀胱功能、眼压及瞳孔几乎无影响。本品对吸入二氧化硫、臭氧和香烟等引起的支气管收缩具有保护作用,但对过敏介质如组胺、缓激肽、5-羟色胺和白三烯引起的支气管收缩保护作用较差。主要为气雾剂吸入给药,30~90 分钟后作用达高峰,作用可维持 4~6 小时。临床主要用于缓解慢性阻塞性肺病引起的支气管痉挛、喘息症状。对支气管哮喘或支气管高反应性患者疗效不满意。常见副作用为口干等。

溴丙胺太林(Propantheline Bromide,普鲁本辛)

溴丙胺太林是一种临床常用的合成解痉药,口服吸收不完全,食物可妨碍其吸收,故宜在饭前 0.5~1 小时服用,作用时间约为 6 小时。本品对胃肠道 M 胆碱受体的选择性较高,治疗量可明显抑制胃肠平滑肌,并能不同程度地减少胃液分泌。用于胃、十二指肠溃疡,胃肠痉挛和泌尿道痉挛。不良反应类似于阿托品,中毒量可因神经肌肉接头传递阻断而引起呼吸麻痹。

溴甲东莨菪碱(Methscopolamine Bromide)

无东莨菪碱的中枢作用,药效稍弱于阿托品,口服吸收少,作用时间较阿托品长,常用口服量(2.5 mg)时,作用可维持 6~8 小时,主要用于胃肠道疾病的治疗。

溴甲后马托品

溴甲后马托品是后马托品的季铵类衍生物,抗毒蕈碱作用比阿托品弱,但神经节阻滞作用比较强。主要与二氢可待因酮组成复方制剂作为镇咳药,也可缓解胃肠绞痛及辅助治疗消化性溃疡。

溴化甲哌佐酯

外周作用与阿托品相似,可解除胃肠道痉挛和辅助治疗消化性溃疡。

此外,季铵类解痉药尚有奥芬溴铵、格隆溴铵、戊沙溴铵、地泊溴铵、喷噻溴铵、异丙碘铵、溴哌喷酯、甲硫酸二苯马尼、羟吡溴铵和依美溴铵等药,均可用于缓解内脏平滑肌痉挛,作为消化性溃疡的辅助用药。

叔胺类解痉药(Homatropine Methylbromide)

本类药物有双环维林、黄酮哌酯和奥昔布宁。这些药物均有较强的非特异性直接松弛平滑肌作用,在治疗剂量下能减轻胃肠道、胆道、输尿管和子宫平滑肌痉挛。

双环维林主要用于平滑肌痉挛、肠蠕动亢进、消化性溃疡等。

黄酮哌酯和奥昔布宁对膀胱平滑肌有较好的选择性解痉作用，主要用于治疗膀胱过度活动症。

托特罗定为一种强的 M 胆碱受体阻断药，对膀胱具有选择性作用。临床主要用于治疗膀胱过度活动症。

贝那替秦(胃复康)能缓解平滑肌痉挛，抑制胃液分泌，且有中枢镇静作用。适用于兼有焦虑症的溃疡患者，亦可用于肠蠕动亢进及膀胱刺激症者。不良反应有口干、头晕及嗜睡等。

此外，叔胺类解痉药尚有羟苄利明、阿地芬宁、甲卡拉芬、地芬明、丙哌维林和曲地碘铵等，这些药物均有非特异性内脏平滑肌解痉作用，临床主要用于消化性溃疡和胃肠道痉挛等。

(三)选择性 M 受体阻断药

阿托品及其合成代用品，绝大多数对 M 胆碱受体亚型缺乏选择性，副作用较多。选择性 M 受体阻断药对受体的特异性较高，副作用明显减少。

哌仑西平(Pirenzepine Hydrochloride)、替仑西平(TELENZEPINE 2HCL)

哌仑西平结构与丙米嗪相似，属三环类药物，为选择性 M_1 受体阻断药，但对 M_4 受体也有较强的亲和力。替仑西平为哌仑西平同类物，对 M_1 受体的选择性阻断作用更强。二药均可抑制胃酸及胃蛋白酶的分泌，临床用于治疗消化性溃疡。在治疗剂量时较少出现口干和视物模糊等反应，也无阿托品样中枢兴奋作用。

索利那新(Solifenacin)

选择性 M_3 胆碱受体阻断药，对膀胱平滑肌选择性较高，可抑制膀胱节律性收缩。临床主要用于治疗膀胱过度活动症，可明显改善尿频、尿急和尿失禁症状。耐受性良好，最常见的不良反应是口干和便秘，但程度较轻。

第二节　N 胆碱受体阻断药

N 胆碱受体阻断药可阻碍 ACh 或胆碱受体激动药与神经节或运动终板上的 N 胆碱受体结合，表现出相应部位胆碱能神经的阻断和抑制效应。N 胆碱受体阻断药可分为阻断神经节 N_N 受体的 N_N 胆碱受体阻断药和阻断运动终板上 N_M 受体的 N_M 胆碱受体阻断药。可用于手术时辅助麻醉或松弛骨骼肌。

一、　神经节阻断药

神经节阻断药又称为 N_N 胆碱受体阻断药，能与神经节的胆碱受体结合，竞争性地阻断 ACh 与其受体结合，使 ACh 不能引起神经节细胞除极化，从而阻断神经冲动在神经节中的传递。

【药理作用】这类药物对交感神经节和副交感神经节都有阻断作用,因此其综合效应常视两类神经对该器官支配以何者占优势而定。如交感神经对血管支配占优势,则用药后对血管主要为扩张作用,尤其对小动脉,使血管床血流量增加,加之静脉也扩张,回心血量减少及心输出量降低,结果使血压明显下降。又如在胃肠道、眼、膀胱等平滑肌和腺体则以副交感神经占优势,因此,用药后常出现便秘、扩瞳、口干、尿潴留及胃肠道分泌减少等。上述综合效应详见表5-3。

表5-3 自主神经节阻断后交感和副交感神经优势效应比较

作用部位	占优势的神经支配	神经节阻断效应
动脉	交感(肾上腺素能)	舒张;增加外周血流;低血压
静脉	交感(肾上腺素能)	舒张;回流减少;心输出量下降
心脏	副交感(胆碱能)	心动过速
虹膜	副交感(胆碱能)	瞳孔放大
睫状肌	副交感(胆碱能)	睫状体麻痹远视
胃肠道	副交感(胆碱能)	蠕动减少;便秘;胃和胰腺分泌减少
膀胱	副交感(胆碱能)	尿潴留
唾液腺	副交感(胆碱能)	口干
汗腺	交感(肾上腺素能)	无汗
生殖器	交感和副交感	兴奋性减退

【临床应用】

神经节阻断药可用于麻醉时控制血压,以减少手术区出血。也可用于主动脉瘤手术,尤其是当禁忌使用β肾上腺素受体阻滞剂时,此时应用神经节阻断药不仅能降压,而且能有效地防止因手术剥离而撕拉组织滞造成交感神经反射,使患者血压不致明显升高。曾用于抗高血压,但现在已被其他降压药取代。美卡拉明目前还较广泛运用于对抗吸烟成瘾时的戒断治疗;而樟磺咪芬可以诱发组胺释放,使其心血管反应即降压作用更为明显,由此限制了其临床应用。该类药物中的其他品种已基本不用。

二、骨骼肌松弛药

骨骼肌松弛药又称为N_M胆碱受体阻断药或神经肌肉阻滞药,能作用于神经肌肉接头后膜的N_M胆碱受体,产生神经肌肉阻滞的作用。按其作用机制不同,可将其分为除极化型肌松药和非除极化型肌松药。

(一)除极化型肌松药

除极化型肌松药又称为非竞争型肌松药,其分子结构与ACh相似,与神经肌肉接头后膜的胆碱受体有较强亲和力,且在神经肌肉接头处不易被胆碱酯酶分解,因而产生与ACh相似但较持久的除极化作用，使神经肌肉接头后膜的 N_M 胆碱受体不能对 ACh 起反应，从而使骨骼肌松弛。该类骨骼肌松弛药起效快，持续时间短，主要用于如插管等小手术麻醉的辅助药。其作用特点为：①最初可出现短时肌束颤动，该作用与药物对不同部位的骨骼肌除极化出现的时间先后不同有关；②连续用药可产生快速耐受性；③抗胆碱酯酶药不仅不能拮抗其骨骼肌松弛作用，反能加强之，因此过量时不能用新斯的明解救；④治疗剂量并无神经节阻断作用；⑤目前临床应用的除极化型肌松药只有琥珀胆碱。

琥珀胆碱（Succinylcholine）

琥珀胆碱又称司可林，由琥珀酸和两个分子的胆碱组成，在碱性溶液中易被分解。

【体内过程】琥珀胆碱进入体内后即可被血液和肝脏中的假性胆碱酯酶（丁酰胆碱酯酶）迅速水解为琥珀酰单胆碱和胆碱，肌松作用被明显减弱，琥珀酰单胆碱可进一步水解为琥珀酸和胆碱，肌松作用消失。约2%的药物以原形经肾排泄，其余以代谢产物的形式从尿液中排出。

【药理作用】琥珀胆碱的肌松作用快而短暂，静脉注射 10~30 mg 琥珀胆碱后，即可见短暂的肌束颤动，尤以胸腹部肌肉明显。起效时间为 1~1.5 分钟，2 分钟时肌松作用达高峰，持续时间为 5~8 分钟。肌松作用从颈部肌肉开始，逐渐波及肩胛、腹部和四肢。肌松部位以颈部和四肢肌肉最明显，面、舌、咽喉和咀嚼肌次之，对呼吸肌麻痹作用不明显，但对喉头及气管肌作用强。肌松作用的强度可通过滴注速度加以调节。

【临床应用】

1. 气管内插管、气管镜、食管镜检查等短时操作

由于本品对喉肌松弛作用较强，静脉注射作用快而短暂，对喉肌麻痹力强，故适用于气管内插管及气管镜检查等短时操作。

2. 辅助麻醉

静脉滴注可维持较长时间的肌松作用，便于在浅麻醉下进行外科手术，以减少麻醉药用量，保证手术安全。本药可引起强烈的窒息感，故对清醒患者禁用，可先用硫喷妥钠行静脉麻醉后，再给予琥珀胆碱。成人短时外科手术，常用静脉注射剂量为 0.2~1.0 mg/kg，为延长肌松时间，可用5%葡萄糖配制为0.1%溶液静脉滴注，速度为每分钟 20~40μg/kg，可维持肌松作用。由于该药个体差异较大，故需按反应调节滴速，以获满意效果。

【不良反应与用药监护】

1. 窒息

过量可致呼吸肌麻痹，严重窒息可见于遗传性胆碱酯酶活性低下者，用时需备有人工呼吸机。

2. 眼压升高

该药物能使眼外骨骼肌短暂收缩，引起眼压升高，故禁用于青光眼、白内障晶状体摘除术。

3. 肌束颤动

琥珀胆碱产生肌松作用前有短暂肌束颤动，有 25%~50% 患者出现术后肩胛部、胸腹部肌肉疼痛，一般 3~5 天可自愈。

4. 血钾升高

由于肌肉持久性除极化而释放钾离子，使血钾升高。如患者同时有大面积软组织损伤如烧伤、恶性肿瘤、肾功能损害及脑血管意外等疾患存在，则血钾可升高 20%~30%，可危及生命。

5. 心血管反应

可兴奋迷走神经及副交感神经节，产生心动过缓、心脏骤停以及室性节律障碍。在伴有烧伤或者神经肌肉病变时，给予琥珀胆碱可以导致骨骼肌中大量的钾离子释放，从而诱发心脏骤停。琥珀胆碱亦可兴奋交感神经节使血压升高。

6. 恶性高热

为麻醉的主要死因之一，有很高的死亡率（65%）。一旦发生，须迅速降低体温，吸氧，纠正酸中毒，用丹曲林抑制肌浆网 Ca^{2+} 释放治疗，并用抗组胺药物对抗组胺释放作用，血压下降时可用拟交感胺处理。

7. 其他

尚有增加腺体分泌，促进组胺释放等作用。

护士在用药过程中要注意本品在碱性溶液中可分解，故不宜与硫喷妥钠混合使用。同时凡可降低假性胆碱酯酶活性的药物都可使其作用增加，如胆碱酯酶抑制剂、环磷酰胺、氮芥等抗肿瘤药，普鲁卡因、可卡因等局麻药。有的氨基糖苷类抗生素如卡那霉素及多肽类抗菌药物如多黏菌素 B 也有肌肉松弛作用，与琥珀胆碱合用时易致呼吸麻痹，应注意。

（二）非除极化型肌松药

非除极化型肌松药又称竞争型肌松药。这类药物能与 ACh 竞争神经肌肉接头的 N_M 胆碱受体，但不激动受体，能竞争性阻断 ACh 的除极化作用，使骨骼肌松弛。抗胆碱酯酶药可拮抗其肌松作用，故过量可用适量的新斯的明解救。本类药物多为天然生物碱及其类似物，主要有筒箭毒碱、阿曲库铵、多库氯铵和米库氯铵等药。

筒箭毒碱（d-tubocurarine）

筒箭毒碱是由箭毒中提出的生物碱，其右旋体具有活性。而箭毒是南美印第安人用数种植物制成的植物浸膏，动物中毒后会四肢松弛，便于人捕捉。

【药理作用】

1. 肌松作用

静脉注射筒箭毒碱后，快速运动肌如眼部肌肉首先松弛，随后四肢、颈部和躯干肌肉出现松弛，继而肋间肌松弛，出现腹式呼吸，剂量加大，最终可导致膈肌麻痹，患者呼吸停止。肌松弛恢复时，其次序与肌松弛相反，即膈肌麻痹首先恢复。大剂量引起呼吸肌麻痹时，可进行人工呼吸，并用新斯的明对抗。

2. 组胺释放作用

该药可促进体内组胺的释放，表现为组胺样皮疹、支气管痉挛、低血压和唾液分泌等症状。

3. 神经节阻滞作用

常用量有自主神经节阻滞作用，并可以部分抑制肾上腺髓质的分泌，造成血压降低。

【临床应用】

筒箭毒碱是临床应用最早的典型非去极化型肌松药。该药口服难以吸收，静脉注射后

4~6分钟起效,临床上可作为麻醉辅助药,用于胸腹手术和气管插管等。禁忌证为重症肌无力、支气管哮喘和严重休克。

其他药物

筒箭毒碱作用时间较长,用药后不易逆转,不良反应多,目前临床已少用。作为麻醉的辅助用药,传统的筒箭毒碱已基本被取代,详见表5-4。

表5-4　非除极化型肌松药分类及其特点比较

药物	药理特性	起效时间(min)	持续时间(min)	消除方式
筒箭毒碱	长效竞争性肌松药	4~6	80~120	肾脏消除,肝脏清除
阿曲库铵	中效竞争性肌松药	2~4	30~40	血浆胆碱酯酶水解
多库溴铵	长效竞争性肌松药	4~6	90~120	肾脏消除,肝脏代谢和清除
米库溴铵	短效竞争性肌松药	2~4	12~18	血浆胆碱酯酶水解
泮库溴铵	长效竞争性肌松药	4~6	120~180	肾脏消除,肝脏代谢和清除
哌库溴铵	长效竞争性肌松药	2~4	80~100	肾脏消除,肝脏代谢和清除
罗库溴铵	中效竞争性肌松药	1~2	30~60	肝脏代谢,肾脏消除
维库溴铵	中效竞争性肌松药	2~4	60~90	肝脏代谢和清除,肾脏消除

除极化型肌松药与非除极化型肌松药的主要区别,见表5-5。

表5-5　除极化型肌松药(琥珀胆碱)与非除极化型肌松药(筒箭毒碱)的比较

	琥珀胆碱	筒箭毒碱
前期给予氯化筒箭毒碱	拮抗效果	增强效果
前期给予琥珀胆碱	有时产生快速耐受,可能出现增强效果	无效,或拮抗效果
胆碱酯酶抑制剂的作用	无拮抗效果	逆转效果
对运动终板的作用	部分、持久除极化	提高乙酰胆碱的作用阈值,无除极化作用
对横纹肌的初始兴奋效果	短暂的肌束震颤	无

课后拓展资源

护理用药小结　　　第五章课后练习　　　常用制剂及用法

第六章

肾上腺素受体激动药

👉 **导学资源**

知识导图

PPT课件

学习目标

1. 掌握肾上腺素、去甲肾上腺素、异丙肾上腺素、多巴胺药理作用、用途、不良反应及注意事项。

2. 了解麻黄碱、多巴酚丁胺的药理作用、用途、不良反应及注意事项。

3. 初步具有根据肾上腺素的药理作用、用途、不良反应及注意事项制定护理措施及对患者家属进行相关的护理宣教能力。

案例导入

患者，女，16岁，学生。因发热、咽痛就诊。应用普鲁卡因青霉素肌内注射。患者青霉素皮试(-)。青霉素80万单位肌内注射后，患者感头昏，护士当即让其躺在观察床上，并测得 BP：120/80 mmHg，P：80次/分。医生嘱：肌内注射"非那根"25 mg。注射5分钟后，患者感心慌、心悸伴寒战。查体：患者神志清楚，面色潮红，表情痛苦。HR：156次/分。经查实，护士误将盐酸异丙肾上腺素当成盐酸异丙嗪(非那根)给患者注射。

请思考：

1. 患者注射青霉素后的症状后是否符合药物过敏的表现？

2. 此事给我们怎样的教训？

肾上腺素受体激动药是一类化学结构及药理作用和肾上腺素、去甲肾上腺素相似的药物，与肾上腺素受体结合并激动受体，产生肾上腺素样作用，又称拟肾上腺素药。它们都是胺类，作用亦与兴奋交感神经的效应相似，故又称拟交感胺类。

第一节　分类

→ 一、分类

按其对不同肾上腺素受体类型的选择性而分为三大类：①α 肾上腺素受体激动药；②α、β 肾上腺素受体激动药；③β 肾上腺素受体激动药(表 6-1)。

表 6-1　拟肾上腺素药分类及基本作用的比较

分类	药物	对不同肾上腺素受体作用的比较			作用方式	
		α 受体	$β_1$ 受体	$β_2$ 受体	直接作用于受体	释放递质
α 受体激动药	去甲肾上腺素	+++	++	+/-	+	
	间羟胺	++	+	+	+	+
	去氧肾上腺素	++	+/-	+/-	+	+/-
	甲氧明	++	-	-	+	-
α、β 受体激动药	肾上腺素	++++	+++	+++	+	
	多巴胺	+	++	+/-	+	+
	麻黄碱	++	++	++	+	+
β 受体激动药	异丙肾上腺素	-	+++	+++	+	
	多巴酚丁胺	+	++	+	+	+/-

(表中"+"代表激动作用、"-"代表抑制作用)

第二节　α肾上腺素受体激动药

去甲肾上腺素(Norepinephrine)

去甲肾上腺素(NA)是去甲肾上腺素能神经末梢释放的主要递质，肾上腺髓质亦少量分泌。药用的 NA 是人工合成品，化学性质不稳定，见光、遇热易分解，在中性尤其在碱性溶液中迅速氧化变色而失效，在酸性溶液中较稳定，常用其重酒石酸盐。

【体内过程】

口服因局部作用使胃黏膜血管收缩而影响其吸收，在肠内易被碱性肠液破坏；皮下注射时，因血管剧烈收缩吸收很少，且易发生局部组织坏死，故一般采用静脉滴注给药。外源性去甲肾上腺素不易透过血-脑屏障，很少到达脑组织。内源性和外源性去甲肾上腺素大部分被神经末梢摄取后，进入囊泡贮存(摄取-1)；被非神经细胞摄取者，大多被 COMT 和 MAO

代谢而失活（摄取-2）。

【药理作用】

激动 α 受体作用强大，对 α_1 和 α_2 受体无选择性。对心脏 β_1 受体作用较弱，对 β_2 受体几乎无作用。

1. 血管

激动血管 α_1 受体，使血管收缩，主要使小动脉和小静脉收缩。皮肤黏膜血管收缩最明显，其次是肾脏血管。此外，脑、肝、肠系膜甚至骨骼肌血管也呈收缩反应。动脉收缩使血流量减少，静脉的显著收缩使总外周阻力增加。冠状血管舒张，主要是由于心脏兴奋，心肌的代谢产物（腺苷等）增加所致，同时因血压升高，提高冠状血管的灌注压，故冠状动脉流量增加。激动血管壁的去甲肾上腺素能神经末梢突触前膜 α_2 受体，抑制去甲肾上腺素释放。

2. 心脏

较弱激动心脏的 β_1 受体，使心肌收缩性加强，心率加快，传导加速，心排出量增加。在整体情况下，心率由于血压升高而反射性减慢；另外，由于药物的强烈血管收缩作用，总外周阻力增高，增加了心脏的射血阻力，使心排出量不变或下降。剂量过大时，心脏自动节律性增加，可能引起心律失常，但较肾上腺素少见。

3. 血压

小剂量静脉滴注血管收缩作用尚不十分剧烈时，由于心脏兴奋使收缩压升高，而舒张压升高不明显，故脉压加大。较大剂量时，因血管强烈收缩使外周阻力明显增高，故收缩压升高的同时舒张压也明显升高，脉压减小。

4. 其他

对机体代谢的影响较弱，仅在大剂量时才出现血糖升高。对中枢神经系统的作用较弱。对于孕妇，可增加子宫收缩的频率。

【临床应用】

去甲肾上腺素仅限用于早期神经源性休克以及嗜铬细胞瘤切除后或药物中毒时的低血压。本药稀释后口服，可使食管和胃黏膜血管收缩，产生局部止血作用。

【不良反应及用药监护】

1. 局部组织缺血坏死

静脉滴注时间过长、浓度过高或药液漏出血管，可引起局部缺血坏死，护士用药时需注意如发现外漏或注射部位皮肤苍白，应停止注射或更换注射部位，进行热敷，并用 α 受体阻断药酚妥拉明作局部浸润注射，以扩张血管。

2. 急性肾衰竭

滴注时间过长或剂量过大，可使肾脏血管剧烈收缩，产生少尿、无尿和肾实质损伤，故用药期间尿量应保持在每小时 25 mL 以上。

伴有高血压、动脉硬化症、器质性心脏病、少尿、无尿、严重微循环障碍的患者及孕妇禁用。

间羟胺（metaraminol）

间羟胺的化学性质较去甲肾上腺素稳定，主要作用是直接激动 α 受体，对 β_1 受体作用较弱。间羟胺也可被肾上腺素能神经末梢摄取进入囊泡，通过置换作用促使囊泡中的去甲肾上腺素释放，间接地发挥作用。短时间内连续应用，可因囊泡内去甲肾上腺素减少，使效应逐渐减弱，产生快速耐受性。在产生耐受性时，适当加用小剂量去甲肾上腺素可恢复或增强其升压作用。

间羟胺收缩血管，升高血压作用较去甲肾上腺素弱而持久，略增加心肌收缩性，使休克患者的心排出量增加。对心率的影响不明显，有时因血压升高反射性减慢心率，但很少引起心律失常；对肾脏血管的收缩作用较去甲肾上腺素弱，但仍能显著减少肾脏血流量。间羟胺可静滴也可肌内注射，故临床上作为去甲肾上腺素的代用品，用于各种休克早期及手术后或脊髓麻醉后的休克。也可用于阵发性房性心动过速，特别是伴有低血压的患者，反射性减慢心率，并对窦房结可能具有直接抑制作用，使心率恢复正常。

去氧肾上腺素（Phenylephrine）、甲氧明（Methoxamine）

去氧肾上腺素和甲氧明都是人工合成品。作用机制与间羟胺相似，不易被 MAO 代谢，可直接和间接地激动 α_1 受体，又称 α_1 受体激动药。作用与去甲肾上腺素相似但较弱，一般剂量时对 β 受体的作用不明显，高浓度的甲氧明具有阻断 β 受体的作用。在升高血压的同时，肾血流的减少比去甲肾上腺素更为明显。作用维持时间较久，除静脉滴注外也可肌内注射。用于抗休克及防治脊髓麻醉或全身麻醉的低血压。甲氧明与去氧肾上腺素均能通过收缩血管、升高血压，使迷走神经反射性兴奋而减慢心率，临床可用于阵发性室上性心动过速。去氧肾上腺素还能兴奋瞳孔扩大肌，使瞳孔扩大，作用较阿托品弱，持续时间较短，一般不引起眼压升高（老年人虹膜角膜角狭窄者可能引起眼压升高）和调节麻痹，在眼底检查时作为快速短效的扩瞳药。

羟甲唑啉（Oxymetazoline）、可乐定（Clonidine）

羟甲唑啉可直接激动血管平滑肌 α_1 受体引起血管收缩，滴鼻用于治疗鼻黏膜充血和鼻炎，常用浓度为 0.05%，作用在几分钟内发生，可持续数小时。偶见局部刺激症状，小儿用后可致中枢神经系统症状，2 岁以下儿童禁用。可乐定的衍生物阿可乐定是外周突触后膜 α_2 受体激动药，通过负反馈机制，抑制交感神经，并减少房水生成，增加房水流出，产生降眼压效果，用于青光眼的短期辅助治疗，特别在激光疗法之后，预防眼压回升。对瞳孔大小、视力及眼调节功能均无影响。

中枢 α_2 受体激动药包括可乐定及甲基多巴，见第十八章抗高血压药。

第三节　α、β肾上腺素受体激动药

肾上腺素（adrenaline）

肾上腺素是肾上腺髓质的主要激素，其生物合成主要是在髓质嗜铬细胞中首先形成去甲肾上腺素，然后进一步经苯乙胺-N-甲基转移酶的作用，使去甲肾上腺素甲基化形成肾上腺素。药用肾上腺素可从家畜肾上腺提取或人工合成，理化性质与去甲肾上腺素相似。肾上腺素化学性质不稳定，见光易失效；在中性尤其是碱性溶液中，易氧化变色失去活性。

【体内过程】

口服后在碱性肠液、肠黏膜及肝内易被破坏氧化失效，不能达到有效血药浓度。皮下注射因能收缩血管，故吸收缓慢，作用维持时间长，为 1 小时左右。肌内注射的吸收速度远较皮下注射快，作用维持 10~30 分钟。肾上腺素在体内的摄取及代谢途径与去甲肾上腺素相似。静脉注射或滴注肾上腺素 96 小时后主要以代谢产物和少量原形经肾排泄。

【药理作用】

肾上腺素主要激动 α 和 β 受体。作用与机体的生理病理状态、靶器官中肾上腺素受体亚型的分布、整体的反射作用和神经末梢突触间隙的反馈调节等因素有关。

1. 心脏

作用于心肌、传导系统和窦房结的 β_1 及 β_2 受体，加强心肌收缩性，加速传导，加快心率，提高心肌的兴奋性。由于心肌收缩力增强，心率加快，故心排出量增加。肾上腺素舒张冠状血管，改善心肌的血液供应，且作用迅速。肾上腺素兴奋心脏，提高心肌代谢，使心肌耗氧量增加，剂量过大或静脉注射过快，可引起心律失常，出现期前收缩，甚至引起心室纤颤；当患者处于心肌缺血、缺氧及心力衰竭时，肾上腺素有可能使病情加重或引起快速型心律失常，如期前收缩、心动过速，甚至心室纤颤。

2. 血管

激动血管平滑肌上的 α 受体，血管收缩；激动 β_2 受体，血管舒张。体内各部位血管的肾上腺素受体的种类和密度各不相同，所以肾上腺素对血管的作用取决于各器官血管平滑肌上 α 及 β_2 受体的分布密度以及给药剂量的大小。小动脉及毛细血管前括约肌血管壁的肾上腺素受体密度高，血管收缩较明显；皮肤、黏膜、肾和胃肠道等器官的血管平滑肌 α 受体在数量上占优势，故以皮肤、黏膜血管收缩为最强烈；内脏血管，尤其是肾血管也显著收缩；对脑和肺血管收缩作用十分微弱，有时由于血压升高而被动地舒张；而静脉和大动脉的肾上腺素受体密度低，故收缩作用较弱。而在骨骼肌和肝脏的血管平滑肌上 β_2 受体占优势，故小剂量的肾上腺素往往使这些血管舒张。肾上腺素也能舒张冠状血管，此作用可在不增加主动脉血压时发生，其机制有三：①兴奋冠脉血管 β_2 受体，血管舒张；②心脏的收缩期缩短，相对延长舒张期；③肾上腺素引起心肌收缩力增强和心肌耗氧量增加，从而促使心肌细胞释放扩血管的代谢产物腺苷。

3. 血压

在皮下注射治疗量肾上腺素或低浓度静脉滴注时，由于心脏兴奋，皮肤黏膜血管收缩，使收缩压和舒张压升高；由于骨骼肌血管的舒张作用，抵消或超过了皮肤黏膜血管收缩作用的影响，故舒张压不变或下降；此时脉压加大，身体各部位血液重新分配，有利于紧急状态下机体能量供应的需要。较大剂量静脉注射时，由于缩血管反应使收缩压和舒张压均升高。肾上腺素的典型血压改变多为双相反应，即给药后迅速出现明显的升压作用，而后出现微弱的降压反应，后者持续作用时间较长。如预先给予 α 受体阻断药，肾上腺素的升压作用可被翻转，呈现明显的降压反应，表现出肾上腺素对血管 β_2 受体的激动作用。

4. 平滑肌

肾上腺素对平滑肌的作用主要取决于器官组织上的肾上腺素受体类型。激动支气管平滑肌的 β_2 受体，发挥强大的舒张支气管作用，并能抑制肥大细胞释放组胺等过敏性物质。激动支气管黏膜血管的 α 受体，使其收缩，降低毛细血管的通透性，有利于消除支气管黏膜水肿。使 β_1 受体占优势的胃肠平滑肌张力降低、自发性收缩频率和幅度减少。对子宫平滑肌的作用与性周期、充盈状态和给药剂量有关，妊娠末期能抑制子宫张力和收缩。肾上腺素的

β受体激动作用可使膀胱逼尿肌舒张，α受体激动作用使三角肌和括约肌收缩，由此引起排尿困难和尿潴留。

5. 代谢

肾上腺素能提高机体代谢。治疗剂量下，可使耗氧量升高 20%~30%；在人体，由于 α 受体和 β_2 受体的激动都可能致肝糖原分解，而肾上腺素兼具 α、β 作用，故其升高血糖作用较去甲肾上腺素显著。此外，肾上腺素降低外周组织对葡萄糖的摄取，部分原因与抑制胰岛素的释放有关。肾上腺素激活甘油三酯酶加速脂肪分解，使血液中游离脂肪酸升高，可能与激动 β_1、β_3 受体有关。

6. 中枢神经系统

肾上腺素不易透过血-脑屏障，治疗量时一般无明显中枢兴奋现象，大剂量时出现中枢兴奋症状，如激动、呕吐、肌强直，甚至惊厥等。

【临床应用】

1. 心搏骤停

用于溺水、麻醉和手术过程中的意外、药物中毒、传染病和心脏传导阻滞等所致的心脏骤停，可用肾上腺素做心室内注射，使心脏重新起搏同时进行心脏按压、人工呼吸和纠正酸中毒等措施。对电击所致的心搏骤停，用肾上腺素配合心脏除颤器或利多卡因等除颤。

2. 过敏性疾病

(1) 过敏性休克：肾上腺素激动 α 受体，收缩小动脉和毛细血管前括约肌，降低毛细血管的通透性；激动 β 受体可改善心功能，缓解支气管痉挛；减少过敏介质释放，扩张冠状动脉，可迅速缓解过敏性休克的临床症状，挽救患者的生命，为治疗过敏性休克的首选药。应用时一般肌内或皮下注射给药，严重病例亦可用生理盐水稀释 10 倍后缓慢静脉注射，但必须控制注射速度和用量，以免引起血压骤升及心律失常等不良反应。

(2) 支气管哮喘：本品由于不良反应严重，仅用于急性发作者。

(3) 血管神经性水肿及血清病：肾上腺素可迅速缓解血管神经性水肿、血清病、荨麻疹、花粉症等变态反应性疾病的症状。

3. 局部应用

肾上腺素与局麻药配伍，可延缓局麻药的吸收，延长局麻药作用时间。一般局麻药中肾上腺素的浓度为 1：250000，一次用量不超过 0.3 mg。将浸有肾上腺素的纱布或棉球 (0.1%) 用于鼻黏膜和牙龈表面，可使微血管收缩，用于局部止血。

4. 治疗青光眼

通过促进房水流出以及使 β 受体介导的眼内反应脱敏感化，降低眼压。

【不良反应及用药监护】

主要不良反应为心悸、烦躁、头痛和血压升高等。剂量过大时，α 受体过度兴奋使血压骤升，有发生脑出血的危险，故老年人慎用。当 β 受体兴奋过强时，可使心肌耗氧量增加，引起心肌缺血和心律失常，甚至心室纤颤，故应严格掌握剂量。禁用于高血压、脑动脉硬化、器质性心脏病、糖尿病和甲状腺功能亢进症等。

多巴胺(Dopamine)

多巴胺(DA)是去甲肾上腺素生物合成的前体，药用的多巴胺是人工合成品。

【体内过程】

口服后易在肠和肝中被破坏而失效。一般用静脉滴注给药，在体内迅速经 MAO 和 COMT 代谢灭活，故作用时间短暂。因为多巴胺不易透过血-脑屏障，所以外源性多巴胺无中枢作用。

【药理作用】

多巴胺主要激动 α、β 和外周的多巴胺受体，并促进神经末梢释放 NA。

1. 心血管

多巴胺对心血管的作用与用药浓度有关，低浓度时主要与位于肾脏、肠系膜和冠脉的多巴胺受体（D_1）结合，通过激活腺苷酸环化酶，使细胞内 cAMP 水平提高而导致血管舒张。高浓度的多巴胺激动心脏 β_1 受体，使心肌收缩力增强，心排出量增加。

2. 血压

多巴胺在高剂量可增加收缩压，但对舒张压无明显影响或轻微增加，脉压增大。由于心排出量增加，而肾和肠系膜血管阻力下降，其他血管阻力基本不变，总外周阻力变化不大。继续增加给药浓度，多巴胺可激动血管的 α 受体，导致血管收缩，引起总外周阻力增加，使血压升高，这一作用可被 α 受体阻断药所拮抗。

3. 肾脏

多巴胺在低浓度时作用于 D_1 受体，舒张肾血管，使肾血流量增加，肾小球的滤过率也增加。同时多巴胺具有排钠利尿作用，可能是多巴胺直接对肾小管 D_1 受体的作用。大剂量时兴奋肾血管的 α 受体，可使肾血管明显收缩。

【临床应用】

用于各种休克，如感染中毒性休克、心源性休克及出血性休克等。多巴胺作用时间短，需静脉滴注，可根据需要逐渐增加剂量。滴注给药时必须适当补充血容量，纠正酸中毒。用药时应监测心功能改变。多巴胺与利尿药联合应用于急性肾衰竭。对急性心功能不全，具有改善血流动力学的作用。

【不良反应与用药监护】

一般较轻，偶见恶心、呕吐。如剂量过大或滴注太快可出现心动过速、心律失常和肾血管收缩导致肾功能下降等，一旦发生，应减慢滴注速度或停药。如仍不消失，可用酚妥拉明拮抗。与单胺氧化酶抑制药或三环类抗抑郁药合用时，多巴胺剂量应酌减。室性心律失常、闭塞性血管病、心肌梗死、动脉硬化和高血压患者慎用。嗜铬细胞瘤患者禁用。

麻黄碱

麻黄碱是从中药麻黄中提取的生物碱。2000 年前的《神农本草经》即有麻黄能"止咳逆上气"的记载，麻黄碱现已人工合成，药用其左旋体或消旋体。

【体内过程】

口服易吸收，可通过血-脑屏障。小部分在体内经脱胺氧化而被代谢，大部分以原形经肾排泄，消除缓慢，故作用较肾上腺素持久，为 3~6 小时。

【药理作用】

麻黄碱可直接和间接激动肾上腺素受体，它的直接作用在不同组织可表现为激动 α_1、α_2、β_1 和 β_2 受体，另外可促进肾上腺素能神经末梢释放去甲肾上腺素而发挥间接作用。与肾上腺素比较，麻黄碱具有下列特点：①化学性质稳定，口服有效；②拟肾上腺素作用弱而持久；③中枢兴奋作用较显著；④易产生快速耐受性。

1. 心血管

兴奋心脏，使心肌收缩力加强、心排出量增加。在整体情况下由于血压升高，反射性减慢心率，此作用可抵消其直接加快心率的作用，故心率变化不大。麻黄碱的升压作用出现缓慢，但维持时间较长。

2. 支气管平滑肌

松弛支气管平滑肌作用较肾上腺素弱，起效慢，作用持久。

3. 中枢神经系统

具有较显著的中枢兴奋作用，较大剂量可兴奋大脑和皮质下中枢，引起精神兴奋、不安和失眠等。

4. 快速耐受性

麻黄碱短期内反复给药，作用逐渐减弱，称为快速耐受性，也称脱敏。停药后可以恢复。每日用药小于3次则快速耐受性一般不明显。麻黄碱的快速耐受性产生的机制，一般认为有受体逐渐饱和与递质逐渐耗损两种因素。

【临床应用】

1. 用于预防支气管哮喘发作和轻症的治疗，对于重症急性发作疗效较差。
2. 消除鼻黏膜充血所引起的鼻塞，常用0.5%~1.0%溶液滴鼻，可明显改善黏膜肿胀。
3. 防治某些低血压状态，如用于防治硬膜外和蛛网膜下腔麻醉所引起的低血压。
4. 缓解荨麻疹和血管神经性水肿的皮肤黏膜症状。

【不良反应与用药监护】

有时出现中枢兴奋所致的不安、失眠等，晚间服用宜加镇静催眠药防止失眠。连续滴鼻治疗过久，可产生反跳性鼻黏膜充血或萎缩。禁忌证同肾上腺素。

美芬丁胺(Mephentermine)

美芬丁胺为α、β受体激动药，药理作用与麻黄碱相似，通过直接作用于肾上腺素受体和间接促进递质释放两种机制发挥作用。本药能加强心肌收缩力，增加心排出量，略增加外周血管阻力，使收缩压和舒张压升高。其兴奋心脏的作用比异丙肾上腺素弱而持久。加快心率的作用不明显，较少引起心律失常。与麻黄碱相似，也具有中枢兴奋作用。进入体内的美芬丁胺经甲基化和羟基化后，最后以原形和代谢产物经肾排出，在酸性尿中排泄较快。

主要用于腰麻时预防血压下降，也可用于心源性休克或其他低血压，此外尚可用0.5%溶液滴鼻治疗鼻炎。本药可产生中枢兴奋症状，特别是过量时，可出现焦虑、精神兴奋；也可致血压过高和心律失常等。甲状腺功能亢进患者禁用，失血性休克者慎用。

第四节 β肾上腺素受体激动药

异丙肾上腺素(isoprenaline)

异丙肾上腺素是人工合成品，药用其盐酸盐，化学结构是去甲肾上腺素氨基上的氢原子被异丙基所取代，是经典的 β_1、β_2 受体激动药。

【体内过程】

口服易在肠黏膜与硫酸基结合而失效；气雾剂吸入给药，吸收较快；舌下含服因能舒张局部血管，少量可从黏膜下的舌下静脉丛迅速吸收。吸收后主要在肝及其他组织中被 COMT 所代谢。异丙肾上腺素较少被 MAO 代谢，也较少被去甲肾上腺素能神经所摄取，因此其作用维持时间较肾上腺素略长。

【药理作用】

主要激动 β 受体，对 β_1 和 β_2 受体选择性很低。对 α 受体几乎无作用。

1. 心脏

对心脏 β_1 受体具有强大的激动作用，表现为正性肌力和正性频率作用，缩短收缩期和舒张期。与肾上腺素相比，异丙肾上腺素加快心率、加速传导的作用较强，心肌耗氧量明显增加，对窦房结有显著兴奋作用，也能引起心律失常，但较少产生心室颤动。

2. 血管和血压

对血管有舒张作用，主要是激动 β_2 受体使骨骼肌血管舒张，对肾血管和肠系膜血管舒张作用较弱，对冠状血管也有舒张作用，也有增加组织血流量的作用。由于心脏兴奋和外周血管舒张，使收缩压升高而舒张压略下降，此时冠脉流量增加；但如静脉注射给药，则可引起舒张压明显下降，降低了冠状血管的灌注压，冠脉有效血流量不增加。

3. 支气管平滑肌

可激动 β_2 受体，舒张支气管平滑肌，作用比肾上腺素略强，并具有抑制组胺等过敏性物质释放的作用。但对支气管黏膜的血管无收缩作用，故消除黏膜水肿的作用不如肾上腺素。久用可产生耐受性。

4. 其他

能增加肝糖原、肌糖原分解，增加组织耗氧量。其升高血中游离脂肪酸作用与肾上腺素相似，而升高血糖作用较弱。

【临床应用】

1. 心搏骤停

异丙肾上腺素对停搏的心脏具有起搏作用，使心脏恢复跳动。适用于心室自身节律缓慢，高度房室传导阻滞或窦房结功能衰竭而并发的心搏骤停，常与去甲肾上腺素或间羟胺合用作心室内注射。

2. 房室传导阻滞

舌下含药或静脉滴注给药，治疗二、三度房室传导阻滞。

3. 支气管哮喘

用于控制支气管哮喘急性发作，舌下或喷雾给药，疗效快而强。

4. 休克

适用于中心静脉压高、心排出量低的感染性休克，但要注意补液及心脏毒性。目前临床已少用。

【不良反应与用药监护】

常见的是心悸、头晕。护士用药过程中应注意监测心率。在支气管哮喘患者，已处于缺氧状态，加之气雾剂剂量不易掌握，如剂量过大，可致心肌耗氧量增加，引起心律失常，甚至产生危险的心动过速及心室颤动。禁用于冠心病、心肌炎和甲状腺功能亢进症等。

多巴酚丁胺(Dobutamine)

多巴酚丁胺为人工合成品,其化学结构和体内过程与多巴胺相似,口服无效,仅供静脉注射给药。

【药理作用】

主要激动 β_1 受体。

多巴酚丁胺是含有右旋多巴酚丁胺和左旋多巴酚丁胺的消旋体。前者阻断 α_1 受体,后者激动 α_1 受体,对 α_1 受体的作用因此而抵消。两者都激动 β 受体,但前者激动 β 受体作用为后者的 10 倍。消旋多巴酚丁胺的作用是两者的综合结果,主要表现激动 β_1 受体作用。

与异丙肾上腺素比较,本品的正性肌力作用比正性频率作用显著。很少增加心肌耗氧量,也较少引起心动过速;静滴速度过快或浓度过高时,则引起心率加快。这可能由于外周阻力变化不大和心脏 β_1 受体激动时正性肌力作用的参与。而外周阻力的稳定又可能是因为 α_1 受体介导的血管收缩作用与 β_2 受体介导的血管舒张作用相抵消所致。

【临床应用】

主要用于治疗心肌梗死并发心力衰竭,多巴酚丁胺可增加心肌收缩力,增加心排出量和降低肺毛细血管楔压,并使左室充盈压明显降低,使心功能改善,继发地促进排钠、排水,增加尿量,有利于消除水肿。

【不良反应与用药监护】

用药期间可引起血压升高、心悸、头痛、气短等不良反应。偶致室性心律失常。梗阻性肥厚型心肌病患者禁用,因其可促进房室传导。心房纤颤、心肌梗死和高血压患者慎用。

其他 β 受体激动药

其他 β_1 受体激动药有普瑞特罗、扎莫特罗等,主要用于慢性充血性心力衰竭的治疗。

β 受体激动药还包括选择性激动 β_2 受体的药物,常用的药物有:沙丁胺醇、特布他林、克仑特罗、奥西那林、沙美特罗等,临床主要用于支气管哮喘的治疗。

米拉贝隆(Mirabegron)

米拉贝隆是一种选择性 β_3 肾上腺素受体激动药,目前上市药品为缓释片剂,用于治疗膀胱过度活动症,伴有急迫性尿失禁、尿急和尿频者。高血压患者慎用。近年来,选择性激动 β_3 受体的药物开发主要集中在抗肥胖、抗糖尿病、解除胃肠道平滑肌痉挛及抗炎等方面。

☞ 课后拓展资源

护理用药小结	第六章课后练习	常用制剂及用法

第七章

肾上腺素受体阻断药

👉 **导学资源**

知识导图

PPT课件

学习目标

1.掌握酚妥拉明、普萘洛尔的药理作用、用途、不良反应及注意事项。

2.了解吲哚洛尔、拉贝洛尔的药理作用、用途、不良反应及注意事项。

3.初步具有根据普萘洛尔的药理作用、用途、不良反应及注意事项制定护理措施及对患者家属进行相关的护理宣教的能力。

案例导入

患者，女，37岁，因心悸、出汗、多食、进行性消瘦2年，加重1周入院，经查体和实验室检查，诊断为甲状腺功能亢进。口服甲巯咪唑片10 mg/次，3次/天;普萘洛尔片10 mg，3次/天;用药第4天早餐后突感头晕、心悸、出冷汗、全身软弱无力、双手颤动，无意识障碍，测血压90/65 mmHg，心电图示窦性心动过速，空腹血糖1.78 mmol/L(参考值：3.9~6.1 mmol/L)，静脉注射50%葡萄糖60 mL后症状缓解，停服普萘洛尔后未出现上述症状。复查空腹血糖：4.4 mmol/L。

请思考：

1.为什么患者应用普萘洛尔出现低血糖反应？

2.应用普萘洛尔可能产生哪些不良反应？应如何进行用药监护？

肾上腺素受体阻断药又称肾上腺素受体拮抗药，能阻断肾上腺素受体从而拮抗去甲肾上腺素能神经递质或肾上腺素受体激动药的作用。

第一节　α肾上腺素受体阻断药

α肾上腺素受体阻断药能选择性地与α肾上腺素受体结合,其本身不激动或较弱激动肾上腺素受体,却能阻碍去甲肾上腺素能神经递质及肾上腺素受体激动药与α受体结合,从而产生抗肾上腺素作用。它们能将肾上腺素的升压作用翻转为降压作用,这个现象称为"肾上腺素作用的翻转"。这可解释为α受体阻断药选择性地阻断了与血管收缩有关的α受体,与血管舒张有关的β受体未被阻断,所以肾上腺素的血管收缩作用被取消,而血管舒张作用得以充分地表现出来。对于主要作用于血管α受体的去甲肾上腺素,它们只取消或减弱其升压效应而无"翻转作用"。对于主要作用于β受体的异丙肾上腺素的降压作用则无影响。

α受体阻断药具有较广泛的药理作用,根据这类药物对α_1、α_2受体的选择性不同,可将其分为三类:

1.非选择性α受体阻断药

(1)短效类:酚妥拉明、妥拉唑啉

(2)长效类:酚苄明

2.选择性α_1受体阻断药

哌唑嗪。

3.选择性α_2受体阻断药

育亨宾。

➡ 一、非选择性α受体阻断药

酚妥拉明(phentolamine)、妥拉唑啉(Tolazoline)

【体内过程】

酚妥拉明生物利用度低,口服效果仅为注射给药的20%。口服后30分钟血药浓度达峰值,作用维持3~6小时;肌内注射作用维持30~45分钟。大多以无活性的代谢物从尿中排泄。妥拉唑啉口服吸收缓慢,排泄较快,以注射给药为主。

【药理作用】

酚妥拉明和妥拉唑啉与α受体以氢键、离子键结合,较为疏松,易于解离,故能竞争性地阻断α受体,对α_1、α_2受体具有相似的亲和力,可拮抗肾上腺素的α型作用,使激动药的量-效曲线平行右移,但增加激动药的剂量仍可达到最大效应。妥拉唑啉作用稍弱。

1.血管

酚妥拉明具有阻断血管平滑肌α_1受体和直接扩张血管作用。静脉注射能使血管舒张,血压下降,静脉和小静脉扩张明显,舒张小动脉使肺动脉压下降,外周血管阻力降低。

2.心脏

酚妥拉明可兴奋心脏,使心肌收缩力增强,心率加快,心排出量增加。这种兴奋作用部分由血管舒张、血压下降，反射性兴奋交感神经引起；部分是阻断神经末梢突触前膜 α_2 受体，从而促进去甲肾上腺素释放，激动心脏 β_1 受体的结果。偶致心律失常。此外，酚妥拉明尚具有阻滞钾通道的作用。

3. 其他

本药也能阻断 5-HT 受体，激动 M 胆碱受体和 H_1、H_2 受体，促进肥大细胞释放组胺。其兴奋胃肠道平滑肌的作用可被阿托品拮抗。酚妥拉明可引起皮肤潮红等。妥拉唑啉可增加唾液腺、汗腺等分泌。

【临床应用】

1. 治疗外周血管痉挛性疾病

如肢端动脉痉挛的雷诺综合征、血栓闭塞性脉管炎及冻伤后遗症。

2. 去甲肾上腺素滴注外漏

长期过量静脉滴注去甲肾上腺素或静脉滴注去甲肾上腺素外漏时，可致皮肤缺血、苍白和剧烈疼痛，甚至坏死，此时可用酚妥拉明 10 mg 或妥拉唑啉 25 mg 溶于 10~20 mL 生理盐水中做皮下浸润注射。

3. 治疗顽固性充血性心力衰竭和急性心肌梗死

心力衰竭时，由于心排出量不足，导致交感张力增加、外周阻力增高、肺充血以及肺动脉压力升高，易产生肺水肿。应用酚妥拉明可扩张血管、降低外周阻力，使心脏后负荷明显降低、左室舒张末压与肺动脉压下降、心排出量增加，心力衰竭得以减轻。用酚妥拉明等血管扩张药治疗其他药物无效的急性心肌梗死及充血性心脏病所致的心力衰竭。

4. 抗休克

酚妥拉明舒张血管，降低外周阻力，使心排出量增加，并能降低肺循环阻力，防止肺水肿的发生，从而改善休克状态时的内脏血液灌注，解除微循环障碍。尤其对休克症状改善不佳而左心室充盈压增高者疗效好。适用于感染性、心源性和神经源性休克。但给药前必须补足血容量。有人主张合用去甲肾上腺素，目的是对抗去甲肾上腺素强大的 α_1 受体激动作用，使血管收缩作用不致过分剧烈，并保留对心脏内受体的激动作用，使心肌收缩力增加，提高其抗休克的疗效，减少毒性反应。

5. 肾上腺嗜铬细胞瘤

酚妥拉明降低嗜铬细胞瘤所致的高血压，用于肾上腺嗜铬细胞瘤的鉴别诊断、骤发高血压危象以及手术前的准备。作鉴别诊断试验时，可引起严重低血压，曾有致死的报道，故应特别慎重。

6. 药物引起的高血压

用于肾上腺素等拟交感胺药物过量所致的高血压。亦可用于突然停用可乐定或应用单胺氧化酶抑制药患者食用富含酪胺食物后出现的高血压危象。

7. 其他

妥拉唑啉可用于治疗新生儿的持续性肺动脉高压症，酚妥拉明口服或直接阴茎海绵体内注射用于诊断或治疗阳痿。

【不良反应及用药监护】

常见的反应有低血压，胃肠平滑肌兴奋所致的腹痛、腹泻、呕吐和诱发溃疡病。护士需注意静脉给药可能引起严重的心律失常和心绞痛，因此需缓慢注射或滴注。胃炎、胃十二指肠溃疡病、冠心病患者慎用。

酚苄明(phenoxybenzamine)

【体内过程】

口服吸收达20%~30%。因局部刺激性强,不作肌内或皮下注射。静脉注射酚苄明,起效慢,1小时后达到最大效应,但作用强大;本品的脂溶性高,大剂量用药可蓄积于脂肪组织中,然后缓慢释放,故作用持久。主要经肝代谢,经肾及胆汁排泄。一次用药,12小时排泄50%,24小时排泄80%,作用可维持3~4天。

【药理作用】

酚苄明能舒张血管,降低外周阻力,降低血压,其作用强度与交感神经兴奋性有关。对于静卧的正常人,酚苄明的降压作用不明显。但当伴有代偿性交感性血管收缩,如血容量减少或直立时,就会引起显著的血压下降。由于血压下降所引起的反射作用,以及阻断突触前膜的受体作用和对摄取-1、摄取-2的抑制作用,可使心率加快。酚苄明除阻断α受体外,在高浓度应用时,还具有抗5-HT及抗组胺作用。

【临床应用】

1. 用于外周血管痉挛性疾病。

2. 抗休克

适用于治疗感染性休克。

3. 治疗嗜铬细胞瘤

对不宜手术或恶性嗜铬细胞瘤的患者,可持续应用。也用于嗜铬细胞瘤术前准备。

4. 治疗良性前列腺增生

用于前列腺增生引起的阻塞性排尿困难,可明显改善症状,可能与阻断前列腺和膀胱底部的α受体有关。

【不良反应及用药监护】

常见直立性低血压、反射性心动过速、心律失常及鼻塞;口服可致恶心、呕吐、嗜睡及疲乏等。静脉注射或用于休克时必须缓慢给药并且密切监护。

二、选择性 α_1 受体阻断药

选择性 α_1 受体阻断药对动脉和静脉的 α_1 受体有较高的选择性阻断作用,对去甲肾上腺素能神经末梢突触前膜 α_2 受体无明显作用,因此在拮抗去甲肾上腺素和肾上腺素的升压作用同时,无促进神经末梢释放去甲肾上腺素及明显加快心率的作用。

坦洛新(Tamsulosin)

坦洛新生物利用度高, $t_{1/2}$ 为9~15小时,对良性前列腺肥大疗效好,改善排尿困难,对心率和血压无明显影响。

➡ 三、选择性 α_2 受体阻断药

育亨宾(Yohimbine)

育亨宾为选择性 α_2 受体阻断药。α_2 受体在介导交感神经系统反应中起重要作用,包括中枢与外周。育亨宾易进入中枢神经系统,阻断 α_2 受体,可促进去甲肾上腺素能神经末梢释放去甲肾上腺素,增加交感神经张力,导致血压升高,心率加快。育亨宾也是 5-HT 的拮抗药。

育亨宾主要用做实验研究中的工具药,并可用于治疗男性性功能障碍及糖尿病患者的神经病变。

选择性高的 α_2 受体阻断药如咪唑克生,可用于抑郁症的治疗。

第二节 β 肾上腺素受体阻断药

β 肾上腺素受体阻断药能与去甲肾上腺素能神经递质或肾上腺素受体激动药竞争 β 受体,从而拮抗其 β 型拟肾上腺素作用。他们与激动药呈典型的竞争性拮抗。β 肾上腺素受体阻断药可分为非选择性的(β_1、β_2 受体阻断药)和选择性的(β_1 受体阻断药)两类。在 β 受体阻断药物中,部分具有内在拟交感活性,因此本类药物又可分为有内在拟交感活性及无内在拟交感活性两类。

【体内过程】β 受体阻断药的体内过程特点与各类药的脂溶性有关。β 受体阻断药口服后自小肠吸收,但由于受脂溶性及首过消除的影响,其生物利用度个体差异较大。如普萘洛尔、美托洛尔等,生物利用度低;吲哚洛尔、阿替洛尔生物利用度相对较高。进入血液循环的 β 受体阻断药一般能分布到全身各组织,高脂溶性和低血浆蛋白结合率的 β 受体阻断药,分布容积较人。脂溶性高的药物主要在肝脏代谢,少量以原形随尿排泄。本类药物的半衰期多数在 3~6 小时,纳多洛尔的半衰期可达 10~20 小时,属长效 β 受体阻断药。脂溶性小的药物,如阿替洛尔、纳多洛尔主要以原形经肾脏排泄。由于本类药物主要由肝代谢、肾排泄,对肝、肾功能不良者应调整剂量或慎用,见表 7-1。

【药理作用】

1.β 受体阻断作用

(1)心血管系统:在整体实验中,β 受体阻断药的作用取决于机体去甲肾上腺素能神经张力以及药物对 β 受体亚型的选择性,例如,它对正常人休息时心脏的作用较弱,当心脏交感神经张力增高时(运动或病理状态),对心脏的抑制作用明显,主要表现为心率减慢,心肌收缩力减弱,心排出量减少,心肌耗氧量下降,血压略降。β 受体阻断药还能延缓心房和房室结的传导,延长心电图的 P-R 间期(房室传导时间)。应用 β 受体阻断药普萘洛尔引起肝、肾和骨骼肌等血流量减少,一方面来自其对血管 β_2 受体的阻断作用,另一方面与其抑制心脏功能,反射性兴奋交感神经,使血管收缩、外周阻力增加有关。β 受体阻断药对正常人血

压影响不明显，而对高血压患者具有降压作用。本类药物用于治疗高血压病，疗效可靠，但其降压机制复杂，可能涉及药物对多种系统 β 受体阻断的结果。

表 7-1　β 受体阻断药分类及药理学特性

药物分类	药物名称	内在拟交感活性	膜稳定作用	生物利用度/%	血浆半衰期/h	首过消除/%	主要消除器官
非选择性 β 受体阻断药	普萘洛尔	-	++	30	3~5	60~70	肝
	纳多洛尔	-	-	30~40	14~24	0	肾
	噻吗洛尔	-	-	75	3~5	25~30	肝
	吲哚洛尔	++	+	90	3~4	10~20	肝、肾
选择性 β 受体阻断药	美托洛尔	-	+/-	50	3~4	25~60	肝
	阿替洛尔	-	-	40	5~8	0~10	肾
	醋丁洛尔	+	+	40	2~4	30	肝
α、β 受体阻断药	拉贝洛尔	+/-	+/-	20~40	4~6	60	肝
	阿罗洛尔	-	-	70~85	10~12	0	肝、肾
	卡维地洛	-	+	25~35	7~10	65~75	肝、肾

（2）支气管平滑肌：非选择性的 β 受体阻断药阻断支气管平滑肌的 β_2 受体，收缩支气管平滑肌而增加呼吸道阻力。但这种作用较弱，对正常人影响较少，只有在支气管哮喘或慢性阻塞性肺疾病的患者，有时可诱发或加重哮喘。选择性 β_1 受体阻断药的此作用较弱。

（3）代谢

①脂肪代谢：一般认为人类脂肪的分解主要与激动 β_1、β_3 受体有关，近年 β_3 受体研究较多，认为存在于脂肪细胞中的 β_3 受体介导脂肪分解，最近人类 β_3 受体已被克隆。长期应用非选择性 β 受体阻断药可以增加血浆中 VLDL，中度升高血浆甘油三酯，降低 HDL，而 LDL 浓度无变化，减少游离脂肪酸自脂肪组织的释放，增加冠状动脉粥样硬化性心脏病的危险性。选择性的 β_1 受体阻断药对脂肪代谢作用较弱，其作用机制尚待研究。

②糖代谢：肝糖原的分解与激动 α_1 和 β_2 受体有关，儿茶酚胺增加肝糖原的分解，可在低血糖时动员葡萄糖。当 β 受体阻断药与 α 受体阻断药合用时可拮抗肾上腺素的升高血糖的作用。普萘洛尔并不影响正常人的血糖水平，也不影响胰岛素的降低血糖作用，但能延缓用胰岛素后血糖水平的恢复，可能是其抑制了低血糖引起儿茶酚胺释放所致的糖原分解。β 受体阻断药往往会掩盖低血糖症状如心悸等，从而延误了低血糖的及时诊断。

③甲状腺功能亢进时，β 受体阻断药不仅能对抗机体对儿茶酚胺的敏感性增高，而且也可抑制甲状腺素（T_4）转变为三碘甲状腺原氨酸（T_3）的过程，有效控制甲亢的症状。

（4）肾素：β 受体阻断药通过阻断肾小球旁器细胞的 β_1 受体而抑制肾素的释放，这可能是其降血压作用原因之一。

2. 内在拟交感活性

有些 β 肾上腺素受体阻断药除了能阻断 β 受体外，亦具有对 β 受体的部分激动作用，也称内在拟交感活性。由于这种作用较弱，通常被其β受体阻断作用所掩盖。内在拟交感活性较强的药物在临床应用时，其抑制心肌收缩力、减慢心率和收缩支气管作用较不具内在拟交感活性的药物弱。

3.膜稳定作用

实验证明，有些β受体阻断药具有局部麻醉作用和奎尼丁样作用，这两种作用都由于其降低细胞膜对离子的通透性所致，故称为膜稳定作用。对人离体心肌细胞的膜稳定作用仅在高于临床有效血药浓度几十倍时发生。此外，无膜稳定作用的β受体阻断药对心律失常仍然有效。因此认为这一作用在常用量时与其治疗作用无明显相关。

4.眼

降低眼压，治疗青光眼，其作用机制可能是通过阻断睫状体的β受体，减少CAMP生成，进而减少房水产生。

【临床应用】

1.心律失常

对多种原因引起的快速型心律失常有效，尤其对运动或情绪紧张、激动所致心律失常或因心肌缺血、强心苷中毒引起的心律失常疗效好。

2.心绞痛和心肌梗死

对心绞痛有良好的疗效。对心肌梗死，早期应用普萘洛尔、美托洛尔和噻吗洛尔等均可降低心肌梗死患者的复发和猝死率。

3.高血压

β受体阻断药是治疗高血压的基础药物。

4.充血性心力衰竭

β受体阻断药对扩张型心肌病的心力衰竭治疗作用明显，现认为与以下几方面因素有关：①改善心脏舒张功能；②缓解由儿茶酚胺引起的心脏损害；③抑制前列腺素或肾素所致的缩血管作用；④使β受体上调，恢复心肌对内源性儿茶酚胺的敏感性。

5.甲状腺功能亢进

近年将普萘洛尔用于治疗甲状腺功能亢进(甲亢)。甲亢时儿茶酚胺的过度作用，引起的多种症状与β受体兴奋有关，特别是心脏和代谢方面的异常，因此应用β受体阻断药治疗效果明显。

6.其他

噻吗洛尔局部应用减少房水形成，降低眼压，用于治疗原发性开角型青光眼。新开发的治疗青光眼的β受体阻断药有左布诺洛尔、美替洛尔等。另外，β受体阻断药还可用于偏头痛、减轻肌肉震颤以及酒精中毒等。

【不良反应及用药监护】一般不良反应有恶心、呕吐、轻度腹泻等消化道症状，偶见过敏性皮疹和血小板减少等。严重的不良反应/事件常与应用不当有关，可导致严重后果，主要包括：

1.心血管反应

由于对心脏受体的阻断作用，出现心脏功能抑制，特别是心功能不全、窦性心动过缓和房室传导阻滞的患者，由于其心脏活动中交感神经占优势，故对本类药物敏感性提高，加重病情，甚至引起重度心功能不全、肺水肿、房室传导完全阻滞以致心搏骤停等严重后果。具有内在拟交感活性的 β 受体阻断药较少出现心动过缓、负性肌力等心功能抑制现象。同时服用维拉帕米或用于抗心律失常时应特别注意缓慢型心律失常。对血管平滑肌 β_2 受体阻断作用，可使外周血管收缩甚至痉挛，导致四肢发冷、皮肤苍白或发绀，出现雷诺症状或间歇性跛行，甚至可引起脚趾溃烂和坏死。

2.诱发或加重支气管哮喘

由于对支气管平滑肌 β_2 受体的阻断作用，非选择性 β 受体阻断药可使呼吸道阻力增加，诱发或加剧哮喘，选择性 β_1 受体阻断药及具有内在拟交感活性的药物，一般不引起上述的不良反应，但这类药物的选择性往往是相对的，故对哮喘患者仍应慎重。

3.反跳现象

长期应用 β 受体阻断药时如突然停药，可引起原发病情加重，如血压上升、严重心律失常或心绞痛发作次数增加，甚至产生急性心肌梗死或猝死，此种现象称为停药反跳。其机制与受体向上调节有关，因此在病情控制后应逐渐减量直至停药。

4.其他

偶见眼-皮肤黏膜综合征，个别患者有幻觉、失眠和抑郁症状。少数人可出现低血糖及加强降血糖药的降血糖作用，掩盖低血糖时出汗和心悸的症状而出现严重后果，此时，需慎重选用具有 β_1 受体选择性的阻断药。

【禁忌证】

禁用于严重左室心功能不全、窦性心动过缓、重度房室传导阻滞和支气管哮喘的患者。心肌梗死患者及肝功能不良者应慎用。

一、非选择性 β 受体阻断药

普萘洛尔(Propranolol,心得安)

【体内过程】口服吸收率大于90%，主要在肝脏代谢，其代谢产物仍具有 β 受体阻断药的活性。首过消除率60%~70%，生物利用度仅为30%。口服后血浆药物达峰时间为 1~3 小时，$t_{1/2}$ 为 2~5 小时。老年人肝功能减退，$t_{1/2}$ 可延长。当长期或大剂量给药时，肝的消除能力饱和，其生物利用度可提高。血浆蛋白结合率大于90%。易于通过血-脑屏障和胎盘屏障，也可分泌于乳汁中。其代谢产物90%以上经肾排泄。不同个体口服相同剂量的普萘洛尔，血浆药物浓度相差可达 25 倍，这可能是由于肝消除功能不同所致。因此临床用药需从小剂量开始，逐渐增加到适当剂量。

【药理作用与临床应用】普萘洛尔具有较强的 β 受体阻断作用，对 β_1 和 β_2 受体的选择性很低，无内在拟交感活性。用药后心率减慢，心肌收缩力和心排出量降低，冠脉血流量下降，心肌耗氧量明显减少，对高血压患者可使其血压下降，支气管阻力也有一定程度的增高。用于治疗心律失常、心绞痛、高血压、甲状腺功能亢进等。

纳多洛尔(Nadolol)

纳多洛尔(心安)对 β_1 和 β_2 受体的亲和力大致相同，阻断作用持续时间长，$t_{1/2}$ 为 10~12 小时，缺乏膜稳定性和内在拟交感活性。其他作用与普萘洛尔相似，但强度约为普萘洛尔的 6 倍。且可增加肾血流量，所以在肾功能不全且需用 β 受体阻断药者可首选此药。纳多洛尔在体内代谢不完全，主要以原形经肾脏排泄，由于半衰期长，可每天给药一次。在肾功能不全时可在体内蓄积，应注意调整剂量。

噻吗洛尔(Timolol)、卡替洛尔(Arteolol)

噻吗洛尔(噻吗心安)和卡替洛尔为眼科常用的非选择性 β 肾上腺素受体阻断药，对 β_1 和 β_2 受体均有阻断作用。噻吗洛尔无内在拟交感活性和膜稳定作用，卡替洛尔具有内在拟交感活性。二者降眼压机制主要是减少房水生成。噻吗洛尔 0.1%~0.5% 溶液的疗效与毛果芸香碱 1%~4% 溶液相近或较优，每天滴眼两次即可，无缩瞳和调节痉挛等不良反应。局部应用对心率及血压无明显影响。治疗青光眼时可被吸收，其副作用发生于敏感的患者，如哮喘或心功能不全者。卡替洛尔对原发性开角型青光眼具有良好的降低眼压疗效。对于某些继发性青光眼，高眼压症，手术后未完全控制的闭角型青光眼以及其他药物及手术无效的青光眼，加用卡替洛尔滴眼可进一步增强降眼压效果。

吲哚洛尔(Pindolol)

吲哚洛尔(心得静)作用类似普萘洛尔，其强度为普萘洛尔的 6~15 倍，且有较强的内在拟交感活性，主要表现在激动 β_2 受体方面。激动血管平滑肌 β_2 受体所致的舒张血管作用有利于高血压的治疗。对于心肌所含少量 β_2 受体(人心室肌 β_1 与 β_2 受体比率为 74：26，心房为 86：14)激动，又可减少其心肌抑制作用。

其他此类药物还有索他洛尔、布拉洛尔、二氯异丙肾上腺素、氧烯洛尔、阿普洛尔、莫普洛尔、托利洛尔、卡波洛尔、硝苯洛尔、丙萘洛尔等。

◇ 二、选择性 β_1 受体阻断药

美托洛尔(Metoprolol)

美托洛尔对 β_1 受体有选择性阻断作用，缺乏内在拟交感活性，对 β_2 受体作用较弱，故增加呼吸道阻力作用较轻，但对哮喘患者仍需慎用。常用其酒石酸或琥珀酸盐，口服用于治疗各型高血压、心绞痛、心律失常、甲状腺功能亢进、心脏神经官能症等，近年来也用于伴有左心室收缩功能异常的症状稳定的慢性心力衰竭患者等。口服吸收迅速而完全，口服后 1.5~2 小时血药浓度达峰，生物利用度约 50%，有效血药浓度 0.05~0.1 μg/mL，药物与血浆蛋白结合率约 12%，半衰期 3~4 小时，具有亲脂性，主要经肝脏代谢，代谢物从肾脏排泄。静脉注射用于室上性快速型心律失常、预防和治疗心肌缺血、急性心肌梗死伴快速型心律失常和胸痛的患者。

艾司洛尔(Esmolol)

艾司洛尔为选择性的 β_1 肾上腺素受体阻断药，主要作用于心肌的 β_1 肾上腺素受体，大剂量时对气管和血管平滑肌的 β_2 肾上腺素受体也有阻断作用。在治疗剂量无内在拟交感作用或膜稳定作用。临床使用其盐酸盐注射剂，起效快速，作用时间短，主要用于心房颤动、

心房扑动时控制心室率,围术期高血压以及窦性心动过速。

此类药物还有阿替洛尔、妥拉洛尔、倍他洛尔、普拉洛尔、醋丁洛尔等。

第三节　α、β肾上腺素受体阻断药

本类药物对 α、β 受体的阻断作用选择性不强,临床主要用于高血压的治疗,以拉贝洛尔为代表,其他药物还有布新洛尔、阿罗洛尔和氨磺洛尔、卡维地洛等。

拉贝洛尔(Labetalol)

【体内过程】口服可吸收,部分可被首过消除,生物利用度 20%~40%,口服个体差异大,易受胃肠道内容物的影响。拉贝洛尔的 $t_{1/2}$ 为 4~6 小时,血浆蛋白结合率为 50%。约有 99% 在肝脏迅速代谢,少量以原形经肾脏排出。

【药理作用与临床应用】临床应用的拉贝洛尔兼有 α、β 受体的阻断作用,对 β 受体的阻断作用约为普萘洛尔的 1/2.5,α 受体的阻断作用为酚妥拉明的 1/10~1/6,对 β 受体的阻断作用强于对 α 受体阻断作用的 5~10 倍。由于对 $β_2$ 受体的内在拟交感活性及药物的直接作用,可使血管舒张,增加肾血流量。

拉贝洛尔多用于中度和重度的高血压、心绞痛,静注可用于高血压危象,与单纯 β 受体阻断药相比能降低卧位血压和外周阻力,一般不降低心排出量,可降低立位血压,引起直立性低血压。

【不良反应】常见不良反应有眩晕、乏力、恶心等。哮喘及心功能不全者禁用。儿童、孕妇及脑出血者忌用静注。注射液不能与葡萄糖盐水混合滴注。

阿罗洛尔(Arotinolol)

阿罗洛尔为非选择性 α、β 受体阻断药。

【体内过程】口服后 2 小时血药浓度达高峰,$t_{1/2}$ 约为 10 小时,连续给药无蓄积性。在体内代谢后仍保持一定的药理活性,其代谢产物部分经肾排泄,部分经粪便排泄。

【药理作用与临床应用】本品与拉贝洛尔相比,α 受体阻断作用强于 β 受体阻断作用,其作用比大致为 1∶8。临床观察表明可降低心肌收缩力,减慢心率,减少心肌耗氧量,减少心排出量。适宜的 α 受体阻断作用,在不使末梢血管阻力升高的情况下,呈现 β 受体阻断作用而降压。可用于高血压、心绞痛及室上性心动过速的治疗,对高血压合并冠心病者疗效佳,可提高生存率。本品亦可用于原发性震颤的治疗,一般从每天 10 mg 开始,最多不超过 30 mg。长期应用要定期监测心、肝、肾功能。如有心动过缓或低血压应减量或停药。

【不良反应及应用注意】本品少见的不良反应有乏力、胸痛、头晕、稀便及肝脏转氨酶升高等。罕见的不良反应可见心悸、心动过缓、心衰加重、周围循环障碍、消化不良、皮疹及荨麻疹等。孕妇及哺乳期妇女禁用。

卡维地洛(Carvedilol)

卡维地洛是一个新型的同时具有 $α_1$、$β_1$ 和 $β_2$ 受体阻断作用的药物,无内源性拟交感神经活性，高浓度时有钙拮抗作用，还具有抗氧化作用、抑制心肌细胞凋亡、抑制心肌重构等多种作用。它是左旋体和右旋体的混合物，前者具有 α_1 和 β 受体阻断作用，后者只具有 α_1 受体阻断作用，整体 α_1 和 β 受体阻断作用的比率为 $1:10$，因此阻断 α_1 受体引起的不良反应明显减少。卡维地洛能消除体内产生的过量的自由基，抑制氧自由基诱导的脂质过氧化，保护细胞免受损伤。

　　卡维地洛是第一个被正式批准用于治疗心力衰竭的 β 受体阻断药。本药用于治疗充血性心力衰竭可以明显改善症状，提高射血分数，防止和逆转心力衰竭进展过程中出现的心肌重构，提高生活质量，降低心衰患者的住院率和病死率。

　　卡维地洛用于治疗轻、中度高血压疗效与其他 β 受体阻断药、硝苯地平等类似。用药量应从小剂量开始(首次 $3.125 \sim 6.25$ mg，2 次/天)，根据病情需要每 2 周增量一次，最大剂量可用到每次 50 mg，每日 2 次。

课后拓展资源

护理用药小结　　　　第七章课后练习　　　　常用制剂及用法

第八章

全身麻醉药

☞ 导学资源

知识导图　　　　　PPT课件

学习目标

1. 掌握全身麻醉的麻醉分期，复合麻醉方法和临床表现。
2. 熟悉全身麻醉药的作用特点以及理化性质和体内过程。
3. 了解常用的静脉麻醉药。

案例导入

　　患者，女，28 岁，体重 48 kg。因宫外孕破裂失血需急诊手术。术前检查：患者面色苍白，神志淡漠，反应迟钝，脉搏 128 次/分，血压 83/60 mmHg。实验室检查：血红蛋白含量为 68 g/L，红细胞比容为 24%。

　　请思考：

　　该患者手术治疗应选用何种麻醉方式，应注意什么？

　　全身麻醉药简称全麻药，是具有麻醉作用，能可逆性抑制中枢神经系统功能，引起暂时性感觉、意识和反射消失，骨骼肌松弛，以便进行外科手术的药物。麻醉作用包括镇痛、催眠、肌松、遗忘、意识消失、抑制异常应激反应等诸多方面，但镇痛作用是其中最基本、最重要的作用。

　　全身麻醉药分为吸入性麻醉药和静脉麻醉药。

第一节　吸入性麻醉药

吸入性麻醉药是挥发性液体或气体的全麻药，经呼吸道吸入给药。前者如乙醚、氟烷、恩氟烷、异氟烷、地氟烷和七氟烷等，后者如氧化亚氮（又称笑气）。给药后由呼吸道经肺泡吸收，麻醉深度可通过对吸入气体中的全麻药浓度（分压）进行调节控制并维持满足手术需要的深度。

【体内过程】

吸入性麻醉药均为脂溶性高的挥发性液体或气体，容易透过肺泡的生物膜吸收，分布至中枢神经系统（脑组织）。依据量-效关系，吸入性麻醉药浓度越高，吸收速率越快。

麻醉药物吸收后随即分布转运到各个器官，其分布药量和速率依赖于该器官的血流供应量。在休息状态时每分钟的平均流量每 100 g 脑组织为 54 mL，而肌肉只有 3~4 mL，脂肪组织更少，因此麻醉药进入脑组织比进入肌肉和脂肪的速率快。脂溶性高的全麻药容易进入类脂质含量丰富的脑组织，血中药物浓度与脑组织中药物浓度达到平衡时的比值即脑/血分配系数，脑/血分配系数大，进入脑组织的药量大，麻醉效应强而持久。

当停止给药后，机体组织中未经代谢的原形药物随血流经过肺泡排出，脑/血和血/气分配系数较低的药物易被血液带走，苏醒快，相反则苏醒慢。

全身血液每半分钟可通过肺一次，因此吸入性麻醉药由肺进入血液极快，肺的通气量正常时，麻醉药从肺排出也较快。常用吸入性麻醉药的特性比较见表8-1。

表8-1　吸入性麻醉药的特性比较

	乙醚	氟烷	恩氟烷	地氟烷	七氟烷	氧化亚氮
血/气分布系数	12.10	2.30	1.80	0.45	0.69	0.47
脑/血分布系数	1.14	2.30~3.50	1.45	1.30	1.70	1.06
最低肺泡有效浓度（MAC/%）	1.92	0.75	1.68	6.00	1.71	100.00
诱导用吸入气浓度/%	10.0~30.0	1.00~4.00	2.00~2.50	6.00~12.00	0.50~5.00	80.00
维持用吸入气浓度/%	4.00-5.00	1.50~2.00	1.50~2.00	3.00~10.00	0.50~3.00	50.00-70.00
诱导期	很慢	快	快	快	快	快
骨骼肌松弛	很好	差	好	好	好	很差

【药理作用】

全麻药可以通过抑制兴奋性突触和增强抑制性突触的传递功能而发挥作用，其特异性的机制是干扰配体门控离子通道的功能。中枢抑制性神经递质 GABA 的受体 GABA$_A$ 受体组成神经细胞膜上的 Cl$^-$ 通道，绝大多数的全麻药都可以与 GABA$_A$ 受体上的一些特殊位点结合，提高 GABA$_A$ 受体对 GABA 的敏感性，增加 Cl$^-$ 通道开放，使细胞膜超极化，导致中枢神经系统的抑制作用而产生全身麻醉的效应。全身麻醉药的镇痛作用与 GABA$_A$ 受体、NMDA 受体、甘氨酸受体、阿片受体和神经元烟碱受体有关。

【吸入麻醉分期】吸入麻醉时，给药剂量与麻醉深度有明显的量-效关系并有相应特征性表现，为了掌控临床麻醉的深度和避免过度麻醉的危险，常以麻醉分期最明显的乙醚麻醉为代表，将麻醉深度分为四期，简介如下：

第一期(镇痛期)是指从麻醉给药开始到患者意识完全消失，出现镇痛及健忘的麻醉状态，这与大脑皮质和网状结构上行激活系统受到抑制有关。第二期(兴奋期)是指从意识和感觉消失到第三期即外科麻醉期开始。患者表现为兴奋躁动、呼吸不规则、血压不稳定，是皮质下中枢脱抑制的表现。第一、二期合称为麻醉诱导期，在诱导期内，容易出现喉头痉挛、心搏骤停等麻醉意外，不宜做任何手术或外科检查。现今常用诱导麻醉快速达到外科麻醉期。第三期(外科麻醉期)患者恢复安静，呼吸和血压平稳为本期开始的标志。随着麻醉再加深，皮质下中枢(间脑、中脑、脑桥)自上而下逐渐受到抑制，脊髓则由下而上被抑制。外科麻醉期可细分为四级，一般手术都在第三级进行，在临近麻醉的第四级时出现呼吸明显抑制，发绀，血压下降，表明麻醉深度涉及延髓生命中枢，应立即停药或减量。第四期(延髓麻醉期)时呼吸停止，血压剧降。如出现延髓麻醉状态，必须立即停药，进行人工呼吸，心脏按压，争分夺秒全力进行复苏。

上述分期是早期单用乙醚麻醉的典型四期分期的表现。现在临床常用诱导麻醉(多药复合麻醉)，目的是避开可产生麻醉意外的麻醉第一、二期，快速进入外科麻醉期。因而，麻醉分期尤其是麻醉第三、四期的表现仍有重要意义，可衡量临床各种麻醉的深度，防止麻醉过深而发生意外。临床上吸入性全身麻醉经常维持在三期的一至二级，手术完毕停药后，患者将沿着与麻醉相反的顺序逐渐恢复，但通常没有第二期的兴奋期表现。

【临床用药】麻醉乙醚是经典麻醉药，为无色澄明易挥发的液体，有特异性臭味，易燃易爆，易氧化生成过氧化物及乙醛而产生毒性。麻醉浓度的乙醚对呼吸功能和血压几乎无影响，对心、肝、肾的毒性也小。乙醚尚有箭毒样作用，故肌肉松弛作用较强。但乙醚的麻醉诱导期和苏醒期较长，易发生麻醉意外。其特异性臭味可刺激气管分泌黏液，易引起吸入性肺炎。加上易燃、易爆等缺点，现代手术室已少用，但其使用简便，在野战、救灾等情况下仍有重要价值。

氟烷为无色透明液体，沸点 50.2℃，但化学性质不稳定，遇光、热易降解，临床浓度不燃不爆。氟烷血/气分布系数小，MAC 为 0.75%，麻醉作用快而强，麻醉诱导期短而苏醒快。但氟烷的肌松和镇痛作用较弱；还能扩张脑血管，升高颅内压；增加心肌对儿茶酚胺的敏感性，诱发心律失常等。可致子宫肌松弛而诱发产后出血，禁用于难产或剖宫产患者。反复应用偶致肝炎或肝坏死，现已经被更安全的药物如七氟烷等替代。

恩氟烷、异氟烷是较为常用的吸入性麻醉药。两者是同分异构物，和氟烷比较，MAC 稍大，麻醉诱导平稳、迅速和舒适，麻醉停药后苏醒快。麻醉时肌肉松弛良好，不增加心肌对儿茶酚胺的敏感性。反复使用对肝无明显副作用，偶有恶心、呕吐。主要用于麻醉维持。

地氟烷化学结构与异氟烷相似，由氟取代异氟烷分子中的氯。麻醉效价强度低于前述同类药物。具有低脂溶性和低代谢性，麻醉诱导期极短而患者苏醒快。缺点是因麻醉诱导期浓度过大，刺激呼吸道引起咳嗽、呼吸停顿及喉头痉挛。适合于成人及儿童的麻醉维持。

七氟烷结构与异氟烷相似，其特点是对心肺功能影响较小，血/气分布系数低，麻醉诱导和苏醒比其他麻醉药快。目前吸入性麻醉药使用率，七氟烷占比达 95%。广泛用于成人和儿科患者的院内手术及门诊手术的全身麻醉的诱导和维持。

第二节 静脉麻醉药

静脉麻醉药是通过静脉注射或滴注给药的全麻药。与吸入性麻醉药比较，其优点是无诱导期，患者迅速进入麻醉状态，对呼吸道无刺激性，麻醉方法简便易行。其主要缺点是不如吸入性麻醉药易于掌握麻醉深度。

常用的静脉麻醉药有硫喷妥钠、氯胺酮、丙泊酚、依托咪酯、咪达唑仑和右美托咪定等。

硫喷妥钠(Thiopental Sodium)

硫喷妥钠为超短效的巴比妥类药物。其脂溶性高，静脉注射后几秒钟可进入脑组织，麻醉作用迅速，无兴奋期。但由于此药在体内迅速重新分布，从脑组织转运到肌肉和脂肪等组织，因而作用维持时间短，脑中 $t_{1/2}$ 仅 5 分钟。硫喷妥钠的镇痛效应差，肌肉松弛不完全，临床主要用于诱导麻醉、基础麻醉和脓肿的切开引流、骨折、脱臼的闭合复位等短时手术。硫喷妥钠对呼吸中枢有明显抑制作用，新生儿、婴幼儿禁用。易诱发喉头和支气管痉挛，支气管哮喘者禁用。

氯胺酮(Ketamine)

氯胺酮为中枢兴奋性氨基酸递质 NMDA 受体的特异性阻断药，能阻断痛觉冲动向丘脑和新皮质的传导，同时又能兴奋脑干及边缘系统。能引起意识模糊、短暂性记忆缺失及满意的镇痛效应，但意识并未完全消失，常有梦幻，肌张力增加，血压上升，此状态又称分离麻醉。氯胺酮麻醉时对体表镇痛作用明显，内脏镇痛作用差，但诱导迅速。对呼吸影响轻微，对心血管具有明显兴奋作用。用于短时的体表小手术，如烧伤清创、切痂、植皮等。

丙泊酚(propofol)

丙泊酚对中枢神经有抑制作用，产生良好的镇静、催眠效应，起效快，作用时间短，苏醒迅速，无蓄积作用。镇痛作用微弱。能抑制咽喉反射，有利于气管插管。能降低颅内压和眼压，减少脑耗氧及脑血流量。对循环系统有抑制作用，表现为血压下降，外周血管阻力降低。对呼吸功能也有抑制作用。可用于门诊短小手术的辅助用药，也可作为全麻诱导、维持及镇静催眠辅助用药。

依托咪酯(etomidate)

依托咪酯为强效、超短效、非巴比妥类催眠药，静脉注射后几秒内意识丧失，睡眠时间持续 5 分钟，无明显镇痛作用，故用作诱导麻醉时常需加用镇痛药、肌松药或吸入性麻醉药。对心脏功能影响小，尤其适用于冠心病、瓣膜病和其他心脏功能差的患者。主要缺点是恢复期恶心、呕吐发生率高达 50%，并可抑制肾上腺皮质激素合成。

第三节　复合麻醉

复合麻醉是指同时或先后应用两种以上麻醉药物或其他辅助药物，以达到完善的手术中和术后镇痛及满意的外科手术条件。目前各种全麻药单独应用都不够理想。为克服其不足，常采用联合用药或辅以其他药物，此即复合麻醉，参见表8-2。

表8-2　复合麻醉药

用药目的	常用药物	用药目的	常用药物
镇静、解除精神紧张	巴比妥类、地西泮	骨骼肌松弛	琥珀胆碱、筒箭毒碱类
短暂性记忆缺失	苯二氮䓬类、氯胺酮、东莨菪碱	抑制迷走神经反射	阿托品类
基础麻醉	巴比妥类、水合氯醛	降温	氯丙嗪
诱导麻醉	硫喷妥钠、氧化亚氮	控制性降压	硝普钠、钙拮抗药
镇痛	阿片类		

1. 麻醉前给药

指患者进入手术室前应用的药物。手术前夜常用镇静催眠药如苯巴比妥或地西泮，使患者消除紧张情绪。在手术前，服用地西泮使患者产生短暂记忆缺失，消除紧张或恐惧感觉。注射镇痛药可在较浅麻醉分期获得满意的镇痛效果，注射 M 受体阻断药可防止唾液及支气管分泌物所致的吸入性肺炎，并防止反射性心律失常。

2. 基础麻醉

进入手术室前给予较大剂量催眠药，如巴比妥类等，使患者达深睡状态，在此基础上进行麻醉，可使药量减少，麻醉平稳。常用于小儿麻醉。

3. 诱导麻醉

应用诱导期短的硫喷妥钠或氧化亚氮，使患者迅速进入外科麻醉期，避免诱导期的不良反应，然后改用其他药物维持麻醉。

4. 合用肌松药

在麻醉时合用肌松药阿曲库铵、琥珀胆碱或筒箭毒碱，以满足手术时肌肉松弛的要求。

5. 低温麻醉

合用氯丙嗪使体温在物理降温时下降至较低水平(28℃~30℃)，降低心、脑等生命器官的耗氧量，提高组织对缺氧及阻断血流情况下的耐受能力。用于脑手术和心血管手术。

6. 控制性降压

加用短效血管扩张药硝普钠或钙拮抗药使血压适度适时下降，并抬高手术部位，以减少出血。常用于止血难度大的脑科手术。

7.神经安定镇痛术

常用氟哌利多及芬太尼按50：1制成的合剂作静脉注射，使患者达到意识模糊，自主动作停止，痛觉消失，适用于外科小手术，如同时加用氧化亚氮及肌松药则可达满意的外科麻醉，称为神经安定麻醉。

课后拓展资源

| 护理用药小结 | 第八章课后练习 | 常用制剂及用法 |

第九章

局部麻醉药

导学资源

知识导图   PPT课件

学习目标

1. 掌握局麻药的概念及其基本作用。
2. 熟悉常用局麻药的作用特点及应用，不良反应及防治
3. 了解常用局麻方法及全麻辅助用药的意义。
4. 初步具有根据麻醉药的作用特点制定用药护理措施的能力，具有为手术麻醉患者及家属宣教用药护理知识的能力。

案例导入

患者，女，26 岁。拟行双侧输卵管结扎术。术前检查生命体征平稳，心肺听诊无异常，妇科检查正常。普鲁卡因皮试为阴性，用 5% 普鲁卡因局麻后，患者出现口唇发绀，呼吸困难等症状。测 BP：71/42 mmHg，HR：121 次/分。

请思考：

1. 患者局麻后的表现可考虑由什么原因导致？
2. 普鲁卡因还有哪些不良反应？应如何进行用药监护？

局部麻醉药简称局麻药，是一类以适当的浓度应用于局部神经末梢或神经干周围，在意识清醒的条件下可使局部痛觉等感觉暂时消失的药物。本类药物能暂时、完全和可逆性地阻断神经冲动的产生和传导，局麻作用消失后，神经功能可完全恢复，同时对各类组织无损伤作用。

【药理作用】

目前公认的是局麻药阻滞神经细胞膜上的电压门控 Na^+ 通道，使 Na^+ 在其作用期间内不

能进入细胞内，抑制膜兴奋性，发生传导阻滞，产生局麻作用。局麻药可使神经冲动兴奋阈电位升高、传导速度减慢、动作电位幅度降低，甚至丧失兴奋性及传导性。局麻药的作用与神经纤维的直径大小及神经组织的解剖特点有关。一般规律是神经纤维末梢、神经节及中枢神经系统的突触部位对局麻药最为敏感，细神经纤维比粗神经纤维更易被阻断。对无髓鞘的交感、副交感神经节后纤维在低浓度时即可显效，对有髓鞘的感觉和运动神经纤维则需高浓度才能产生作用。对混合神经产生作用时，首先消失的是持续性钝痛（如压痛），其次是短暂性锐痛，继之依次为冷觉、温觉、触觉、压觉消失，最后发生运动麻痹。进行蛛网膜下腔麻醉时，首先阻断自主神经，继而按上述顺序产生麻醉作用。神经冲动传导的恢复则按相反的顺序进行。

【临床应用】

1. 表面麻醉

是将穿透性强的局麻药根据需要涂于黏膜表面，使黏膜下神经末梢麻醉。用于眼、鼻、口腔、咽喉、气管、食管和泌尿生殖道黏膜的浅表手术。如耳鼻咽喉科手术前咽喉喷雾法麻醉，常选用丁卡因或利多卡因。苯佐卡因也常用于创伤、痔疮及溃疡面等的止痛或皮肤瘙痒。

2. 浸润麻醉

是将局麻药溶液注入皮下或手术视野附近的组织，使局部神经末梢麻醉。根据需要在溶液中加少量肾上腺素，可减缓局麻药的吸收，延长作用时间。浸润麻醉的优点是麻醉效果好，对机体的正常功能无影响。缺点是用量较大，麻醉区域较小，在做较大的手术时，因所需药量较大而易产生全身毒性反应。可选用利多卡因、普鲁卡因、布比卡因等。

3. 神经阻滞麻醉

是将局麻药注射到外周神经干附近，阻断神经冲动传导，使该神经所分布的区域麻醉，常用于口腔科和四肢手术。阻断神经干所需的局麻药浓度较麻醉神经末梢所需的浓度高，但用量较小，麻醉区域较大。可选用利多卡因、普鲁卡因和布比卡因等。为延长麻醉时间，也可将布比卡因和利多卡因合用。

4. 蛛网膜下腔麻醉

又称脊髓麻醉或腰麻，是将麻醉药注入腰椎蛛网膜下腔。首先被阻断的是交感神经纤维，其次是感觉纤维，最后是运动纤维。常用于下腹部和下肢手术。常用药物为布比卡因、罗哌卡因、丁卡因、普鲁卡因等。药物在脑脊液内的扩散受患者体位、药量、注射速度和溶液比重等的影响。普鲁卡因溶液通常比脑脊液的比重高，为了控制药物扩散，通常将其配成高比重或低比重溶液。如用放出的脑脊液溶解或在局麻药中加10%葡萄糖溶液，其比重高于脑脊液，用蒸馏水配制溶液的比重可低于脑脊液。患者取坐位或头高位时，高比重溶液可扩散到硬脊膜腔的最低部位，相反，如采用低比重溶液则有扩散入颅腔的危险。

5. 硬膜外麻醉

是将药液注入硬膜外腔，麻醉药沿着神经鞘扩散，穿过椎间孔阻断神经根。硬膜外腔终止于枕骨大孔，不与颅腔相通，药液不扩散至脑组织，无腰麻时头痛或脑脊膜刺激现象。但硬膜外麻醉用药量较腰麻大 5~10 倍，如误入蛛网膜下腔可引起全脊髓麻醉。硬膜外麻醉也可引起外周血管扩张、血压下降及心脏抑制，可应用麻黄碱防治。常用药物为利多卡因、布比卡因及罗哌卡因等。

6.区域镇痛

近年来,外周神经阻滞技术及局麻药的发展为患者提供了更理想的围术期镇痛的有效方法,通常与阿片类药物联合应用,可减少阿片类药物的用量。酰胺类局麻药如布比卡因、左布比卡因及罗哌卡因在区域镇痛中运用最为广泛,尤其是罗哌卡因,具有感觉和运动阻滞分离的特点,使其成为区域镇痛的首选药。

【不良反应及用药监护】

1.毒性反应

局麻药的剂量或浓度过高或误将药物注入血管时引起的全身作用为毒性反应,主要表现为中枢神经和心血管系统的毒性。

(1)中枢神经系统:局麻药对中枢神经系统的作用是先兴奋后抑制。这是由于中枢抑制性神经元对局麻药比兴奋性神经元更为敏感,首先被阻滞,中枢神经系统脱抑制而出现兴奋症状。初期表现为眩晕、惊恐不安、多言、震颤和焦虑,甚至发生神志错乱和阵挛性惊厥。之后中枢过度兴奋可转为抑制,患者可进入昏迷和呼吸衰竭状态。局麻药引起的惊厥是边缘系统兴奋灶向外周扩散所致,静脉注射地西泮可加强边缘系统GABA能神经元的抑制作用,可防止惊厥发作。中毒晚期维持呼吸是很重要的。普鲁卡因易影响中枢神经系统,因此常被利多卡因取代。可卡因可产生欣快和一定程度的情绪及行为影响。

(2)心血管系统:局麻药对心肌细胞膜具有膜稳定作用,吸收后可降低心肌兴奋性,使心肌收缩力减弱,传导减慢,不应期延长。多数局麻药可使小动脉扩张,因此在血药浓度过高时可引起血压下降,甚至休克等心血管反应,特别是药物误入血管内更易发生,高浓度局麻药对心血管的作用常滞后于中枢神经系统的作用,偶有少数人应用小剂量时突发心室纤颤导致死亡。

2.变态反应

较为少见,在少量用药后立即发生类似过量中毒的症状,出现荨麻疹、支气管痉挛及喉头水肿等症状。酯类比酰胺类变态反应发生率高,对酯类过敏者,可改用酰胺类。

护士用药前需询问变态反应史和家族史,普鲁卡因麻醉前应做皮试,用药时可先给予小剂量,若患者无特殊主诉和异常再给予适当剂量。另外局麻前给予适当巴比妥类药物,使局麻药分解加快,一旦发生变态反应应立即停药,并适当应用肾上腺皮质激素、肾上腺素、抗组胺药。

3.其他

局麻药用于椎管内阻滞时浓度过高或时间过长可能诱发神经损害,原有神经系统疾病、脊髓外伤或炎症等可能会加重。

【常用局麻药】

普鲁卡因(Procaine)

普鲁卡因又名奴佛卡因,毒性较小,是常用的局麻药之一。本药属短效酯类局麻药,亲脂性低,对黏膜的穿透力弱。一般不用于表面麻醉,主要为局部注射用于浸润麻醉。注射给药后1~3分钟起效,可维持30~45分钟,加用肾上腺素后维持时间可延长20%。普鲁卡因在血浆中能被酯酶水解,转变为对氨苯甲酸(PABA)和二乙氨基乙醇,前者能对抗磺胺类药物的抗菌作用,故应避免与磺胺类药物同时应用。普鲁卡因也可用于损伤部位的局部封闭。

过量应用可引起中枢神经系统和心血管反应。有时可引起过敏反应,故用药前应做皮肤过敏试验,但皮试阴性者仍可发生过敏反应。个别患者用药后可出现高铁血红蛋白血症。

利多卡因(Lidocaine)

利多卡因又名赛罗卡因,是目前应用最多的局麻药。相同浓度下与普鲁卡因相比,利多卡因具有起效快、作用强而持久、穿透力强及安全范围较大等特点,同时无扩张血管作用且对组织几乎没有刺激性。可用于多种形式的局部麻醉,有全能麻醉药之称。但进行蛛网膜下腔麻醉时因其扩散性强,麻醉平面难以掌握。而且利多卡因用于蛛网膜下腔麻醉时比其他药物更容易引起神经损害,可能与其在蛛网膜下腔分布不均,局部药液浓度过高有关。因此,蛛网膜下腔麻醉慎用。利多卡因属酰胺类,在肝脏被肝微粒体酶水解失活,但代谢较慢,$t_{1/2}$为 90 分钟,作用持续 1~2 小时。此药反复应用后可产生快速耐受性。利多卡因的毒性大小与用药浓度有关,增加浓度可相应增加毒性反应。中毒反应来势凶猛,应注意合理用药。本药也可用于心律失常的治疗。

丁卡因(tetracaine)

丁卡因又称地卡因。化学结构与普鲁卡因相似,属于酯类局麻药。其麻醉强度和毒性均比普鲁卡因强。本药对黏膜的穿透力强,常用于表面麻醉。以 0.5%~1% 溶液滴眼,无角膜损伤等不良反应。作用迅速,1~3 分钟显效,作用持续 2~3 小时。因毒性大,一般不用于浸润麻醉。丁卡因主要在肝脏代谢,但转化、降解速度缓慢,加之吸收迅速,易发生毒性反应。

布比卡因(Bupivacaine)

布比卡因又称麻卡因,属酰胺类局麻药,化学结构与利多卡因相似,局麻作用持续时间长,可达 5~10 小时。本药主要用于浸润麻醉、神经阻滞麻醉和硬膜外麻醉。与等效剂量利多卡因相比,可产生严重的心脏毒性,并难以治疗,特别在酸中毒、低氧血症时尤为严重。

左布比卡因为新型长效局麻药,作为布比卡因的异构体,相对毒性较低。在现代小剂量应用局麻药的观点下,局麻药毒性反应的发生率已经很大程度上减少了,临床需要较大剂量局麻药及局麻约持续应用时,左布比卡因的优越性就显得尤为重要。

依替卡因(Etidocaine)

依替卡因为长效局麻药。起效快,麻醉作用为利多卡因的 2~3 倍,对感觉和运动神经阻滞都较好,因此主要用于需要肌松的手术麻醉,而在分娩镇痛或术后镇痛方面应用有限。局部和全身的毒性均较大。

📖 课后拓展资源

| 护理用药小结 | 第九章课后练习 | 常用制剂及用法 |

第十章

镇静催眠药

☞ 导学资源

知识导图　　　　PPT课件　　　　学习视频

学习目标

1. 掌握地西泮的药理作用、用途、不良反应及注意事项。
2. 熟悉巴比妥类药的作用特点、用途、不良反应及注意事项。
3. 了解其他镇静催眠药的作用特点及应用注意事项。
4. 初步具有根据地西泮的药理作用、用途、不良反应及注意事项制定护理措施及对患者、家属进行相关护理宣教的能力。

案例导入

　　患者，女，35岁，因2小时前服用数十片异戊巴比妥，导致昏迷、呼吸减慢。被家属送往医院进行抢救，医生初步诊断为巴比妥类药物急性中毒。医护人员立即做如下抢救措施：用1∶5000的高锰酸钾溶液洗胃，用15 g硫酸钠导泻，静脉滴注5%的碳酸氢钠200 mL，味塞米20 mg稀释后静脉推注。

　　讨论：
　　1. 静脉滴注5%的碳酸氢钠的目的是什么？简要说明理由。
　　2. 能否将硫酸钠换成硫酸镁导泻？为什么？

　　镇静催眠药是一类抑制中枢神经系统功能而起镇静催眠作用的药物。小剂量时引起安静或嗜睡的镇静作用，较大剂量时引起类似生理性睡眠的催眠作用。镇静催眠药的发展可以分为3个时期：19世纪中后期的溴化物和水合氯醛等，溴化物现在已经退出临床，但水合氯醛有其独特的作用机制，有时仍作为老年人催眠或儿科抗惊厥用药。20世纪上半叶普遍使用的镇静催眠药是巴比妥类。该类药物在大剂量时可深度抑制中枢神经系统，引起麻醉，严重者出现昏迷，导致呼吸循环衰竭而致死。20 世纪下半叶至今广泛应用的镇静催眠药是苯二氮䓬类药物和新型非苯二氮䓬类镇静催眠药物。苯二氮䓬类除有镇静催眠作用外，还有抗焦虑、抗惊厥和抗癫痫作用。在药物过量中毒时，可用苯二氮䓬类受体阻断药氟马西尼进行有效诊断和解救。由于安全范围大，几乎无麻醉或致死作用，不良反应较少，已基本上取代了传统的药物如巴比妥类和水合氯醛的镇静催眠用途，为目前最常用的药物。研究表明，催眠药增加抑郁症发生率，故当有抑郁症危险性时，应避免服用催眠药，选择镇静性抗抑郁药。

本章介绍常用的镇静催眠药，可分为 4 类：苯二氮䓬类、巴比妥类、新型非苯二氮䓬类及其他镇静催眠药。

第一节　苯二氮䓬类

苯二氮䓬类根据各药物(及其活性代谢物)的消除半衰期的长短可分为 3 类：长效类如地西泮；中效类如劳拉西泮；短效类如三唑仑等(表 10-1)。

【体内过程】

苯二氮䓬类口服后吸收迅速而完全，经 0.5~1.5 小时达峰浓度。肌内注射，吸收缓慢而不规则。临床上急需发挥疗效时应静脉注射给药。地西泮脂溶性高，易透过血-脑屏障和胎盘屏障。与血浆蛋白结合率高达 95% 以上。地西泮在肝脏代谢，主要活性代谢物为去甲西泮，还有奥沙西泮和替马西泮，最后形成葡萄糖醛酸结合物由尿排出(表 10-1)。

表 10-1　常用苯二氮䓬类药物作用时间及分类

作用时间	药物	达峰浓度时间(h)	$t_{1/2}$(h)	代谢物 $t_{1/2}$(h)
短效类(3~8 h)	三唑仑	1	2~3	有活性(7)
	奥沙西泮	2~4	10~20	无活性
中效类(10~20 h)	阿普唑仑	1~2	12~15	无活性
	艾司唑仑	2	10~24	无活性
	劳拉西泮	2	10~20	无活性
	替马西泮	2~3	10~40	无活性
	氯硝西泮	1	24~48	弱活性
长效类(24~72 h)	地西泮	1~2	20~80	有活性(80)
	氟西泮	1~2	40~100	有活性(81)
	氯氮䓬	2~4	15~40	有活性(82)
	夸西泮	2	30~100	有活性(73)

【药理作用与临床应用】

1. 抗焦虑作用

焦虑是多种精神失常的常见症状，患者多有恐惧、紧张、忧虑、失眠并伴有心悸、出汗、震颤等症状。苯二氮䓬类药物抗焦虑作用是通过对边缘系统中的 BZ 受体的作用而实现的，选择性较高，小剂量即可明显改善上述症状，对各种原因引起的焦虑均有显著疗效。主要用于焦虑症。

2. 镇静催眠作用

苯二氮䓬类药物随着剂量增大，出现镇静及催眠作用。能明显缩短入睡时间，显著延长睡眠持续时间，减少觉醒次数。主要延长非快动眼睡眠（NREMS）的第 2 期，对快动眼睡眠（REMS）的影响较小，停药后出现反跳性 REMS 睡眠延长较巴比妥类轻，其依赖性和戒断症状也较轻微。缩短第 3 期和第 4 期的 NREMS 睡眠，减少发生于此期的夜惊或梦游症。

3. 抗惊厥、抗癫痫作用

苯二氮䓬类有抗惊厥作用，临床上可用于辅助治疗破伤风、子痫、小儿高热惊厥及药物中毒性惊厥。地西泮静脉注射是目前治疗癫痫持续状态的首选药物。

4. 中枢性肌肉松弛作用

苯二氮䓬类有较强的肌肉松弛作用，可缓解动物的去大脑僵直，也可缓解人类大脑损伤所致的肌肉僵直。

5. 其他

较大剂量可致记忆缺失。一般剂量对正常人呼吸功能无影响，较大剂量可轻度抑制肺泡换气功能，有时可致呼吸性酸中毒，对慢性阻塞性肺部疾病患者，上述作用可加剧。对心血管系统，小剂量作用轻微，较大剂量可降低血压、减慢心率。常用作心脏电击复律及各种内镜检查前用药。

【不良反应与用药监护】

苯二氮䓬类药物毒性较小，安全范围大，很少因用量过大而引起死亡。苯二氮䓬类药物过量中毒可用氟马西尼进行鉴别诊断和抢救。氟马西尼是苯二氮䓬结合位点的拮抗药，特异地竞争性拮抗苯二氮䓬类衍生物与 $GABA_A$ 受体上特异性位点结合，但对巴比妥类和其他中枢抑制药引起的中毒无效。

最常见的不良反应是嗜睡、头晕、乏力和记忆力下降。大剂量时偶见共济失调。护士用药时需注意静脉注射速度过快可引起呼吸和循环功能抑制，严重者可致呼吸及心搏停止。与其他中枢抑制药、乙醇合用时，中枢抑制作用增强，加重嗜睡、昏睡、呼吸抑制、昏迷，严重者可致死。长期应用仍可产生耐受性，需增加剂量。久服可发生依赖性和成瘾，停用可出现反跳现象和戒断症状，表现为失眠、焦虑、兴奋、心动过速、呕吐、出汗及震颤，甚至惊厥。

苯二氮䓬受体拮抗药

氟马西尼（安易醒）能拮抗地西泮、艾司唑仑等的多种药理作用，还具有弱的激动药样和弱的反向激动药样药理活性，但对巴比妥类和三环类过量引起的中枢抑制无对抗作用。

氟马西尼主要用途是苯二氮䓬类药物过量的治疗，能有效地催醒患者和改善苯二氮䓬类药物中毒所致的呼吸和循环抑制。也可用作苯二氮䓬类药物过量的诊断，如对怀疑苯二氮䓬类药物中毒的患者使用氟马西尼累积剂量达到 5 mg 而不起反应者，则该患者的抑制状态并非由苯二氮䓬类药物所引起。本药还可用于改善酒精性肝硬化患者的记忆缺失等症状。

氟马西尼耐受性好，常见的不良反应有恶心、呕吐、烦躁、焦虑不安、不适感等。长期应用苯二氮䓬类药物者应用氟马西尼可诱发戒断症状。有癫痫病史者可能诱发癫痫。

第二节 巴比妥类

巴比妥类是巴比妥酸的衍生物。这些药产生中枢抑制强弱不等的镇静催眠作用（表 10-2）。

表 10-2 巴比妥类作用与用途比较表

亚类	药物	显效时间/h	作用维持时间/h	主要用途
长效	苯巴比妥	0.5~1	6~8	抗惊厥
	巴比妥	0.5~1	6~8	镇静催眠
中效	戊巴比妥	0.25~0.5	3~6	抗惊厥
	异戊巴比妥	0.25~0.5	3~6	镇静催眠
短效	司可巴比妥	0.25	2~3	抗惊厥、镇静催眠
超短效	硫喷妥钠	静脉注射，立即	0.25	静脉麻醉

【药理作用与临床应用】

巴比妥类对中枢神经系统有普遍性抑制作用。其随着剂量的增加，中枢抑制作用由弱变强，相应表现为镇静、催眠、抗惊厥及抗癫痫、麻醉等作用。大剂量对心血管系统也有抑制作用。10 倍催眠量可引起呼吸中枢麻痹而致死。由于安全性差，易发生依赖性，其应用已日渐减少，目前在临床上主要用于抗惊厥、抗癫痫和麻醉。

1. 镇静催眠

小剂量巴比妥类药物可起到镇静作用，可缓解焦虑、烦躁不安状态。中等剂量可催眠，即缩短入睡时间，减少觉醒次数和延长睡眠时间。巴比妥类药物品种不同，起效时间和持续时间不同。巴比妥类药物可改变正常睡眠模式，缩短 REMS 睡眠，引起非生理性睡眠。久用停药后，可"反跳性"地显著延长 REMS 睡眠时相，伴有多梦，引起睡眠障碍。因此，巴比妥类越来越少用于镇静催眠。

2. 抗惊厥

苯巴比妥有较强的抗惊厥及抗癫痫作用。临床用于癫痫大发作和癫痫持续状态的治疗。也应用于小儿高热、破伤风、子痫、脑膜炎、脑炎及中枢兴奋药引起的惊厥。

3. 麻醉

硫喷妥钠可用做静脉麻醉。

【不良反应与用药监护】

催眠剂量的巴比妥类可致眩晕、困倦、精细运动不协调。偶可引起剥脱性皮炎等严重过敏反应。中等剂量可轻度抑制呼吸中枢，严重肺功能不全和颅脑损伤所致呼吸抑制者禁用。其肝药酶诱导作用可加速其他药物的代谢，影响药效。长期连续服用巴比妥类药物可使患者产生对该药的精神依赖性和躯体依赖性，迫使患者继续用药，终至成瘾。成瘾后停药可出现戒断症状，表现为激动、失眠、焦虑，甚至惊厥。

第三节　新型非苯二氮䓬类镇静催眠药

唑吡坦(Zolpidem)为新型非苯二氮䓬类镇静催眠药。能选择性激动 GABA$_A$ 受体上的 BZ$_1$ 受点调节氯离子通道,药理作用类似苯二氮䓬类,但抗焦虑、中枢性骨骼肌松弛和抗惊厥作用很弱,仅用于镇静和催眠。唑吡坦对正常睡眠时相干扰少,可缩短睡眠潜伏期,减少觉醒次数和延长总睡眠时间。后遗效应、耐受性、药物依赖性和停药戒断症状轻微。安全范围大,但与其他中枢抑制药(如乙醇)合用可引起严重的呼吸抑制。唑吡坦中毒时可用氟马西尼解救。15 岁以下的儿童、孕妇和哺乳期妇女禁用。老年人应从常用量的半量开始服用。

佐匹克隆(Zopiclone)是第三代镇静催眠药物的代表,具有镇静、抗焦虑、抗惊厥和肌肉松弛作用。长期的临床试验及应用显示该药具有疗效确切、不良反应较少的特点。佐匹克隆与其他镇静催眠药相比较的优点为:作用迅速并且能有效达 6 小时,使患者入睡快且能保持充足的睡眠深度,后遗效应和宿醉现象比苯二氮䓬类药物更轻。长期使用无明显的耐药和停药反跳现象。

扎来普隆(Zaleplon)属于新型非苯二氮䓬类药,具有镇静催眠、抗焦虑、抗惊厥和肌肉松弛作用。通过选择性激动 GABA$_A$ 受体而产生中枢抑制作用。具有良好的耐受性,并且长期使用几乎无依赖性。适用于成人入睡困难的短期治疗,能够有效缩短入睡时间。服用超过 4 小时,次晨的后遗作用小。副作用类似其他镇静催眠药,成瘾性比较:苯二氮䓬类>佐匹克隆>唑吡坦>扎来普隆。

第四节　其他镇静催眠药

水合氯醛(Chloral hydrate),口服 15 分钟起效,催眠作用维持 6~8 小时。不缩短 REMS 睡眠,无宿醉后遗效应。可用于顽固性失眠或对其他催眠药效果不佳的患者。大剂量有抗惊厥作用,可用于小儿高热、子痫以及破伤风等的惊厥。安全范围较小,使用时应注意。口服因其具有强烈的胃黏膜刺激性,易引起恶心、呕吐及上腹部不适等,不宜用于胃炎及溃疡患者。大剂量能抑制心肌收缩,缩短心肌不应期,过量对心、肝、肾实质性脏器有损害,故对严重心、肝、肾疾病患者禁用。一般以 10% 溶液口服。直肠给药,以减少刺激性。久用可产生耐受和成瘾,戒断症状较严重,应防止滥用。

甲丙氨酯(又称眠尔通)、格鲁米特和甲喹酮也都有镇静催眠作用,但久服都可成瘾。

课后拓展资源

护理用药小结　　　　第十章课后练习　　　　常用制剂及用法

第十一章

抗癫痫药和抗惊厥药

📱 导学资源

知识导图　　　PPT课件

学习目标

1. 掌握苯妥英钠的药理作用、用途、不良反应及注意事项。
2. 熟悉卡马西平、乙琥胺、丙戊酸钠的作用特点、用途、不良反应及注意事项。
3. 了解癫痫发作类型和抗癫痫药的临床应用原则。

案例导入

患儿，男，7岁，在学校上体育课时，突然意识丧失，并发出尖叫声，跌倒在地，口吐白沫，先全身肌肉强直性抽搐，继而转为阵挛性抽搐，随后进入沉睡状态。初步诊断：癫痫大发作。

讨论：

1. 该患者可选何种药物治疗？
2. 治疗过程中应如何进行用药监护？

癫痫是一种反复发作的神经系统疾病，病因复杂，发病机制尚未完全阐明，因此，现有的治疗手段仍以药物对症治疗为主，用药目的在于减少或防止发作。抗癫痫药的作用机制包括两方面：①增强 γ 氨基丁酸的作用，拮抗兴奋性氨基酸的作用；②干扰 Na^+、Ca^{2+}、K^+ 等离子通道，发挥膜稳定作用。惊厥是中枢神经系统过度兴奋的一种症状，表现为全身骨骼肌不自主地强烈收缩，呈强直性或阵挛性抽搐，硫酸镁是主要代表药。

第一节　癫痫及临床分类

癫痫是由脑局部病灶的神经元兴奋性过高而产生阵发性的异常高频放电，并向周围组织扩散，导致大脑功能短暂失调的综合征。发作时可伴有脑电图异常。由于异常高频放电神经元发生部位及扩散范围的不同，临床则表现出不同程度的短暂运动、感觉、意识及精神异常，反复发作。根据癫痫发作的临床表现，可以将其分为局限性发作和全身性发作(表 11-1)。

表 11-1　癫痫主要发作类型、临床特征及治疗药物

发作类型	临床特征	治疗药物
局限性发作		
1. 单纯性局限性发作(局灶性癫痫)	局部肢体运动或感觉异常，持续 20~60 秒。与发作时被激活的皮质部位有关	卡马西平、苯妥英钠、苯巴比妥、抗痫灵、丙戊酸钠
2. 复合性局限性发作(精神运动性发作)	冲动性神经异常，伴有不同程度意识障碍，出现无意识的运动，如唇抽动、摇头等。病灶在颞叶和额叶，持续 30 秒~2 分钟	卡马西平、苯妥英钠、扑米酮、丙戊酸钠、拉英酸钠
全身性发作		
1. 失神性发作(小发作)	多见于儿童，短暂的意识突然丧失，EEG 呈 3 Hz/s 高幅左右对称的同步化棘波，每次发作持续 5~30 秒	乙琥胺、氯硝西泮、丙戊酸钠、拉莫三嗪
2. 肌阵挛性发作	按年龄可分为婴儿、儿童和青春期肌阵挛。部分肌群发生短暂的(约 1 秒)休克样抽动，意识丧失。EEG 呈现特有的短暂暴发性多棘波	糖皮质激素(首选)、丙戊酸钠、氯硝西泮
3. 强直-阵挛性发作(大发作)	意识突然丧失，全身强直-阵挛性抽搐，口吐白沫，牙关紧闭，继之较长时间的中枢神经系统功能全面抑制，持续数分钟，EEG 呈高幅棘慢波或棘波	卡马西平、苯巴比妥、苯妥英钠、扑米酮、丙戊酸钠
4. 癫痫持续状态	指大发作持续状态，反复抽搐，持续昏迷，易危及生命	地西泮、劳拉西泮、苯妥英钠、苯巴比妥

局限性发作是指大脑局部异常放电且扩散至大脑半球某个部位所引起的发作，只表现大脑局部功能紊乱的症状。局限性发作的患者占癫痫发病率的 60% 左右，其中一部分病例是由于遗传因素所致，另一部分病例是由于脑寄生虫、脑血管畸形、脑肿瘤及脑外伤等损伤造成大脑皮质病灶。这种病灶可通过 CT 或磁共振成像技术进行鉴别诊断。全身性发作是由于异常放电涉及全脑，导致突然意识丧失。全身发作的病例占总病例数的 40% 左右，其病因往往与遗传因素相关。现在认为这可能是一种涉及多基因调控的遗传疾病。癫痫在任何年龄、地

区和种族的人群中都有发病，发病率在1%以上，以儿童和青少年发病率较高。由于癫痫病因复杂，发病机制尚未完全阐明，因此，现有的治疗手段仍以药物对症治疗为主。用药目的在于减少或防止发作，但药物并不能有效地预防和治愈此疾病，因此，癫痫的治疗是长期的甚至需终身服药。理想的抗癫痫药应具有生物利用度高、疗效好、安全性高、无严重不良反应及适用于各年龄段患者等特点。

第二节　抗癫痫药

一、抗癫痫药作用机制

抗癫痫药是指用于防治癫痫发作的药物。抗癫痫药的主要作用有两方面：①抑制病灶神经元异常过度放电；②阻止病灶异常放电向周围正常神经组织扩散。抗癫痫药的作用机制主要有两方面：一是增强 γ 氨基丁酸(GABA)的作用，拮抗兴奋性氨基酸的作用。癫痫的形成往往起源于局部兴奋性递质谷氨酸和抑制性递质 GABA 的失衡。GABA 为中枢神经系统内抑制性神经递质，当其作用于相应的 $GABA_A$ 受体，可引起 Cl^- 内流增加，细胞膜超极化，降低神经细胞的兴奋性，从而抑制动作电位的高频重复发放。因此，增强 GABA 作用的药物可以发挥抗癫痫作用。兴奋性递质谷氨酸的过度释放及其受体激活是癫痫发病的重要机制之一。降低谷氨酸活性和(或)拮抗其相应受体，具有抑制各种癫痫动物模型惊厥发作的作用。二是干扰 Na^+、Ca^{2+}、K^+ 等离子通道，发挥膜稳定作用。谷氨酸受体激活导致的 Na^+ 和 Ca^{2+} 内流能造成神经元去极化，而 $GABA_B$ 受体激活导致的 K^+ 外流以及 $GABA_A$ 受体激活所致的 Cl^- 内流能造成超极化。抑制电压依赖性 Na^+ 通道产生的持久反复的神经元兴奋，可减少神经元持续性动作电位发放频率。阻滞细胞膜 T 亚型钙通道可降低神经细胞兴奋性，因此，抑制神经末梢高电压激活钙通道，降低钙离子内流，减少突触前膜神经递质的释放，也是抗癫痫药的作用机制之一。

二、常用抗癫痫药

苯妥英钠(Phenytoin sodium，大伦丁)

苯妥英钠又称大伦丁，属乙内酰脲类，是1938年开始使用的非镇静催眠性抗癫痫药。
【体内过程】
苯妥英为弱酸，难溶于水，其制剂用钠盐——苯妥英钠，呈强碱性，刺激性大。肌内注射可在局部产生沉淀，吸收缓慢不规则，因而不宜作肌内注射或皮下注射。口服吸收不规则，每日给药 0.3~0.6 g，单次口服 3~12 小时血药浓度达高峰。连续服药，须经 6~10 天才能达到有效血药浓度(10~20 μg/mL)，血浆蛋白结合率85%~90%，全身分布。

【药理作用】

苯妥英钠具有膜稳定作用，可降低细胞膜对 Na^+ 和 Ca^{2+} 的通透性，抑制 Na^+ 和 Ca^{2+} 内流，降低细胞膜的兴奋性，使动作电位不易产生，抑制异常放电向病灶周围的正常脑组织扩布。这种作用除与其抗癫痫作用有关外，也是其治疗三叉神经痛等中枢疼痛综合征和抗心律失常的药理作用基础。苯妥英钠产生膜稳定作用的机制有以下 3 方面：

1. 阻滞电压依赖性钠通道

对钠通道具有选择性阻滞作用，延长通道失活时间，增加动作电位阈值，使钠依赖性动作电位不能形成。这也是本品具有抗惊厥作用的主要机制。

2. 阻滞电压依赖性钙通道

治疗浓度的苯妥英钠能选择性阻滞 L 型和 N 型钙通道，但对哺乳动物丘脑神经元的 T 型钙通道无阻滞作用，这可能是其治疗失神性发作无效的原因。

3. 对钙调素激酶系统的影响

Ca^{2+} 的第二信使作用是通过 Ca^{2+}-受体蛋白-钙调素及其偶联的激酶系统介导的。本品通过抑制钙调素激酶的活性，影响突触传递功能；通过抑制突触前膜的磷酸化过程，使 Ca^{2+} 依赖性释放过程减弱，减少谷氨酸等兴奋性神经递质的释放；抑制突触后膜的磷酸化，可减弱递质与受体结合后引起的去极化反应，加上对钙通道的阻滞作用，共同产生稳定细胞膜作用。

【临床应用】

1. 治疗大发作和局限性发作的首选药物，静脉注射用于癫痫持续状态，对精神运动性发作亦有效，但对小发作(失神发作)无效，甚至会使病情恶化。

2. 治疗三叉神经痛和舌咽神经痛等中枢疼痛综合征。此类神经痛放电活动与癫痫类似，可引起剧烈疼痛。苯妥英钠能使疼痛减轻，减少发作，可能与其稳定神经细胞膜有关。

3. 抗心律失常。

【不良反应与用药监护】

1. 局部刺激

苯妥英钠碱性较强，局部刺激性较大，口服可引起厌食、恶心、呕吐和腹痛等症状，故宜饭后服用。静脉注射可发生静脉炎。

2. 牙龈增生

长期应用出现牙龈增生，多见于儿童和青少年，发生率约 20%，这与药物自唾液排出刺激胶原组织增生有关。护士需提醒患者服药期间应注意口腔卫生，防止牙龈炎，经常按摩牙龈也可以减轻增生。一般停药 3~6 个月后可自行消退。

3. 神经系统反应

药量过大可引起中毒，出现小脑-前庭系统功能失调症状，表现为眼球震颤、复视、眩晕、共济失调等。严重者可出现语言障碍、精神错乱或昏迷等。

4. 血液系统反应

由于本品抑制叶酸的吸收并加速其代谢，以及抑制二氢叶酸还原酶活性，长期用药导致叶酸缺乏，可致巨幼细胞贫血，宜用甲酰四氢叶酸防治。

5. 骨骼系统反应

通过诱导肝药酶而加速维生素 D 的代谢，长期应用可致低钙血症。儿童易发生佝偻病样改变，少数成年患者可出现骨软化症及骨关节病。必要时应用维生素 D 预防。

6. 过敏反应

可发生皮疹、血小板减少、粒细胞缺乏、再生障碍性贫血和肝坏死。长期用药应定期检查血常规和肝功能。

7. 其他反应

偶见男性乳房增大、女性多毛症、淋巴结肿大等。偶见致畸胎，故孕妇慎用。久服骤停可使癫痫发作加剧，甚至诱发癫痫持续状态。

【药物相互作用】

保泰松、苯二氮䓬类、磺胺类、水杨酸类及口服抗凝药等可与本品竞争血浆蛋白的结合部位，使本品游离型血药浓度增加。异烟肼、氯霉素等通过抑制肝药酶可提高本品的血药浓度；而苯巴比妥和卡马西平等通过肝药酶诱导作用加速本品的代谢而降低其血药浓度和药效。

卡马西平（Carbamazepine）

卡马西平又称酰胺咪嗪，在 20 世纪 60 年代开始用于治疗三叉神经痛，20 世纪 70 年代开始用于治疗癫痫。

【体内过程】

本品难溶于水，口服后吸收缓慢且不规则，个体差异较大，食物可促进吸收。2~4 小时血浆浓度达高峰，有效血药浓度为 4~10 mg/mL，血浆蛋白结合率为 75%~80%。长期服用时由于其对肝药酶的诱导可加快自身代谢，单次给药 $t_{1/2}$ 可从 36 小时缩短至 15~20 小时。

【药理作用】

卡马西平的作用机制类似苯妥英钠，治疗浓度时能阻滞 Na^+ 通道，降低细胞兴奋性；也可抑制 T 型钙通道，抑制癫痫病灶及其周围神经元放电。同时还能增强中枢性抑制递质 GABA 在突触后的作用。因化学结构与丙米嗪类似，卡马西平还具有抗胆碱、抗抑郁及抑制神经肌肉接头传递的作用，可刺激 ADH 分泌，产生抗利尿作用。

【临床应用】

本品系广谱抗癫痫药，对多种癫痫的动物模型均有治疗作用，是治疗精神运动性发作的首选药，同时还有抗复合性局限性发作和小发作的作用。对癫痫并发的精神症状亦有效果。治疗神经痛效果优于苯妥英钠。临床上还可用于治疗尿崩症。本品还具有很强的抗抑郁作用，对锂盐无效的躁狂症、抑郁症也有效，副作用比锂盐少而疗效好。

【不良反应与用药监护】

常见的不良反应有：眩晕、视物模糊、恶心呕吐、共济失调、手指震颤、水钠潴留，亦可有皮疹和心血管反应。不需中断治疗，一周左右逐渐消退。

偶见的严重不良反应有骨髓抑制（如再生障碍性贫血、粒细胞缺乏、血小板减少），肝损害等。护士需提醒患者用药注意事项：轻微和一般性疼痛不需要用卡马西平；饭后立即服药，可减少胃肠道症状；癫痫患者突然停药可引起惊厥或癫痫持续状态。

【药物相互作用】

卡马西平可诱导肝药酶，增强其他药物的代谢速率，如扑米酮、苯妥英钠、乙琥胺、丙戊酸钠和氯硝西泮。

苯巴比妥(phenobarbital)

苯巴比妥(又称鲁米那),是巴比妥类中最有效的一种抗癫痫药物,也是 1921 年用于抗癫痫的第一个有机化合物,至今仍以起效快、疗效好、毒性小和价格低而广泛用于临床。

【药理作用】

除镇静催眠作用外,苯巴比妥还有抗癫痫作用,其抗癫痫作用强、广谱、起效快。苯巴比妥既能抑制病灶的异常放电,又能抑制异常放电的扩散。抗癫痫作用机制可能与以下作用有关:①与突触后膜上的 GABA-苯二氮䓬大分子受体的一个变构调节单位结合,增加 GABA 介导的 Cl^- 内流,导致膜超极化,降低膜兴奋性;②阻断突触前膜 Ca^{2+} 的摄取,减少 Ca^{2+} 依赖性的神经递质(NE,ACh 和谷氨酸等)的释放。此外,在较高浓度时也可阻滞 Na^+ 和 Ca^{2+}(L 型和 N 型)通道。

【临床应用】

本品对大多数惊厥动物模型有效,临床上主要用于治疗癫痫大发作及癫痫持续状态,对单纯的局限性发作及精神运动性发作也有效,对小发作和婴儿痉挛效果差。苯巴比妥作为镇静催眠药,大剂量对中枢抑制作用明显,均不作为首选药。在控制癫痫持续状态时,临床更倾向于用戊巴比妥钠静脉注射。

【不良反应与用药监护】

本品系镇静催眠药物(不良反应参见第十章),需给药数周后才能达到最大抗癫痫效果。用药初期易出现嗜睡、精神萎靡等副作用,长期使用易产生耐受性。护士用药时需注意本药为肝药酶诱导剂,与其他药物联合应用时应注意相互影响。

扑米酮(primidone)

扑米酮又称去氧苯巴比妥或扑痫酮,作用机制与苯巴比妥相似,即可增强 $GABA_A$ 受体活性,抑制谷氨酸的兴奋性,作用于钠、钙通道。与苯妥英钠和卡马西平合用有协同作用,与苯巴比妥合用无意义。本品与苯巴比妥相比无特殊优点,且价格较贵,仅用于其他药物无效的患者。

常见不良反应有中枢神经系统症状:镇静、嗜睡、眩晕、复视、共济失调等;偶见呼吸困难、荨麻疹、眼睑肿胀或胸部紧迫感;血液系统毒性反应有:白细胞减少、血小板减少、贫血等。用药期间应注意检查血象,严重肝、肾功能不全者禁用。

乙琥胺(ethosuximide)

乙琥胺属琥珀酰亚胺类,1958 年首次报道可用于治疗失神性发作。

【体内过程】口服后吸收完全,3 小时血药浓度达高峰,血浆蛋白结合率低,长期用药时脑脊液内的药物浓度可接近血浆药物浓度。控制失神发作的有效血浆浓度为 40~100 μg/mL。儿童血浆药物浓度达稳定水平需 4~6 天,成人需要更长时间。儿童血浆 $t_{1/2}$ 约 30 小时,成人 $t_{1/2}$ 为 40~50 小时。大约 25% 的乙琥胺以原形从尿排出,其余在肝脏代谢失活,主要代谢产物是羟乙基衍生物,与葡萄糖醛酸结合后经尿排出体外。

【药理作用】乙琥胺在临床用药浓度高于治疗浓度时,还可以抑制 Na^+-K^+-ATP 酶,抑制 GABA 转氨酶的作用。

【临床应用】乙琥胺可对抗戊四氮引起的阵挛性惊厥。对小发作疗效好,其疗效虽稍逊于氯硝西泮,但副作用及耐受性的产生较少,故仍为临床治疗小发作(失神性发作)的首选药,对其他类型癫痫无效。

【不良反应与用药监护】乙琥胺毒性低,常见的副作用为胃肠道反应,其次为中枢神经系统症状。有神经病史者慎用,易引起精神行为异常,表现为焦虑、抑郁、短暂的意识丧失、攻击行为、多动、精神不集中和幻听等。偶见嗜酸性粒细胞缺乏症或粒细胞缺失症,严重者发生再生障碍性贫血。有精神病史者易引起精神行为异常,故应慎用。

丙戊酸钠(Sodium Valproate)

丙戊酸钠 1964 年用于治疗癫痫获得成功。

【体内过程】口服吸收迅速而完全,钠盐生物利用度接近 100%,1~4 小时血药浓度达到高峰。有效血药浓度为 30~100 μg/mL,血浆蛋白结合率为 90%,可通过血-脑屏障,通过胎盘进入胎儿血液循环,也可从乳汁分泌。在肝脏代谢,大部分以原形排出,小部分经 β 氧化后与葡萄糖醛酸结合从尿中排出,血浆 $t_{1/2}$ 约 15 小时。

【药理作用】本品不抑制癫痫病灶放电,但能阻止病灶异常放电的扩散。丙戊酸钠抗癫痫作用与 GABA 有关,它是 GABA 转氨酶和琥珀酸半醛脱氢酶抑制剂,能减少 GABA 代谢,增加脑内 GABA 含量;还能提高谷氨酸脱羧酶活性,使 GABA 生成增多,并能提高突触后膜对 GABA 的反应性,从而增强 GABA 能神经突触后抑制作用。

【临床应用】本品为广谱抗癫痫药,临床上对各类型癫痫都有一定疗效,对大发作疗效不及苯妥英钠、苯巴比妥,但当上述药无效时,用本药仍有效。对小发作疗效优于乙琥胺,但因其肝脏毒性而不作为首选药物。对精神运动性发作疗效与卡马西平相似。对复杂部分性发作疗效近似卡马西平,对非典型的小发作疗效不及氯硝西泮。它是大发作合并小发作时的首选药物,对其他药物未能控制的顽固性癫痫也有效。

【不良反应与用药监护】常见消化系统症状有恶心、呕吐和腹痛等,故宜饭后服用。中枢神经系统反应少,主要表现为嗜睡、平衡失调、乏力、震颤等。严重的毒性作用为发生肝损害,30% 患者在服药几个月内出现无症状性肝功能异常,主要表现为天冬氨酸氨基转移酶升高。偶见重症肝炎、急性胰腺炎和高氨血症。少数患者出现皮疹、脱发、血小板减少和血小板聚集障碍所致的出血时间延长。护士需注意患者用药期间应提醒定期检查肝功能和血象。

【药物相互作用】丙戊酸钠能提高苯妥英钠、苯巴比妥、氯硝西泮和乙琥胺的血药总浓度和抗癫痫作用,而苯妥英钠、苯巴比妥、扑米酮和卡马西平则能降低丙戊酸钠的血药浓度和抗癫痫作用。

苯二氮䓬类

苯二氮䓬类(BZ)具有抗惊厥及抗癫痫作用,可抑制病灶放电向周围扩散,但不能消除这种异常放电,仅为癫痫持续状态的首选药。常用的药物有地西泮、硝西泮、氯硝西泮和劳拉西泮。

1. 地西泮(Diazepam,安定)

是治疗癫痫持续状态的首选药物。口服吸收迅速而完全,肌内注射吸收缓慢,静脉注射显效快,较其他药物安全。在癫痫持续状态的急性期,地西泮与劳拉西泮联用作用持续时间更长，致使肌痉挛消失，然后用苯妥英钠静脉注射维持疗效。静脉注射速度过快可引起呼吸抑制，宜缓慢注射（1mg/min）。

2. 硝西泮（Nitrazepam，硝基安定）

主要用于癫痫小发作，特别是肌阵挛性发作及婴儿痉挛等，也可用于抗惊厥。在正常用量或稍微超量时，中毒反应相对少见，儿童大量服用可见黏液和唾液分泌增多。

3. 氯硝西泮（Clonazepam，氯硝安定）

抗癫痫谱较广，对癫痫小发作疗效较地西泮好，对肌阵挛性发作、婴儿痉挛也有效。静脉注射还可治疗癫痫持续状态。其抗癫痫作用机制主要是与增强脑内 GABA 抑制功能有关。氯硝西泮不良反应一般较轻，常见中枢神经系统反应和消化系统症状，停药后可恢复。但易产生耐受性，久服突然停药可加剧癫痫发作，甚至诱发癫痫持续状态。故乙琥胺仍为小发作的首选药。

氟桂利嗪（Flunarizine）

氟桂利嗪为双氟化哌嗪衍化物，是强效钙拮抗药。多年来主要用于治疗偏头痛和眩晕症，近年发现它具有较强的抗惊厥作用，对多种动物癫痫模型均有不同程度的治疗作用，对抗电休克惊厥作用较强，而对戊四氮引起的阵挛性惊厥无效。本药是一种安全、有效的抗癫痫药，临床适用于各型癫痫，尤其对局限性发作、大发作效果较好。毒性小，严重不良反应少见，常见不良反应为困倦。

◇ 三、抗癫痫药的用药原则及注意事项

癫痫是一种慢性疾病，虽然神经外科治疗可使一些患者康复，但主要治疗手段仍然是长期使用抗癫痫药物，防止发作，甚至是终身用药。抗癫痫药的用药原则及用药期间注意事项包括以下几点：

1. 根据发作类型合理选用抗癫痫药物（见表11-1）。

2. 单药治疗，小剂量开始，如合并用药则不超过 3 种。单纯型癫痫最好选用一种有效药物，一般从小剂量开始逐渐增加剂量，达到理想效果后进行维持治疗。单药治疗的优点是无药物间相互作用、不良反应少、费用少、依从性好，单药治疗可使约 65% 的发作得到控制。若单用一种药难以奏效或混合型癫痫患者，常需合并用药。联合用药一般不宜超过 3 种药物，要注意药物间的相互作用可能引起的不良反应。

3. 更换药物时，采取逐渐过渡换药。治疗中不可随便更换药物。需更换药物时，应采取逐渐过渡换药，即在原药基础上加用新药，待其发挥疗效后，再逐渐撤销原药。否则可致癫痫发作或癫痫持续状态。

4. 治疗过程中不宜突然停药。即使症状完全控制后也不可随意停药，至少应维持治疗 2~3 年后方可在数个月甚至 1~2 年内逐渐停药，防止反跳，有些病例需终身用药。

5. 长期用药应注意毒副作用。特别是应定期检查血象、肝功能等。

6. 孕妇服用抗癫痫药引起畸胎及死胎概率较高，应慎用。

第三节 抗惊厥药

惊厥是中枢神经系统过度兴奋的一种症状，表现为全身骨骼肌不自主地强烈收缩，呈强直性或阵挛性抽搐。多伴有意识障碍，如救治不及时，可危及生命。惊厥发病与多种因素相关，包括遗传、感染、中毒、微量元素缺乏、离子紊乱、神经递质失衡等。治疗需标本兼顾，维持生命功能，控制惊厥发作症状，预防复发。多见于小儿高热、子痫、破伤风、癫痫大发作和中枢兴奋药中毒等。常用抗惊厥药包括巴比妥类、苯二氮䓬类中的部分药物、水合氯醛以及硫酸镁。

硫酸镁(Magnesium sulfate)

硫酸镁可因给药途径不同而产生不同的药理作用。口服给药很少吸收，有泻下和利胆作用，外用热敷可消炎去肿，注射给药则产生全身作用。

【药理作用】镁(Mg^{2+})是细胞内重要的阳离子，主要存在于细胞内液，细胞外液仅占5%。血液中Mg^{2+}为$2\sim3.5$ mg/100 mL，低于此浓度时，神经及肌肉的兴奋性升高。Mg^{2+}参与多种酶活性的调节，在神经冲动传递和神经肌肉应激性维持等方面发挥重要作用。注射硫酸镁能抑制中枢及外周神经系统，使骨骼肌、心肌、血管平滑肌松弛，从而发挥肌松和降压作用。作用机制可能是由于Mg^{2+}和Ca^{2+}化学性质相似，可特异性地竞争Ca^{2+}结合位点，拮抗Ca^{2+}的作用。如运动神经末梢ACh的释放过程需要Ca^{2+}参与，而Mg^{2+}竞争拮抗Ca^{2+}的这种作用，干扰ACh的释放，使神经肌肉接头处ACh减少，导致骨骼肌松弛。同时Mg^{2+}也作用于中枢神经系统，引起感觉及意识丧失。出于同样原理，当Mg^{2+}过量中毒时亦可用Ca^{2+}来解救。

【临床应用】临床上主要用于缓解子痫、破伤风等的惊厥，也常用于高血压危象。临床上常以肌内注射或静脉滴注给药。

【不良反应与用药监护】护士需注意硫酸镁注射的安全范围很窄，血浆镁离子浓度超过3.5 mmol/L即可出现中毒症状。血镁过高即可抑制延髓呼吸中枢和血管运动中枢，引起呼吸抑制、血压骤降和心搏骤停。肌腱反射消失是呼吸抑制的先兆，连续注射过程中应经常检查肌腱反射。中毒时应立即进行人工呼吸，并缓慢注射氯化钙和葡萄糖酸钙加以对抗。

课后拓展资源

护理用药小结	第十一章课后练习	常用制剂及用法

第十二章

治疗中枢神经系统退行性疾病药

☞ **导学资源**

知识导图　　　　PPT课件

学习目标

1. 熟悉左旋多巴、苄丝肼的作用特点、用途及不良反应。
2. 治疗阿尔茨海默病药的作用特点。
3. 利用所学内容能够做好帕金森病患者和阿尔茨海默病患者的护理工作。

案例导入

患者，男，65岁，因"左侧肢体抖动、僵硬5年，累及右侧3年"，门诊以帕金森病收入院。患者近5年来无明显诱因出现左上肢不自主抖动，安静状态下明显，紧张、激动时加重，睡眠后消失；伴左侧肢体活动不灵活、僵硬。症状逐渐加重，波及右侧肢体。医生给于：美多巴250 mg，口服，3次/天，用药后上述症状减轻。讨论：

请思考：

1. 美多巴由哪些药物组成？它们合用的目的是什么？
2. 长期应用该药可出现哪些不良反应？应如何进行用药监护？

中枢神经系统退行性疾病是指一组由慢性进行性中枢神经组织退行性变性而产生的疾病的总称。主要包括帕金森病、阿尔茨海默病、亨廷顿病、肌萎缩侧索硬化症等。虽然本组疾病的病因及病变的部位各不相同，但神经细胞发生退行性病理学改变是其共同的特征，其确切病因和发病机制尚不清楚。流行病学调查结果显示，帕金森病和阿尔茨海默病主要发生于中老年人。随着社会发展，人口老龄化问题日益突出，该类疾病是仅次于心血管疾病和癌症的严重影响人类健康和生活质量的疾病。但是，除帕金森病患者通过合理用药可延长其寿命和提高生活质量外，其余疾病的治疗效果还难以令人满意。本章重点介绍治疗帕金森病和阿尔茨海默病药。

第一节　抗帕金森病药

◆ 一、帕金森病发病机制简介

帕金森病（PD）又称震颤麻痹，是一种主要表现为进行性锥体外系功能障碍的中枢神经系统退行性疾病。其典型症状为静止震颤、肌肉强直、运动迟缓和共济失调。临床上按不同病因分为：原发性、动脉硬化性、脑炎后遗症和化学药物中毒（如 Mn^{2+}、CO、抗精神病药物中毒）等4类，它们均出现相同的主要症状，总称为帕金森综合征。

PD 的发病原因及机制尚不清楚。1960年，奥地利医生 Hornykiewicz 首先发现原发性 PD 患者的黑质和纹状体内多巴胺含量极度减少。其后研究又发现 PD 患者黑质多巴胺能神经元几乎完全丢失，导致其投射到纹状体的神经纤维末梢退行性变性。以此为基础提出的发病机制假说即"多巴胺学说"。该学说认为，帕金森病是因纹状体内多巴胺（DA）减少或缺乏所致，其原发性因素是黑质内多巴胺能神经元退行性病变。帕金森病患者因黑质病变，DA 合成减少，使纹状体 DA 含量减少，造成黑质-纹状体通路多巴胺能神经功能减弱，胆碱能神经功能相对占优势，因而出现肌张力增高症状。该学说得到许多事实支持：死于帕金森病的患者纹状体中 DA 含量仅为正常人的5%~10%；提高脑内 DA 含量或应用 DA 受体激动药可显著缓解震颤麻痹等症状；耗竭黑质-纹状体内 DA、用神经毒素 MPTP 选择性地破坏黑质 DA 能神经元或长期使用 DA 受体拮抗药可导致震颤麻痹；胆碱受体阻断药可缓解帕金森病的某些症状。

经典的抗帕金森病药主要包括拟多巴胺类药和抗胆碱药两类。前者通过直接补充 DA 前体物或抑制 DA 降解而产生作用；后者通过拮抗相对过高的胆碱能神经功能而缓解症状。两药合用可增加疗效，其总体目标是恢复多巴胺能和胆碱能神经系统功能的平衡状态。其他治疗手段如脑深部电刺激（DBS）疗法已经成为治疗中晚期帕金森病的有效疗法。一些新的治疗手段如多功能干细胞移植、基因干预治疗等正在探索之中。其中，国际上部分研究团队已经计划开展临床试验，将诱导性多功能干细胞移植技术应用到帕金森病的治疗。

◆ 二、拟多巴胺类药

（一）多巴胺的前体药

左旋多巴（Levodopa）

左旋多巴是由酪氨酸形成儿茶酚胺的中间产物，即 DA 的前体，现已人工合成。

【体内过程】口服后经小肠芳香族氨基酸转运体迅速吸收，0.5~2 小时达峰值。血浆 $t_{1/2}$

较短，为1~3小时。食物中的其他氨基酸可与左旋多巴竞争同一转运载体，从而减少药物的吸收。胃排空延缓、胃酸pH偏低或高蛋白饮食等均可降低其生物利用度。口服后极大部分在肠黏膜、肝和其他外周组织脱羧形成多巴胺，仅1%左右的左旋多巴能进入中枢神经系统发挥疗效。左旋多巴在外周脱羧形成多巴胺后，易引起不良反应，主要有恶心、呕吐。若同时合用氨基酸脱羧酶抑制药，可减少外周DA生成，使左旋多巴更多地进入脑内，增加血和脑内左旋多巴达3~4倍，转化为DA而生效，并可减少不良反应。左旋多巴生成的多巴胺一部分通过突触前的摄取机制返回多巴胺能神经末梢，另一部分被单胺氧化酶(MAO)或儿茶酚胺甲基转移酶(COMT)代谢，经肾排泄。

【药理作用】左旋多巴是多巴胺的前体，通过血-脑屏障后，补充纹状体中多巴胺的不足而发挥治疗作用。

【临床应用】治疗各种类型的PD患者，不论年龄、性别差异和病程长短均适用，但对吩噻嗪类等抗精神病药所引起的帕金森综合征无效。其作用特点为：①疗效与黑质-纹状体病损程度相关，轻症或较年轻患者疗效好，重症或年老体弱者疗效较差；②对肌肉僵直和运动困难的疗效好，对肌肉震颤的疗效差；③起效慢，用药2~3周出现体征改善，用药1~6个月后疗效最强。

用药早期，左旋多巴可使80%的PD患者症状明显改善，其中20%的患者可恢复到正常运动状态。服用后先改善肌肉强直和运动迟缓，后改善肌肉震颤；其他运动功能如姿态、步态联合动作、面部表情、言语、书写、吞咽、呼吸均可改善。也可使情绪好转，对周围事物反应增加，但对痴呆症状效果不明显。随着用药时间的延长，本品的疗效逐渐下降，3~5年后疗效已不显著。其原因可能与病程的进展、受体下调以及其他代偿机制有关。此阶段，有些患者对左旋多巴的缓冲能力丧失，疗效出现波动，最后发展为药效消失，同时服用COMT抑制药恩他卡朋对此有一定预防作用。据统计，服用左旋多巴的PD患者与未服者相比寿命明显延长、生活质量明显提高。

【不良反应与用药监护】不良反应分为早期和长期两大类。

1. 早期反应

(1)胃肠道反应：治疗早期约80%患者出现厌食、恶心、呕吐，数周后能耐受，应用氨基酸脱羧酶抑制药后可明显减少。此乃左旋多巴在外周和中枢脱羧成DA，分别直接刺激胃肠道和兴奋延髓催吐化学感受区受体之故，D_2受体阻断药多潘立酮是消除恶心、呕吐的有效药。还可引起腹胀、腹痛和腹泻等，饭后服药或剂量递增速度减慢，可减轻上述症状。偶见溃疡出血或穿孔。

(2)心血管反应：治疗初期少部分患者出现直立性低血压，其原因可能是外周形成的DA一方面作用于交感神经末梢，反馈性抑制交感神经末梢释放去甲肾上腺素；另一方面作用于血管壁的DA受体，舒张血管。还有些患者出现心律不齐，主要是由于新生的多巴胺作用于心脏β受体的缘故，可用β受体阻断药加以治疗。

2. 长期反应

(1)运动过多症：是异常动作舞蹈症的总称，也称为运动障碍。是由于服用大量左旋多巴后，多巴胺受体过度兴奋，出现手足、躯体和舌的不自主运动，服用2年以上者发生率达90%。

(2)症状波动：服药3~5年后，有40%~80%患者出现症状快速波动，重则出现"开-关反应"。"开"时活动正常或几近正常,而"关"时突然出现严重的 PD 症状。症状波动的发生与 PD 的发展导致多巴胺的储存能力下降有关,此时患者更依赖于左旋多巴转运入脑的速率以满足多巴胺的生成。为减轻症状波动,可使用左旋多巴/氨基酸脱羧酶抑制药缓释剂或用多巴胺受体激动药,或加用 MAO 抑制药如司来吉兰等,也可调整用药方法,即改用静脉滴注、增加服药次数而不增加或减少药物剂量等。

(3)精神症状:出现精神错乱的病例占 10%~15%,有逼真的梦幻、幻想、幻视等,也有抑郁症等精神病症状,可能与 DA 作用于皮质下边缘系统有关,只能用非经典安定药如氯氮平治疗,它不引起或加重 PD 患者锥体外系运动功能失调,或迟发性运动失调。

【药物相互作用】维生素 B_6 是多巴脱羧酶的辅基,能加速左旋多巴在外周组织转化成 DA,可增强左旋多巴外周副作用,降低疗效;抗精神病药物,如吩噻嗪类和丁酰苯类均能阻滞黑质-纹状体多巴胺通路功能,利血平耗竭黑质-纹状体中的多巴胺,它们均能引起锥体外系运动失调,出现药源性 PD,对抗左旋多巴的疗效;抗抑郁药能引起直立性低血压,加强左旋多巴的副作用。以上药物不能与左旋多巴合用。

(二)左旋多巴的增效药

1.氨基酸脱羧酶抑制药

卡比多巴(carbidopa)

卡比多巴又称洛得新,卡比多巴不能通过血-脑屏障,与左旋多巴合用时,仅能抑制外周氨基酸脱羧酶。此时,由于左旋多巴在外周的脱羧作用被抑制,进入中枢神经系统的左旋多巴增加,使用量可减少 75%,而使不良反应明显减少,症状波动减轻,作用不受维生素 B_6 的干扰。本品与左旋多巴组成的复方制剂称为心宁美,混合比例为 1:4 或 1:10,现有心宁美控释剂。

苄丝肼(Benserazide)

苄丝肼,又称羟苄丝肼、色拉肼。与左旋多巴组成的复方制剂美多巴,比例为 1:4,其作用特性与心宁美相同。

2.单胺氧化酶抑制药

人体内单胺氧化酶(MAO)分为 A、B 两型,MAO-A 主要分布于肠道,其功能是对食物、肠道内和血液循环中的单胺进行氧化脱氨代谢;MAO-B 主要分布于黑质-纹状体,其功能是降解 DA。

硝替卡朋(Nitecapone)

硝替卡朋增加纹状体中左旋多巴和多巴胺。因其不易通过血-脑屏障,当与卡比多巴合用时,它只抑制外周的 COMT,而不影响脑内 COMT,增加纹状体中左旋多巴的生物利用度。

托卡朋(Tolcapone)、恩他卡朋(entacapone)

托卡朋和恩他卡朋为新型 COMT 抑制药,能延长左旋多巴半衰期,稳定血浆浓度,使更多的左旋多巴进入脑组织,安全而有效地延长症状波动患者"开"的时间。其中托卡朋是唯一能同时抑制外周和中枢 COMT 的药物,比恩他卡朋生物利用度高,半衰期长,COMT 抑制作用也更强，而恩他卡朋仅抑制外周 COMT。两者均可明显改善病情稳定的 PD 患者日常生活能力和运动功能，尤适用于伴有症状波动的患者。托卡朋的主要不良反应为肝损害，甚至出现暴发性肝衰竭，因此仅适用于其他抗 PD 药物无效时，且应用时需严密监测肝功能。

(三) 多巴胺受体激动药

溴隐亭 (bromocriptine)

溴隐亭又称溴麦角隐亭、溴麦亭，为多巴胺受体强激动剂；对外周多巴胺受体、α 受体也有较弱的激动作用。小剂量溴隐亭首先激动结节-漏斗通路受体，抑制催乳素和生长激素分泌，用于治疗乳溢闭经综合征和肢端肥大症；增大剂量可激动黑质-纹状体多巴胺通路的受体，与左旋多巴合用治疗 PD 取得较好疗效，能减少症状波动。

不良反应较多，消化系统常见食欲减低、恶心、呕吐、便秘，对消化性溃疡患者可诱发出血。用药初期，心血管系统常见直立性低血压。长期用药可出现无痛性手指血管痉挛，减少药量可缓解；也可诱发心律失常，一旦出现应立即停药。运动功能障碍方面的不良反应类似于左旋多巴。精神系统症状比左旋多巴更常见且严重，如幻觉、错觉和思维混乱等，停药后可消失。其他不良反应包括头痛、鼻塞、腹膜和胸膜纤维化、红斑性肢痛。

利舒脲 (Lisuride)

利舒脲为多巴胺受体激动药，激动作用比溴隐亭强 1000 倍，用于治疗 PD 的优点有改善运动功能障碍、减少严重的"开-关反应"和左旋多巴引起的运动过多症 (即异常动作舞蹈症)。

阿扑吗啡 (apomorphine)

阿扑吗啡又称去水吗啡，为多巴胺受体激动药，可用于治疗 PD，改善严重的"开-关反应"，但长期用药会引起 QT 间期延长，肾功能损害和精神症状。仅用于其他药物如多巴胺受体激动药或 COMT 抑制药对"开-关反应"无效时。

(四) 促多巴胺释放药

金刚烷胺 (Amantadine)

金刚烷胺又称金刚烷。可能通过多种方式加强多巴胺的功能，如促进左旋多巴进入脑循环，增加多巴胺合成、释放和减少多巴胺重摄取、较弱的抗胆碱作用等，表现出多巴胺受体激动药的作用。近年来认为其作用机制与拮抗 NMDA 受体有关。其抗帕金森病的特点为：用药后显效快，作用持续时间短，应用数天即可获得最大疗效，但连用 6~8 周后疗效逐渐减弱，对 PD 的肌肉强直、震颤和运动障碍的缓解作用较强，优于抗胆碱药物，但不及左旋多巴。长期用药时常见下肢皮肤出现网状青斑，可能与儿茶酚胺释放引起外周血管收缩有关。此外，可引起精神不安、失眠和运动失调等。偶致惊厥，癫痫患者禁用。

三、抗胆碱药

M 受体阻断药对早期 PD 患者有较好的治疗效果，对晚期严重 PD 患者的疗效差，可与左旋多巴合用。阿托品、东莨菪碱是最早用于治疗 PD 的 M 胆碱受体阻断药，但因外周抗胆碱作用引起的副作用大，因此现主要使用合成的中枢性 M 胆碱受体阻断药。

苯海索（Trihexyphenidyl）

苯海索（安坦）口服易吸收，通过拮抗胆碱受体而减弱黑质-纹状体通路中 ACh 的作用，抗震颤效果好，也能改善运动障碍和肌肉强直；外周抗胆碱作用为阿托品的 1/10～1/3，对少数不能接受左旋多巴或多巴胺受体激动药的 PD 患者，可用本药治疗。副作用与阿托品相同，但症状较轻。禁用于青光眼和前列腺肥大患者。对 PD 疗效有限，副作用较多，现已少用。

本类药物可阻断中枢 M 受体，抑制黑质-纹状体通路中 ACh 的作用，对帕金森病的震颤和僵直有效，但对动作迟缓无效。其疗效不如左旋多巴，临床上主要用于早期轻症患者、不能耐受左旋多巴或禁用左旋多巴的患者、抗精神病药所致的帕金森综合征。此外，有报道认为本类药物可能加重帕金森病患者伴有的痴呆症状。因此，伴有明显痴呆症状的帕金森病患者应慎用本类药物。

苯扎托品（Benztropine）

苯扎托品（托品），作用近似阿托品，具有抗胆碱作用，同时还有抗组胺、局部麻醉和大脑皮质抑制作用。临床应用及不良反应同苯海索。

第二节　治疗阿尔茨海默病药

◆ 一、阿尔茨海默病发病机制

老年性痴呆症可分为原发性痴呆症、血管性痴呆症和两者的混合型，前者又称阿尔茨海默病（AD），是一种与年龄高度相关的、以进行性认知障碍和记忆力损害为主的中枢神经系统退行性疾病。表现为记忆力、判断力、抽象思维等一般智力的丧失，但视力、运动能力等则不受影响。痴呆是一类综合征，患者除了存在上述认知障碍外，还表现出精神行为的改变。随着人类寿命的延长和社会老龄化问题的日益突出，AD 患者的数量和比例将持续增高。

AD 与老化有关，但与正常老化又有本质区别，其发病机制目前尚未完全明确。在 AD 患者的大脑中发现胆碱能神经元明显减少，胆碱能活性和乙酰胆碱含量降低，这些被认为与 AD 的认知症状有关。

尽管有关 AD 的研究进展很快，但迄今尚无十分有效的治疗方法。现有的药物治疗基于以下理由：AD 主要表现为认知和记忆障碍，而认知和记忆障碍的主要解剖基础为海马组织结构的萎缩，功能基础主要为胆碱能神经兴奋传递障碍和中枢神经系统内胆碱能神经元数目减少等。目前采用的两种比较特异性的治疗策略分别是增加中枢胆碱能神经功能和拮抗谷氨酸能神经的功能，其中胆碱酯酶抑制药和 NMDA 受体拮抗药效果相对肯定，能有效地缓解认知功能下降的症状，但不能从根本上消除病因。

此外，改善 AD 认知功能的药物均有一定改善精神症状的作用。如果非药物治疗和改善认知的药物治疗后患者仍有较严重的精神症状,可根据症状分别给予抗精神病药、抗抑郁药和苯二氮䓬类药物进行治疗。

二、胆碱酯酶抑制药

本类药物中的他克林是美国 FDA 批准的第一个治疗 AD 的药物,为第一代可逆性中枢 AChE 抑制药,因有严重不良反应,特别是肝毒性,现已撤市。

多奈哌齐(Donepezil)

多奈哌齐为第二代可逆性中枢 AChE 抑制药。

【体内过程】多奈哌齐口服后吸收良好,进食和服药时间对药物吸收无影响,生物利用度为 100%,达峰时间 3~4 小时,半衰期长,$t_{1/2}$ 约为 70 小时,故可每天服用 1 次。药物主要由肝药酶代谢,主要经肾脏排泄,少量以原药形式随尿排出。

【药理作用】通过抑制 AChE 来增加中枢 ACh 的含量,对丁酰胆碱酯酶无作用。

【临床应用】用于改善患者的认知功能,延缓病情发展。用于轻至中度 AD 患者。具有剂量小、毒性低和价格相对较低等优点。

【不良反应】

1. 全身反应,较常见的有流感样胸痛、牙痛等;
2. 心血管系统反应,如高血压,血管扩张、低血压,心房颤动等;
3. 大便失禁、胃肠道出血、腹部胀痛等;
4. 神经系统反应,如谵妄、震颤、眩晕、易怒、感觉异常等;
5. 其他,如脱水、尿失禁、呼吸困难、视物模糊等。

利斯的明(Rivastigmine)

利斯的明(卡巴拉汀)属于第二代 AChE 抑制药,能选择性地抑制大鼠大脑皮质和海马中的 AChE 活性,而对纹状体、脑桥以及心脏的 AChE 活性抑制力很小。本品可改善 AD 患者胆碱能神经介导的认知功能障碍,提高认知能力,如记忆力、注意力和方位感,尚可减慢淀粉样蛋白前体(APP)的形成。利斯的明口服迅速吸收,血浆蛋白结合率约为 40%,易透过血-脑屏障。临床试验表明,本品具有安全、耐受性好、不良反应轻等优点,且无外周活性,尤其适用于伴有心脏、肝脏以及肾脏等疾病的 AD 患者,是极有前途的 AD 治疗药。主要不良反应有恶心、呕吐、乏力、眩晕、精神混乱、嗜睡、腹痛和腹泻等,继续服用一段时间或减量一般可消失。国内临床试验资料显示,除消化道不良反应发生率略高于多奈哌齐,其他不良反应与多奈哌齐相似。禁用于严重肝、肾损害患者及哺乳期妇女。病态窦房结综合征、房室传导阻滞、消化性溃疡、哮喘、癫痫、肝或肾功能中度受损患者慎用。

加兰他敏(Galanthamine)

加兰他敏属于第二代 AChE 抑制药,对神经元中的 AChE 有高度选择性,抑制神经元中 AChE 的能力比抑制血液中丁酰胆碱酯酶的能力强 50 倍,是 AChE 竞争性抑制药。在胆碱能高度不足的区域(如突触后区域)活性最大。用于治疗轻、中度 AD,临床有效率为 50%~

60%，疗效与他克林相当，但无肝毒性。用药后 6~8 周治疗效果开始明显。本品可能成为 AD 治疗的首选药。主要不良反应表现为治疗早期(2~3 周)患者可有恶心、呕吐及腹泻等胃肠道反应，稍后即消失。

石杉碱甲(Huperzine A)

石杉碱甲(哈伯因)是我国学者于 1982 年从石杉科植物千层塔中分离得到的一种新生物碱。

【体内过程】口服吸收迅速、完全，生物利用度为 96.9%，易通过血-脑屏障。原形药物及代谢产物经肾排出。

【药理作用】为强效、可逆性胆碱酯酶抑制药，有很强的拟胆碱活性，能易化神经肌肉接头递质传递。对改善衰老性记忆障碍及老年痴呆患者的记忆功能有良好作用；在改善认知功能方面，与高压氧治疗相比效果显著。

【临床应用】用于老年性记忆功能减退及 AD 患者，改善其记忆和认知能力。

【不良反应】常见不良反应有恶心、头晕、多汗、腹痛、视物模糊等，一般可自行消失，严重者可用阿托品拮抗。严重心动过缓、低血压及心绞痛、哮喘、肠梗阻患者慎用。

◆ 三、NMDA 受体非竞争性拮抗药

美金刚(Memantin)

美金刚(金刚胺)是使用依赖性的 NMDA 受体非竞争性拮抗药，当谷氨酸以病理量释放时，美金刚可减少谷氨酸的神经毒性作用，当谷氨酸释放过少时，美金刚可改善记忆过程所需谷氨酸的传递。临床研究表明，该药能显著改善轻度至中度血管性痴呆症患者的认知能力，而且对较严重的患者效果更好；对中度至重度的老年痴呆症患者，还可显著改善其动作能力、认知障碍和社会行为。美金刚是第一个用于治疗晚期 AD 的 NMDA 受体非竞争性拮抗药，将美金刚与 AChE 抑制药同时使用效果更好。

不良反应及注意事项：①服后有轻微眩晕、不安、头重、口干等。饮酒可能加重不良反应。②肝功能不良、意识紊乱患者以及孕妇、哺乳期妇女禁用。③肾功能不良时减量。

☞ 课后拓展资源

| 护理用药小结 | 第十二章课后练习 | 常用制剂及用法 |

第十三章

抗精神失常药

导学资源

知识导图   PPT课件   学习视频

学习目标

1. 掌握氯丙嗪的药理作用、用途、不良反应及注意事项。
2. 熟悉抗精神病药的分类及各类代表药的特点。
3. 根据所学内容能够做好抗精神失常药物的用药监护,懂得关爱特殊患者。

案例导入

患者,女,29岁,家属代述患者自1年前开始出现精神异常,表现为敏感多疑,怀疑有人在其饭菜内下毒,觉得有人在其背后议论。为此患者变得不爱说话,脾气暴躁,连自己的孩子都不理不管。由于严重影响日常生活及社会交往,患者在家属陪同下就诊,初步诊断为:精神分裂症。收入住院并予以氯丙嗪治疗。

讨论:

1. 氯丙嗪治疗精神分裂症的机制是什么?
2. 长期应用氯丙嗪可导致哪些不良反应?应如何进行用药监护?

精神失常是由多种病理因素导致的精神活动障碍的一大类疾病,包括精神分裂症、躁狂症、抑郁症和焦虑症。治疗这些疾病的药物统称为抗精神失常药。根据其临床用途分为抗精神分裂症药物、抗躁狂症药物、抗抑郁药物和抗焦虑症药物。常用的抗焦虑症药为苯二氮䓬类。

第一节 抗精神分裂症药

精神分裂症是一组以思维、情感、行为之间不协调，精神活动与现实脱离为主要特征的最常见的一类精神疾病。根据临床症状，将精神分裂症分为Ⅰ型和Ⅱ型，前者以阳性症状（幻觉和妄想）为主，后者则以阴性症状（情感淡漠、主动性缺乏等）为主。本节述及的药物大多对Ⅰ型治疗效果好，对Ⅱ型则效果较差甚至无效。抗精神分裂症药也称作神经安定药，主要用于治疗精神分裂症，对其他精神疾病的躁狂症状也有效。这类药物大多是强效多巴胺受体拮抗剂，在发挥治疗作用的同时，大多数药物可引起情绪冷漠、精神运动迟缓和运动障碍等不良反应。本类药物可分为经典抗精神分裂症药和非典型抗精神分裂症药两大类，经典抗精神分裂症药根据化学结构又分为4类：吩噻嗪类、硫杂蒽类、丁酰苯类及其他。这些抗精神分裂症药大多具有相似的药理作用机制，故在此一并阐述。

【作用机制】

1. 阻断中脑-边缘系统和中脑-皮质系统多巴胺受体

对精神分裂症的病因先后已提出过许多假说，但迄今为止，只有中脑-边缘通路和中脑-皮质通路 DA 系统功能亢进的学说得到了广泛的认可，该学说认为精神分裂症是由于中枢 DA 系统功能亢进所致，减少 DA 的合成和储存能改善病情。未经治疗的Ⅰ型患者，死后病理检查发现其壳核和核团 DA 受体（尤其是 D_2 样受体）数目显著增加，目前临床使用的各种高效价抗精神分裂症药物大多是强效 DA 受体拮抗剂，对Ⅰ型精神分裂症均有较好的疗效。

DA 是中枢神经系统内最重要的神经递质之一，其通过与脑内 DA 受体结合后参与人类神经精神活动的调节，其功能亢进或减弱均可导致严重的神经精神疾病。目前认为，吩噻嗪类等抗精神分裂症药主要通过阻断中脑-边缘通路和中脑-皮质通路的 D_2 样受体而发挥疗效。目前临床使用的大多抗精神分裂症药物并不是选择性 D_2 样受体拮抗剂，因此，在发挥疗效的同时，均引起不同程度的锥体外系副作用，这是由于这些药物非特异性拮抗黑质-纹状体通路的 DA 受体所致。

2. 阻断 5-HT 受体

目前临床常用的非典型抗精神分裂症药物如氯氮平和利培酮的抗精神分裂症作用主要是通过阻断 5-HT 受体而实现的。其中，氯氮平是选择性 D_4 亚型受体拮抗剂，对其他 DA 亚型受体几乎无亲和力，对 M 胆碱受体和 α 肾上腺素受体也有较高的亲和力；氯氮平和利培酮通过拮抗 α 肾上腺素受体而改善精神分裂症的症状。利培酮拮抗 $5-HT_2$ 亚型受体的作用显著强于其拮抗亚型受体的作用。因此，即使长期应用氯氮平和利培酮，几乎无锥体外系反应发生。

◆ 一、经典抗精神分裂症药

（一）吩噻嗪类

氯丙嗪是吩噻嗪类药物的典型代表，也是应用最广泛的抗精神分裂症药物。氯丙嗪于1952 年在法国用于治疗兴奋性躁动患者获得成功，它不仅控制了患者的兴奋症状，而且对其他精神症状也有效。其后，又相继发现了对精神分裂症具有治疗作用的多个衍生物，这类药物统称为吩噻嗪类抗精神分裂症药物。

氯丙嗪（Chlorpromazine，冬眠灵）

【体内过程】氯丙嗪口服后吸收慢而不规则，到达血药浓度峰值的时间为 2～4 小时。肌内注射吸收迅速，到达血液后，90% 以上与血浆蛋白结合。氯丙嗪分布于全身，在脑、肺、肝、脾、肾中较多，其中脑内浓度可达血浆浓度的 10 倍。主要在肝代谢为多种产物，经肾排泄。因其脂溶性高，易蓄积于脂肪组织，停药后数周乃至半年后，尿中仍可检出其代谢物。不同个体口服相同剂量的氯丙嗪后血药浓度可差 10 倍以上，故给药剂量应个体化。氯丙嗪在体内的消除和代谢随年龄而递减，故老年患者须减量。

【药理作用】

1. 对中枢神经系统的作用

（1）抗精神分裂症作用：氯丙嗪对中枢神经系统有较强的抑制作用，也称神经安定作用。氯丙嗪能显著控制活动状态和躁狂状态而又不损伤感觉能力；能显著减少动物自发活动，易诱导入睡，但动物对刺激有良好的觉醒反应；与巴比妥类催眠药不同，氯丙嗪加大剂量也不引起麻醉。正常人口服治疗量氯丙嗪后，出现安静、活动减少、感情淡漠和注意力下降、对周围事物不感兴趣、答话缓滞，而理智正常，在安静环境下易入睡，但易唤醒，醒后神态清楚，随后又易入睡。精神分裂症患者服用氯丙嗪后则显现良好的抗精神分裂症作用，能迅速控制兴奋躁动状态，大剂量连续用药能消除患者的幻觉和妄想等症状，减轻思维障碍，使患者恢复理智，情绪安定，生活自理。对抑郁无效，甚至可使之加剧。

氯丙嗪等吩噻嗪类药物主要是通过拮抗中脑–边缘系统和中脑–皮质系统的 D_2 受体而发挥疗效的。但是，由于氯丙嗪对这两个通路和黑质–纹状体通路的 D_2 受体的亲和力几无差异，因此，在长期应用氯丙嗪的患者中，锥体外系反应的发生率较高。

（2）镇吐作用：氯丙嗪具有较强的镇吐作用。小剂量时即可对抗 DA 受体激动剂阿扑吗啡引起的呕吐反应，这是其拮抗了延髓第四脑室底部的催吐化学感受区的 D_2 受体的结果。大剂量的氯丙嗪直接抑制呕吐中枢。但是，氯丙嗪不能对抗前庭刺激引起的呕吐。对顽固性呃逆有效，其机制是氯丙嗪抑制位于延髓与催吐化学感受区旁呃逆的中枢调节部位。

（3）对体温调节的作用：氯丙嗪对下丘脑体温调节中枢有很强的抑制作用，与解热镇痛药不同，氯丙嗪不仅降低发热机体的体温，也能降低正常体温。氯丙嗪的降温作用随外界环境温度而变化，环境温度愈低其降温作用愈显著，与物理降温同时应用，则有协同降温作用；在炎热天气，氯丙嗪却可使体温升高，这是其干扰了机体正常散热机制的结果。

2. 对自主神经系统的作用

氯丙嗪能拮抗肾上腺素 α 受体和 M 胆碱受体。拮抗 α 受体可致血管扩张、血压下降，但由于连续用药可产生耐受性，且有较多副作用，故不适合于高血压的治疗。拮抗 M 胆碱受体作用较弱，引起口干、便秘、视物模糊。

3. 对内分泌系统的影响

结节–漏斗系统中的亚型受体可促使下丘脑分泌多种激素，如催乳素释放抑制因子、卵泡刺激素释放因子、黄体生成素释放因子和 ACTH 等。氯丙嗪拮抗 D_2 亚型受体，增加催乳素的分泌，抑制促性腺激素和糖皮质激素的分泌。氯丙嗪也可抑制垂体生长激素的分泌，可试用于巨人症的治疗。

【临床应用】

1. 精神分裂症

氯丙嗪能够显著缓解阳性症状，如进攻、亢进、妄想、幻觉等，但对冷漠等阴性症状效果不显著。急性期时药物起效较快。氯丙嗪主要用于 I 型精神分裂症（精神运动性兴奋和幻觉妄想为主）的治疗，尤其对急性患者效果显著，但不能根治，需长期用药，甚至终身治疗；对慢性精神分裂症患者疗效较差。对 II 型精神分裂症患者无效甚至加重病情。氯丙嗪对其他精神分裂症伴有的兴奋、躁动、紧张、幻觉和妄想等症状也有显著疗效。对各种器质性精神分裂症（如脑动脉硬化性精神分裂症、感染中毒性精神分裂症等）和症状性精神分裂症的兴奋、幻觉和妄想症状也有效，但剂量要小，症状控制后须立即停药。

用于临床急诊或急性期治疗，可首先采用 25～50 mg 氯丙嗪与等量异丙嗪混合，深部肌内注射或静脉滴注，快速有效地控制兴奋和急性精神分裂症性症状，然后视病情制定进一步的治疗方案。

2. 呕吐和顽固性呃逆

氯丙嗪对多种药物（如洋地黄、吗啡、四环素等）和疾病（如尿毒症和恶性肿瘤）引起的呕吐具有显著的镇吐作用，对顽固性呃逆具有显著疗效，对晕动症无效。

3. 低温麻醉与人工冬眠

物理降温（冰袋、冰浴）配合氯丙嗪应用可降低患者体温，因而可用于低温麻醉。氯丙嗪与其他中枢抑制药（哌替啶、异丙嗪）合用，则可使患者深睡，体温、基础代谢及组织耗氧量均降低，增强患者对缺氧的耐受力，减轻机体对伤害性刺激的反应，并可使自主神经传导阻滞及中枢神经系统反应性降低，机体处于这种状态，称为"人工冬眠"，有利于机体度过危险的缺氧缺能阶段，为进行其他有效的对因治疗争取时间。人工冬眠多用于严重创伤、感染性休克、高热惊厥、中枢性高热及甲状腺危象等病症的辅助治疗。

【不良反应】由于氯丙嗪的药理作用广泛，所以不良反应也较多。

1. 常见不良反应

中枢抑制症状（嗜睡、淡漠、无力等）、M 受体拮抗症状（视物模糊、口干、无汗、便秘、眼压升高等）和 α 受体拮抗症状（鼻塞、血压下降、直立性低血压及反射性心悸等）。护士用药时需注意，由于该药局部刺激性较强，可作深部肌内注射，静脉注射可致血栓性静脉炎，应以生理盐水或葡萄糖注射液稀释后缓慢注射。为防止直立性低血压，注射给药后应提醒患者立即卧床休息 2 小时左右，然后缓慢起立。

2. 锥体外系反应

长期大量服用氯丙嗪可出现 3 种反应：①帕金森综合征：表现为肌张力增高、面容呆板、动作迟缓、肌肉震颤、流涎等；②静坐不能：患者表现坐立不安、反复徘徊；③急性肌张力障碍：多出现在用药后第 1 天至第 5 天。由于舌、面、颈及背部肌肉痉挛，患者可出现强迫性张口、伸舌、斜颈、呼吸运动障碍及吞咽困难。以上 3 种反应是由于氯丙嗪拮抗了黑质-纹状体通路的 D_2 受体，使纹状体中的 DA 功能减弱、ACh 的功能增强而引起的，可用减少药量、停药来减轻或消除，也可用抗胆碱药以缓解。

此外，长期服用氯丙嗪后，部分患者还可出现一种特殊而持久的运动障碍，称为迟发性运动障碍，表现为口-面部不自主的刻板运动，广泛性舞蹈样手足徐动症，停药后仍长期不消失。其机制可能是因 DA 受体长期被拮抗、受体敏感性增加或反馈性促进突触前膜 DA 释放增加所致。此反应难以治疗，用抗胆碱药反而使症状加重，抗 DA 药使此反应减轻。

3. 精神异常

氯丙嗪本身可以引起精神异常，如意识障碍、萎靡、淡漠、兴奋、躁动、消极、抑郁、幻觉、妄想等，应与原有疾病相鉴别，一旦发生应立即减量或停药。

4. 惊厥与癫痫

少数患者用药过程中出现局部或全身抽搐，脑电有癫痫样放电，有惊厥或癫痫史者更易发生，应慎用，必要时加用抗癫痫药物。

5. 过敏反应

常见症状有皮疹、接触性皮炎。少数患者出现肝损害、黄疸，也可出现粒细胞减少、溶血性贫血和再生障碍性贫血等。

6. 心血管和内分泌系统反应

直立性低血压，持续性低血压休克，多见于年老伴动脉硬化、高血压患者，心电图异常，心律失常。长期用药还会引起内分泌系统紊乱，如乳腺增大、泌乳、月经停止、抑制儿童生长等。主要是由于氯丙嗪拮抗了 DA 介导的下丘脑催乳素释放抑制途径，引起高催乳素血症，导致乳漏、闭经及妊娠试验假阳性；正常的男性激素向雌激素转变受到影响时会导致性欲的增强。性功能障碍(阳痿、闭经)的出现可能会使得患者不合作。

7. 急性中毒

一次吞服大剂量氯丙嗪后，可致急性中毒，患者出现昏睡、血压下降至休克水平，并出现心肌损害，如心动过速、心电图异常(P-R 间期或 Q-T 间期延长，T 波低平或倒置)，此时应立即对症治疗。

【药物相互作用及禁忌证】氯丙嗪能增强其他一些药物的中枢抑制作用，如乙醇、镇静催眠药、抗组胺药、镇痛药等，联合使用时注意调整剂量。特别是当与吗啡、哌替啶(度冷丁)等合用时要注意呼吸抑制和降低血压的问题。某些肝药酶诱导剂如苯妥英钠、卡马西平等可加速氯丙嗪的代谢，应注意适当调整剂量。

氯丙嗪能降低惊厥阈，诱发癫痫，故有癫痫及惊厥史者禁用；氯丙嗪能升高眼压，青光眼患者禁用；乳腺增生症和乳腺癌患者禁用；对冠心病患者易致猝死，应慎用。

(二) 硫杂蒽类

硫杂蒽类的基本结构与吩噻嗪类相似，所以此类药物的基本药理作用与吩噻嗪类也极为相似。

氯普噻吨(Chlorprothixene)

氯普噻吨，也称泰尔登，又名氯丙硫蒽，是该类药的代表，其结构与三环类抗抑郁药相似，故有较弱的抗抑郁作用。其调整情绪、控制焦虑抑郁的作用较氯丙嗪强，但抗幻觉妄想作用不及氯丙嗪。氯普噻吨适用于带有强迫状态或焦虑抑郁情绪的精神分裂症、焦虑性神经官能症以及更年期抑郁症患者。由于其抗肾上腺素与抗胆碱作用较弱，故不良反应较轻，锥体外系症状也较少。

(三) 丁酰苯类

尽管丁酰苯类的化学结构与吩噻嗪类完全不同，但其药理作用和临床应用与吩噻嗪类相似。

氟哌啶醇（Haloperidol）

氟哌啶醇是第一个合成的丁酰苯类药物，是这类药物的典型代表。其化学结构与氯丙嗪完全不同，却能选择性拮抗 D_2 受体，有很强的抗精神分裂症作用。口服后 2~6 小时血药浓度达高峰，作用可持续 3 天。氟哌啶醇不仅可显著控制各种精神运动兴奋的作用，同时对慢性症状有较好疗效。其锥体外系副作用发生率高、程度严重，但由于其对心血管系统的副作用较轻、对肝功能影响小而保留其临床应用价值。

匹莫齐特（Pimozide）

匹莫齐特为氟哌利多的双氟苯衍生物，临床上用于治疗精神分裂症、躁狂症和秽语综合征。此药有较好的抗幻觉、妄想作用，并使慢性退缩被动的患者活跃起来。与氯丙嗪相比，其镇静、降压、抗胆碱等副作用较弱，而锥体外系反应则较强。匹莫齐特易引起室性心律失常和心电图异常（如 Q-T 间期延长、T 波改变），故对伴有心脏病的患者禁用。

（四）其他抗精神分裂症药物

舒必利（sulpiride）

舒必利属苯甲酰胺类，选择性地拮抗中脑-边缘系统 D_2 受体。对紧张型精神分裂症疗效高，奏效也较快，有药物电休克之称。此药有改善患者与周围的接触、活跃情绪、减轻幻觉和妄想的作用，对情绪低落、抑郁等症状也有治疗作用，对长期用其他药物无效的难治性病例也有一定疗效。

⬦ 二、非典型抗精神分裂症药

非典型抗精神分裂症药，又称非经典抗精神分裂症药，与经典的抗精神分裂症药相比有明确的优点：①耐受性好，依从性好，很少发生包括锥体外系反应和高催乳素血症等不良反应；②几乎所有的本类药在改善精神分裂症状尤其是阴性症状方面均较经典抗精神分裂症药强。本类药物被推荐为首发精神分裂症患者的"一线治疗药"，代表药包括氯氮平、奥氮平、利培酮、齐拉西酮、阿立哌唑等。可引起代谢性疾病如高脂血症、体重增加等。

氯氮平（Clozapine）

氯氮平属于二苯二氮䓬类，为新型抗精神分裂症药。目前在我国许多地区已将其作为治疗精神分裂症的首选药。

氯氮平为广谱神经安定药，对精神分裂症的疗效与氯丙嗪相当，但起效迅速，多在一周内见效，抗精神分裂症作用强，也适用于慢性患者；氯氮平对其他抗精神分裂症药无效的精神分裂症的阴性和阳性症状都有治疗作用。氯氮平特别的优点是几乎无锥体外系反应，与其特异性拮抗中脑-边缘系统和中脑-皮质系统的 D_4 亚型受体、对黑质-纹状体系统的 D_2 和 D_3 亚型受体几无亲和力有关。氯氮平主要用于其他抗精神分裂症药无效或锥体外系反应过强的患者。

氯氮平也可用于长期给予氯丙嗪等抗精神分裂症药物引起的迟发运动障碍,可获明显改善,原有精神疾病也得到控制。氯氮平对情感淡漠和逻辑思维障碍的改善较差。

氯氮平具有抗胆碱、抗组胺、抗 α 肾上腺素能作用,几乎无锥体外系反应和内分泌紊乱等不良反应,但可引起粒细胞减少,严重者可致粒细胞缺乏(女性多于男性),可能由于免疫反应引起,因此,用药前及用药期间须做白细胞计数检查。

利培酮(Risperidone)

利培酮是第二代非典型抗精神分裂症药物。利培酮对 5-HT 受体和 D_2 亚型受体均有拮抗作用,但对前者的作用显著强于后者。利培酮对精神分裂症阳性症状如幻觉、妄想、思维障碍等以及阴性症状均有疗效。适于治疗首发急性和慢性患者。不同于其他药物的是该药对精神分裂症患者的认知功能障碍和继发性抑郁亦具治疗作用。由于利培酮有效剂量小,用药方便、见效快,锥体外系反应轻,且抗胆碱样作用及镇静作用弱,易被患者耐受,治疗依从性优于其他抗精神分裂症药。自 20 世纪 90 年代推广应用于临床以来,已成为治疗精神分裂症的一线药物。

第二节 抗躁狂症药

抗躁狂症药主要用于治疗躁狂症,上述抗精神分裂症药物也常用于治疗躁狂症,此外,一些抗癫痫药如卡马西平和丙戊酸钠抗躁狂也有效。目前临床最常用的是碳酸锂,也有枸橼酸盐,在此仅以碳酸锂为代表加以介绍。

碳酸锂(Lithium carbonate)

碳酸锂口服吸收快,主要自肾排泄,约80%由肾小球滤过的锂在近曲小管与 Na^+ 竞争重吸收。碳酸锂主要是锂离子发挥药理作用,治疗剂量对正常人的精神行为没有明显的影响。尽管研究已经发现锂离子在细胞水平具有多方面的作用,但其情绪安定作用的确切机制目前仍不清楚。目前认为其治疗机制主要在于:①在治疗浓度抑制去极化和 Ca^{2+} 依赖的 NA 和 DA 从神经末梢释放,而不影响或促进 5-HT 的释放;②摄取突触间隙中儿茶酚胺,并增加其灭活;③抑制腺苷酸环化酶和磷酯酶 C 所介导的反应;④影响 Na^+、Ca^{2+}、Mg^{2+} 的分布,影响葡萄糖的代谢。

锂盐对躁狂症患者有显著疗效,特别是对急性躁狂和轻度躁狂疗效显著。碳酸锂主要用于抗躁狂,但有时对抑郁症也有效,故有情绪稳定药之称。碳酸锂还可用于治疗躁狂抑郁症。长期重复使用碳酸锂不仅可以减少躁狂复发,对预防抑郁复发也有效,但对抑郁的作用不如躁狂显著。

锂盐不良反应较多,安全范围窄,最适浓度为 0.8~1.5 mmol/L,超过 2 mmol/L 即出现中毒症状。轻度的毒性症状包括恶心、呕吐、腹痛、腹泻和细微震颤;较严重的毒性反应涉及神经系统,包括精神紊乱、反射亢进、明显震颤、发音困难、惊厥,直至昏迷与死亡。由于该药治疗指数很低,测定血药浓度至关重要。当血药浓度升至 1.6 mmol/L 时,应立即停药。

第三节　抗抑郁药

抗抑郁药是主要用于治疗情绪低落、抑郁消极的一类药物。各种抗抑郁药均可使70%左右的抑郁患者病情显著改善，长期治疗可使反复发作的抑郁减少复发。抗抑郁药对焦虑性障碍、惊恐发作、强迫性障碍及恐惧症也有效。丙米嗪和选择性5-HT重摄取抑制剂对非情感性障碍如遗尿症、贪食症等也有效。

临床目前使用的抗抑郁药大多以单胺学说作为抑郁症发病机制，其机制可通过：①非选择性抑制去甲肾上腺素(NA)、5-羟色胺(5-HT)再摄取，如丙米嗪；②选择性抑制NA再摄取，如地昔帕明；③选择性抑制5-HT再摄取，如氟西汀；④抑制单胺氧化酶，如吗氯贝胺；⑤阻断突触前α肾上腺素受体而增加NA的释放，如米氮平。通过这些机制最终使突触间隙中NA、5-HT含量增加，改善抑郁症状。

药物分类主要包括三环类抗抑郁药、NA再摄取抑制药、5-HT再摄取抑制药及其他抗抑郁药。

一、三环类抗抑郁药

丙米嗪(imipramine)

丙米嗪，又称米帕明。

【体内过程】丙米嗪口服吸收良好，2~8小时血药浓度达高峰，血浆$t_{1/2}$为10~20小时。在体内丙米嗪广泛分布于各组织，以脑、肝、肾及心脏分布较多。丙米嗪主要在肝代谢，自尿排出。

【药理作用】

1. 对中枢神经系统的作用

正常人服用后出现安静、嗜睡、血压稍降、头晕、目眩，并常出现口干、视物模糊等抗胆碱反应，连用数天后这些症状可能加重，甚至出现注意力不集中和思维能力下降。但抑郁症患者连续服药后，出现精神振奋现象，连续2~3周后疗效才显著，使情绪高涨，症状减轻。目前认为，丙米嗪抗抑郁作用的主要机制是阻断NA、5-HT在神经末梢的再摄取，从而使突触间隙的递质浓度增高，促进突触传递功能。

2. 对自主神经系统的作用

治疗量丙米嗪有显著阻断M胆碱受体的作用，表现为视物模糊、口干、便秘和尿潴留等。

3. 对心血管系统的作用

治疗量丙米嗪可降低血压，致心律失常，其中心动过速较常见。心电图可出现T波倒置或低平。这些不良反应可能与该药阻断单胺类再摄取从而引起心肌中NA浓度增高有关。另外，丙米嗪对心肌有奎尼丁样直接抑制效应，故心血管病患者慎用。

【临床应用】

1. 治疗抑郁症

用于各种原因引起的抑郁症,对内源性抑郁症、更年期抑郁症效果较好。对反应性抑郁症次之,对精神分裂症的抑郁成分效果较差。此外,抗抑郁药也可用于强迫症的治疗。

2. 治疗遗尿症

对于儿童遗尿可试用丙米嗪治疗,剂量依年龄而定,睡前口服,疗程以 3 个月为限。

3. 焦虑和恐惧症

对伴有焦虑的抑郁症患者疗效显著,对恐惧症也有效。

【不良反应与用药监护】常见的不良反应有口干、扩瞳、视物模糊、便秘、排尿困难和心动过速等抗胆碱作用,还出现多汗、无力、头晕、失眠、皮疹、直立性低血压、反射亢进、共济失调、肝功能异常、粒细胞缺乏症等。因抗抑郁药易致尿潴留和升高眼压,故前列腺肥大、青光眼患者禁用。

【药物相互作用】三环类与血浆蛋白的结合能被苯妥英钠、保泰松、阿司匹林、东莨菪碱和吩噻嗪竞争而减少。如与单胺氧化酶抑制剂合用,可引起血压明显升高、高热和惊厥。这是由于三环类抑制 NA 再摄取、MAO 减少 NA 灭活、使 NA 浓度增高所致。三环类还能增强中枢抑制药的作用,如与抗精神分裂症药、抗帕金森病药合用时,其抗胆碱作用可相互增强。此外,抗抑郁药还能对抗弧乙睫及可乐定的降压作用。

氯米帕明(Clomipramine)

氯米帕明又名氯丙米嗪,药理作用和应用类似于丙米嗪,但对 5-HT 再摄取有较强的抑制作用,而其体内活性代谢物去甲氯米帕明则对 NA 再摄取有相对强的抑制作用。临床上用于抑郁症、强迫症、恐惧症和发作性睡眠引起的肌肉松弛。不良反应及注意事项与丙米嗪相同。

多塞平(Doxepin)

多塞平又名多虑平,作用与丙米嗪类似,抗抑郁作用比后者弱,抗焦虑作用强,镇静作用和对血压的影响也比丙米嗪强,但对心脏影响较小。

对伴有焦虑症状的抑郁症疗效最佳,焦虑、紧张、情绪低落、行动迟缓等症状数日后即可缓解,达显效需 2~3 周。也可用于治疗消化性溃疡。

不良反应和注意事项与丙米嗪类似。慎用于儿童和孕妇,老年患者应适当减量。

二、NA 摄取抑制药

NA 摄取抑制药可选择性抑制 NA 的再摄取,主要用于以脑内 NA 缺乏为主的抑郁症,尤其适用于尿检 MH-PG(NA 的代谢物)显著减少的患者。这类药物的特点是奏效快,而镇静作用、抗胆碱作用和降压作用均比三环类抗抑郁药弱。常用的药物:地昔帕明、马普替林、去甲替林、瑞波西汀等。

地昔帕明(desipramine)

地昔帕明又名去甲丙米嗪。

【体内过程】口服快速吸收，2~6小时达血药浓度峰值，血浆蛋白结合率为90%，在肝脏代谢生成具有活性的去甲丙米嗪，主要在尿中排泄，少量经胆汁排泄，其中原形占5%。

【药理作用】地昔帕明在去甲肾上腺能神经末梢是一种强NA摄取抑制剂，其效率为抑制5-HT摄取的100倍以上。对DA的摄取亦有一定的抑制作用。对H_1受体有强拮抗作用。对α受体和M受体拮抗作用较弱。对轻、中度的抑郁症疗效好。有轻度镇静作用，缩短REM睡眠，但延长了深睡眠。血压和心率轻度增加，有时也会出现直立性低血压，可能是由于抑制NA再摄取、阻断α受体作用所致。

【临床应用】治疗抑郁症开始口服剂量每次25 mg，3次/天，逐渐增加到每次50 mg，3~4次/天，需要时最大可用到300 mg/d。老年人应适当减量。

【不良反应】与丙米嗪相比，不良反应较小，但对心脏影响与丙米嗪相似。过量则导致血压降低、心律失常、震颤、惊厥、口干、便秘等。

【药物相互作用】不能与拟交感胺类药物合用，因会明显增强后者的作用；同样，与MAO抑制剂合用也要慎重；与胍乙啶及作用于肾上腺素能神经末梢的降压药合用会明显降低降压效果，因为抑制了药物经胺泵摄取进入末梢。

马普替林(Maprotiline)

马普替林为选择性NA再摄取抑制剂，对5-HT再摄取几无影响。

【体内过程】马普替林口服后吸收缓慢但能完全吸收，9~16小时达血浆药物峰浓度，广泛分布于全身组织，肺、肾、心脏、脑和肾上腺的药物浓度均高于血液，血浆蛋白结合率约90%。

【药理作用】抗胆碱作用与丙米嗪类似，远比阿米替林弱。其镇静作用和对血压的影响与丙米嗪类似。与其他三环类抗抑郁药一样，用药2~3周后才充分发挥疗效。对睡眠的影响与丙米嗪不同，延长REM睡眠时间。对心脏的影响也与三环类抗抑郁药一样，延长Q-T间期，增加心率。

【临床应用】治疗抑郁症与丙米嗪相似。

【不良反应】治疗剂量可见口干、便秘、眩晕、头痛、心悸等。也有用药后出现皮炎和皮疹的报道。能增强拟交感胺药物作用，减弱降压药物反应等。

文拉法辛(Venlafaxine)和度洛西汀(Cymbalta)

文拉法辛和度洛西汀为5-HT和NA再摄取抑制药。文拉法辛为前药，其活性代谢产物能有效地拮抗5-HT和NA的再摄取，对DA的再摄取也有一定的作用，发挥抗抑郁作用。文拉法辛可用于各种抑郁症和广泛性焦虑症。度洛西汀主要用于重症抑郁或伴有糖尿病周围神经炎的抑郁患者。不良反应与三环类抗抑郁药相似。

◇ 三、5-HT再摄取抑制药

虽然三环类抗抑郁药疗效确切，但仍有20%~30%的患者无效，副作用较多，患者对药物的耐受性差，过量易引起中毒甚至死亡。从20世纪70年代起开始研制的选择性5-HT再摄取抑制剂与三环类抗抑郁药的结构迥然不同，对5-HT再摄取的抑制作用选择性更强，对其他递质和受体作用甚微，既保留了三环类抗抑郁药相似的疗效，也克服了三环类抗抑郁药的诸多不良反应。这类药物包括临床常用的氟西汀、帕罗西汀、舍曲林等，很少引起镇静作用，也不损害精神运动功能。对心血管和自主神经系统功能影响很小。这类药物还具有抗抑郁和抗焦虑双重作用，其抗抑郁效果需要 2~3 周才显现出来。

这类药物多用于脑内 5-HT 减少所致的抑郁症，也可用于病因不清但其他药物疗效不佳或不能耐受其他药物的抑郁症患者。常用的药物：氟西汀、帕罗西汀、舍曲林等。

氟西汀（Fluoxetine）

氟西汀又名百忧解。

【体内过程】口服吸收良好，达峰值时间 6~8 小时，血浆蛋白结合率 80%~95%；给予单个剂量时 $t_{1/2}$ 为 48~72 小时，在肝脏代谢生成去甲基活性代谢物去甲氟西汀，其活性与母体相同，但半衰期较长。

【药理作用】是一种强效选择性 5-HT 再摄取抑制剂，比抑制 NA 摄取作用强 200 倍。氟西汀对肾上腺素受体、组胺受体、$GABA_B$ 受体、M 受体、5-HT 受体几乎没有亲和力。对抑郁症的疗效与三环类抗抑郁药相当，耐受性与安全性优于三环类抗抑郁药。此外，该药对强迫症、贪食症亦有效。

【临床应用】

1. 治疗抑郁症

因药物在肝脏代谢，肝功能不好时可采取隔日疗法。

2. 治疗神经性贪食症

剂量 60 mg/d 可有效控制摄食量。

【不良反应与用药监护】偶有恶心呕吐、头痛头晕、乏力失眠、厌食、体重下降、震颤、惊厥、性欲降低等。护士需注意肝病患者服用后半衰期延长，须慎用。肾功能不全者长期用药须减量，延长服药间隔时间。氟西汀与 MAO 抑制剂合用时须警惕"血清素综合征"的发生，初期主要表现为不安、激越、恶心、呕吐或腹泻，随后高热、强直、肌阵挛或震颤、自主神经功能紊乱、心动过速、高血压、意识障碍，最后可引起痉挛和昏迷，严重者可致死，应引起临床重视。心血管疾病、糖尿病者应慎用。

帕罗西汀（Paroxetine）

帕罗西汀又名赛洛特，为强效 5-HT 再摄取抑制剂，增高突触间隙递质浓度而发挥治疗抑郁症的作用。口服吸收良好，$t_{1/2}$ 为 21 小时。抗抑郁疗效与三环类抗抑郁药相当，而抗胆碱、体重增加、对心脏影响及镇静等副作用均较三环类抗抑郁药弱。

常见不良反应为口干、便秘、视物模糊、震颤、头痛、恶心等。禁与 MAO 抑制剂联用，避免显著升高脑内 5-HT 水平而致"血清素综合征"。

舍曲林（Sertraline）

舍曲林又名郁乐复，是一选择性抑制 5-HT 再摄取的抗抑郁药，可用于各类抑郁症的治疗，并对强迫症有效。主要不良反应为口干、恶心、腹泻、男性射精延迟、震颤、出汗等。该药与其他药物的相互作用临床经验不多，借鉴氟西汀的经验，禁与 MAO 抑制剂合用。

→ 四、其他抗抑郁药

曲唑酮(Trazodone)

曲唑酮口服后吸收快速、完全，2 小时血药浓度达高峰，血浆蛋白结合率为 89%~95%。在肝脏代谢，其中间代谢物氯苯哌嗪在动物实验仍显示抗抑郁活性，主要以代谢物的形式从尿中排泄。

曲唑酮具有抗精神失常药物的一些特点，但又与之不完全相同。其抗抑郁的作用机制可能与抑制 5-HT 再摄取有关，但目前还不清楚。具有 α 受体阻断剂的特点，可翻转可乐定的中枢性心血管效应。

曲唑酮用于治疗抑郁症，具有镇静作用，适于夜间给药。无 M 受体阻断作用，也不影响 NA 的再摄取，所以对心血管系统无显著影响。少见口干、便秘等不良反应，是一个较安全的抗抑郁药。不良反应较少，偶有恶心、呕吐、体重下降、心悸、直立性低血压等，过量中毒会出现惊厥、呼吸停止等。

米安舍林(mianserine)

米安舍林为一种四环类抗抑郁药。对突触前 α_2 肾上腺素受体有阻断作用。其治疗抑郁症的作用机制是通过抑制负反馈而使突触前 NA 释放增多。疗效与三环类抗抑郁药相当，而抗胆碱能样副作用较少。常见头晕、嗜睡等。

米氮平(mirtazapine)

米氮平通过阻断突触前 α_2 肾上腺素受体而增加 NA 的释放，间接提高 5-HT 的更新率而发挥抗抑郁作用，抗抑郁效果与阿米替林相当，其抗胆碱样不良反应及 5-HT 样不良反应(恶心、头痛、性功能障碍等)较轻。主要不良反应为食欲增加及嗜睡。

吗氯贝胺(moclobemide)

吗氯贝胺属于单胺氧化酶抑制药，通过可逆性抑制脑内 A 型单胺氧化酶，抑制突触前膜内囊泡内或突触间隙中儿茶酚胺降解，从而提高脑内去甲肾上腺素、多巴胺和 5-羟色胺的水平，起到抗抑郁作用，具有作用快，停药后单胺氧化酶活性恢复快的特点。常见不良反应：头痛、头晕、出汗、心悸、失眠、直立性低血压和体重增加等。单胺氧化酶抑制药禁止与其他抗抑郁药合用，以免引起"血清素综合征"。

课后拓展资源

护理用药小结　　第十三章课后练习　　常用制剂及用法

第十四章
镇痛药

导学资源

知识导图　　　　　PPT课件　　　　　学习视频

学习目标

1. 掌握吗啡、哌替啶的药理作用、用途、不良反应及注意事项。

2. 熟悉可待因、芬太尼、美沙酮、喷他佐辛、纳洛酮的作用特点和用途。

3. 充分认识滥用麻醉药品的严重危害性，建立严格准守麻醉药品管理相关法规和制度的意识。

案例导入

患者，男，25岁，在注射大量海洛因后不省人事，由其朋友送入急救室。查体：呼吸4次/分，血压90/60 mmHg。口唇发绀，双侧瞳孔缩小呈"针尖样"。患者肘窝区域有一个"新的针孔"和数个"旧的针孔"的痕迹。

请思考：

1. 请说出患者入院时出现上述症状的原因。

2. 对患者应采取怎样的紧急处理措施？

镇痛药包括麻醉性镇痛药和非麻醉性镇痛药。麻醉性镇痛药，通过激动中枢神经系统特定部位的阿片受体而产生镇痛作用，又称阿片类镇痛药。阿片类药物用于治疗疼痛已有几千年历史，至今仍是主要的镇痛药物之一，但易产生药物成瘾性，易导致药物滥用，故本类药物的绝大多数都被归入管制药品之列。

第一节　概述

疼痛是一种因实际的或潜在的组织损伤而产生的痛苦感觉,常伴有不愉快的情绪或心血管和呼吸方面的变化。它既是机体的一种保护性反应,提醒机体避开或处理伤害,也是临床许多疾病的常见症状。剧烈疼痛不仅给患者带来痛苦和紧张不安等情绪反应,还可引起机体生理功能紊乱,甚至诱发休克。控制疼痛是临床药物治疗的主要目的之一。

根据痛觉冲动的发生部位,疼痛可分为躯体痛、内脏痛和神经性痛3种类型。躯体痛是由于身体表面和深层组织的痛觉感受器受到各类伤害性刺激所致,又可分为急性痛(亦称锐痛)和慢性痛(亦称钝痛)两种。前者为尖锐而定位清楚的刺痛,伤害性刺激达到阈值后立即发生,刺激撤除后很快消失;后者为强烈而定位模糊的“烧灼痛”,发生较慢,持续时间较长。内脏痛是由于内脏器官、体腔壁浆膜及盆腔器官组织的痛觉感受器受到炎症、压力、摩擦或牵拉等刺激所致。神经性痛是由于神经系统损伤或受到肿瘤压迫或浸润所致。

本章介绍的镇痛药是指通过激动中枢神经系统特定部位的阿片受体,从而产生镇痛作用,并同时缓解疼痛引起的不愉快情绪的药物。因其镇痛作用与激动阿片受体有关,且易产生药物依赖性或成瘾性,易导致药物滥用及戒断综合征,故称阿片类镇痛药或麻醉性镇痛药、成瘾性镇痛药。本类药中的绝大多数被归入管制药品之列,其生产、运输、销售和使用必须严格遵守“国际禁毒公约”和我国的有关法规如《中华人民共和国药品管理法》(2015)、《麻醉药品和精神药品管理条例(2005)》等。非麻醉性镇痛药的镇痛作用则与阿片受体无关,如解热镇痛抗炎药。

由于疼痛是很多疾病的重要表现,其特点可作为疾病诊断依据,故在诊断未明确时应慎用镇痛药,以免掩盖病情,延误诊断和治疗。此外,因其反复应用易成瘾,故即使有用药指征,亦应尽量减少用药次数和剂量。

根据药理作用机制,阿片类镇痛药可分为3类:①吗啡及其相关阿片受体激动药;②阿片受体部分激动药和激动-拮抗药;③其他镇痛药。

【知识链接】

阿片为罂粟科植物罂粟未成熟蒴果浆汁的干燥物,其药理功效早在公元前3世纪即有文献记载,在公元16世纪已被广泛地用于镇痛、止咳、止泻、镇静催眠。现已知阿片含有20余种生物碱,其中仅有吗啡、可待因和罂粟碱具有临床药用价值。阿片类药物是源自阿片的天然药物及其半合成衍生物的总称。机体内能与阿片类药物结合的受体称为阿片受体。

第二节　吗啡及其相关阿片受体激动药

阿片受体激动药包括阿片生物碱类镇痛药和人工合成类镇痛药,前者包括吗啡和可待因,后者包括哌替啶、美沙酮、芬太尼等。

吗啡(Morphine)

【体内过程】口服后易从胃肠道吸收,但首过消除强,常注射给药,皮下注射30分钟后吸收60%,硬膜外或椎管内注射可快速渗入脊髓发挥作用。本品吸收后约1/3与血浆蛋白结合,游离型吗啡迅速分布于全身各组织器官,尤以肺、肝、肾和脾等血流丰富的组织中浓度最高。该药在组织滞留时间短,一次用药24小时后组织药物浓度几乎检测不到。本品脂溶性较低,仅有少量通过血-脑屏障,但足以发挥中枢性药理作用。吗啡在肝内与葡萄糖醛酸结合,代谢产物吗啡-6-葡萄糖醛酸具有药理活性,且活性比吗啡强。吗啡主要以吗啡-6-葡萄糖醛酸的形式经肾排泄,肾功能减退者和老年患者排泄缓慢,易致蓄积效应,少量经乳腺排泄,也可通过胎盘进入胎儿体内。吗啡血浆 $t_{1/2}$ 为2~3小时,而吗啡-6-葡萄糖醛酸血浆 $t_{1/2}$ 稍长于吗啡。

【药理作用】

吗啡的镇痛作用是通过激动脊髓胶质区、丘脑内侧、脑室及导水管周围灰质等部位的阿片受体,模拟内源性阿片肽对痛觉的调制功能而产生镇痛作用。其缓解疼痛所引起的不愉快、焦虑等情绪和致欣快的药理作用则与其激活中脑-边缘系统和蓝斑核的阿片受体而影响多巴胺能神经功能有关。

1. 中枢神经系统

(1)镇痛作用:吗啡具有强大的镇痛作用,对绝大多数急性痛和慢性痛的镇痛效果良好,对持续性慢性钝痛作用大于间断性锐痛,对神经性疼痛的效果较差。皮下注射5~10 mg能明显减轻或消除疼痛。椎管内注射可产生节段性镇痛,不影响意识和其他感觉。一次给药,镇痛作用可持续4~6小时。

(2)镇静、致欣快作用:吗啡能改善由疼痛所引起的焦虑、紧张、恐惧等情绪反应,产生镇静作用,提高对疼痛的耐受力。给药后,患者常出现嗜睡、精神朦胧、理智障碍等,在安静环境易诱导入睡,但易被唤醒。吗啡还可引起欣快症,表现为满足感和"飘然欲仙"等,且对正处于疼痛折磨的患者十分明显,而对已适应慢性疼痛的患者则不显著或引起烦躁不安,这也是吗啡镇痛效果良好的重要因素,同时也是造成强迫用药的重要原因。

(3)抑制呼吸:治疗量即可抑制呼吸,使呼吸频率减慢、潮气量降低、每分通气量减少,其中呼吸频率减慢尤为突出,并随剂量增加而作用增强,急性中毒时呼吸频率可减慢至3~4次/分。呼吸抑制是吗啡急性中毒致死的主要原因。呼吸抑制发生的快慢及程度与给药途径密切相关,静脉注射吗啡5~10分钟或肌内注射30~90分钟时呼吸抑制最为明显。与麻醉药、镇静催眠药及酒精等合用,加重其呼吸抑制,但与全麻药和其他中枢抑制药不同,吗啡抑制呼吸的同时,不伴有对延髓心血管中枢的抑制。该作用与其降低脑干呼吸中枢对血液 CO_2 张力的敏感性,以及抑制脑桥呼吸调节中枢有关。

(4)镇咳:直接抑制延髓咳嗽中枢,使咳嗽反射减轻或消失,产生镇咳作用。

(5)缩瞳:吗啡可兴奋支配瞳孔的副交感神经,引起瞳孔括约肌收缩,使瞳孔缩小。吗啡中毒时瞳孔极度缩小,针尖样瞳孔为其中毒特征。吗啡缩瞳作用不产生耐受性,治疗量尚可降低正常人和青光眼患者的眼压。

(6)其他中枢作用:吗啡作用于下丘脑体温调节中枢,改变体温调定点,使体温略有降低,但长期大剂量应用,体温反而升高;兴奋延髓催吐化学感受区,引起恶心和呕吐;抑制下丘脑释放促性腺激素释放激素和促肾上腺皮质激素释放激素，从而降低血浆促肾上腺皮质激素、黄体生成素、卵泡刺激素的浓度。

2. 平滑肌

(1)胃肠道平滑肌：吗啡减慢胃蠕动，使胃排空延迟，提高胃窦部及十二指肠上部的张力，易致食物反流，减少其他药物吸收；提高小肠及大肠平滑肌张力，减弱推进性蠕动，延缓肠内容物通过，促使水分吸收增加，并抑制消化腺的分泌；提高回盲瓣及肛门括约肌张力，加之对中枢的抑制作用，使便意和排便反射减弱，因而易引起便秘。

(2)胆道平滑肌：治疗量吗啡引起胆道奥迪括约肌痉挛性收缩，使胆总管压15分钟内升高10倍，并持续2小时以上。胆囊内压亦明显提高，可致上腹不适甚至胆绞痛，阿托品可部分缓解。

(3)其他平滑肌：吗啡降低子宫张力、收缩频率和收缩幅度，延长产妇分娩时程；提高膀胱外括约肌张力和膀胱容积，可引起尿潴留；治疗量对支气管平滑肌兴奋作用不明显，但大剂量可引起支气管收缩，诱发或加重哮喘，可能与其促进柱状细胞释放组胺有关。

3. 心血管系统

吗啡对心率及节律均无明显影响，能扩张血管，降低外周阻力，当患者由仰卧位转为直立时可发生直立性低血压，部分与其促进组胺释放有关。治疗量吗啡仅轻度降低心肌耗氧量和左心室舒张末压。此外，吗啡类药物能模拟缺血性预适应对心肌缺血性损伤的保护作用，减小梗死病灶，减少心肌细胞死亡。吗啡对脑循环影响很小，但因抑制呼吸使体内 CO_2 蓄积，引起脑血管扩张和阻力降低，导致脑血流增加和颅内压增高。

4. 免疫系统

吗啡对免疫系统有抑制作用，包括抑制淋巴细胞增殖，减少细胞因子的分泌，减弱自然杀伤细胞的细胞毒作用，这主要与激动 M 受体有关。也可抑制人类免疫缺陷病毒(HIV)蛋白诱导的免疫反应，这可能是吗啡吸食者易感 HIV 的主要原因。

【临床应用】

1. 疼痛

吗啡对多种原因引起的疼痛均有效，可缓解或消除严重创伤、烧伤、手术等引起的剧痛和晚期癌症疼痛；对内脏平滑肌痉挛引起的绞痛，如胆绞痛和肾绞痛加用 M 胆碱受体阻断药如阿托品可有效缓解；对心肌梗死引起的剧痛，除能缓解疼痛和减轻焦虑外，其扩血管作用可减轻患者心脏负担，但对神经压迫性疼痛疗效较差。吗啡镇痛效果与个体对药物的敏感性以及疼痛程度有关，应根据不同患者对药物的反应性来调整用量。久用易成瘾，除癌症剧痛外，一般仅短期应用于其他镇痛药无效时。诊断未明时慎用，以免掩盖病情而延误诊断。

2. 心源性哮喘

对于左心衰竭突发急性肺水肿所致呼吸困难(心源性哮喘)，静脉注射吗啡可迅速缓解患者的气促和窒息感，促进肺水肿液的吸收。其机制可能是由于吗啡扩张外周血管，降低外周阻力，减轻心脏前、后负荷，有利于肺水肿的消除；其镇静作用又有利于消除患者的焦虑、恐惧情绪。此外，吗啡降低呼吸中枢对 CO_2 的敏感性，减弱过度的反射性呼吸兴奋，使急促浅表的呼吸得以缓解，也有利于心源性哮喘的治疗。但伴有休克、昏迷、严重肺部疾患或痰液过多时禁用。对其他原因引起的肺水肿，如尿毒症所致肺水肿，也可应用吗啡。

3. 腹泻

适用于减轻急、慢性消耗性腹泻症状，可选用阿片酊或复方樟脑酊。如伴有细菌感染，应同时服用抗菌药物。

【不良反应与用药监护】

1. 治疗量吗啡可引起眩晕、恶心、呕吐、便秘、呼吸抑制、尿少、排尿困难(老年多见)、胆道压力升高甚至胆绞痛、直立性低血压(低血容量者易发生)和免疫抑制等。偶见烦躁不安等情绪改变。

2. 耐受性及依赖性

长期反复应用阿片类药物易产生耐受性和药物依赖性。前者是指长期用药后中枢神经系统对其敏感性降低，需要增加剂量才能达到原来的药效。其原因可能与血-脑屏障中 P-糖蛋白表达增加，使吗啡难以通过血-脑屏障，以及孤啡肽生成增加拮抗阿片类药物作用有关。吗啡按常规剂量连用 2~3 周即可产生耐受性。剂量越大，给药间隔越短，耐受发生越快越强，且与其他阿片类药物有交叉耐受性。后者表现为生理依赖性：药后出现戒断症状，甚至意识丧失，患者出现病态人格，有明显强迫性觅药行为，即出现成瘾性。

3. 急性中毒

吗啡过量可引起急性中毒，主要表现为昏迷、深度呼吸抑制以及瞳孔极度缩小(针尖样瞳孔)，常伴有血压下降、严重缺氧以及尿潴留。呼吸麻痹是致死的主要原因。抢救措施为人工呼吸、适量给氧以及静脉注射阿片受体阻断药纳洛酮。

护士需注意吗啡对抗缩宫素对子宫的兴奋作用而延长产程，且能通过胎盘屏障或经乳汁分泌，抑制新生儿和婴儿呼吸，故禁用于分娩止痛和哺乳期妇女止痛。因抑制呼吸、抑制咳嗽反射以及促组胺释放可致支气管收缩，禁用于支气管哮喘及肺源性心脏病患者。颅脑损伤所致颅内压增高的患者、肝功能严重减退患者及新生儿和婴儿禁用。

可待因(Codeine)

可待因又称甲基吗啡。口服易吸收，生物利用度为 60%，血浆 $t_{1/2}$ 为 2~4 小时，过量时可延长至 6 小时。大部分在肝内代谢，约 10%脱甲基为吗啡。代谢产物及少量原形(10%)经肾排泄。

可待因与阿片受体亲和力低，药理作用与吗啡相似，但作用较吗啡弱，镇痛作用为吗啡的 1/10~1/12，镇咳作用为吗啡的 1/4，对呼吸中枢抑制也较轻，无明显的镇静作用。临床上用于中等程度疼痛和剧烈干咳。无明显便秘、尿潴留及直立性低血压等副作用，欣快及成瘾性也低于吗啡，但仍属限制性应用的精神药品。

哌替啶(pethidine)

哌替啶又名度冷丁、麦啶，于 1937 年在人工合成阿托品类似物时发现其具有吗啡样作用，是目前临床常用的人工合成镇痛药。

【体内过程】口服易吸收，口服生物利用度为 40%~60%，皮下或肌内注射吸收更迅速，起效更快，故临床常用注射给药。血浆蛋白结合率为 60%，可通过胎盘屏障，进入胎儿体内。血浆 $t_{1/2}$ 为 3 小时，肝硬化患者 $t_{1/2}$ 显著延长。哌替啶在肝内代谢为哌替啶酸和去甲哌替啶，两者再以结合形式经肾排泄，仅少量以原形排出。去甲哌替啶血浆 $t_{1/2}$ 为 15~20 小时，肾功能不良或反复大剂量应用可能引起其蓄积。此外，去甲哌替啶有中枢兴奋作用，因此反复大量使用哌替啶可引起肌肉震颤、抽搐甚至惊厥。

【药理作用】哌替啶药理作用与吗啡基本相同，镇痛作用弱于吗啡，其效价强度为吗啡的 $1/10\sim1/7$，作用持续时间较短，为 $2\sim4$ 小时。镇静、呼吸抑制、致欣快和扩血管作用与吗啡相当。本品也能提高平滑肌和括约肌的张力，但因作用时间短，较少引起便秘和尿潴留。大剂量哌替啶也可引起支气管平滑肌收缩，无明显中枢性镇咳作用；有轻微的子宫兴奋作用，但对妊娠末期子宫收缩无影响，也不对抗缩宫素的作用，故不延缓产程。

【临床应用】

1. 镇痛

哌替啶镇痛作用虽较吗啡弱，但成瘾性较吗啡轻，产生也较慢，现已取代吗啡用于创伤、手术后及晚期癌症等各种原因引起的剧痛，用于内脏绞痛须加用阿托品。鉴于新生儿对哌替啶的呼吸抑制作用极为敏感，因此产妇临产前 $2\sim4$ 小时内不宜使用。

2. 心源性哮喘

哌替啶可替代吗啡作为心源性哮喘的辅助治疗，且效果良好。其机制与吗啡相同。

3. 麻醉前给药及人工冬眠

麻醉前给予哌替啶，能使患者安静，消除患者术前紧张和恐惧情绪，减少麻醉药用量并缩短诱导期。本品与氯丙嗪、异丙嗪组成冬眠合剂，以降低需人工冬眠患者的基础代谢。

【不良反应与用药监护】治疗量时不良反应与吗啡相似，可致眩晕、出汗、口干、恶心、呕吐、心悸和直立性低血压等。剂量过大可明显抑制呼吸。偶可致震颤、肌肉痉挛、反射亢进甚至惊厥，中毒解救时可配合抗惊厥药。久用产生耐受性和依赖性。禁忌证与吗啡相同。

【药物相互作用】本品与单胺氧化酶抑制药合用可引起谵妄、高热、多汗、惊厥、严重呼吸抑制、昏迷甚至死亡。氯丙嗪、异丙嗪和三环类抗抑郁药加重哌替啶的呼吸抑制作用；可加强双香豆素等抗凝血药的作用，合用时应酌情减量。与氨茶碱、肝素钠、磺胺嘧啶、呋塞米、头孢哌酮等药配伍，易产生混浊或沉淀。

美沙酮(methadone)

美沙酮是左、右旋异构体各半的消旋体，镇痛作用主要为左旋美沙酮，作用强度为右旋美沙酮的 50 倍。

【体内过程】口服吸收良好，30 分钟起效，4 小时达血药高峰，皮下或肌内注射达峰更快，为 $1\sim2$ 小时。血浆蛋白结合率为 90%，血浆 $t_{1/2}$ 为 $15\sim40$ 小时，主要在肝脏代谢为去甲美沙酮，随尿、胆汁或粪便排泄。酸化尿液可增加其排泄。美沙酮与各种组织包括脑组织中蛋白结合，反复给予美沙酮可在组织中蓄积，停药后组织中药物再缓慢释放入血。

【药理作用】美沙酮镇痛作用强度与吗啡相当，但持续时间较长，镇静、抑制呼吸、缩瞳、引起便秘及升高胆道内压等作用较吗啡弱。由于本品先与各种组织中蛋白结合，再缓慢释放入血，因此与吗啡等短效药物相比，耐受性与成瘾性发生较慢，戒断症状略轻。口服美沙酮后再注射吗啡不能引起原有的欣快感，亦不出现戒断症状，因而使吗啡等的成瘾性减弱，并能减少吗啡或海洛因成瘾者自我注射带来的血液传播性疾病的危险，因此被广泛用于治疗吗啡和海洛因成瘾。

【临床应用】适用于创伤、手术及晚期癌症等所致剧痛，亦可用于吗啡、海洛因等成瘾的脱毒治疗。

　　【不良反应与用药监护】一般为恶心、呕吐、便秘、头晕、口干和抑郁等。长期用药易致多汗、淋巴细胞数增多、血浆白蛋白和糖蛋白以及催乳素含量升高。皮下注射有局部刺激作用，可致疼痛和硬结。禁用于分娩止痛，以免影响产程和抑制胎儿呼吸。用于阿片成瘾者的替代治疗时，肺水肿是过量中毒的主要死因。

芬太尼(Fentanyl)及其同系物

　　芬太尼属短效镇痛药。作用与吗啡相似，镇痛效力为吗啡的100倍。起效快，静脉注射后1分钟起效，5分钟达高峰，维持约10分钟；肌内注射15分钟起效，维持1~2小时。血浆蛋白结合率为84%，经肝脏代谢而失活，血浆$t_{1/2}$为3~4小时。主要用于麻醉辅助用药和静脉复合麻醉，或与氟哌利多合用产生神经阻滞镇痛，适用于外科小手术。亦可通过硬膜外或蛛网膜下腔给药治疗急性手术后痛和慢性痛。此外，芬太尼透皮贴可使血药浓度维持72小时，镇痛效果稳定，使用方便，适用于中至重度癌痛的患者。不良反应有眩晕、恶心、呕吐及胆道括约肌痉挛。大剂量可产生明显肌肉僵直(可用纳洛酮拮抗)。静脉注射过快可致呼吸抑制。反复用药能产生依赖性，不宜与单胺氧化酶抑制药合用。禁用于支气管哮喘、重症肌无力、颅脑肿瘤或外伤引起昏迷的患者以及2岁以下儿童。

　　舒芬太尼和阿芬太尼均为芬太尼的类似物。舒芬太尼的镇痛作用强于芬太尼，是吗啡的1000倍，阿芬太尼的镇痛作用弱于芬太尼，是吗啡的40~50倍。两药起效快，作用时间短，尤以阿芬太尼突出，故称为超短效镇痛药。对心血管系统影响小，常用于心血管手术麻醉。阿芬太尼由于其药动学特点，很少蓄积，短时间手术可采用分次静脉注射，长时间手术可采用持续静脉滴注。

　　瑞芬太尼为新型芬太尼衍生物，镇痛作用为吗啡的100~200倍。注射后起效快，被体内的酯酶快速水解，作用时间短，为短效镇痛药。瑞芬太尼与芬太尼的镇痛作用相似，重复和持续输注无体内蓄积，主要用于全麻诱导及静脉全身麻醉，也可用于术后镇痛和分娩镇痛。

二氢埃托啡(Dihydroetorphine)

　　二氢埃托啡为我国研制的强效镇痛药。本品是迄今临床应用中镇痛效应最强的药物，镇痛强度为吗啡的6000~10 000倍。起效快，维持时间短，用于各种急性重度疼痛的镇痛，如重度创伤性疼痛和哌替啶、吗啡等无效的顽固性疼痛与晚期癌症疼痛。因其依赖性强，目前临床已很少使用。

第三节　阿片受体部分激动药

　　阿片受体部分激动药在小剂量或单独使用时，可激动阿片受体，呈现镇痛等作用；当剂量加大或与激动药合用时，又可拮抗该受体。本类药物以镇痛作用为主，呼吸抑制作用较弱，成瘾性较小，但有拟精神失常等副作用。

喷他佐辛（pentazocine）

喷他佐辛又名镇痛新，为阿片受体部分激动药。

【体内过程】口服、皮下和肌内注射均吸收良好，口服首过消除明显，仅20%药物进入体循环，血药浓度与其镇痛作用强度、持续时间相一致。肌内注射15~60分钟、口服后1~3小时镇痛作用最明显。血浆蛋白结合率为60%，血浆$t_{1/2}$为4~5小时，可通过胎盘屏障，但较哌替啶少。主要经肝脏代谢，代谢速率个体差异较大，是其镇痛效果个体差异大的主要原因。60%~70%以代谢物形式和少量以原形经肾排泄。

【药理作用】镇痛作用为吗啡的1/3，呼吸抑制作用为吗啡的1/2，但剂量超过30 mg时，呼吸抑制程度并不随剂量增加而加重，故相对较安全。大剂量（60~90 mg）则可产生烦躁不安、梦魇、幻觉等精神症状，可用纳洛酮拮抗。对胃肠道平滑肌的兴奋作用比吗啡弱。对心血管系统的作用与吗啡不同，大剂量可加快心率和升高血压，这与其升高血中儿茶酚胺浓度有关。冠心病患者静脉注射本药能提高平均主动脉压、左室舒张末压，增加心脏做功。

【临床应用】喷他佐辛成瘾性小，在药政管理上已列入非麻醉品。适用于各种慢性疼痛，对剧痛的止痛效果不及吗啡。口服用药可减少不良反应的发生。由于本品仍有产生依赖性的倾向，不能作为理想的吗啡替代品。

【不良反应与监护】

常见镇静、嗜睡、眩晕、出汗、轻微头痛，恶心、呕吐少见。剂量增大能引起烦躁、幻觉、噩梦、血压升高、心率增快、思维障碍和发音困难等。护士需注意，该药局部反复注射可使局部组织产生无菌性脓肿、溃疡和形成瘢痕，应常更换注射部位。经常或反复使用，可产生吗啡样生理依赖性，但戒断症状比吗啡轻，此时应逐渐减量至停药，与吗啡合用可加重其戒断症状。因能增加心脏负荷，故不适用于心肌梗死时的疼痛。

丁丙诺啡（Buprenorphine）

丁丙诺啡是一种半合成、高脂溶性的阿片受体部分激动药。以激动受体为主，大剂量时也有拮抗受体的作用。其镇痛效力为吗啡的25倍，作用时间长，但因为存在封顶效应，其呼吸抑制作用较轻。与喷他佐辛相比，较少引起烦躁等精神症状。成瘾性比吗啡小，海洛因成瘾者服用后，能较好地控制毒瘾。临床主要用于各种术后疼痛、癌性疼痛等中到重度疼痛，常制成透皮贴剂或舌下含服制剂，也可单独或与纳洛酮组成复方制剂用于吗啡或海洛因成瘾的脱毒治疗。

第四节　其他镇痛药

曲马多（Tramadol）

曲马多为合成的可待因类似物，镇痛效力与喷他佐辛相当，镇咳效力为可待因的1/2，呼吸抑制作用弱，对胃肠道无影响，也无明显的心血管作用。口服生物利用度为68%，主要经肝代谢和肾排泄。血浆 $t_{1/2}$ 为 6 小时，代谢物半衰期为 7.5 小时。口服后 1 小时起效，2~3 小时血药浓度达峰值，作用维持 6 小时，推荐的最大剂量为 400 mg。本品适用于中、重度急、慢性疼痛，如手术、创伤、分娩及晚期癌症疼痛等。不良反应有多汗、头晕、恶心、呕吐、口干、疲劳等，可引起癫痫，静脉注射过快可有颜面潮红、一过性心动过速。长期应用也可成瘾。抗癫痫药卡马西平可降低曲马多的血药浓度，减弱其镇痛作用。安定类药可增强其镇痛作用，合用时应调整剂量。不能与单胺氧化酶抑制药合用。

布桂嗪（Bucinnazine）

布桂嗪又名强痛定，其镇痛效力约为吗啡的 1/3。口服 10~30 分钟后或皮下注射 10 分钟后起效，作用持续 3~6 小时。呼吸抑制和胃肠道作用较轻。临床多用于偏头痛、三叉神经痛、炎症性及外伤性疼痛、关节痛、痛经及晚期癌症疼痛。偶有恶心、头晕、困倦等神经系统反应，停药后症状即消失，有一定的成瘾性。

罗通定（Rotundine）

延胡索乙素为我国学者从中药延胡索中提取的生物碱，即消旋四氢巴马汀，有效部分为左旋体，即罗通定。本类药物有镇静、安定、镇痛和中枢性肌肉松弛作用。镇痛作用较哌替啶弱，但较解热镇痛药作用强，无明显的成瘾性，过量可致帕金森病。口服吸收后，10-30 分钟起效，作用维持 2~5 小时。对慢性持续性钝痛效果较好，对创伤或手术后疼痛或晚期癌症的止痛效果较差。可用于治疗胃肠及肝胆系统疾病等引起的钝痛、一般性头痛以及脑震荡后头痛，也可用于痛经及分娩止痛。本类药物对产程及胎儿均无不良影响。

第五节　阿片受体拮抗药

纳洛酮（Naloxone）

纳洛酮为阿片受体竞争性拮抗药。

【体内过程】纳洛酮口服易吸收，但首过消除明显，故常静脉给药。静脉注射 2 分钟后起效，作用持续 30~60 分钟。血浆 $t_{1/2}$ 为 40~55 分钟，在肝脏与葡萄糖醛酸结合而失活。巴比妥类药物或长期饮酒诱导肝微粒体酶，可缩短其血浆 $t_{1/2}$。

【药理作用】纳洛酮对阿片受体有竞争性拮抗作用。

【临床应用】

1. 阿片类药物急性中毒

首选用于已知或疑为阿片类药物过量引起的呼吸抑制和昏迷等，可迅速改善呼吸，使意识清醒；对阿片类药物的其他效应均能对抗。亦能解除喷他佐辛引起的焦虑、幻觉等精神症状。对阿片类药物依赖者，可同时促进戒断症状产生，应注意区别。

2. 解除阿片类药物麻醉的术后呼吸抑制及其他中枢抑制症状

芬太尼、哌替啶等作静脉复合麻醉或麻醉辅助用药时，术后呼吸抑制仍明显者，纳洛酮可反转呼吸抑制。用量过大或给药过快，可同时取消或显著减弱阿片类药物的镇痛作用，故应注意掌握用量和给药速度。

3.阿片类药物成瘾者的鉴别诊断

对阿片类药物依赖者,肌内注射本品可诱发严重戒断症状,结合用药史和尿检结果,可确认为阿片类药物成瘾。但纳洛酮鉴别试验阴性者,不能排除阿片类药物依赖性。

4.适用于急性酒精中毒、休克、脊髓损伤、脑卒中以及脑外伤的救治。

5.研究疼痛与镇痛的重要工具药。

【不良反应】纳洛酮无内在活性,本身不产生药理效应,不良反应少,大剂量偶见轻度烦躁不安。

纳曲酮(naltrexone)

纳曲酮与纳洛酮相似,具有更高的口服生物利用度和更长的作用时间。临床应用同纳洛酮。

👉 课后拓展资源

护理用药小结　　　第十四章课后练习　　　常用制剂及用法

第十五章

解热镇痛抗炎药

☞ **导学资源**

知识导图　　　　PPT课件　　　　学习视频

学习目标

　　1. 掌握阿司匹林的药理作用、用途、不良反应及注意事项；掌握解热镇痛抗炎药的共性。

　　2. 熟悉对乙酰氨基酚、吲哚美辛、双氯芬酸的作用特点和用途。

　　3. 了解常用的抗痛风药。

案例导入

　　患者，女，55岁。因上呼吸道感染出现发热症状，医生给予阿司匹林，大约10分钟后患者突然喘息不止，端坐呼吸，反应淡漠，口唇发绀，两肺布满哮鸣音，心率约100次/分，立即给高流量吸氧，静脉滴注氨茶氢化可的松等，约1小时后症状缓解。晚上因体温升高，又给予阿司匹林时，哮喘再次发作，故认为哮喘的发作与阿司匹林的应用有关。

　　请思考：患者发生哮喘后第二次用阿司匹林是否妥当？为什么？

　　解热镇痛抗炎药是一类具有解热、镇痛，而且大多数还有抗炎、抗风湿作用的药物。鉴于其抗炎作用与糖皮质激素不同，故将这类药又称为非甾体抗炎药（NSAIDs）。阿司匹林是这类药物的代表，所以又被称为阿司匹林类药物。根据其化学结构的不同，通常可分为水杨酸类、苯胺类、吲哚类、芳基乙酸类、芳基丙酸类、烯醇酸类、吡唑酮类、烷酮类、异丁芬酸类等。尽管结构各异，但均具有相似的药理作用、作用机制和不良反应。NSAIDs 主要的共同作用机制是抑制体内环氧化酶（COX）活性而减少前列腺素（PG）的生物合成。根据其对 COX 作用的选择性可分为非选择性 COX 抑制药和选择性的 COX-2 抑制药。

第一节 基本药理作用

1. 解热作用

正常体温的调节是由下丘脑支配的，下丘脑的体温调节中枢使散热和产热之间保持动态平衡。当体温升高时，NSAIDs 能促使升高的体温恢复到正常水平，而 NSAIDs 对正常的体温没有明显的影响。在炎症反应中，细菌内毒素可引起巨噬细胞中细胞因子的释放，这些细胞因子又促使下丘脑视前区附近合成 PGE_2，通过 cAMP 触发下丘脑的体温调节中枢，导致体温调定点的上移，增加产热，使体温升高。NSAIDs 主要通过抑制下丘脑 PG 的生成而发挥解热作用。

2. 镇痛作用

NSAIDs 对于炎症和组织损伤引起的疼痛尤其有效，通过抑制 PG 的合成从而使局部痛觉感受器对缓激肽等致痛物质的敏感性降低，其本身也有一定的致痛作用。对临床常见的慢性钝痛如关节炎、黏液囊炎、肌肉和血管起源的疼痛、牙痛、痛经、产后疼痛及癌症骨转移痛等具有较好的镇痛作用。而对尖锐的一过性刺痛(直接刺激感觉神经末梢引起)无效。其与阿片样物质联用可抑制术后疼痛，且可以减少阿片样物质的用量。NSAIDs 能进入脂质双层，阻断信号转导，从而抑制疼痛。部分 NSAIDs 能在中枢神经系统产生镇痛作用，主要作用于脊髓，可能与其阻碍中枢神经系统 PG 的合成或干扰伤害感受系统的介质和调质的产生及释放有关。

3. 抗炎作用

大多数解热镇痛药都具有抗炎作用。COX 有 COX-1 和 COX-2 两种同工酶，目前认为，NSAIDs 对 COX-1 的抑制构成了此类药物不良反应的毒理学基础，对 COX-2 的抑制被认为是其发挥药效的基础，其作用机制是抑制体内环氧酶的生物合成，从而抑制 PG 合成和释放，缓解红、肿、热、痛等反应。

目前临床常用的 COX 抑制剂的相关选择性见表 15-1。

表 15-1 临床常用的 NSAIDs 比较

分类			主要特点
非选择性 COX 抑制药	水杨酸类	阿司匹林	解热、镇痛、抗炎等作用；有胃肠反应及出血倾向
	苯胺类	对乙酰氨基酚	有解热镇痛作用，抗炎作用极弱，胃肠反应常见
	吲哚类	吲哚美辛	强效抗炎镇痛作用，不良反应发生率高
	芳基乙酸类	双氯芬酸	中等强抗炎镇痛药，不良反应发生率低
	芳基丙酸类	布洛芬	一线药，不良反应发生率低
	烯醇酸类	吡罗昔康	胃肠系统不良反应发生约20%，耳鸣、皮疹等
		美洛昔康	与其他非选择性 COX 抑制药比较，胃肠系统反应轻
	烷酮类	萘丁美酮	前体药，肝脏激活，不良反应较少，解热作用显著
	异丁芬酸类	舒林酸	前体药，体内转化为磺基代谢物，不良反应中等程度

续表15-1

分类			主要特点
选择性 COX-2 抑制药	二芳基吡唑类	塞来昔布	胃肠系统毒性显著降低
	二芳基呋喃酮类	罗非昔布	胃肠系统毒性显著降低

4.其他

NSAIDs可通过抑制环氧化酶而对血小板聚集发挥强大的、不可逆的抑制作用。NSAIDs对肿瘤的发生、发展及转移可能均有抑制作用。抗肿瘤作用除与抑制PG的产生有关外，还与其诱导肿瘤细胞凋亡、抑制肿瘤细胞增殖以及抗新生血管形成等有关。此外，NSAIDs尚有预防和延缓阿尔茨海默病发病、延缓角膜老化以及防止早产等作用。

第二节　非选择性环氧化酶抑制药

非选择性环氧化酶抑制药从最早人工合成阿司匹林(乙酰水杨酸)起，已历经100多年。现已发展成结构不同、种类繁多的一大类药物。尽管化学结构各异，但均具有解热、镇痛作用而其抗炎作用却各具特点，如阿司匹林和吲哚美辛的抗炎作用较强，某些有机酸的抗炎作用中等，而苯胺类几乎无抗炎作用。

一、水杨酸类

水杨酸类药物包括阿司匹林和水杨酸钠。

阿司匹林(Aspirin)

阿司匹林又称乙酰水杨酸。

【体内过程】本药口服后迅速被胃肠道黏膜吸收，小部分在胃、大部分在小肠中吸收，1~2小时达到血药浓度峰值。在吸收过程中与吸收后，迅速被胃黏膜、血浆、红细胞及肝中的酯酶水解为水杨酸。因此阿司匹林血药浓度低，血浆 $t_{1/2}$ 约为15分钟。水解后以水杨酸盐的形式可分布到全身组织包括关节腔、脑脊液和胎盘。水杨酸盐与血浆蛋白结合率高达80%~90%，白蛋白与阿司匹林的结合点基本处于饱和状态，增加剂量易迅速增加游离药物浓度，并与其他药物竞争蛋白结合位点，发生药物相互作用。

大部分水杨酸在肝内氧化代谢，其代谢产物与甘氨酸或葡萄糖醛酸结合后从尿排出。尿液pH的变化对水杨酸盐的排泄量影响很大，在碱性尿时可排出85%，而在酸性尿时则仅为5%。口服小剂量阿司匹林(1g以下)时，水解产生的水杨酸量较少，按一级动力学消除，水杨酸血浆 $t_{1/2}$ 为2~3小时，但当阿司匹林剂量达1g以上时，水杨酸生成量增多，其代谢从一级动力学消除转变为零级动力学消除，水杨酸血浆 $t_{1/2}$ 延长为15~30小时，如剂量再增大，血中游离水杨酸浓度将急剧上升，可出现中毒症状。

【药理作用与临床应用】阿司匹林及其代谢物水杨酸对 COX-1 和 COX-2 的抑制作用基本相当，具有相似的解热、镇痛、抗炎作用。

1. 解热镇痛及抗风湿

阿司匹林有较强的解热、镇痛作用。用于头痛、牙痛、肌肉痛、痛经及感冒发热等，能减轻炎症引起的红、肿、热、痛等症状，迅速缓解风湿性关节炎的症状，大剂量阿司匹林能使风湿热症状在用药后 24~48 小时明显好转，故可作为急性风湿热的鉴别诊断依据，用于抗风湿最好用至最大耐受剂量，一般成人 3~5 g/d，分 4 次于饭后服用。

2. 影响血小板的功能

低浓度阿司匹林能使 PG 合成酶(COX)活性中心的丝氨酸乙酰化失活，不可逆地抑制血小板环氧化酶，减少血小板中血栓素 A_2(TXA_2)的生成，进而影响血小板的聚集及抗血栓形成，达到抗凝作用。高浓度阿司匹林能直接抑制血管壁中 PG 合成酶，减少了前列环素(PGI_2)合成。PGI_2 是 TXA_2 的生理对抗剂，它的合成减少可能促进血栓形成。血小板中 PG 合成酶对阿司匹林的敏感性远较血管中的 PG 合成酶为高，因此，临床上采用小剂量(50~100 mg)阿司匹林治疗缺血性心脏病、脑缺血病、房颤、人工心脏瓣膜、动静脉瘘或其他手术后的血栓形成。

3. 儿科用于皮肤黏膜淋巴结综合征(川崎病)的治疗。

【不良反应与用药监护】阿司匹林用于解热镇痛时所用剂量较小，短期应用时不良反应较轻，抗风湿剂量大，长期应用不良反应多且较重。

1. 胃肠道反应

最为常见。口服可直接刺激胃黏膜，引起上腹不适、恶心、呕吐。血药浓度高则刺激延髓催吐化学感应区(CTZ)，也可致恶心及呕吐。较大剂量口服(抗风湿治疗)可引起胃溃疡及无痛性胃出血，原有溃疡病者症状加重。餐后服药或同服止酸药可减轻胃肠道反应，阿司匹林引起的胃肠道反应与直接刺激局部胃黏膜细胞和抑制胃壁组织 COX-1 生成前列腺素如 PGE_2 有关，胃壁前列腺素对胃黏膜细胞有保护作用。合用 PGE_1 的衍生物米索前列醇可减少溃疡的发生率。

2. 加重出血倾向

阿司匹林能不可逆地抑制坏氧化酶，对血小板合成血栓素 A_2(TXA_2)有强大而持久的抑制作用，护士需注意大剂量阿司匹林可以抑制凝血酶原的形成，引起凝血障碍，加重出血倾向，使用维生素 K 可以预防。严重肝病、有出血倾向的疾病如血友病患者、产妇和孕妇禁用。如需手术患者，术前 1 周应停用阿司匹林。

3. 水杨酸反应

阿司匹林剂量过大(5 g/d)时，可出现头痛、眩晕、恶心、呕吐、耳鸣和视力、听力减退，总称为水杨酸反应，是水杨酸类中毒的表现，严重者可出现过度呼吸、高热、脱水、酸碱平衡失调，甚至精神错乱。严重中毒者应立即停药，静脉滴注碳酸氢钠溶液以碱化尿液，加速水杨酸盐自尿液排泄。

4. 过敏反应

少数患者可出现荨麻疹、血管神经性水肿和过敏性休克。某些哮喘患者服用阿司匹林或其他解热镇痛药后可诱发哮喘，称为"阿司匹林哮喘"。它不是以抗原-抗体反应为基础的过敏反应，而是与它们抑制 PG 生物合成有关，因 PG 合成受阻，而由花生四烯酸生成的白三烯以及其他脂氧酶代谢产物增多，内源性支气管收缩物质居于优势，导致支气管痉挛，进而诱发哮喘。肾上腺素治疗"阿司匹林哮喘"无效，可用抗组胺药和糖皮质激素治疗。哮喘、鼻息肉及慢性荨麻疹患者禁用阿司匹林。

5. 瑞夷综合征

在儿童感染病毒性疾病如流感、水痘、麻疹、流行性腮腺炎等使用阿司匹林退热时，偶可引起急性肝脂肪变性–脑病综合征（瑞夷综合征），以肝衰竭合并脑病为突出表现，虽少见，但预后恶劣。病毒感染患儿不宜用阿司匹林，可用对乙酰氨基酚代替。

6. 对肾脏的影响

阿司匹林对正常肾功能并无明显影响。但在少数人，特别是老年人及伴有心、肝、肾功能损害的患者，即便用药前肾功能正常，也可引起水肿、多尿等肾小管功能受损的症状。其发病原因可能是由于存在隐性肾损害或肾小球灌注不足，由于阿司匹林抑制 PG，取消了前列腺素的代偿机制，而出现水肿等症状。偶见间质性肾炎、肾病综合征，甚至肾衰竭，其机制未明。

【药物相互作用】阿司匹林可通过竞争与白蛋白结合提高游离血药浓度，而引起药物相互作用。当与口服抗凝血药双香豆素合用时易引起出血；与肾上腺皮质激素合用时，不但能竞争性地与白蛋白结合，又有药效学协同作用，更易诱发溃疡及出血；与磺酰脲类口服降糖药合用可引起低血糖反应；当与丙戊酸、呋塞米、青霉素、甲氨蝶呤等弱碱性药物合用时，由于竞争肾小管主动分泌的载体而增加各自的游离血药浓度。

双水杨酯（Sasapyrine）

本品属非乙酰化水杨酸。口服后不溶于胃酸，但溶于小肠液中，并在肠道中分解出 2 分子水杨酸而起治疗作用。本品抗炎镇痛作用类似阿司匹林，但不具有抑制血小板聚集的作用。可用于缓解各类疼痛，包括头痛、牙痛及神经痛等中等度疼痛，对各类急、慢性关节炎和软组织风湿具有一定的疗效。对胃肠道刺激较阿司匹林小，与其他非甾体抗炎药发生交叉过敏反应较阿司匹林轻。

二、苯胺类

对乙酰氨基酚（acetaminop hen，扑热息痛）

【体内过程】口服易吸收，0.5~1 小时达到最大血药浓度。在常用临床剂量下绝大部分药物在肝脏与葡萄糖醛酸或硫酸结合为无活性代谢物从尿中排出，$t_{1/2}$ 为 2~4 小时。

【药理作用与临床应用】本药为非处方药，解热镇痛作用与阿司匹林相当，但抗炎作用极弱。通常认为在中枢神经系统，对乙酰氨基酚抑制前列腺素合成，产生解热镇痛作用，在外周组织对环氧化酶没有明显的作用，这可能与其无明显抗炎作用有关，因此临床主要用于退热和镇痛。由于对乙酰氨基酚无明显胃肠刺激作用，故不宜使用阿司匹林的头痛发热患者适用本药。

【不良反应】短期使用不良反应轻，常见恶心和呕吐，偶见皮疹、粒细胞缺乏症、贫血、药热和黏膜损害等过敏反应。过量中毒可引起肝损害。长期大量用药，尤其是在肾功能低下者,可出现肾绞痛、急性肾衰竭或慢性肾衰竭(镇痛药性肾病)。

三、吲哚类

吲哚美辛(Indomethacin)

【体内过程】口服吸收迅速而完全,3小时血药浓度达峰值。吸收后90%与血浆蛋白结合。直肠给药较口服更易吸收。本品在肝脏代谢为去甲基化物和去氯苯甲酰化物,代谢物从尿、胆汁、粪便排泄;10%~20%以原形从尿中排泄。血浆 $t_{1/2}$ 为2~3小时。

【药理作用与临床应用】吲哚美辛是最强的PG合成酶抑制药之一。对COX-1和COX-2均有强大的抑制作用,也能抑制磷酯酶A2和磷酯酶C,减少粒细胞游走和淋巴细胞增殖,其抗炎作用比阿司匹林强10~40倍,故有显著的抗炎及解热作用,对炎性疼痛有明显镇痛效果。但不良反应多,故仅用于其他药物不能耐受或疗效不显著的病例。对急性风湿性及类风湿关节炎,约2/3患者可得到明显改善。如果连用2~4周仍不见效者,应改用其他药。对强直性脊柱炎、骨关节炎也有效;对癌性发热及其他不易控制的发热常能见效。

【不良反应】30%~50%患者用治疗量吲哚美辛后发生不良反应;约20%患者必须停药。大多数反应与剂量过大有关。

1. 胃肠反应

有食欲减退、恶心、腹痛、上消化道溃疡;偶可穿孔、出血、腹泻(有时因溃疡引起);还可引起急性胰腺炎。

2. 中枢神经系统

25%~50%患者有前额头痛、眩晕,偶有精神失常。

3. 造血系统

可引起粒细胞减少、血小板减少、再生障碍性贫血等。

4. 过敏反应

常见为皮疹,严重者可诱发哮喘、血管性水肿及休克等。"阿司匹林哮喘"者禁用本药。

四、芳基乙酸类

双氯芬酸(Diclofenac)

双氯芬酸是环氧化酶抑制药。

【体内过程】口服吸收迅速,有首过消除,其口服生物利用度约50%,血浆蛋白结合率99%,口服1~2小时血药浓度达峰值。可在关节滑液中积聚,经肝广泛代谢后与葡萄糖醛酸或硫酸结合迅速排出体外, $t_{1/2}$ 为1.1~1.8小时,长期应用无蓄积作用。

【药理作用与临床应用】本品为强效抗炎镇痛药,解热、镇痛、抗炎效应强于吲哚美辛、萘普生等。此外,可以通过改变脂肪酸的释放或摄取,降低白细胞间游离花生四烯酸的浓度。临床适用于各种中等程度疼痛、类风湿关节炎、粘连性脊椎炎、非炎性关节痛、椎关节炎等引起的疼痛,各种神经痛、手术及创伤后疼痛,以及各种疼痛所致发热等。

【不良反应】不良反应轻,除与阿司匹林相同外,偶见肝功能异常,白细胞减少。

五、芳基丙酸类

布洛芬(Ibuprofen)

布洛芬是第一个应用到临床的丙酸类 NSAIDs。以后又相继出现了萘普生、非诺洛芬、酮洛芬、氟比洛芬。

【体内过程】本类药物口服吸收迅速而完全,吸收量较少受食物和药物影响。1~2 小时达峰值,血浆蛋白结合率高,主要经肝脏代谢,肾脏排泄。布洛芬与酮洛芬的血浆 $t_{1/2}$ 均为 2 小时,非诺洛芬与氟比洛芬为 3~6 小时,萘普生为 13 小时,而奥沙普秦的 $t_{1/2}$ 最长,达 40~60 小时。

【药理作用与临床应用】本类药物为非选择性 COX 抑制剂,有明显的抗炎、解热、镇痛作用。各药除效价存在差别外,其他药理学性质非常相似。临床主要用于风湿性关节炎、骨关节炎、强直性关节炎、急性肌腱炎、滑液囊炎等,也可用于痛经的治疗。其机制主要是通过抑制环氧化酶来抑制 PG 的产生。

【不良反应】胃肠道反应是最常见的不良反应,主要有恶心、上腹部不适,长期使用可引起胃出血,头痛、耳鸣、眩晕等中枢神经系统症状也有报道。少数患者有皮肤黏膜过敏、血小板减少、头痛、头晕及视力障碍等不良反应。

萘普生(Naproxen)

萘普生有抗炎、解热、镇痛作用,为 PG 合成酶抑制剂。口服吸收迅速而完全,1 次给药后 2~4 小时血浆浓度达峰值,在血中 99% 以上与血浆蛋白结合,$t_{1/2}$ 为 13~14 小时。约 95% 自尿中以原形及代谢产物排出。对于类风湿关节炎、骨关节炎、强直性脊椎炎、痛风、运动系统(如关节、肌肉及腱)的慢性变性疾病及轻至中度疼痛如痛经等均有肯定疗效。中等度疼痛可于服药后 1 小时缓解,镇痛作用可持续 7 小时以上。对于风湿性关节炎及骨关节炎的疗效类似阿司匹林。对因贫血、胃肠系统疾病或其他原因不能耐受阿司匹林、吲哚美辛等消炎镇痛药的患者,用本药常可获满意效果。

六、烯醇酸类

吡罗昔康(Piroxicam)

【体内过程】口服吸收完全,2~4 小时后血药浓度达峰值,血浆 $t_{1/2}$ 为 36~45 小时,血浆蛋白结合率高。大部分药物在肝脏被代谢,代谢产物及少量原形药物自尿和粪便中排泄。一次服药后可多次出现血药峰值,提示本品存在肠肝循环,作用迅速而持久,且不会在血中蓄积。在老年关节炎患者中无显著药动学变化。

【药理作用与临床应用】主要用于治疗风湿性及类风湿关节炎;对急性痛风、腰肌劳损、肩周炎、原发性痛经也有一定疗效,其疗效与阿司匹林、吲哚美辛及萘普生相似。本品还可抑制软骨中的黏多糖酶和胶原酶活性，减轻炎症反应及对软骨的破坏。但本品只能缓解疼痛及炎症，不能改变各种关节炎病程的进展，所以必要时还须联用糖皮质激素进行治疗。

【不良反应】偶见头晕、水肿、胃部不适、腹泻或便秘、粒细胞减少、再生障碍性贫血等，停药后一般可自行消失。本品不宜长期服用，长期服用可引起胃溃疡及大出血。如需长期服药，应注意血象及肝、肾功能，并注意大便色泽有无变化，必要时进行大便隐血试验。

美洛昔康（Meloxicam）

美洛昔康对 COX-2 的选择性抑制作用比 COX-1 高 10 倍。血浆蛋白结合率 99%，$t_{1/2}$ 为 20 小时，每日 1 次给药。其适应证与吡罗昔康相同。在较低治疗量时胃肠道不良反应少，剂量过大或长期服用可致消化道出血、溃疡，应予以注意。

七、吡唑酮类

保泰松及其代谢产物羟布宗为吡唑酮类衍生物。具有很强的抗炎、抗风湿作用，而解热作用较弱。口服保泰松吸收完全迅速，2 小时达峰值，蛋白结合率达 90%，血浆 $t_{1/2}$ 为 50~65 小时。主要经肝脏代谢，肾脏排泄，羟化物为其活性代谢产物，血浆结合率也很高，血浆 $t_{1/2}$ 长达几天，故长期服用保泰松时，羟化物可在体内蓄积，产生毒性。临床主要用于治疗风湿性及类风湿关节炎、强直性脊柱炎。由于不良反应较多，已少用。

八、烷酮类

萘丁美酮（Nabumetone）

萘丁美酮是一种前体药物。该药吸收后被迅速代谢成主要活性物质 6-甲氧基-2-萘乙酸，这种代谢产物为强效的环氧化酶抑制药，血浆蛋白结合率大于 99%，在肝脏代谢为非活性产物，80% 经肾脏排泄，10% 从粪便排出，$t_{1/2}$ 为 24 小时，临床用于治疗类风湿关节炎，疗效较好，不良反应较轻。

九、异丁芬酸类

舒林酸（Sulindac）

舒林酸是吲哚乙酸类衍生物。在体内转化为磺基代谢物才有解热、镇痛、抗炎活性，效应强度不及吲哚美辛，但强于阿司匹林。活性代谢产物 $t_{1/2}$ 为 18 小时。适应证与吲哚美辛相似。因舒林酸在吸收入血前较少被胃肠黏膜转化成活性代谢产物，故胃肠反应发生率较低，肾毒性和中枢神经系统不良反应发生率也低于吲哚美辛。

第三节　选择性环氧化酶-2 抑制药

鉴于解热、镇痛和抗炎药物治疗作用的主要机制与抑制 COX-2 有关，而传统的这类药物大多为非选择性的 COX 抑制药，抑制 COX-1 常涉及临床常见的不良反应，如胃肠道反应、肾功能损害、消化道出血等。为此，近年来选择性的 COX-2 抑制药相继出现。

塞来昔布（Celecoxib）

塞来昔布是选择性的 COX-2 抑制药。

【体内过程】口服易吸收，血浆蛋白结合率高，3 小时达峰浓度，$t_{1/2}$ 为 11 小时，主要在肝脏代谢，随尿和粪便排泄。

【药理作用与临床应用】具有抗炎、镇痛和解热作用。塞来昔布抑制 COX-2 的作用较 COX-1 高，是选择性的 COX-2 抑制药。在治疗剂量时对人体内 COX-1 无明显影响，也不影响 TXA_2 的合成，但可抑制 PGI_2 合成。用于风湿性、类风湿关节炎和骨关节炎的治疗，也可用于手术后镇痛、牙痛、痛经，同时还可以用来治疗家族性腺瘤性息肉。

【不良反应】胃肠道不良反应、出血和溃疡发生率均较其他非选择性非甾体抗炎药低。但其他非甾体抗炎药能引起的水肿、多尿和肾损害也有可能发生；心血管系统不良反应较为严重，长期使用塞来昔布可能增加严重心血管血栓性不良事件、心肌梗死和卒中的风险，有血栓形成倾向的患者需慎用；磺胺类过敏的患者禁用。

【注意事项】

1. 禁用于已知对阿司匹林或其他 NSAIDs 过敏的患者，也不推荐用于对磺胺类过敏的患者。

2. 对高血压控制不好的患者禁用塞来昔布。

尼美舒利（Nimesulide）

尼美舒利是一种新型非甾体抗炎药。其具有抗炎、镇痛和解热作用，对 COX-2 的选择性抑制作用较强。因而相比布洛芬、对乙酰氨基酚其抗炎作用强，副作用较小。但是在儿童发热用药的选择上需慎用尼美舒利，并禁止其口服制剂用于 12 岁以下儿童。尼美舒利口服后吸收迅速完全，其蛋白结合率高达 99%，$t_{1/2}$ 为 2~3 小时，生物利用度高。常用于类风湿关节炎和骨关节炎、腰腿痛、牙痛、痛经的治疗。胃肠道不良反应少而轻微。

第四节　抗痛风药

痛风是体内嘌呤代谢紊乱所引起的疾病，表现为高尿酸血症，尿酸盐在关节、肾及结缔组织中析出结晶。急性发作时尿酸盐微结晶沉积于关节而引起局部粒细胞浸润及炎症反应；如未及时治疗则可发展为慢性痛风性关节炎或肾病变。急性痛风的治疗在于迅速缓解急性关节炎、纠正高尿酸血症等，可用秋水仙碱；慢性痛风的治疗旨在降低血中尿酸浓度，可用别嘌醇和丙磺舒等。抗痛风药物按药理作用分为以下几类：①抑制尿酸合成的药物，如别嘌醇；②增加尿酸排泄的药物，如丙磺舒、苯磺吡酮、苯溴马隆等；③抑制白细胞游走进入关节的药物，如秋水仙碱等；④一般的解热镇痛抗炎药物，如 NSAIDs 等。

别嘌醇（Allopurinol）

别嘌醇为次黄嘌呤的异构体。次黄嘌呤及黄嘌呤可被黄嘌呤氧化酶催化而生成尿酸，别嘌醇在低浓度时是酶的竞争性抑制剂，而在高浓度时则为非竞争性抑制剂。别嘌醇与代谢产物奥昔嘌醇在肝脏也是酶的非竞争性抑制剂，且在组织中停留时间较长，使尿酸生物合成受阻，血浆中尿酸浓度降低，尿中排出减少，并能使痛风患者组织内的尿酸结晶重新溶解，使痛风症状得到缓解，多用于慢性痛风。

口服易吸收，$0.5\sim1$ 小时达血浆峰浓度，$t_{1/2}$ 为 $2\sim3$ 小时，其代谢产物奥昔嘌醇 $t_{1/2}$ 为 $14\sim28$ 小时。不良反应较少，偶见皮疹、胃肠反应、转氨酶升高和白细胞减少。

丙磺舒（Probenecid）

丙磺舒通过竞争性抑制肾小管对有机酸的转运、抑制肾小管对尿酸的再吸收，来增加尿酸排泄。因没有镇痛及抗炎作用，不适用于急性痛风。口服吸收完全，血浆蛋白结合率 $85\%\sim95\%$，大部分通过肾近曲小管主动分泌排泄。因脂溶性大，易被再吸收，排泄慢。尿液碱性时排泄增加，在治疗剂量时 $t_{1/2}$ 为 $6\sim12$ 小时，不良反应少见。

苯磺吡酮（Sulfinpyrazone）

苯磺吡酮又名硫氧吡酮、苯磺保泰松。可抑制肾小管对尿酸的再吸收，促进尿酸的排泄，降低血尿酸水平。此外，尚可抑制血小板聚集，增加血小板存活时间，并有微弱的抗炎和镇痛作用。用于慢性痛风性关节炎和高尿酸血症，动脉血栓性疾病的防治。减缓或预防痛风结节的形成和关节的痛风病变。常见不良反应有恶心、呕吐、腹痛、皮疹、咽痛、肝损害。

苯溴马隆（Benzbromarone）

苯溴马隆（苯溴香豆素）为白色或淡黄色结晶性粉末，无味。本品是苯并呋喃衍生物，能抑制肾小管对尿酸的再吸收，促进尿酸排泄，从而降低血中尿酸的浓度。因其不会阻挠嘌呤核苷酸代谢，适用于长期治疗高尿酸血症及痛风病。

口服易吸收，在肝内去溴离子后以游离型或结合型从胆汁中排出。其代谢产物有活性。服药后 24 小时血中尿酸为服药前的 66.5%。本品不良反应较少。少数患者可出现粒细胞减少，故应定期检查血常规。极个别病例出现抗药性及持续性腹泻。

秋水仙碱（colchicine）

秋水仙碱对急性痛风性关节炎有选择性抗炎作用。秋水仙碱可缓解急性期疼痛，但该药既不是促尿酸排泄药，也不是镇痛药，其作用可能是该药与微管蛋白结合，引起微管蛋白的解聚，中断了粒细胞迁移，抑制了急性发作局部的粒细胞浸润，与有丝分裂纺锤体结合阻断细胞的分裂；此外，还抑制白三烯的合成与释放。口服吸收迅速，可从胆汁分泌形成肠肝循环。用药后可在 12 小时内缓解关节红、肿、热、痛，对一般性疼痛及其他类型关节炎无效。不良反应多见，主要是胃肠道反应如恶心、呕吐、腹痛、腹泻。中毒时出现水样腹泻及血便、脱水、休克；对肾及骨髓也有损害作用。

👉 课后拓展资源

护理用药小结	第十五章课后练习	常用制剂及用法

第十六章

中枢兴奋药及促进大脑功能恢复药

导学资源

知识导图　　　　　PPT课件

学习目标

　　1. 熟悉中枢兴奋药的分类及代表药物名称。

　　2. 熟悉咖啡因、尼可刹米、洛贝林、多沙普仑、二甲弗林的药理作用特点、临床应用、不良反应及用药监护。

案例导入

　　患者，男，50岁，水泥厂工人，近2个月来，患者自感胸闷、呼吸不顺畅，因呼吸困难、神志不清入院就诊。经检查，诊断为慢性呼吸衰竭。

　　讨论：

　　1. 针对该患者的呼吸衰竭，该如何选用药物？

　　2. 护士在给患者使用此类药物过程中应注意什么？

　　中枢神经系统兴奋药是指能选择性增强中枢神经元活动的药物。这类药物主要通过增强神经元的兴奋或解除神经元的抑制而达到使中枢局部区域或全面兴奋的作用。目前该类药物临床常用以治疗呼吸衰竭，使呼吸中枢兴奋，故又称为呼吸兴奋药。该类药物主要有可提高大脑皮质兴奋性的药物如咖啡因、兴奋延脑呼吸中枢和血管运动中枢的药物如尼可刹米(可拉明)、反射性延脑兴奋药如洛贝林(山梗菜碱)等。

第一节　中枢兴奋药

➡ 一、主要兴奋大脑皮质的药物

咖啡因（caffeine）

咖啡因是咖啡豆、可可豆和茶叶中含有的主要生物碱，可人工提取合成供临床使用。

【体内过程】

咖啡因可口服、注射及直肠给药，均能迅速吸收，但吸收不规则。与血浆蛋白质的结合率低，本药脂溶性高，易通过血-脑屏障，也可通过胎盘屏障。在肝内被迅速代谢，代谢产物甲基尿酸和甲基黄嘌呤经肾排出，约 10% 以原型由尿排出。

【药理作用】

1. 中枢神经系统作用

小剂量（50~200 mg）咖啡因能兴奋大脑皮质，使思维敏捷、减少疲劳、消除瞌睡、振奋精神、提高工作效率。较大剂量的咖啡因也可直接兴奋延脑呼吸中枢，使呼吸中枢对 CO_2 的敏感性增加，使呼吸加快加深，血压升高。中毒剂量，可兴奋脊髓而产生惊厥。

2. 其他作用

(1) 兴奋心脏使心肌收缩力增强，心率加快，甚至出现心律失常。

(2) 对外周血管平滑肌和内脏平滑肌均有松弛作用，但无临床治疗意义。

(3) 利尿作用。

【临床应用】

1. 对抗严重传染病、镇静催眠药过量等引起昏睡、呼吸和循环抑制。

2. 可配伍麦角胺治疗偏头痛，也可与解热镇痛药组成复方制剂治疗一般性头痛。

【不良反应和用药监护】

咖啡因毒性较低，一般不良反应较少，口服对胃黏膜有刺激性，可使胃液分泌增加，并有恶心、呕吐等副作用，可诱发或加重胃溃疡，胃溃疡患者禁用；大剂量使用可引起急躁、不安、头痛、失眠、心动过速、肌肉抽搐等症状；中毒剂量可兴奋脊髓，引起惊厥；长期应用可产生耐受性和依赖性，应避免长期应用；小儿退热时不宜选用含咖啡因的退热制剂。

➡ 二、主要兴奋延脑呼吸中枢药物

尼可刹米（Nikethamide）

尼可刹米（nikethamide，可拉明）为烟酰胺的衍生物。

【体内过程】

口服和注射给药均易吸收，但作用维持时间短（为 5~10 分钟）。

【药理作用】

主要通过兴奋延髓呼吸中枢以及刺激外周颈动脉和主动脉体化学感受器、反射性兴奋呼吸中枢使呼吸加深加快；过量引起惊厥。

【临床应用】

主要用于治疗各种原因所致呼吸衰竭，对肺心病引起的呼吸衰竭及吗啡中毒引起的呼吸抑制疗效较好，对巴比妥类等引起的呼吸抑制也有一定解救效果。

【不良反应及用药监护】

维持时间短，一次静脉注射作用仅持续 5~10 分钟，必要时可间歇性重复给药。大剂量可出现血压升高、心动过速、咳嗽、呕吐、肌震颤、惊厥等。用药期间需密切观察患者的反应，一旦患者出现烦躁不安、面部及四肢肌肉抽搐等反应时，应立即减量或换药，发生惊厥者可静脉注射地西泮或小剂量硫喷妥钠进行解救。该药与碱性药物、金属盐类配伍可发生沉淀，在联合用药时需注意。

洛贝林（Lobelin）

洛贝林（山梗菜碱，lobeline）为桔梗科植物北美山梗菜中的生物碱，为弱的胆碱能 N_1 受体激动剂。该药通过刺激颈动脉和主动脉体化学感受器而反射性兴奋呼吸中枢。作用快，但维持时间短，安全范围大，较少引起惊厥。临床主要用于治疗新生儿窒息、CO 中毒引起窒息及小儿感染性疾病引起的呼吸衰竭的解救。

多沙普仑（doxapram）

多沙普仑（doxapram）为人工合成的新型呼吸兴奋药，其对延髓呼吸中枢的选择性较高，使呼吸衰竭患者潮气量增加，血氧饱和度改善，同时对呼吸频率影响较小，该药起效快，作用强，安全范围大，剂量过大可引起血压升高、心率加快，甚至导致惊厥。临床主要用于早产儿窒息及其他原因引起的呼吸抑制，疗效优于其他呼吸兴奋药。

二甲弗林（Dimefline）

二甲弗林（dimeflme，回苏灵）直接兴奋呼吸中枢，作用比尼可刹米强 100 倍，其作用发生快，但不持久，过量亦可引起惊厥。临床主要采用静脉滴注，用于治疗严重肺性脑病。有较好的苏醒功能，亦可用于成人疾病或中枢抑制药所致呼吸衰竭的治疗。静脉给药需稀释后缓慢给药。

护理用药监护

1. 给药前评估

（1）治疗目的：解除患者因肺部疾患所致缺氧、血中 CO_2 浓度过高所引起的呼吸中枢抑制以及新生儿窒息，促进患者苏醒，而对中枢抑制药中毒引起的呼吸抑制较少使用。

（2）识别高危患者：本类药对呼吸肌麻痹和循环骤停所致呼吸衰竭不宜使用；有癫痫、精神病者慎用本类药；胃及十二指肠溃疡患者禁用咖啡因和茶碱；孕期、妊娠期妇女应尽量减少每日咖啡的摄入量。

2. 给药

本类药一般皮下、肌注或稀释后静脉滴注给药。因作用时间短、安全范围小，过量易致惊厥。因此在用法上宜短期内反复给药，交替用药并给予患者必要的支持疗法，如人工或机器维持呼吸通气等。

3. 不断评价疗效和安全性

用药期间观察患者呼吸功能和神智恢复情况以决定是否应减量或停药。

第二节 促大脑功能恢复药

胞磷胆碱 (citicoline)

胞磷胆碱为核苷衍生物，能降低脑血管阻力，增加脑血流而促进脑物质代谢，改善脑循环，对促进大脑功能的恢复和促进苏醒有一定作用。临床主要用于治疗急性颅脑外伤和脑手术所引起的意识障碍、脑血管意外所导致的神经系统的后遗症等，用于脑梗死急性期意识障碍患者时，最好在卒中发作后的 2 周内开始给药。偶有一过性血压下降、失眠、兴奋及用药后发热等不良反应。停用后即可消失。

吡拉西坦 (piracetam)

吡拉西坦为 γ-氨基丁酸的衍生物。能降低脑血管阻力，增加脑血流量。促进大脑对磷脂、氨基酸和蛋白质的合成，增进线粒体内 ATP 的合成，提高脑组织对葡萄糖的利用率。对大脑缺氧有保护作用。临床主要用于治疗脑动脉硬化，脑外伤及中毒等所致的思维障碍、阿尔茨海默症、儿童智能低下等。不良反应较少，偶见荨麻疹，大剂量时可有头晕、失眠、呕吐，停药后可自行消失，孕妇及新生儿禁用。

甲氯芬酯 (meclofenoxate)

甲氯芬酯能促进脑细胞代谢，增加对葡萄糖的利用，使受抑制中枢神经功能恢复。临床主要用于颅脑外伤性昏迷、酒精中毒、新生儿缺氧症、儿童遗尿症等。不良反应少见，偶可引起兴奋，精神过度兴奋及有锥体外系症状的患者禁用。

👉 **课后拓展资源**

护理用药小结	第十六章课后练习	常用制剂及用法

第十七章

离子通道概论及钙通道阻滞药

👉 **导学资源**

知识导图   PPT课件

学习目标

1. 掌握离子通道特性、分类及生理功能。
2. 钙通道阻滞药概念、分类、药理作用及临床应用。

案例导入

患者，男，70岁，脑动脉粥样硬化致缺血性脑梗死，出现记忆、认知功能障碍。诊断为血管性痴呆。

讨论：

1. 试判断是否可以应用钙通道阻滞药?
2. 用何种药物合适?

离子通道是细胞膜中的跨膜蛋白质分子在脂质双分子层中构成具有高度选择性的亲水性孔道，能选择性通透某些离子，其功能是细胞生物电活动的基础。活体细胞不停地进行新陈代谢活动，就必须不断地与周围环境进行物质交换，而细胞膜上的离子通道就是这种物质交换的重要途径，离子通道也是药物作用的重要靶点。

第一节　作用于钠通道和钾通道的药物

一、作用于钠通道的药物

临床常用的作用于钠通道的药物有 I 类抗心律失常药、局部麻醉药、抗癫痫药。

二、作用于钾通道的药物

作用于钾通道的药物常被称为钾通道调控剂，包括钾通道阻滞药和钾通道开放药，它们通过阻滞或促进细胞内 K^+ 外流而产生各种药理作用。细胞外的 K^+ 浓度大大低于细胞内的水平。因此，钾通道开放时，K^+ 外流，膜超极化，动作电位时程缩短，继而降低钠通道和钙通道的开放几率，降低膜的兴奋性。钾通道阻滞时，K^+ 外流停止或减少，动作电位时程和有效不应期延长。作用于钾通道的药物，通过影响钾通道闸门的启闭而发挥药理作用。

(一)钾通道阻滞药

钾通道阻滞药是一类可抑制 K^+ 通过膜通道的药物，种类很多，有无机离子(如 Ba^{2+} 等)、有机化合物(如 TEA 等)、多种毒素(如蝎毒、蛇毒、蜂毒等)。

(二)钾通道开放药

钾通道开放药通过开放钾通道增加钾外流使细胞膜超极化，Ca^{2+} 内流增加，故能舒张动脉、静脉包括冠状动脉、脑血管、肺血管等；同时还具有抑制膀胱、子宫、支气管平滑肌收缩及调节神经元、骨骼肌及消化道平滑肌细胞的兴奋性等作用。主要用于高血压、心绞痛、哮喘、膀胱激惹综合征、慢性闭塞性动脉疾病、脑动脉痉挛等。

第二节　钙通道阻滞药

钙离子作为生物细胞的重要信使，参与细胞多种重要功能的调节，包括心脏起搏、心肌细胞和骨骼肌以及血管平滑肌的兴奋-收缩偶联、神经递质释放、腺体分泌及基因表达等。因此，钙通道在维持细胞和器官的正常生理功能上起到极为重要的作用。钙通道阻滞药(calcium channel blockers)又称钙拮抗药(calcium antagonists)，是一类选择性阻滞电压门控钙通道，抑制细胞外 Ca^{2+} 内流，降低细胞内 Ca^{2+} 浓度的药物。目前应用于临床的钙通道阻滞药主要是选择性作用于 L 型钙通道的药物，根据其化学结构特点，分为 3 亚类：

1. 苯烷胺类(phenyialkyiarniiles，PAAS)

维拉帕米(异搏定 verapamii)、加洛帕米(gallopamil)等。

2. 二氢吡啶类(dihydropyridines，DHPs)

硝苯地平（心痛定 nifedipine）、尼群地平（洛普思 nitrendipine）、尼莫地平（尼莫同

nimodipine)、尼卡地平(佩尔 nicardipine)、尼索地平(nisoldipine)、非洛地平(波依定 felodipine)等。

3. 苯并噻氮䓬类(benzothiazepines BTZs)

地尔硫䓬(合心爽 diltiazem)、克仑硫䓬(clentiazem)等。

【体内过程】

钙通道阻滞药口服均能吸收,但因首过效应强,生物利用度均较低。其中以氨氯地平为最高,生物利用度65%~90%。钙通道阻滞药与血浆蛋白结合率高。几乎所有的钙通道阻滞药都在肝脏被氧化代谢为无活性或活性明显降低的物质,然后经肾脏排出。维拉帕米、硝苯地平与地尔硫䓬的较短,约为4小时,但其缓释制剂和第二代二氢吡啶类药物如非洛地平、尼群地平等的药物半衰期较长,药效可保持24小时。

【药理作用】

钙通道阻滞药与通道上的受体结合后,通过降低通道的开放概率来减少细胞外的Ca^{2+}内流量,同时钙通道阻滞药与钙通道的结合力和膜去极化呈正比,即通道开放概率越高,钙通道阻滞药与通道结合力越强。

1. 对心肌的作用

(1)负性肌力作用:钙通道阻滞药使心肌细胞内Ca^{2+}量减少,降低心肌收缩性,使心肌兴奋-收缩脱偶联,降低心肌耗氧量。

(2)负性频率和负性传导作用:窦房结和房室结等慢反应细胞的0相除极和4相缓慢除极均是由Ca^{2+}内流所引起,它们的传导速度和自律性由Ca^{2+}内流所决定,因而钙通道阻滞药能减慢房室结的传导速度,降低窦房结自律性,而减慢心率。此作用是钙通道阻滞药治疗室上性心动过速的理论基础。对心脏的负性频率和负性传导作用以维拉帕米和地尔硫䓬的作用最强;而硝苯地平扩张血管作用强,对窦房结和房室结的作用弱,还能反射性加快心率。

2. 对平滑肌的作用

(1)血管平滑肌:因血管平滑肌肌浆网的发育较差,血管收缩时所需要的Ca^{2+}主要来自细胞外,故血管平滑肌对钙通道阻滞药的作用很敏感。该类药物能明显舒张血管,主要舒张动脉,对静脉影响较小。动脉中又以冠状血管较为敏感,能舒张大的输送血管和小的阻力血管,增加冠脉流量及侧支循环量,改善心绞痛症状。脑血管也较敏感,尼莫地平舒张脑血管作用较强,能增加脑血流量。

钙通道阻滞药也舒张外周血管,解除其痉挛,可用于治疗外周血管痉挛性疾病。3种钙通道阻滞药对心血管作用的比较见表17-1。

表17-1　3种钙通道阻滞药心血管效应的比较

	负性肌力	负性频率	冠脉扩张	外周血管扩张
维拉帕米	+	++	+++	++
硝苯地平			+++	+++
地尔硫䓬	+	+	+++	+

注:+~+++为作用的强弱,-为无作用

(2)其他平滑肌：钙通道阻滞药对支气管平滑肌的松弛作用较为明显，较大剂量也能松弛胃肠道、输尿管及子宫平滑肌。

3.抗动脉粥样硬化作用

钙参与动脉粥样硬化的病理过程，如平滑肌增生、脂质沉积和纤维化，钙通道阻滞药可干扰这些过程，包括以下几点：

(1)减少钙内流，减轻 Ca^{2+} 超载所造成的动脉壁损伤。

(2)抑制平滑肌增殖和动脉基质蛋白质合成，增加血管壁顺应性。

(3)抑制脂质过氧化，保护内皮细胞。

(4)硝苯地平可因增加细胞内 CAMP 含量，提高溶酶体酶及胆固醇酯的水解活性，有助于动脉壁脂蛋白的代谢，从而降低细胞内胆固醇水平。

4.对红细胞和血小板结构与功能的影响

(1)对红细胞影响：与其他组织细胞一样，红细胞具有完整的钙转运系统，红细胞膜的稳定性与 Ca^{2+} 有密切关系，Ca^{2+} 增加，膜的脆性增加，在外界因素作用下容易发生溶血，由于红细胞膜富含磷脂成分，Ca^{2+} 能激活磷脂酶使磷脂降解，破坏膜的结构。钙通道阻滞药抑制 Ca^{2+} 内流，减轻 Ca^{2+} 超负荷对红细胞的损伤。

(2)对血小板活化的抑制作用：钙离子通道阻滞药抑制 Ca^{2+} 内流从而使血小板的聚集、活性产物的合成与释放都受到了阻碍。

5.对肾脏功能的影响

钙通道阻滞药的舒张血管和降低血压的作用，与已知的舒张血管药物不同，不伴有水、钠潴留作用，能明显增加肾血流，从而发挥不同程度的排钠利尿作用，同时能抑制肾脏肥厚，改善微循环。钙通道阻滞药对肾脏的这种保护作用，在伴有肾功能障碍的高血压病和心功能不全的治疗中都有重要意义。

【临床应用】

钙通道阻滞药的临床应用主要是防治心血管系统疾病。

1.高血压

二氢吡啶类药物如硝苯地平、氨氯地平、尼卡地平、尼莫地平等扩张外周血管作用较强，为控制高血压的常用药物，长期用药后，全身外周阻力下降 30%~40%，肺循环阻力也下降。维拉帕米和地尔硫䓬可用于轻度及中度高血压。临床应用时应根据具体病情选用适当的药物，如对兼有冠心病的患者，宜选用硝苯地平；伴有脑血管病的应用尼莫地平；伴有快速型心律失常者最好选用维拉帕米。这些药物可以单用，也可以与其他药物合用，如与 β 受体阻断药普萘洛尔合用，以消除硝苯地平因扩血管作用所产生的反射性心动过速。也可与利尿药合用以消除扩血管药可能引起的水钠潴留，并加强其降压效果。

2.心绞痛

钙通道阻滞药对各型心绞痛都有不同程度的疗效。

(1)变异型心绞痛：常在休息时如夜间或早晨发作，由冠状动脉痉挛所引起。硝苯地平疗效最佳。

(2)稳定型(劳累型)心绞痛：常见于冠状动脉粥样硬化患者，休息时并无症状，此时心脏血液供求关系是平衡的。劳累时心脏做功增加，血液供不应求，导致心绞痛发作。钙通道阻滞药通过舒张冠脉、减慢心率、降低血压及心收缩性而发挥治疗效果。三类钙通道阻滞药均可使用。

（3）不稳定型心绞痛：较为严重，昼夜均可发作，由动脉粥样硬化斑块形成或破裂及冠脉张力增高所引起。维拉帕米和地尔硫䓬疗效较好，硝苯地平宜与β受体阻断药合用。

3. 心律失常

钙通道阻滞药治疗室上性心动过速及后除极触发活动所致的心律失常有良好效果。三类钙通道阻滞药减慢心率的作用程度有差异，维拉帕米和地尔硫䓬减慢心率作用较明显。硝苯地平较差，甚至反射性加快心率，因而不用于治疗心律失常。

4. 脑血管疾病

尼莫地平、氟桂利嗪等可预防由蛛网膜下腔出血引起的脑血管痉挛及脑栓塞。

5. 其他

钙通道阻滞药用于外周血管痉挛性疾病，硝苯地平和地尔硫䓬可改善大多数雷诺综合征患者的症状，还用于预防动脉粥样硬化的发生。此外，钙通道阻滞药还可用于支气管哮喘、偏头痛等。

【不良反应与用药监护】

钙通道阻滞药相对比较安全，但由于这类药物的作用广泛，选择性相对较低。不良反应与其阻滞钙通道、扩张血管以及抑制心肌等作用有关。常见颜面潮红、头痛、眩晕、恶心、便秘等。同时可能诱发牙龈增生及胫前、踝部水肿。维拉帕米及地尔硫䓬严重不良反应有低血压及心功能抑制等。钙通道阻滞药与血浆蛋白结合率高，护理工作者在用药时应注意药物间的相互作用，硝苯地平可降低奎尼丁的血药浓度；维拉帕米与地高辛合用时，可使地高辛的血药浓度升高70%，引起心率减慢，维拉帕米能抑制地高辛经肾小管分泌，减少消除，故二药合用时宜减少地高辛用量。

🔖 课后拓展资源

| 护理用药小结 | 第十七章课后练习 | 常用制剂及用法 |

第十八章

抗高血压药

📖 导学资源

知识导图　　　　PPT课件

学习目标

> 　　1. 掌握常用抗高血压药的药理作用、用途、不良反应和用药注意事项；熟悉抗高血压药的分类及代表药。
>
> 　　2. 初步具有根据常用抗高血压药的药理作用、用途、不良反应及注意事项制定护理措施及对患者、家属进行相关护理宣教的能力。

案例导入

> 　　患者，男性，70岁，患慢性肾炎5年，血压165/105 mmHg。医嘱给予卡托普利25 mg, p.o, t.i.d., 螺内酯20 mg, p.o, b.i.d., 两药联合应用一周后，患者出现下肢软弱无力、疲乏、感觉异常等症状。血钾检测结果为5.7 mmol/L(血钾正常参考值为3.50~4.50 mmol/L)。
>
> 　　讨论：
>
> 　　1. 患者用药后出现上述症状和血钾升高的可能原因是什么？
>
> 　　2. 本案例医生开出的处方是否合理？理由是什么？

　　高血压是最常见的心血管系统疾病。按照WHO的标准，成人在静息状态时，收缩压/舒张压≥140/90 mmHg 即为高血压。最近美国提出高血压诊断标准为收缩压/舒张压≥130/80 mmHg，可作参考。根据病因不同分为原发性高血压(90%)和继发性高血压(10%)：绝大部分高血压病因不明，称为原发性高血压或高血压病；少数高血压有因可查，称为继发性高血压或症状性高血压。按血压水平分为1级、2级和3级高血压，亦称轻、中、重度高血压。据统计，我国18岁以上成年人口高血压患病率为18.8%，占全球高血压患者的1/5。高血压的并发症有脑血管意外(脑卒中)、肾衰竭、心力衰竭、冠心病、眼底病变等。且这些并发症大多可致死或致残。总体而言，高血压人群如不经合理治疗，平均寿命较正常人群缩短 15～20 年，是一种致残率及致死率较高的疾病。

第一节 抗高血压药物的分类

凡能降低血压，可用于高血压治疗的药物称为抗高血压药或降压药。形成动脉血压的基本因素是心输出量和外周血管阻力。前者受心脏功能、回心血量和血容量的影响，后者主要受小动脉紧张度的影响。交感神经系统和肾素-血管紧张素系统共同调节着上述两种因素，使血压维持在一定的范围内。根据各种药物的作用和作用部位，可将抗高血压药物分为下列几类（表 18-1）：

表 18-1　抗高血压药物的分类及常用药物

类别	药物
1. 利尿药	如氢氯噻嗪等
2. 交感神经抑制药	
（1）中枢性降压药	如可乐定等
（2）神经节阻断药	如樟磺咪芬等
（3）去甲肾上腺素能神经末梢阻断药	如利血平等
（4）肾上腺素受体阻断药	如普萘洛尔等
3. 肾素-血管紧张素系统抑制药	
（1）血管紧张素转化酶（ACE）抑制药	如卡托普利等
（2）血管紧张素 I 型受体（AT1）阻断药	如氯沙坦等
（3）肾素抑制药	如阿利吉仑
4. 钙通道阻滞药	如硝苯地平等
5. 血管扩张药	如肼屈嗪和硝普钠等

目前，国内外应用广泛或称为第一线抗高血压药物的是利尿药、钙通道阻滞药、β 受体阻断药、血管紧张素转化酶抑制药、AT₁ 受体阻断药，统称为常用抗高血压药物。肾素抑制剂阿利吉仑是抗高血压新药。其他抗高血压药物如中枢性降压药和血管扩张药等较少单独应用。

第二节　常用抗高血压药物

一、利尿药

噻嗪类利尿药是治疗高血压最常用的药物,代表药物有氢氯噻嗪。

氢氯噻嗪(hydrochlorothiazide,双氢克尿噻)

氢氯噻嗪的降压作用缓慢、温和、持久,是治疗高血压的基础药物。单独应用治疗轻度高血压,与其他降压药合用治疗中、重度高血压。特别适合老年高血压、单纯收缩期高血压或伴有心力衰竭的高血压患者,长期应用无明显耐受性。用药初期,通过减少胞外液容量及心排出量而降压;长期(超过3~4周)给药,还可通过扩张血管降低血压。该药对正常人的血压无影响,单独应用对重度高血压患者的降压效果不理想,但能协同其他降压药的降压作用,对抗其他降压药引起的水钠潴留等不良反应。长期大量使用可出现低钾血症,并影响糖及脂肪代谢。

吲达帕胺(indapamide)

吲达帕胺为一新型强效、长效降压药,兼有利尿和钙通道阻滞双重作用。一次口服,作用可维持24小时。对血脂代谢无影响。主要用于轻、中度高血压,对伴有肾功能不全、糖尿病及高脂血症的患者更适用。有头痛、嗜睡、食欲减退等不良反应,长期应用应注意防止低血钾的发生。

二、钙通道阻滞药

血管平滑肌细胞的收缩依赖于细胞内游离钙,若抑制了钙离子的跨膜转运,则可使细胞内游离钙浓度下降。钙通道阻滞药通过减少细胞内钙离子含量而松弛血管平滑肌,进而降低血压。钙通道阻滞药品种繁杂,结构各异。从化学结构上可将其分为二氢吡啶类和非二氢吡啶类。前者对血管平滑肌具有选择性,较少影响心脏,作为抗高血压药常用的有硝苯地平、尼群地平、氨氯地平等。非二氢吡啶类包括维拉帕米等,对心脏和血管均有作用。

硝苯地平(nifedipine,心痛定)

【体内过程】口服易吸收,生物利用度为65%,$t_{1/2}$为3~4小时,主要在肝脏代谢,少量以原形药经肾脏排泄。

【药理作用】硝苯地平作用于血管平滑肌细胞膜L型钙通道,通过抑制钙离子从细胞外进入细胞内,而使细胞内钙离子浓度降低,导致小动脉扩张,总外周血管阻力下降而降低血压。由于周围血管扩张,可引起交感神经活性反射性增强而引起心率加快。

【临床应用】硝苯地平对轻、中、重度高血压均有降压作用，亦适用于合并有心绞痛或肾脏疾病、糖尿病、哮喘、高脂血症及恶性高血压患者。目前多推荐使用缓释与控释制剂，以减轻迅速降压造成的反射性交感活性增加。

【不良反应及用药监护】详见第十七章。

尼群地平（nitrendipine）

尼群地平作用与硝苯地平相似，但对血管松弛作用较硝苯地平强，降压作用温和而持久，适用于各型高血压。每日口服 1~2 次。不良反应与硝苯地平相似，肝功能不良者宜慎用或减量，可增加地高辛血药浓度。

氨氯地平（amlodipine）

氨氯地平作用与硝苯地平相似，但降压作用较硝苯地平平缓，持续时间较硝苯地平显著延长。每日口服 1 次，长期使用无直立性低血压，无水钠潴留及对脂质代谢无影响。

以上各种钙通道阻滞药均有良好的降压作用。短效药硝苯地平等价格低廉，降压效果确切，最为常用。从保护高血压靶器官免受损伤的角度以长效类新药为佳，但价格较贵。中效类如尼群地平等效果确切、价格低廉。

三、β 肾上腺素受体阻断药

β 受体阻断药治疗高血压不仅价廉、安全、有效，尚能降低心脑血管并发症如脑卒中和心肌梗死的发生率和死亡率。常用的药物有：普萘洛尔（心得安）、美托洛尔（倍他乐克）、阿替洛尔（氨酰心安）、比索洛尔（博苏）等。不同的 β 受体阻断药在许多方面如脂溶性、对 $β_1$ 受体的选择性、内在拟交感活性及膜稳定性等方面有所不同，但均为同样有效的降压药，广泛用于各种程度的高血压。长期应用一般不引起水钠潴留，亦无明显的耐受性。不具内在拟交感活性的 β 受体阻断药可增加血浆甘油三酯浓度，降低 HDL-胆固醇，而有内在拟交感活性者对血脂影响很小或无影响。

普萘洛尔（propranolol，心得安）

普萘洛尔为 β 受体拮抗药的代表药，在心血管系统作用广泛，其降压作用缓慢、温和，口服用药 1~2 周内收缩压及舒张压逐渐下降，作用持续时间较长，不易产生耐受性。适用于 1、2 级高血压，尤其适用于心率快的中青年高血压患者及伴有心绞痛的患者。

长期用药可使血浆甘油三酯升高，高密度脂蛋白降低。长期应用者突然停药可出现撤药综合征。因本药个体差异大，用药时应从小剂量开始逐渐增量。

本品禁用于伴有支气管哮喘、重度房室传导阻滞、窦性心动过缓等高血压患者。

美托洛尔（metroprolol）

美托洛尔为选择性 $β_1$ 受体拮抗药，无内在拟交感神经活性。口服吸收完全，服药后 1~2 小时作用达高峰，控释剂一次给药后降压作用可维持 24 小时，故一日给药一次即可。不良反应相对较少。

阿替洛尔(atenolol)

阿替洛尔降压机制与普萘洛尔相同，但对心脏的 β_2 受体有较大的选择性，而对血管及支气管 β_2 受体的影响较小。较大剂量时对血管及支气管平滑肌的 β_2 受体也有作用。无膜稳定作用，无内在拟交感活性。口服用于治疗各种程度高血压。降压作用持续时间较长，每日服用 1 次。

四、血管紧张素转化酶抑制药

血管紧张素 I 转化酶(ACE)抑制药的应用，是抗高血压药物治疗学上的一大进步。1981年，卡托普利作为首个 ACE 抑制剂获准治疗高血压，目前至少有 18 个 ACE 抑制剂应用于临床。该类药能抑制 ACE 活性，使血管紧张素 II(Ang II)的生成减少以及缓激肽的降解减少，扩张血管，降低血压。该类药物不仅具有良好的降压效果，而且具有器官保护作用，对高血压患者的并发症及一些伴发疾病有良好治疗效果。该类药物亦作为伴有糖尿病、左心室肥厚、左心功能障碍、急性心肌梗死、代谢综合征、蛋白尿或微量白蛋白尿的高血压患者的首选药物。其降压机制主要是：①抑制血管紧张素 I 转化酶，减少血管紧张素 II(Ang II)的生成，减少醛固酮的分泌；②因血管紧张素 I 转化酶可水解缓激肽，通过抑制血管紧张素 I 转化酶，减少缓激肽的水解，扩张血管(图 18-1)。

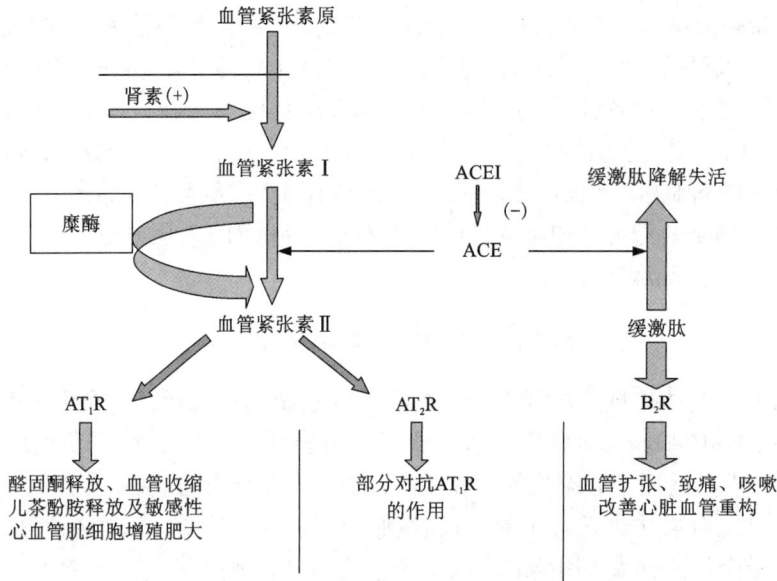

图 18-1 ACE 的作用与血管紧张素 II 的缓激肽的关系

卡托普利(captopril)

【药理作用】卡托普利具有轻至中等强度的降压作用，可降低外周阻力，增加肾血流量，不伴反射性心率加快。其降压机制主要是抑制 ACE，使 AngI 转变为 Ang II 减少，从而导致血管舒张；同时减少醛固酮分泌，以利于排钠；特异性肾血管扩张亦加强排钠作用；由于抑制缓激肽的水解，使缓激肽增多；卡托普利亦可抑制交感神经系统活性。

【临床应用】对各型高血压均有较好治疗效果，目前为抗高血压治疗的一线药物之一。本品尤其适用于合并有糖尿病及胰岛素抵抗、左心室肥厚、心力衰竭、急性心肌梗死的高血压患者，可明显改善生活质量且无耐受性，连续用药 1 年以上疗效不会下降，而且停药不反跳。卡托普利与利尿药合用于重型或顽固性高血压者疗效较好。

【不良反应及用药监护】

1. 低血压

首次用量过大可发生低血压，宜从小剂量开始试用，并密切监测血压变化。

2. 咳嗽

护士需注意提醒患者无痰性干咳是本药较常见的不良反应，常在用药后 1 周至 6 个月内出现，停药后症状自行消失。

3. 高血钾

肾功能不全及合用保钾利尿药、β 受体阻断药、非甾体抗炎药时易发生。

4. 其他

可引起低血糖、中性粒细胞减少、血管神经性水肿、胎儿畸形等；久用可致血锌降低而引起皮疹、脱发及味觉和嗅觉的缺失；双侧肾动脉狭窄患者使用后可加重肾损害。高钾血症、妊娠期、双侧肾动脉狭窄等患者禁用。

5. 食物影响本药的吸收，宜空腹给药。

6. 吲哚美辛、布洛芬、阿司匹林等非甾体抗炎药能对抗卡托普利的作用。

依那普利(enalapril)

依那普利降压机制与卡托普利相似，但具有以下特点：①起效缓慢，需在体内水解为依拉普利拉(洛汀新)才具有生物活性。②长效，一次给药可持续 24 小时以上，每日用药一次即可。③强效，对 ACE 抑制作用较卡托普利强 5~10 倍，用药剂量较小。④不良反应较少，因分子结构中不含巯基，相对于卡托普利不良反应较少。

其他血管紧张素 I 转化酶抑制药还有赖诺普利(lisinopril)、福辛普利(fosinopril)、贝那普利(benzeepril)、培哚普利(perindopril)和西拉普利(cilazapril)等。它们的共同特点是长效，每天只需服用一次。除了赖诺普利外，其余均为前体药。作用及临床应用同依那普利。

◇ 五、血管紧张素 II 受体拮抗药

氯沙坦(losartan)

氯沙坦为选择性 AT_1 受体阻断药，与 AT_1 受体结合，阻断 Ang II 的作用，降低外周血管阻力、抑制肾小管对水和钠的重吸收、抑制醛固酮的释放、抑制中枢及外周交感神经系统活性、改善压力感受器的敏感性。其降压作用平稳、持久，用药 3~6 周达最佳疗效，基础血压越高、降压幅度越大，停药后不易反跳。临床用于治疗轻、中、重度高血压，长期应用可逆转心血管重构。本药的不良反应较 ACE 抑制药少，不引起咳嗽及血管神经性水肿等。

本类药物还有氯沙坦（losartan）、坎地沙坦（candesartan）、奥美沙坦（olmesartan）、替米沙坦（telmisartan）、依普沙坦（eprosartan）、厄贝沙坦（irbesartan）、缬沙坦（vaisartan）、阿利沙坦（allisartan）、阿奇沙坦（azilsartan）。

第三节　其他抗高血压药物

除了常用抗高血压药物外，尚有一些使用频率较低，但临床上仍然需要应用的降压药，其中部分药物常作为复方制剂的组成成分。主要包括中枢性降压药、血管平滑肌扩张药、神经节阻断药、肾上腺素受体阻断药、去甲肾上腺素能神经末梢阻滞药。

◇ 一、中枢性降压药

中枢性降压药包括可乐定、甲基多巴、莫索尼定和利美尼定等。

可乐定（clonidine）

【体内过程】可乐定口服易吸收，服后 2~3 小时血药浓度达峰值，$t_{1/2}$ 为 5~13 小时，口服生物利用度为 71%~82%。蛋白结合率为 20%，约 50% 以原形药从尿中排出，能透过血-脑屏障。

【药理作用】可乐定的降压作用中等偏强，并可抑制胃肠分泌及运动，对中枢神经系统有明显的抑制作用。以往认为其降压机制主要是通过兴奋延髓背侧孤束核突触后膜的 α_2 受体，抑制交感神经中枢的传出冲动，使外周血管扩张，血压下降。可乐定也作用于延髓嘴端腹外侧区的咪唑啉受体使交感神经张力下降，外周血管阻力降低，从而产生降压作用。可乐定引起的嗜睡等副作用主要由 α 受体介导。过大剂量的可乐定也可兴奋外周血管平滑肌上的 α 受体，引起血管收缩，使降压作用减弱。

【临床应用】适用于治疗中度高血压，常用于其他药无效时。不影响肾血流量和肾小球滤过率，可用于高血压的长期治疗。与利尿药合用有协同作用，可用于重度高血压。口服也用于预防偏头痛或作为治疗吗啡类镇痛药成瘾者的戒毒药，还可用于戒烟。其溶液剂滴眼用于治疗开角型青光眼。

【不良反应与用药监护】常见的不良反应是口干和便秘。其他有嗜睡、抑郁、眩晕、血管性水肿、腮腺肿痛、恶心、心动过缓、食欲缺乏等。有停药反跳现象。护士需注意可乐定不宜用于高空作业或驾驶机动车辆的人员，以免引起患者精力不集中、嗜睡而导致事故发生。

【药物相互作用】可乐定能加强其他中枢神经系统抑制药的作用，合用时应慎重。三环类化合物如丙米嗪等药物在中枢可与可乐定发生竞争性拮抗，取消可乐定的降压作用，二者不宜合用。

莫索尼定（moxonidine）

莫索尼定为第二代中枢性降压药，作用与可乐定相似。口服易吸收，可一日给药一次。

主要通过激动延髓的咪唑啉受体而发挥降压效应。适用于1、2级高血压,并可逆转高血压所致的左室心肌肥厚。不良反应较少,无明显镇静作用,亦无停药反跳现象。长期用药也有良好的降压效果,并能逆转高血压患者的心肌肥厚,适用于治疗轻、中度高血压。

二、血管平滑肌扩张药

血管平滑肌扩张药通过直接扩张血管而产生降压作用。本类药物通过松弛血管平滑肌,降低外周阻力,产生降压作用。长期应用可反射性增高交感神经活性,增加心肌收缩力和心排血量;增高肾素活性,激活肾素-血管紧张素系统,导致外周阻力增加和水钠潴留。因此,一般不宜单用,常与利尿药和β受体阻断药等合用,仅在其他降压药无效时才加用该类药物,以提高疗效,减少不良反应。

硝普钠(sodium nitroprusside)

【体内过程】硝普钠为快速、强效而短暂的降压药,口服不吸收,静脉滴注给药起效快。被肝脏代谢后,经肾脏排泄。

【药理作用】硝普钠直接扩张小动脉及小静脉,降低外周血管阻力和心排血量,可迅速降低收缩压和舒张压。尚可减轻心脏前、后负荷,有利于改善心脏功能。一般不降低冠脉血流、肾血流及肾小球滤过率。

【临床应用】该药不作为常规降压药使用,适用于高血压急症的治疗和手术麻醉时的控制性降血压。也可用于高血压合并心力衰竭或嗜铬细胞瘤发作引起的血压升高。

【不良反应与用药监护】静脉滴注时,给药速度过快可出现恶心、呕吐、精神不安、肌肉痉挛、头痛、皮疹、出汗、发热等。护士需注意该药遇光易分解,药液宜现配现用,配制时间超过4小时不宜使用,静脉滴注时也要注意避光。该药长时间大量使用可致患者硫氰化物蓄积中毒,引起急性精神病和甲状腺功能低下。用药时须严密监测血浆氰化物浓度,一旦出现氰化物中毒症状,应用高铁血红蛋白形成剂及供硫剂进行抢救。

三、神经节阻断药

包括樟磺咪芬(trimetaphan)、美卡拉明(mecamylamine)等。本类药物对交感神经和副交感神经均有阻断作用。药物降压作用迅速、显著。本类药物曾广泛用于高血压的治疗,但由于副作用较多,降压作用过强过快,现已仅限用于一些特殊情况,如高血压危象、主动脉夹层动脉瘤、外科手术中的控制性低血压等。

四、肾上腺素受体阻断药

本类药物可降低动脉血管阻力,增加静脉容量,增加血浆肾素活性,不易引起反射性心率增加。长期使用后扩血管作用仍存在,但肾素活性可恢复正常。许多患者用药后出现水钠潴留。可用于各种程度的高血压治疗,但其对轻、中度高血压有明确疗效,与利尿药及β受体阻断药合用可增强其降压作用。其主要不良反应为首剂现象(低血压),一般服用数次后这种现象即可消失。本类药物尚有哌唑嗪（prazosin）、特拉唑嗪（terazosin）、多沙唑嗪（doxazosin）等。

五、去甲肾上腺素能神经末梢阻滞药

去甲肾上腺素能神经末梢阻滞药主要通过影响儿茶酚胺的贮存及释放产生降压作用。药物有利血平（reserpine，利舍平）、胍乙啶（guanethidine）等。利血平作用较弱，因不良反应较多，目前已不单独使用。胍乙啶较易引起肾、脑血流量减少及水、钠潴留，主要用于重症高血压。

第四节　高血压药物治疗的新概念

（一）有效治疗与终身治疗

确实有效的降压治疗可以大幅度地减少并发症的发生率。一般认为，经不同日的数次测压，血压仍≥150/95 mmHg 即需治疗。如有以下危险因素中的 1~2 条，血压≥140/90 mmHg 就要治疗。这些危险因素是：老年、吸烟、肥胖、血脂异常、缺少体力活动、糖尿病等。所谓有效的治疗，就是将血压控制在 140/90 mmHg 以下。高血压病病因不明，无法根治，需要终身治疗。有些患者经一段时间的治疗后血压接近正常，于是就自动停药，停药后血压可重新升高；另外，患者的靶器官损伤是否继续进展也需考虑和顾及，因血压升高只是高血压病的临床表现之一。因此，在高血压的治疗中要强调终身治疗。

（二）保护靶器官

高血压的靶器官损伤包括心肌肥厚、肾小球硬化和小动脉重构等。在抗高血压治疗中必须考虑逆转或阻止靶器官损伤。一般而言，降低血压即能减少靶器官损伤，但并非所有的药物均如此，如肼屈嗪虽能降压，但对靶器官损伤无保护作用。根据以往几十年抗高血压治疗的经验，认为对靶器官的保护作用比较好的药物是 ACE 抑制药、长效钙通道阻滞药和 AT_1 受体阻断药。除了血流动力学的效应之外，抑制细胞增生等非血流动力学作用也在其中起重要作用。其他药物对靶器官损伤也有一定的保护作用，但较弱。

（三）平稳降压

研究证明血压不稳定可导致器官损伤。血压在 24 小时内存在自发性波动，这种自发性波动被称为血压波动性（blood pressure variability，BPV）。在血压水平相同的高血压患者中，BPV 高者，靶器官损伤严重。目前应注意尽可能减少人为因素造成的血压不稳定。使用短效的降压药使血压波动增大，而真正 24 小时有效的长效制剂较好。

（四）联合用药

抗高血压药物的联合应用常常是有益的。对于接受一种药物治疗而血压未能控制的患者有 3 种可能的对策：一是加大原来药物的剂量，但带来的后果可能是作用不见增强而不良反应增加，除非患者起始用药剂量很小；二是换用另一种药，但如果第二种药物效果也不好，

很容易导致患者的顺应性降低或失去信心；三是联合用药，有研究表明，血压控制良好的患者中有 2/3 是联合用药。在目前常用抗高血压药物(利尿药、β 受体阻断药、二氢吡啶类钙通道阻滞药和 RAS 抑制药)中，任何两类药物的联用都是可行的。其中又以 β 受体阻断药加二氢吡啶类钙通道阻滞药和 RAS 抑制药加钙通道阻滞药的联用效果较好。不同作用机制的药物联合应用多数能起协同作用，这样可使两种药物的用量均减少，副作用得以减轻，而且，有些药物的联用可以相互抵消某些副作用。

☞ **课后拓展资源**

护理用药小结	第十八章课后练习	常用制剂及用法

第十九章

抗心律失常药

☞ **导学资源**

知识导图　　　PPT课件

学习目标

　　1. 掌握普鲁卡因胺、利多卡因、普萘洛尔、胺碘酮、维拉帕米等抗心律失常药的药理作用、用途、不良反应及用药注意事项。
　　2. 熟悉抗心律失常药的分类。
　　3. 初步具有根据药物的作用、用途、不良反应及注意事项制定护理措施及对患者、家属进行相关护理宣教的能力。

案例导入

　　患者，男性，82 岁。既往有房颤和高血压病史，近期出现疲劳症状。体重 65 kg，血压 145/92 mmHg。心电图显示二度 I 型房室传导阻滞。实验室检查：肌酐 1.5 mg/dL。在过去 25 年中，患者一直使用阿替洛尔控制房颤心室率和高血压。
　　讨论：
　　1. 患者出现以上症状的原因是什么？应该如何处理？
　　2. 患者血压过高，在降压方面，应当建议服用什么药物？

　　心律失常（arrhythmia）是指心脏冲动的节律、频率、起源部位、传导速度异常。按发生原理分为冲动形成异常和冲动传导异常，按心律失常发生时心率的快慢分为快速型心律失常和缓慢型心律失常。心律失常可导致心动过快、过慢或不协调的收缩，使心脏泵血功能障碍，影响全身器官的供血，甚至可危及生命。本章主要介绍治疗快速型心律失常的药物，缓慢型心律失常多用阿托品或异丙肾上腺素治疗。

第一节　概述

一、心律失常的发生机制

冲动形成异常和(或)冲动传导异常均可导致心律失常发生。心肌组织内形成折返、心肌细胞自律性增高和出现后除极是心律失常发生的主要机制。此外，遗传性长 Q-T 间期综合征也是临床常见的心律失常类型。

(一)冲动形成异常

冲动形成异常包括：①自律细胞的自律性升高：某些药物、疾病、精神紧张等因素可导致心脏自律细胞的自律性升高，产生心律失常，如窦房结或潜在起搏点的自律性升高，产生窦性心动过速或异位心律；②异常自律机制的形成：在缺血、缺氧等条件下，正常状态下的非自律性细胞发生 4 相自动除极，引起心律失常；③后除极和触发活动：后除极是指心肌细胞在一次动作电位中，于 0 相除极后，又出现一次提前除极化。根据后除极发生时间，分为早后除极(发生在动作电位的 2 或 3 相)和迟后除极(发生在动作电位的 4 相)，后除极扩布即会触发异常节律，导致心律失常。早后除极主要由钙离子内流增多引起，迟后除极主要由细胞内钙过多诱发钠短暂内流所致。

(二)冲动传导异常

冲动传导异常最常见的是折返激动。折返是指一次冲动产生并下传后，沿着环形通路又折回，再次兴奋原已兴奋过的心肌，是快速型心律失常产生的重要机制之一。心肌传导功能障碍是诱发折返的重要原因。折返环路中通常存在单向传导阻滞区，冲动不能正常通过该区域从近端下传，却可使周围正常心肌顺序去极化，当冲动到达单向传导阻滞区远端时可缓慢逆向通过该区并到达其近端，此时相邻心肌已恢复其反应性并可在该冲动作用下再次兴奋，从而形成折返。发生于房室结或房室之间的折返表现为阵发性室上性心动过速；发生于心房内，则可表现为心房扑动或心房颤动；若心室中存在多个折返环路，则可诱发心室扑动或颤动。

二、抗心律失常药的基本作用机制和分类

(一)抗心律失常药的基本作用机制

目前治疗心律失常的主要策略是降低心肌组织的异常自律性、减少后除极、调节传导性或有效不应期以消除折返。抗心律失常药(antiarrhythmic drugs)选择性作用于诱发心律失常的病态心肌细胞，影响心脏的多种离子通道，造成 Na^+、K^+、Ca^{2+} 等离子在膜两侧的转运和分布差异，改变心肌细胞的电生理特征而发挥抗心律失常作用。因此，具有潜在致心律失常作用。当酸中毒、高血钾、心肌缺血或心动过速时，即使治疗浓度的抗心律失常药，也可诱发心律失常。抗心律失常药物的基本作用机制如下：

1.降低自律性

药物通过：①阻滞钠通道或钙通道，抑制快反应细胞 4 相 Na^+ 内流或慢反应细胞 4 相 Ca^{2+} 内流，降低自动除极化速度，降低自律性；②促进 K^+ 外流，增大最大舒张电位，使其远离阈电位，降低自律性；③阻滞 K^+ 外流，延长动作电位时程，降低自律性。

2.减少后除极

促使 K^+ 外流，加速复极过程；抑制 Ca^{2+} 内流及 Na^+ 内流等可消除后除极引起的心律失常。

3.延长有效不应期

药物改变传导性或延长有效不应期可消除折返。钙通道阻滞药和 β 肾上腺素受体阻断药可减慢房室结传导，从而消除房室结折返所致的室上性心动过速；钠通道阻滞药和钾通道阻滞药可延长快反应细胞的有效不应期；钙通道阻滞药如维拉帕米和钾通道阻滞药可延长慢反应细胞的有效不应期。

第二节　常用抗心律失常药

根据药物的主要作用通道和电生理特点，可将众多抗快速型心律失常药物归纳成四大类：Ⅰ类，钠通道阻滞药；Ⅱ类，β 肾上腺素受体阻断药；Ⅲ类，延长动作电位时程药（钾通道阻滞药）；Ⅳ类，钙通道阻滞药。

一、Ⅰ类钠通道阻滞药

根据对钠通道阻滞强度和阻滞后通道的复活时间常数将其分为 3 个亚类，即 Ia、Ib、Ic。

（一）Ia 类

奎尼丁（Quinidine）

奎尼丁（quinidine）是金鸡纳树皮的提取物，为 Ia 类代表药。

【体内过程】奎尼丁口服吸收快，1～2 小时血药浓度达高峰，生物利用度为 70%～85%。血浆蛋白结合率为 80%～90%，组织中药物浓度较血药浓度高 10～20 倍，心肌浓度最高，$t_{1/2}$ 为 5～7 小时。主要经过肝脏中 CYP450 氧化代谢，其羟化代谢物仍有药理活性，20% 以原形随尿液排出。

【药理作用】奎尼丁阻滞激活状态的钠通道，并使通道复活减慢，因此显著抑制异位起搏和除极化组织的兴奋性和传导性，并延长除极化组织的不应期（不应期时间及传导性取决于 0 期去极化的速度和幅度）。奎尼丁阻滞多种钾通道，延长心房、心室和浦肯野细胞的动作电位时程，该作用使奎尼丁在心率减慢和细胞外低钾时易诱发早后除极。奎尼丁还减少 Ca^{2+} 内流，具有负性肌力作用。此外，本药还具有明显的抗胆碱作用和拮抗外周血管 α 受体作用。

【临床应用】奎尼丁为广谱抗心律失常药，适用于心房纤颤、心房扑动、室上性和室性心动过速的转复与预防，还用于频发室上性和室性期前收缩的治疗。心房纤颤和心房扑动目前虽多采用电转律法,但奎尼丁仍可用于转律后防止复发。预激综合征时,用奎尼丁可以中止室性心动过速或用以抑制反复发作的室性心动过速。

【不良反应与用药监护】30%~50%患者使用奎尼丁后会发生腹泻,最常见腹泻引起低血钾可加重奎尼丁所致尖端扭转型心动过速(腹泻引起低血钾,加重奎尼丁所致尖端扭转型心动过速),药热、血小板减少等过敏反应。血浆内奎尼丁水平过高可引起"金鸡纳反应(cinchonic reaction)",表现为头痛、头晕、耳鸣、腹泻、恶心、视物模糊等症状。奎尼丁心脏毒性较严重,中毒浓度可致房室及室内传导阻滞,2%~8%患者用药后可出现 Q-Tc 间期延长和尖端扭转型心动过速。奎尼丁拮抗 α 受体,可使血管扩张、心肌收缩力减弱、血压下降。奎尼丁拮抗胆碱作用,可增加窦性频率、加快房室传导,治疗心房扑动时能加快心室率,因此应先给予钙通道阻滞药、β 受体阻断药或地高辛以减慢房室传导、降低心室率。奎尼丁可使地高辛的肾清除率降低而增加其血药浓度;护士在用药时要注意奎尼丁与双香豆素、华法林竞争与血浆蛋白的结合,合用时使后者抗凝血作用增强;肝药酶诱导剂苯巴比妥能加速奎尼丁在肝中的代谢,合用硝酸甘油时可诱发严重直立性低血压。

普鲁卡因胺(procainamide)

普鲁卡因胺(procainamide)为 Ia 类抗心律失常药。

【体内过程】口服吸收迅速而完全,1 小时血药浓度达高峰。肌内注射 0.5~1 小时或静脉注射 4 分钟血药浓度即达峰值。生物利用度约 80%,$t_{1/2}$ 为 3~4 小时。该药在肝脏代谢为仍具活性的 N-乙酰普鲁卡因胺,30%~60%以原形经肾排泄。N-乙酰普鲁卡因胺也具有抗心律失常作用,其延长动作电位时程的作用与普鲁卡因胺相当,该药基本不阻滞钠通道。

【药理作用】普鲁卡因胺心脏电生理作用与奎尼丁相似,但无明显拮抗胆碱及 α 肾上腺素受体作用。普鲁卡因胺阻滞开放状态的钠通道,降低心肌自律性,减慢传导,延长大部分心脏组织的动作电位时程和有效不应期。此外,还具有较弱的负性肌力作用及血管扩张作用。

【临床应用】适应证与奎尼丁相同,对房性、室性心律失常均有效。静脉注射或静脉滴注用于室上性和室性心律失常急性发作的治疗,但对于急性心肌梗死所致的持续性室性心律失常,普鲁卡因胺不作为首选。

【不良反应与用药监护】口服可出现胃肠道反应,静脉给药浓度过高可导致低血压、传导阻滞、心力衰竭等。本药还可引起皮疹、药热、粒细胞减少等过敏反应。大量可致窦性停搏,房室传导阻滞。长期应用可导致红斑狼疮样综合征。肝肾功能不全者慎用。

(二)Ib 类

利多卡因(Lidocaine)

利多卡因(lidocaine)为 Ib 类代表药物。

【体内过程】利多卡因首过消除明显,生物利用度低,常静脉给药。与血浆蛋白结合率约70%,体内分布广泛。主要肝内代谢,$t_{1/2}$ 为 2 小时。

【药理作用】利多卡因阻滞钠通道的激活状态和失活状态,通道恢复至静息态时阻滞作用迅速解除,因此利多卡因对除极化组织(如缺血区)作用强,对缺血或强心苷中毒所致的除极化型心律失常有较强抑制作用。心房肌细胞动作电位时程短,钠通道失活态时间短,利多卡因作用弱，因此对房性心律失常疗效差。利多卡因抑制参与动作电位复极 2 期的少量钠内流，缩短或不影响浦肯野纤维和心室肌的动作电位时程。轻度抑制浦肯野细胞 4 相 Na^+ 内流，减慢 4 相自动除极化速率，降低浦肯野纤维自律性，提高心室致颤阈值。对正常心肌组织的传导系统无明显影响。

【临床应用】主要治疗各种原因导致的室性心律失常，是室性心律失常的首选药之一，如心脏手术、心导管术、急性心肌梗死或强心苷中毒所致的室性心动过速或心室纤颤。也可用于防治全身麻醉、强心苷中毒、电转律后引起的各种室性心律失常。

【不良反应与用药监护】肝功能不良患者静脉注射过快，可出现头晕、嗜睡或激动不安、感觉异常等。剂量过大可引起心率减慢、房室传导阻滞和低血压，二、三度房室传导阻滞患者禁用。护士用药时需注意观察，若患者出现眼球震颤，为利多卡因中毒的早期信号。心力衰竭、肝功能不全者长期滴注后可致药物蓄积，儿童或老年人用药应依据具体情况确定给药剂量。

苯妥英钠（Phenytoin sodium）

苯妥英钠为 Ib 类抗心律失常药。

【体内过程】苯妥英钠口服吸收慢而不规则，达峰浓度时间可早于 3 小时，也可迟于 12 小时。不同制剂的生物利用度显著不同，且有明显的个体差异。由于本品呈强碱性（pH = 10.4），刺激性大，故不宜肌内注射。癫痫持续状态时可作静脉注射。血浆蛋白结合率约 90%。60% ~ 70% 在肝内质网中代谢为无活性的对羟基苯基衍生物，以原形由尿排出者不足 5%。由于常用量时血浆浓度有较大个体差异，又受诸多因素影响，建议用药时进行血药浓度监测。

【药理作用机制】苯妥英钠对高频异常放电的神经元的 Na^+ 通道阻滞作用明显，抑制其高频反复放电，而对正常的低频放电并无明显影响。苯妥英钠还抑制神经元的快灭活型（T 型）Ca^{2+} 通道，抑制 Ca^{2+} 内流。较大浓度时，苯妥英钠能抑制 K^+ 外流，延长动作电位时程和不应期。

【临床应用】对强心苷中毒引起的室性心律失常效果较好，常作为首选药，对其他原因如手术麻醉、心脏手术、心肌梗死等所引发的室性心律失常也有效。

【不良反应与用药监护】除对胃肠道有刺激外，苯妥英钠的其他不良反应都与血药浓度大致平行。轻症反应包括眩晕、共济失调、头痛和眼球震颤等。长期用药可致牙龈增生，发生率约 20%，多见于青少年，为胶原代谢改变引起结缔组织增生的结果。护士需提醒患者注意口腔卫生，经常按摩牙龈，可防止或减轻此反应。一般停药 3~6 个月后可恢复。孕妇禁用。

美西律（mexiletine）

美西律电生理作用与利多卡因相似。口服吸收迅速、完全，口服后 3 小时血药浓度达峰值，作用维持 6~8 小时，生物利用度为 90% 约 12 小时。用于治疗室性心律失常，特别对心肌梗死后急性室性心律失常、洋地黄中毒、心脏手术诱发的室性心律失常有效。不良反应与剂量相关，早期可见胃肠道不适，长期口服可致神经症状，如震颤、共济失调、复视、精神失常等。房室传导阻滞、窦房结功能不全、心室内传导阻滞，有癫痫史、低血压和肝病者慎用。

（三）Ic 类

普罗帕酮（propafenone）

普罗帕酮化学结构与普萘洛尔相似，为具有局麻作用的抗心律失常药，具有弱的 β 肾上腺素受体拮抗作用，为广谱抗心律失常药。普罗帕酮阻滞钠通道作用明显。普罗帕酮减慢心房、心室和浦肯野纤维的传导；抑制钾通道，延长心肌细胞动作电位时程和有效不应期，但对复极过程的影响弱于奎尼丁。临床主要由于治疗室性期前收缩、室上性心动过速、心房纤颤等，对冠心病、高血压引起的心律失常疗效较好。用量过大可致房室传导阻滞、直立性低血压、心力衰竭，增加心肌梗死后患者的死亡率等。本药一般不与其他抗心律失常药合用，以免加重不良反应。

二、II 类 β 肾上腺素受体阻断药

药物通过拮抗心肌细胞 β 受体，抑制交感神经兴奋所致的起搏电流、钠电流和 L 型钙电流增加，减慢 4 相舒张期自动除极速率，降低自律性，减慢传导速度。代表药是普萘洛尔等。

普萘洛尔（propranolol，心得安）

普萘洛尔（propranolol）为 β 肾上腺素受体阻断药。

【体内过程】普萘洛尔口服吸收完全，首过效应明显，生物利用度约 30%，口服后约 2 小时血药浓度达峰值，但个体差异大。血浆蛋白结合率达 93%。主要在肝脏代谢。90% 以上经肾排泄，尿中原形药不足 1%。

【药理作用】普萘洛尔降低窦房结、心房传导纤维和浦肯野纤维自律性，减少儿茶酚胺所致的迟后除极发生，减慢房室结传导，延长房室交界细胞的有效不应期。在运动及情绪激动时作用明显。

【临床应用】主要治疗与交感神经兴奋有关的各种心律失常。尤其治疗交感神经兴奋性过高、甲状腺功能亢进及嗜铬细胞瘤等引起的窦性心动过速效果良好，如窦性心动过速、心房纤颤、心房扑动、阵发性室上性心动过速等，是窦性心动过速的首选药。合用强心苷或地尔硫草，控制心房扑动、心房纤颤及阵发性室上性心动过速时的心室率过快效果较好。可减少心肌梗死患者心律失常发生率，缩小其心肌梗死范围并降低病死率。还可治疗运动或情绪变动所致的室性心律失常，减少肥厚型心肌病所致的心律失常。

【不良反应与用药监护】该药可引起窦性心动过缓、房室传导阻滞、低血压、精神抑郁、记忆力减退等，甚至诱发心力衰竭、支气管哮喘。长期应用可使脂质代谢和糖代谢异常，故血脂异常及糖尿病患者慎用。长期应用时突然停药可有反跳现象。

用于抗心律失常的 β 肾上腺素受体阻断药普萘洛尔、阿替洛尔、美托洛尔等也有较好疗效。

⬥ 三、Ⅲ类延长动作电位时程药

胺碘酮(amiodarone)

胺碘酮(amiodarone)药理作用广泛,结构与甲状腺素相似,其抗心律失常作用及毒性反应与其作用于细胞核甲状腺素受体有关。

【体内过程】胺碘酮脂溶性高,口服、静脉注射均可。口服吸收缓慢,生物利用度为35%~65%。胺碘酮几乎全部在肝中代谢,代谢物为脱乙基物,仍有生物活性。长期口服后 $t_{1/2}$ 平均约40天,停药后作用维持1~3个月。主要经胆汁由肠道排泄,经肾排泄者仅1%,故肾功能减退者不需减量应用。

【药理作用】胺碘酮能显著阻滞钾通道,抑制 K^+ 外流,抑制复极过程,延长心房肌、心室肌和浦肯野纤维的动作电位时程及有限不应期;阻滞钠通道和钙通道,降低心房、窦房结、浦肯耶纤维的自律性,减慢房室结、浦肯野纤维等传导系统的传导速率。此外,本药还能非竞争性阻断 α 及 β 肾上腺素受体,舒张血管平滑肌作用,能扩张冠状动脉、增加冠脉流量、降低心肌耗氧量。

【临床应用】胺碘酮是广谱抗心律失常药,对心房扑动、心房纤颤、室上性心动过速和室性心动过速有效。对危及生命的室性心动过速及心室颤动可静脉给药。

【不良反应及用药监护】

1. 胃肠道症状

胃肠道反应有食欲减退,恶心呕吐、便秘。

2. 心血管症状

窦性心动过缓、房室传导阻滞及Q-T间期延长常见,尖端扭转型室性心动过速偶见。静脉给药时低血压常见,窦房结和房室结病变患者使用时会出现明显心动过缓和传导阻滞。因此,房室传导阻滞及Q-T间期延长者禁用。

3. 其他

该药因有少量自泪腺排出,长期应用可见角膜褐色微粒沉着,但不影响视力,停药后可逐渐消失。另有震颤及皮肤对光敏感,局部呈灰蓝色。最为严重的是引起间质性肺炎,造成肺纤维化。静脉注射可致心律失常或加重心功能不全。与Ⅰ、Ⅱ、Ⅳ类抗心律失常药合用可能互相增强作用,引起窦性心动过缓,甚至停搏。

⬥ 四、Ⅳ类钙通道阻滞药

维拉帕米(verapamil)

维拉帕米(verapamil)为钙通道阻滞药。

【体内过程】口服吸收迅速而完全,2~3小时血药浓度达峰值。首过效应明显,生物利用度仅10%~30%,肝功能异常患者慎用。在肝脏代谢,其代谢物去甲维拉帕米仍有活性, $t_{1/2}$ 为3~7小时。

【**药理作用**】维拉帕米可降低窦房结自律性，降低缺血时心房、心室和浦肯野纤维的异常自律性，减少或消除后除极所致触发活动；减慢房室结传导，可终止房室结折返，减慢心房扑动、心房纤颤时加快的心室率；延长窦房结、房室结的有效不应期。

【**临床应用**】治疗室上性和房室结折返性心律失常效果好，是阵发性室上性心动过速的首选药。

【**不良反应及用药监护**】口服较安全，可出现便秘、腹胀、腹泻、头痛、瘙痒等不良反应。静脉给药可引起血压下降、暂时性窦性停搏。二、三度房室传导阻滞，心功能不全，心源性休克患者禁用此药，老年人、肾功能低下者慎用。

📖 课后拓展资源

| 护理用药小结 | 第十九章课后练习 | 常用制剂及用法 |

第二十章
治疗心力衰竭的药物

导学资源

知识导图

PPT课件

学习视频

学习目标

1. 掌握治疗心力衰竭药物强心苷类、肾素-血管紧张素系统抑制药、利尿药、醛固酮拮抗药、β肾上腺素受体阻断药的药理作用、用途、不良反应及用药注意事项。

2. 能根据药物的药理作用、用途、不良反应及注意事项制定护理措施；初步具有对患者、家属进行相关护理宣教的能力；能及时发现药物中毒的先兆及诱发中毒的各种存在因素。

案例导入

一老年患者患心肌梗死、房颤及心衰。用药：地高辛 0.25 mg，q.d.，维拉帕米 80 mg，b.i.d.，10 日量。患者用药后状况：上述药物连用 2 天后，测地高辛血药浓度 1.4 μg/L，连用到第 7 天时，患者突然晕倒，心搏骤停，血药浓度监测为 4 μg/L。

讨论：

1. 患者为什么会突然晕倒？应如何避免这种情况？
2. 患者用药情况是否有问题？应如何调整？

心力衰竭(heart failure, HF)是由各种心脏疾病导致心功能不全的一种临床综合征。绝大多数情况下是指心肌收缩力下降，心排血量不能满足机体代谢的需要，导致器官、组织血液灌流不足，同时出现体循环和(或)肺循环淤血的表现，称收缩性心力衰竭。少数情况下心肌收缩力尚可维持正常心排血量，但由于异常增高的左心室充盈压，导致肺静脉回流受阻，肺循环淤血，称舒张性心力衰竭，常见于冠心病和高血压心脏病心功能不全的早期或原发性肥厚型心肌病。心力衰竭时通常伴有体循环和(或)肺循环的被动性充血，故又称充血性心力衰竭(congestive heart failure，CHF)，也称为慢性心功能不全(chronic cardiac insufficiency)。心力衰竭按发生过程可分为急性和慢性心力衰竭两种。

目前心力衰竭的治疗不仅仅是改善症状、提高生活质量，更重要的是防止和延缓心肌重构的发展，延长患者寿命，减少再住院率，降低病死率。药物治疗仍是目前治疗心力衰竭的主要手段。根据作用及机制，治疗心力衰竭的药物可分为以下几类：

1. 正性肌力药

(1)强心苷类药：地高辛等。

(2)非苷类正性肌力药：米力农、维司力农等。

2. 肾素-血管紧张素-醛固酮系统抑制药

(1)血管紧张素转化酶抑制药：卡托普利、依那普利等。

(2)血管紧张素Ⅱ受体(AT_1)阻断药：氯沙坦、缬沙坦等。

(3)醛固酮拮抗药：螺内酯。

3. 利尿药

氢氯噻嗪、呋塞米等。

4. β肾上腺素受体阻断药

美托洛尔、卡维地洛等。

5. 扩血管药

硝普钠、硝酸异山梨酯、肼屈嗪等。

第一节　正性肌力药物

➡ 一、强心苷类

强心苷(cardiac glycosides)是一类具有强心作用的苷类化合物，作为传统的正性肌力药，用于心力衰竭的治疗已有200余年的历史。主要从洋地黄类植物中提取，故又称洋地黄类药物。常用的药物有洋地黄毒苷(digitoxin)、地高辛(digoxin)、毛花苷丙(cedilanid，西地兰)和毒毛花苷K(strophanthin K)等。

【体内过程】洋地黄毒苷脂溶性高，口服吸收好，大多经肝代谢后经肾排出，也有相当一部分经胆道排出而形成肠肝循环，$t_{1/2}$长达5~7天，故作用维持时间也较长，属长效强心苷。中效类的地高辛口服生物利用度个体差异大，不同厂家、不同批号的相同制剂也可有较大差异，临床应用时应注意调整剂量。口服吸收的地高辛分布广泛，能通过血-脑屏障；约2/3的地高辛以原形经肾脏排出，为33~36小时，肾功能不良者应适当减量。毛花苷丙及毒毛花苷K口服不吸收，需静脉给药，绝大部分以原形经肾脏排出，显效快，作用维持时间短，属短效类。

【药理作用】

1. 正性肌力作用(positive inotropic action)

强心苷对心脏具有高度的选择性,能显著加强衰竭心脏的收缩力,增加心输出量,从而解除心衰的症状。强心苷的正性肌力作用有以下特点:①加快心肌纤维缩短速度,使心肌收缩敏捷,因此舒张期相对延长。结果既有助于静脉系统血液的回流,又有利于心脏本身获得较长时间的休息和充分的冠状动脉血液灌注,从而改善心脏功能状态。②加强衰竭心肌收缩力,增加心输出量的同时,并不增加心肌耗氧量,甚至使心肌耗氧量有所降低。这一特点是洋地黄与氨茶碱、肾上腺素等加强心肌收缩力同时又增加心肌耗氧量药物的主要区别,也是洋地黄适用于心力衰竭的重要原因。③增加衰竭心脏的排出量:强心苷对心排血量的影响决定于心脏的功能状态。强心苷对正常人心脏在其增强心肌收缩力的同时还能收缩血管平滑肌,使外周阻力升高,加重心脏的后负荷,抵消了心肌收缩增强而增加的心排血量。CHF 时,由于交感神经活性增强和肾素–血管紧张素–醛固酮系统(RAAS)活跃,外周阻力增高。而强心苷加强衰竭心脏心肌收缩力时,由于每搏量的增加,反射性兴奋迷走神经,使交感神经活性降低,外周阻力下降,加上舒张期延长,回心血量增加,终致心排血量增加。

2. 减慢心率作用(负性频率,negative chronotropic action)

治疗量的强心苷对正常心率影响小,但对心率加快及伴有房颤的心功能不全者则可显著减慢心率。心功能不全时由于反射性交感神经活性增强,使心率加快。应用强心苷后心搏出量增加,反射性地兴奋迷走神经,抑制窦房结,使心率减慢。强心苷减慢心率的另一个机制是增加心肌对迷走神经的敏感性,故强心苷过量所引起的心动过缓和传导阻滞可用阿托品对抗。

3. 负性传导作用

治疗量强心苷通过兴奋迷走神经而使房室结和浦肯野纤维传导减慢,不应期延长,但心房的不应期缩短。大剂量可直接抑制窦房结、房室结和浦肯野纤维传导,使部分心房冲动不能到达心室。

4. 其他作用

强心苷对 CHF 患者具有利尿及扩张血管作用。其利尿作用能减少血容量,减轻心脏的负担。

【临床应用】

1. 治疗心力衰竭

目前强心苷类药仍是治疗 CHF 的重要药物,可用于多种原因所致的心功能不全。其中对伴有心房纤颤和心室率过快的 CHF 疗效最好;对瓣膜病、风湿性心脏病、冠状动脉粥样硬化性心脏病和高血压心脏病所导致的 CHF 疗效较好;但对贫血、甲状腺功能亢进及维生素 B_1 缺乏等原因所诱发的 CHF 疗效较差;对肺源性心脏病、心肌炎的 CHF 疗效差,且易致中毒。对伴有机械阻塞型病变,如缩窄性心包炎及重度二尖瓣狭窄所致的 CHF 无效。

2. 治疗某些心律失常

(1)心房纤颤(房颤):心房纤颤的主要危害是心房过多的冲动下传至心室,引起心室率过快,心输出量减少,导致严重的循环障碍。强心苷通过兴奋迷走神经或对房室结的直接作用减慢房室传导、增加房室结中隐匿性传导、减慢心室率、增加心排血量,从而改善循环障碍,但对多数患者并不能终止心房纤颤。

（2）心房扑动（房扑）：心房扑动的冲动较强而规则，更易于传入心室，所以心室率快而难以控制。强心苷是治疗心房扑动最常用的药物，它可不均一地缩短心房的有效不应期，使扑动变为颤动，强心苷在心房纤颤时更易增加房室结隐匿性传导而减慢心室率，同时有部分病例在转变为心房纤颤后停用强心苷可恢复窦性节律。

（3）阵发性室上性心动过速：强心苷可增强迷走神经功能，降低心房的兴奋性而终止阵发性室上性心动过速的发作，但一般只在其他方法无效时应用。

【不良反应及用药监护】

临床强心苷治疗量已接近中毒量的 60%，且个体差异大，药物安全范围小，使用起来必须小心谨慎。药物中毒症状与 CHF 症状不易鉴别，故在用药过程中应密切观察患者的反应，做到药物剂量个体化，监测血药浓度，以减少中毒反应的发生。

1. 强心苷类的毒性反应

护士用药期间需注意观察患者相关毒性反应的出现并采取相应解救措施。

（1）胃肠道症状：胃肠道反应为最常见的早期中毒症状，包括厌食、恶心、呕吐及腹泻等。剧烈呕吐可导致失钾而加重强心苷中毒，所以应注意补钾或考虑停药。恶心、呕吐需注意与 CHF 引起的胃肠道症状相鉴别，常为中毒先兆。

（2）神经系统症状：可表现为眩晕、头痛、失眠、疲倦和谵妄以及黄视、绿视、视物模糊等视觉异常。视觉异常为强心苷中毒的先兆，是停药指征之一。

（3）心脏反应：是最严重的毒性反应。主要表现为各种类型的心律失常。常见：①快速型心律失常：表现为室性期前收缩，二联律或三联律，房性、房室结性以及室性心动过速，甚至室颤，其中室性期前收缩、二联律或三联律一般出现较早，为强心苷类中毒的先兆，是停药的指征之一；②房室传导阻滞：强心苷类中毒也可引起各种程度的房室传导阻滞；③窦性心动过缓：心率低于 60 次/分，亦为中毒的先兆，是停药的指征之一。

2. 中毒的防治

首先，应用强心苷类时应纠正导致其中毒的各种诱发因素，如低血钾、低血镁、高血钙、缺氧及酸中毒等；其次，应明确中毒先兆和停药指征，必要时监测强心苷类药物的血药浓度以避免中毒的发生。一旦出现中毒应采取以下措施。

（1）及时停药，包括排钾利尿药，必要时改用保钾利尿药。

（2）适当补钾，氯化钾能与强心苷竞争 Na^+-K^+-ATP 酶，减少强心苷与酶的结合，阻止中毒症状的进一步发展，轻者可口服，严重者可采用静脉滴注，但注意掌握剂量。钾离子能抑制传导，并发传导阻滞的强心苷中毒者不能用钾盐。

（3）快速型心律失常：苯妥英钠对强心苷中毒引起的快速型心律失常疗效较好。利多卡因用于强心苷中毒导致的重症室性心动过速和心室纤颤的解救。严重中毒者可应用地高辛抗体 Fab 片段。

（4）缓慢型心律失常：如心动过缓和房室传导阻滞者可应用阿托品治疗。

【药物相互作用】

1. 奎尼丁能使地高辛的血药浓度增加 1 倍，两药合用时应减少地高辛用量的30%~50%，否则易发生中毒，尤其是心脏毒性。其他抗心律失常药胺碘酮、钙通道阻滞药、普罗帕酮等也能提高地高辛的血药浓度。地高辛与维拉帕米合用时，可使地高辛的血药浓度升高70%，引起缓慢型心律失常，因为维拉帕米能抑制地高辛经肾小管分泌，减少消除，故二药合用时宜减少地高辛用量的 50%。

2.苯妥英钠因能增加地高辛的清除而降低地高辛的血药浓度。

3.拟肾上腺素药可提高心肌自律性，使心肌对强心苷的敏感性增高，而导致强心苷中毒。

4.排钾利尿药可致低血钾而加重强心苷的毒性。呋塞米还能促进心肌细胞 K^+ 外流，所以强心苷与排钾利尿药合用时，应根据患者的肾功能状况适量补钾。

二、非苷类正性肌力药

(一)儿茶酚胺类

多巴胺(dopamine)

多巴胺小剂量时激动 D1、D2 受体，扩张肾、肠系膜及冠状血管，增加肾血流量和肾小球滤过率，促进排钠。稍大剂量激动 β 受体，并促使 NE 释放，抑制其摄取，故能增加外周血管阻力、加强心肌收缩性、增加心输出量。大剂量时激动 α 受体，致血管收缩，心脏后负荷增高。故多巴胺多用于急性心力衰竭，常作静脉滴注。

多巴酚丁胺(dobutamine)

多巴酚丁胺主要激动心脏 $β_1$ 受体，能明显增强心肌收缩性，降低血管阻力，提高衰竭心脏的心脏指数，增加心排血量。

主要用于对强心苷反应不佳的严重左心室功能不全和心肌梗死后心功能不全者，但血压明显下降者不宜使用。

异波帕明(ibopamine)

异波帕明作用与多巴胺相似，激动 D1、D2、β 和 α 受体。可口服，能加强心肌收缩性，减低外周血管阻力，增加心排血量，有显著的利尿、改善肾功能的作用。异波帕明能改善 CHF 症状，提高运动耐力，早期应用可减缓病情恶化。

(二)磷酸二酯酶抑制药

氨力农(amrinone)

是一种新型的非苷类、非儿茶酚胺类强心药，兼有正性肌力作用和血管扩张作用。增加心肌收缩力，增加心排血量，降低心脏前、后负荷，降低左室充盈压，改善左室功能，增加心脏指数，但对平均动脉压和心率无明显影响，一般不引起心律失常。口服和静脉注射均有效，口服 1 小时后起效，静脉注射 2 分钟内生效，$t_{1/2}$ 为 5~30 分钟。

适用于洋地黄、利尿药、血管舒张药治疗无效或效果欠佳的各种原因引起的急性、慢性顽固性充血性心力衰竭的短期治疗。长期口服可使死亡率增加，现仅限于静脉注射，用于其他药物治疗无效的心衰。

米力农(milrinone)

可明显改善心脏收缩功能和舒张功能,缓解症状,提高运动耐力。作用强度是氨力农的10~30倍,仅供短期静脉给药,用于治疗严重 CHF 患者。因其对患者的生存有不利影响,故不主张长期用药。

第二节　肾素-血管紧张素-醛固酮系统抑制药

血管紧张素转化酶(ACE)抑制药和血管紧张素 II 受体(AT₁)拮抗药是用于治疗心功能不全的最重要的药物之一。ACE 抑制药能防止和逆转心室的重构,提高心脏及血管的顺应性,不仅能缓解心力衰竭的症状、提高生活质量,而且显著降低心力衰竭患者的病死率、改善预后。故这类药物作为心力衰竭治疗的一线用药广泛用于临床。

一、血管紧张素转化酶抑制药(ACEI)

本类药物现已广泛用于 CHF 的治疗,是近 20 年来 CHF 药物治疗最重要的进展之一。临床试验证明,ACEI 不仅能缓解 CHF 患者的症状,改善血流动力学变化及左室功能,提高运动耐力,提高患者生活质量,而且能降低 CHF 的发生率、再住院率、病死率并改善预后。基础研究也证实,ACEI 能逆转心室肥厚,在相当程度上延缓和逆转心室重构。常用药物包括卡托普利(captopril)、依那普利(enalapril)、西拉普利(cilazapril)、贝那普利(benazapril)、培哚普利(perindopril)、雷米普利(ramipril)及福辛普利(fosinopril)等,它们的作用基本相似。

【药理作用】

1. 抑制血管紧张素 I 转化酶

ACE 抑制药能抑制血液循环及局部组织中的血管紧张素 I(Ang I)向血管紧张素 II(Ang II)的转化,降低血浆及组织(心脏、血管等)中的 Ang II 浓度,减少 Ang II 收缩血管及促进心肌细胞增生的作用。

2. 减少醛固酮生成

Ang II 生成减少又使醛固酮的释放减少,可减轻由此引起的水钠潴留。

3. 对血流动力学的影响

ACE 抑制药降低全身血管阻力,增加心输出量,并能降低左室充盈压、左室舒张末压,降低室壁张力,改善心脏的舒张功能,降低肾血管阻力,增加肾血流量。用药后症状缓解,运动耐力增加。

4. 抑制心肌肥厚、血管增生及心室重构

CHF 是一种超负荷心肌病,发病早期的适应性反应可见心肌肥厚和心室重构。用不影响血压的小剂量 ACE 抑制药可通过阻断 Ang II 及醛固酮生成,防止和逆转心肌与血管重构,改善心功能。

【临床应用】ACE 抑制药对各阶段心力衰竭患者均有作用,既能消除或缓解 CHF 症状、提高运动耐力、改进生活质量、防止和逆转心肌肥厚、降低病死率,还可延缓尚未出现症状的早期心功能不全者的进展，延缓心力衰竭的发生。故现已作为治疗心力衰竭的一线药物广泛用于临床，特别是对舒张性心力衰竭者疗效明显优于传统药物地高辛。

【不良反应】详见第十八章。

二、血管紧张素 II 受体（AT$_1$）拮抗药

血管紧张素 II 受体拮抗药能阻断 Ang II 与 AT$_1$ 受体结合，拮抗 Ang II 的作用，可预防及逆转心血管的重构。用于慢性心力衰竭的药物有氯沙坦、缬沙坦、厄贝沙坦。不能耐受 ACEI 的患者、使用 ACEI 或 β 肾上腺素受体阻断药后仍有症状的患者，可使用本品替代。

三、抗醛固酮药

CHF 时血中醛固酮的浓度可明显增高达 20 倍以上，大量的醛固酮除了保钠排钾外，尚有明显的促生长作用，特别是促进成纤维细胞的增殖，刺激蛋白质与胶原蛋白的合成，引起心房、心室、大血管的重构，加速心衰恶化。此外，它还可阻止心肌摄取去甲肾上腺素，使去甲肾上腺素游离浓度增加而诱发冠状动脉痉挛和心律失常，增加心衰时室性心律失常和猝死的可能性。

螺内酯（spironolactone）为保钾排钠的弱效利尿药。临床研究证明，在常规治疗的基础上，加用醛固酮受体拮抗剂螺内酯可明显降低 CHF 病死率，防止左心室肥厚时心肌间质纤维化，改善血流动力学和临床症状。CHF 时单用螺内酯仅发挥较弱的作用，但与 ACEI、氢氯噻嗪、血管紧张素 II 受体拮抗药合用则可同时降低 Ang II 及醛固酮水平，既能进一步减少患者的病死率，又能降低室性心律失常的发生率，效果更佳。

第三节 利尿药

利尿药在心衰的治疗中起着重要的作用，目前仍作为一线药物广泛用于各种心力衰竭的治疗。促进钠、水的排泄，减少血容量，降低心脏后负荷，改善心功能；降低静脉压，消除或缓解静脉淤血及其所引发的肺水肿和外周水肿。对 CHF 伴有水肿或有明显淤血者尤为适用。轻、中度心源性水肿选用噻嗪类利尿药疗效较好，常用氢氯噻嗪，也可与保钾利尿药合用。严重的 CHF 应选用高效能利尿药如呋塞米静脉注射。

第四节 β 肾上腺素受体阻断药

心力衰竭时应用 β 肾上腺素受体阻断药有抑制心肌收缩力，加重心功能障碍的可能，曾被列为慢性心力衰竭的禁用药。但自 20 世纪 70 年代中期以来的临床试验证明，长期应用 β 肾上腺素受体阻断药卡维地洛（carvedilol）、比索洛尔（bisoprolol）和美托洛尔（metoprolol）可

以改善 CHF 的症状，提高射血分数，改善患者的生活质量，降低病死率，目前已被推荐作为治疗慢性心力衰竭的常规用药。β 肾上腺素受体阻断药与 ACE 抑制药合用能进一步增加疗效。

【药理作用】

1. 拮抗交感活性

交感神经系统与 RAAS 的激活是 CHF 时最重要的神经-体液变化。β 肾上腺素受体阻断药通过阻断心脏 β 受体、拮抗过量儿茶酚胺对心脏的毒性作用，防止过量儿茶酚胺所致的大量 Ca^{2+} 内流，并减轻由此导致的大量能量消耗与线粒体损伤，以避免心肌细胞坏死，改善心肌重构；减少肾素释放，抑制 RAAS，防止高浓度 Ang II 对心脏的损害；上调心肌 β 受体的数量，恢复其信号转导能力；改善 β 受体对儿茶酚胺的敏感性。

2. 抗心律失常与抗心肌缺血作用

β 肾上腺素受体阻断药具有明显的抗心肌缺血及抗心律失常作用，后者也是其降低 CHF 病死率和猝死发生率的重要机制。

【临床应用】对扩张型心肌病及缺血性 CHF，β 肾上腺素受体阻断药长期应用可阻止临床症状恶化、改善心功能、降低猝死及心律失常的发生率。初期应用 β 肾上腺素受体阻断药可使血压下降、心率减慢、充盈压上升、心输出量下降、心功能恶化，故应注意选择适应证，应用时宜从小剂量开始，并与强心苷合并应用，以消除其负性肌力作用。

【用药注意事项】应用 β 肾上腺素受体阻断药治疗 CHF 时，应注意下列情况：

1. 正确选择适应证，以扩张型心肌病 CHF 的疗效最好。

2. 长期应用时心功能改善的平均奏效时间为 3 个月，心功能改善与治疗时间呈正相关。

3. 应从小剂量开始逐渐增加至患者既能够耐受又不加重病情的剂量，如开始时剂量偏大将导致病情加重。

4. 对严重心动过缓、严重左室功能减退、明显房室传导阻滞、低血压及支气管哮喘者慎用或禁用。

第五节　扩血管药

扩血管药是治疗 CHF 的辅助药物，主要用于重度 CHF 及合用强心苷类、利尿药无效的难治性心力衰竭。扩血管药物因迅速降低心脏的前、后负荷，可改善急性心力衰竭症状。一些长期的临床观察资料提示，肼屈嗪、硝酸异山梨酯还可减轻心肌的病理重构。

扩血管药治疗心功能不全的机制为：扩张静脉，使静脉回心血量减少，降低心脏的前负荷，进而降低肺小动脉楔压、左心室舒张末压（LVEDP）等，缓解肺部淤血症状；扩张小动脉，降低外周阻力，降低心脏的后负荷，增加心输出量，增加动脉供血，缓解组织缺血症状，并可弥补或抵消因小动脉扩张而可能发生的血压下降和冠状动脉供血不足等不利影响。

硝酸酯类（nitrate esters）

硝酸酯类药物中常用的为硝酸甘油。本类药物能扩张静脉，减少回心血量，降低心脏前负荷，降低肺楔压，缓解肺淤血及呼吸困难症状；选择性舒张心外膜的冠状血管，改善心肌供氧。适用于冠心病、肺小动脉楔压增高的 CHF 患者。

肼屈嗪(hydralazine)

肼屈嗪可扩张小动脉,降低心脏后负荷,增加心排出量,降低收缩期心室壁张力,对二尖瓣关闭不全病例有减少反流分数作用。肼屈嗪对心肌尚有中等程度的正性肌力作用,有利于心衰的纠正。但本药可反射性激活交感神经及 RASS,不宜长期单独使用。临床主要用于肾功能不全或对 ACE 抑制药不能耐受的 CHF 患者。

硝普钠(nitroplusside sodium)

硝普钠可扩张小动脉和小静脉,降低心脏前、后负荷。静脉滴注 2 分钟左右发挥作用,可快速控制症状,适用于需迅速缓解急性肺水肿的危重病例。

哌唑嗪(prazosin)

哌唑嗪阻断 α_1 受体,扩张小动脉和小静脉,但以扩张小动脉更明显,使心脏前、后负荷降低,心排出量增加,肺小动脉楔压下降,对缺血性心脏病所引起的 CHF 疗效好。

课后拓展资源

| 护理用药小结 | 第二十章课后练习 | 常用制剂及用法 |

第二十一章

调血脂药与抗动脉粥样硬化药

导学资源

知识导图   PPT课件

学习目标

1. 掌握他汀类调血脂药的作用特点、用途及主要不良反应；熟悉贝特类调血脂药的作用特点及用途，了解其他调血脂药的调血脂作用。

2. 初步具有观察本类药物疗效及不良反应的能力，并具有对患者及其家属进行相关护理宣教的能力。

案例导入

患者，男，58岁，1个月前因患高脂血症（Ⅱb型），医生开出以下处方治疗：辛伐他汀片，40 mg，每晚口服；苯扎贝特片，0.2 g，每日3次。服药2周后患者感觉下肢肌肉开始酸痛，但一直当作是运动后症状，也没停药。近两日突然发现尿液变成了酱油色，遂去医院检查，最后确诊为药物性横纹肌溶解症。

讨论：

1. 请分析患者出现横纹肌溶解症的原因？

2. 应如何避免此类情况发生？

动脉粥样硬化（atherosclerosis，AS）是遗传与环境因素共同作用的慢性炎症过程，主要累及大动脉及中动脉，特别是冠状动脉、脑动脉和主动脉，是冠心病、脑卒中等心脑血管疾病的重要病理学基础。一般认为本病的发生与脂质代谢紊乱和高脂血症关系甚为密切。动脉粥样硬化是动脉硬化的一种，大、中动脉内膜出现含胆固醇、类脂肪等的黄色物质，多由脂肪代谢紊乱、神经血管功能失调引起。主要累及主动脉、冠状动脉及脑动脉等，常导致血栓形成、供血障碍，甚至管腔闭塞及管壁破裂出血等严重后果。常见的动脉粥样硬化性疾病有冠心病(包括心肌梗死、心绞痛及猝死)、脑梗死以及周围血管血栓栓塞性疾病等。

　　高脂血症是一种全身性疾病,指血中总胆固醇和(或)甘油三酯过高或高密度脂蛋白胆固醇(HDL-C)过低,现代医学称之为血脂异常。高脂血症是引起人类动脉粥样硬化性疾病的主要危险因素,并且也是促进高血压、糖耐量异常、糖尿病的一个重要危险因素。高脂血症还可导致脂肪肝、肝硬化、胆石症、胰腺炎、眼底出血、高尿酸血症等疾病。以低密度脂蛋白(low-density lipoprotein, LDL)胆固醇或甘油三酯(triglyceride, TG)升高为特点的血脂异常是动脉粥样硬化性心脑血管疾病的重要危险因素。因此,有效地控制血脂异常,防治动脉粥样硬化是减少心脑血管危险事件发生的重要措施。早期或轻症动脉粥样硬化患者可通过合理膳食、控制体重、适当锻炼等改变生活方式等措施进行防治,无效或较重者应给予药物治疗。根据作用机制的不同,目前临床上常用的防治动脉粥样硬化药物分为调血脂药(lipid regulating agent)和抗动脉粥样硬化药(antiatherosclerotic drugs)。

第一节　调血脂药

　　血脂是血清中胆固醇(cholesterol, Ch)、甘油三酯和类脂(如磷脂)等的总称,与临床密切相关的血脂主要是胆固醇和甘油三酯。人体内胆固醇主要以游离胆固醇(free cholesterol, FC)及胆固醇酯(cholesterol ester, CE)的形式存在,二者之和为总胆固醇(total cholesterol, TC)。

　　根据密度的不同,可将人体血浆中的脂蛋白分为6种类型,即乳糜微粒(CM)、极低密度脂蛋白(VLDL)、低密度脂蛋白(LDL)、中间密度脂蛋白(IDL)、高密度脂蛋白(HDL)以及脂蛋白(a)[Lp(a)]。

　　血浆脂蛋白水平与动脉粥样硬化的形成有着密切的关系,各种脂蛋白在血浆中有基本恒定的浓度以维持相互间的平衡,如果比例失调则为脂代谢失常或紊乱,是引起动脉粥样硬化的重要因素。血浆总胆固醇(TC)、低密度脂蛋白胆固醇(LDL-C)和极低密度脂蛋白胆固醇(VLDL-C)水平升高,氧化型低密度脂蛋白(Ox-LDL)形成,LDL受体活性降低或数量减少,血浆HDL或高密度脂蛋白胆固醇(HDL-C)水平降低,均可能导致动脉粥样硬化发生。血浆脂质尤其是TC和(或)TG水平升高达到一定程度时即为高脂血症或高脂蛋白血症。按血浆脂蛋白异常的不同,可将高脂血症分为以TC升高为主、以TG升高为主和混合型三种类型。高脂血症按病因分为原发性和继发性,原发性者为遗传性脂代谢紊乱疾病,按脂蛋白升高的类型不同分为6种类型(表21-1)。继发性者常见于糖尿病、酒精中毒、肾病综合征、慢性肾衰竭、甲状腺功能低下、肝脏疾病和药物因素,如应用β受体阻断药、噻嗪类利尿药等。

表 21-1　原发性高脂血症类型

类型	升高的脂蛋白	血脂变化		动脉粥样硬化的危险
I	CM	TC↑	TG↑↑↑	—
II$_a$	LDL	TC↑↑	—	高度

续表21-1

类型	升高的脂蛋白	血脂变化		动脉粥样硬化的危险
II_b	LDL+VLDL	TC↑↑	TG↑↑	高度
III	IDL	TC↑↑	TG↑↑	中度
IV	VLDL	—	TG↑↑	中度
V	CM+VLDL	TC↑	TG↑↑	—

注：TC：总胆固醇；TG：甘油三酯；↑：浓度增加；—：无变化

根据药物作用机制不同，调血脂药可分为主要降低 TC 和 LDL 的药物、主要降低 TG 及 VLDL 的药物、降低 Lp(a)的药物等。

一、主要降低 TC 和 LDL 的药物

TC 或 LDL 升高是冠心病的重要危险因素，降低 TC 或 LDL 的血浆水平可降低冠心病和脑血管病的发病率和病死率。药物通过抑制肝细胞内胆固醇的合成、加速 LDL 分解或减少肠道内胆固醇的吸收发挥作用，包括他汀类、胆固醇吸收抑制剂等。

(一)他汀类

他汀类(statins)又称羟甲基戊二酸单酰辅酶 A(HMG-CoA)还原酶抑制药。洛伐他汀是第一个用于临床的 HMG-CoA 还原酶抑制药。辛伐他汀是洛伐他汀的甲基化衍生物，而普伐他汀是美伐他汀的活性代谢产物，阿托伐他汀、氟伐他汀和瑞舒伐他汀是人工合成品。

【体内过程】羟基酸型药物口服吸收较内酯型好，所有他汀类均有较高的肝脏首过效应，大部分由肝脏 CYP3A4 代谢，经胆汁由肠道排出，少部分由肾排出。

【药理作用及机制】

1.调血脂作用及作用机制

他汀类有明显的调血脂作用。在治疗剂量下，对 LDL-C 的降低作用最强，TC 次之，降 TG 作用很弱；HDL-C 略有升高。用药 2 周出现明显疗效，4~6 周达高峰，长期应用可保持疗效。肝脏是合成内源性胆固醇的主要场所，HMG-CoA 还原酶是肝细胞合成内源性胆固醇过程中的限速酶，催化具有开环羟酸结构的 HMG-CoA 转换为中间产物甲羟戊酸(mevalonic acid, MVA)，进一步生成鲨烯合成胆固醇。由于他汀类药物或其代谢产物与底物 HMG-CoA 的化学结构相似，且对 HMG-CoA 还原酶的亲和力比 HMG-CoA 高数千倍，对该酶产生竞争性抑制作用，从而使胆固醇合成受阻；通过负反馈调节机制，引起肝细胞表面 LDL 受体代偿性合成增加或活性增强，血浆中大量的 LDL 被摄取，经 LDL 受体途径代谢为胆汁酸而排出体外，降低血浆 LDL 水平；继而引起 VLDL 代谢加快，再加上肝合成及释放 VLDL 减少，也导致 VLDL 及 TG 相应下降。HDL 的升高可能是 VLDL 减少的间接结果。

由于不同他汀类药物与 HMG-CoA 还原酶的亲和力不同，调血脂的作用强度各有不同。但任何一种他汀类剂量倍增时，LDL-C 进一步降低的幅度仅约 6%，称为"他汀疗效 6% 效应"。

2. 其他作用

主要包括：

(1)改善血管内皮功能，提高血管内皮对扩血管物质的反应性。

(2)抑制血管平滑肌细胞的增殖和迁移，促进凋亡。

(3)降低血浆 C 反应蛋白，减轻动脉粥样硬化过程的炎症反应。

(4)抑制单核-巨噬细胞的黏附和分泌功能。

(5)通过抑制血小板聚集和提高纤溶活性发挥抗血栓作用。

(6)抗氧化作用：氧化 LDL 是粥样斑块中的主要成分，影响斑块稳定性；在斑块破裂后又能诱发血栓形成。而斑块内的 LDL 极易发生氧化修饰，他汀类通过清除氧自由基，发挥抗氧化作用。

(7)减少动脉壁巨噬细胞及泡沫细胞的形成，使动脉粥样硬化斑块稳定和缩小：基质金属蛋白酶(MMP)能分解基质成分，加速胶原降解，从而降低纤维帽的抗张强度，引起斑块破裂。肿瘤坏死因子 α(TNF-α)由 T 淋巴细胞释放，使胶原合成的结构蛋白损伤，增加了纤维帽的脆性；其次，TNF-α 还能刺激细胞表达 MMP，使斑块易于破裂。他汀类能显著下调体内 MMP 的表达，降低巨噬细胞活性，并能降低斑块中 T 淋巴细胞活性，干扰 TNF-α 的转录途径，下调斑块中 TNF-α 含量，使斑块稳定。这些作用有助于抗动脉粥样硬化。

3. 肾保护作用

他汀类不仅有依赖降低胆固醇的肾保护作用(即纠正因脂代谢异常引发的慢性肾损害)，同时具有抗细胞增殖、抗炎症、免疫抑制、抗骨质疏松等作用，减轻肾损害的程度，从而保护肾功能。

【临床应用】

1. 调节血脂

他汀类主要用于杂合子家族性和非家族 II$_a$、II$_b$ 和 III 型高脂蛋白血症，也可用于 2 型糖尿病和肾病综合征引起的高胆固醇血症。对病情较严重者可与其他调血脂药合用。对冠心病一级和二级预防有效而安全，可使冠心病发病率和病死率明显降低。

2. 肾病综合征

他汀类对肾功能有一定的保护和改善作用，除与调血脂作用有关外，可能还与其抑制肾小球系膜细胞的增殖、延缓肾动脉硬化有关。

3. 预防心脑血管急性事件

他汀类能增加粥样斑块的稳定性或使斑块缩小，故减少缺血性脑卒中、稳定型和不稳定型心绞痛发作、致死性和非致死性心肌梗死的发生。

4. 抑制血管成形术后再狭窄，缓解器官移植后的排斥反应和治疗骨质疏松症等。

【不良反应及用药监护】他汀类不良反应较少而轻，大剂量应用时患者偶可出现胃肠反应、皮肤潮红、头痛失眠等暂时性反应。偶见无症状性转氨酶升高(发生率为 0.5%～3%)，停药后即恢复正常。护士需注意本类药物可引起肌肉不良反应，表现为肌痛、肌炎和横纹肌溶解症。超大剂量他汀类可引起犬的白内障，人体用药应注意。用药期间应定期检测肝功能，有肌肉不适或无力者应检测肌酸激酶，必要时减量或停药。孕妇、儿童、哺乳期妇女及肝、肾功能异常者不宜应用。有肝病史者慎用。

【药物相互作用】由于他汀类具有调脂作用肯定、不良反应少、可降低总死亡率等优点，调脂药物的联合应用方案多由他汀类与其他机制不同的药物合用。与胆固醇吸收抑制药合用，可产生良好的协同作用；与胆汁酸结合树脂类合用，可增强降低血清 TC 及 LDL-C 的效应；若与贝特类或烟酸联合应用，可增强降低 TG 的效应，但也能增加肌病的发生率。若同时与影响 CYP3A4 的药物，如环孢素、某些大环内酯类抗生素（如红霉素）、吡咯类抗真菌药（如伊曲康唑）等合用，也能增加肌病的危险性。与香豆素类抗凝药同时应用，有可能使凝血酶原时间延长，应注意检测凝血酶原时间，及时调整抗凝血药的剂量。

洛伐他汀（lovastatin）为内酯环前药，口服吸收后在体内水解成开环羟酸型而呈现活性。对肝有高度选择性。调血脂作用稳定可靠，一般用药 2 周呈现明显效应，4~6 周可达最佳治疗效果，呈剂量依赖性。

辛伐他汀（simvastatin）也为内酯环前药，其活性水解产物的调血脂作用较洛伐他汀强 1 倍。升高 HDL-C 和载脂蛋白 A1（Apoa-1）的作用强于阿托伐他汀。长期应用辛伐他汀在有效调血脂的同时，显著延缓动脉粥样硬化病变进展和病情恶化，减少心脏事件和不稳定型心绞痛的发生。

普伐他汀（pravastatin）除降脂作用外，尚能抑制单核-巨噬细胞向内皮的黏附和聚集，通过抗炎作用减少心血管疾病。急性冠脉综合征早期应用普伐他汀能迅速改善内皮功能，减少冠脉再狭窄和心血管事件的发生。

阿托伐他汀（atorvastatin）与氟伐他汀有相似的作用特性和适应证，降 TG 作用较强，大剂量对纯合子家族性高胆固醇血症也有效。

瑞舒伐他汀（rosuvastatin）抑制 HMG-CoA 还原酶活性的作用较其他常用的他汀类药物强，作用时间长，因此抑制胆固醇合成的作用明显强于其他他汀类。明显降低 LDL-C，升高 HDL-C。起效快，服药两周后，即可下降 LDL-C 约 10%。口服给药后 3 小时达峰浓度，生物利用度为 20%。用于治疗高脂血症和高胆固醇血症。

（二）胆固醇吸收抑制剂

1.胆汁酸结合树脂（胆酸螯合剂）

考来烯胺（cholestyramine）和考来替泊（colestipol）

【药理作用与机制】口服不吸收，也不易被消化酶破坏，在肠道通过离子交换与胆汁酸结合形成络合物，阻断胆汁酸的肝肠循环，促其从肠道排泄。由于胆汁酸减少，促使肝中胆固醇转化为胆汁酸，使胆固醇含量降低，导致肝细胞表面 LDL 受体数量增加，促进血浆中 LDL 向肝中转移，导致血浆 TC 和 LDL-C 浓度下降。由于肠腔中胆汁酸减少，使食物中的胆固醇吸收减少，这也是此类药物降低胆固醇的原因之一。该类药物能降低 TC 和 LDL-C，其强度与剂量有关，但对 HDL 几乎无影响，对 TG 和 VLDL 的影响较小。

【临床应用】适用于 IIₐ 及 II_b 及家族性杂合子高脂蛋白血症，对纯合子家族性高胆固醇血症无效。对 II_b 型高脂蛋白血症者，应与降 TG 和 VLDL 的药物配合应用。

【不良反应与用药监护】　护士需提醒患者本类药物应用剂量较大，且有特殊的臭味和一定的刺激性，常见便秘、腹胀、嗳气和食欲减退等胃肠道症状，一般在两周后消失，若便秘过久，应停药。偶可出现短时的转氨酶升高、高氯酸血症或脂肪痢等。

【药物相互作用】本类药物在肠腔内与他汀类、氯噻嗪、保泰松、苯巴比妥、洋地黄毒苷、甲状腺素、口服抗凝药、脂溶性维生素（A、D、E、K）、叶酸及铁剂等结合，影响这些药物的吸收，应尽量避免配伍应用，必要时可在服此药 1 小时前或 4 小时后服上述药物。

2.胆固醇吸收抑制药

依折麦布（ezetimibe）

依折麦布为新型胆固醇吸收抑制药，于 2002 年经美国 FDA 批准上市。

【药理作用与临床应用】与树脂不同，依折麦布通过与小肠上皮刷状缘上的 NPC1L1 蛋白特异性结合，抑制饮食及胆汁中胆固醇的吸收，而不影响胆汁酸和其他物质的吸收。成人推荐剂量为 10 mg/d，$t_{1/2}$ 约 22 小时。与他汀类合用显示良好的调血脂作用，可克服他汀类剂量增加而效果不显著增强的缺陷。在他汀类药物基础上使用依折麦布，能够进一步降低心血管事件发生率。不良反应轻微且多为一过性，与他汀类合用可致头痛、乏力、腹痛、便秘、腹泻、腹胀、恶心、ALT 和 AST 升高、肌痛。

3.酰基辅酶 A 胆固醇酰基转移酶抑制药

酰基辅酶 A 胆固醇酰基转移酶使细胞内胆固醇转化为胆固醇酯，促进肝细胞 VLDL 的形成和释放，使血管壁胆固醇蓄积，提高胆固醇在小肠的吸收，促进巨噬细胞和泡沫细胞的形成，因而促进动脉粥样硬化病变的形成过程。

甲亚油酰胺（melinamide）

甲亚油酰胺口服后约 50% 经门静脉吸收，在体内分布广，最后大部分被分解，约 7% 自胆汁排出。

【药理作用与临床应用】抑制酰基辅酶 A 胆固醇酰基转移酶，阻滞细胞内胆固醇向胆固醇酯的转化，减少外源性胆固醇的吸收，阻滞胆固醇在肝形成 VLDL，并且阻滞外周组织胆固醇酯的蓄积和泡沫细胞的形成，有利于胆固醇的逆向转运，使血浆及组织胆固醇降低。适用于 Ⅱ 型高脂蛋白血症。

不良反应轻微，可有食欲减退或腹泻等。

(三)前蛋白转化酶枯草溶菌素 9（PCSK9）抑制药

PCSK9 是由肝脏合成的分泌性丝氨酸蛋白酶，释放入血后与 LDL 受体结合，促进其进入肝细胞后至溶酶体降解，从而减少肝细胞表面的 LDL 受体数量，使血浆 LDL-C 水平升高。

PCSK9 抑制药通过抑制 PCSK9，阻止 LDL 受体降解，促进 LDL-C 清除。目前 PCSK9 的单克隆抗体如 evolocumab 和 alirocumab 已在美国及欧盟国家获准上市。PCSK9 抑制药无论单用或与他汀类合用均可明显降低血浆 LDL-C 水平，并减少心血管事件的发生。

◆ 二、主要降低 TG 及 VLDL 的药物

(一)贝特类（苯氧芳酸类）

20 世纪 60 年代上市的贝特类（fibrates，苯氧芳酸类）药物氯贝丁酯（clofibrate，妥明）有降低 TG 及 VLDL 的作用，曾广泛应用。后经大规模和长期临床试验，发现严重不良反应，特别是肝胆系统并发症，且不降低冠心病的死亡率，现已少用。后开发的同类药物有吉非贝齐（gemfibrozil，诺衡）、苯扎贝特（benzafbrate）、非诺贝特（fenofibrate，力平脂）等，因作用强，

不良反应较少，而广泛使用。

氯贝丁酯(clofibrate，妥明)

【药理作用】氯贝丁酯激活脂蛋白脂肪酶，促进血液中极低密度脂蛋白(VLDL)和甘油三酯的分解，还能轻度抑制胆固醇在肝脏的合成，显著降低血液中的甘油三酯和VLDL，轻度降低胆固醇。当VLDL降至最低时，可伴有LDL的升高。此外，长期服用尚具有降低血浆纤维蛋白原含量及血小板的黏附性的作用，可减少血栓的形成。

【临床应用】用于甘油三酯及VLDL升高的高脂血症的治疗，如 $Ⅱ_b$、Ⅲ、Ⅳ、Ⅴ型高脂血症的治疗。

【不良反应与用药监护】少数患者有胃肠道反应、头痛、脱发、皮肤过敏和肌炎样综合征，偶发肌痛，与他汀类药物合用，肌病发生率增高。也可见肝功能异常及肾功能改变。长期应用时胆石症发病率增高。动物实验证实有致癌倾向，限制了它的应用。护士需提醒患者用药期间应定期检查肝、肾功能。孕妇、哺乳期妇女及肝、肾功能不全者禁用。

吉非贝齐(gemfibrozil)口服吸收迅速而完全，降低血浆TG和VLDL起效快、稳定，对血浆TG明显增高和伴有HDL降低或LDL升高类型的高脂血症疗效最好。长期应用可明显降低冠心病的死亡率。

非诺贝特(fenofibrate)口服吸收快，50%~75%被吸收，血浆蛋白结合率99%，在肠道或肝脏转化为活性物质，$t_{1/2}$ 为2小时，约66%随尿排泄，肾功能不全者慎用。除有调血脂作用外，能明显地降低血浆纤维蛋白原和血尿酸水平，降低血液黏稠度，改善血流动力学，冠脉造影证明该药能阻止冠脉腔的缩小。

苯扎贝特(benzafibrate)口服易吸收，排泄较快，48小时后94.6%经尿排出，3%由粪便排出，无蓄积性，肾功能不全者应慎用。作用及应用同吉非贝齐，用于伴有血脂升高的2型糖尿病，除调血脂外还可降低空腹血糖；并降低纤维蛋白原和糖化血红蛋白，抑制血小板聚集。

(二)烟酸类

烟酸(nicotinic acid，尼克酸)

【体内过程】口服吸收迅速而完全，生物利用度高。血浆蛋白结合率低，迅速被肝、肾和脂肪组织摄取，以原形及代谢物形式经肾排出，$t_{1/2}$ 为20~45分钟。

【药理作用】属B族维生素，口服较大剂量可抑制肝脏合成TG和VLDL，继而减少LDL水平。也能促进胆固醇经胆汁排泄，阻止胆固醇的酯化。还能适度升高HDL水平。目前认为烟酸是少有的降低Lp(a)的药物。

【临床应用】为广谱调血脂药，可用于Ⅱ、Ⅲ、Ⅳ、Ⅴ型高脂血症的治疗。还有一定的抗动脉粥样硬化和冠心病作用。

【不良反应与用药监护】由于用量较大，不良反应较多。口服易出现胃肠道刺激症状，如恶心、呕吐、腹泻等，并可加重消化性溃疡。皮肤血管扩张可引起皮肤潮红、瘙痒等。大剂量可引起血糖、尿酸增高，长期应用可致肝功能异常。护士需提醒患者长期应用应定期检查血糖、肝和肾功能。消化性溃疡、痛风、糖尿病患者禁用。

阿昔莫司（acipimox）

阿昔莫司化学结构类似烟酸，是 1980 年发现的烟酸异构体，其作用机制与烟酸相似，可使血浆 TG 明显降低，HDL 升高，与胆汁酸结合树脂配伍应用可加强其降 LDL-C 作用。抑制脂肪组织的脂解作用更强、更持久，可改善糖尿病患者的空腹血糖和糖耐量，不引起尿酸的升高。可用于治疗伴有 2 型糖尿病或伴有痛风的高脂血症。

第二节　抗氧化剂

氧自由基在动脉粥样硬化的发生和发展中发挥重要作用。已明确氧化型 LDL（OX-LDL）影响动脉粥样硬化病变发生和发展的多个过程。研究表明，除 LDL 外，Lp（a）和 VLDL 也可被氧化，增强致动脉粥样硬化作用，具有抗动脉粥样硬化效应的 HDL 也可被氧化而转化为致动脉粥样硬化的因素。因此，防止氧自由基对脂蛋白的氧化修饰，已成为阻止动脉粥样硬化发生和发展的重要措施。维生素 C、维生素 E、β-胡萝卜素及黄酮类化合物等有抗氧化作用。研究证实，应用抗氧化药物有抗动脉粥样硬化的作用。

普罗布考（probucol）

【体内过程】口服吸收差，吸收低于 10%,，且不规则，饭后立即服药可增加吸收。口服 6~9 小时血药浓度达峰值。主要分布于脂肪组织，循环中的药物多与 LDL 结合。$t_{1/2}$ 为 47 小时。主要经肠道排出。

【药理作用】能降低血清总胆固醇，并同时降低 LDL-C 和 HDL-C。若与他汀类或胆汁酸结合树脂配伍应用，可增强调血脂作用。但作为强效抗氧化剂，对 LDL 氧化有抑制作用，防止氧化型 LDL（ox-LDL）的形成及其致动脉粥样硬化作用。

【临床应用】主要与其他降血脂药合用治疗高胆固醇血症及预防动脉粥样硬化的形成。用于各型高胆固醇血症，包括纯合子和杂合子家族性高胆固醇血症及黄色瘤患者。对继发于肾病综合征或糖尿病的 Ⅱ 型高脂蛋白血症也有效。

【不良反应】不良反应为胃肠道反应、头痛、头晕及肝功能异常等。偶有嗜酸性粒细胞增多、肝功能异常、高尿酸血症、高血糖、血小板减少、肌病、感觉异常等。近期有心肌损伤者禁用。用药期间应定期监测心电图。孕妇和小儿禁用。

维生素 E（Vitamin E）

维生素 E 有很强的抗氧化作用。可减少氧自由基的生成，中断过氧化物和丙二醛（MDA）的生成，生成的生育酚可被维生素 C 或氧化还原系统复原，继续发挥作用。维生素 E 能防止脂蛋白的氧化修饰及其所引起的一系列 AS 病变过程，从而发挥抗 AS 的效应。

第三节　多烯脂肪酸

多烯脂肪酸(ployenoic fatty acids) 又称多烯不饱和脂肪酸类(polyunsaturated fatty acids, PUFAs)，包括植物中含的亚油酸、γ-亚麻酸，主要存在于玉米油、葵花子油、红花油、亚麻籽油及大豆油等植物油中，其降脂作用弱，临床疗效不确切；此外，还有海生动物油脂中所含的多价不饱和脂肪酸，长期服用能预防动脉粥样硬化的形成，并使斑块消退。主要药理作用为降低血浆中的甘油三酯，可轻度升高 HDL，但血浆总胆固醇和 LDL 水平可能升高；抑制血小板聚集，降低血液黏滞度；可减轻斑块的炎症反应，稳定斑块，使之不易发生自发性破裂，减少心血管事件的发生。根据其不饱和键在脂肪酸链中开始出现的位置，分为 n-3(ω-3)型及 n-6(ω-6)型两大类，前者调血脂作用较可靠。

n-3 型多烯脂肪酸(n-3ployenoicfatty acids)

n-3 型多烯脂肪酸包括二十碳五烯酸(EPA)、二十二碳六烯酸(DHA)，主要来自于海洋生物如海藻、鱼及贝壳类中。EPA 和 DHA 可明显降低 TG 及 VLDL，升高 HDL，从而起到防止动脉粥样硬化的作用。可用于治疗高甘油三酯性高脂血症，对心肌梗死患者的预后有明显改善。不良反应较少，长期或大剂量服用可出现消化道不适，出血时间延长，免疫反应降低等，故有出血性疾病患者禁用。

第四节　黏多糖和多糖类

在 AS 的发病过程中，血管内皮损伤有重要意义，因此保护血管内皮免受各种因子损伤，是抗 AS 的重要措施之一。目前应用的保护动脉内皮药主要为黏多糖和多糖类，是由氨基己糖或其衍生物与糖醛酸构成的二糖单位多次重复组成的长链，典型代表为肝素。肝素从多方面发挥抗 AS 效应：①降低 TC、LDL、TG、VLDL，升高 HDL；②对动脉内皮有高度亲和性，中和多种血管活性物质，保护动脉内皮；③抑制白细胞向血管内皮黏附及其向内皮下转移的抗炎症反应；④阻滞血管平滑肌细胞的增殖迁移；⑤加强酸性成纤维细胞生长因子(aFGF)的促微血管生成作用；⑥抗血栓形成等。因抗凝血作用过强，且口服无效，临床不便应用，为此，人们研究既有类似肝素的抗 AS 作用、又无不利于抗 AS 的副作用的低分子量肝素和类肝素(heparinoids)。

👉 课后拓展资源

护理用药小结　　　第二十一章课后练习　　　常用制剂及用法

第二十二章

抗心绞痛药

☞ **导学资源**

| 知识导图 | PPT课件 | 学习视频 |

学习目标

　　1.掌握硝酸甘油、普萘洛尔、硝苯地平抗心绞痛药物的药理作用、用途及用药注意事项；熟悉常用抗心绞痛药物的分类。

　　2.初步具有根据抗心绞痛药的药理作用、用途、不良反应及注意事项制定护理措施及对患者、家属进行相关护理宣教的能力。

案例导入

　　某患者长期应用普萘洛尔治疗心绞痛1年。剂量自40 mg/d，逐渐增至240 mg/d，以能缓解临床症状、心率不低于55次/分为最适宜剂量。医生反复告诫用药期间不可突然停药。患者用药后胸闷、心悸及心前区疼痛症状逐渐缓解，自行停药3天后突然晕厥，急送医院抢救无效死亡。

　　讨论：

　　1.患者最可能的死亡原因是什么？

　　2.为何普萘洛尔长期用药后不能突然停药？

　　3.本案例中医生的给药方法是否正确？为什么？

　　心绞痛（angina pectoris）是因冠状动脉供血不足引起的心肌急剧的、暂时的缺血与缺氧综合征。心绞痛典型临床表现为阵发性胸骨后压榨性疼痛，疼痛可放射至左肩、心前区和左上肢，一般持续数分钟，休息或服用抗心绞痛药物可缓解。心绞痛持续发作不能及时缓解或治疗不当则可能发展为急性心肌梗死，故应采取有效的治疗措施及时缓解心绞痛。各种原因引起的冠状动脉粥样硬化和冠状动脉痉挛，以及心肌肥大和心肌病等是心肌缺血和缺氧的主要原因。心绞痛的主要病理生理机制是心肌需氧与供氧的平衡失调，导致心肌暂时性缺血缺氧，心肌无氧代谢增加，产生大量的代谢产物如乳酸、丙酮酸、组胺、K^+等，刺激神经末梢而引发疼痛(图 22-1)。

临床上将心绞痛分为以下 3 种类型：①劳累性心绞痛：其特点是由劳累、情绪波动或其他增加心肌耗氧量的因素所诱发，休息或舌下含服硝酸甘油可缓解。根据病程、发作频率及转归，此类心绞痛又可分为稳定型心绞痛、初发型心绞痛及恶化型心绞痛。②自发性心绞痛：心绞痛发作与心肌耗氧量无明显关系，多发生于安静状态，发作时症状重、持续时间长，且不易被硝酸甘油所缓解，包括：卧位型(休息或熟睡时发生)、变异型(为冠脉痉挛所诱发)、中间综合征和梗死后心绞痛。③混合型心绞痛：其特点是在心肌需氧量增加或无明显增加时都可能发生。临床常将初发型、恶化型及自发性心绞痛通称为不稳定型心绞痛。

抗心绞痛药物主要通过扩张外周血管、降低心脏前后负荷以减少心肌需氧和扩张冠状动脉血管以增加心肌供氧来改善心肌的缺血和供血失衡。用药后多数患者心绞痛症状得以消除，如症状持续存在需警惕心肌梗死的发生并进一步施治。由于抗心绞痛药物的种类不同，其作用机制和适应证有一定的区别，需要注意选择和合理用药。临床应用抗血小板药、抗血栓药、血管紧张素Ⅰ转化酶抑制药及他汀类药物等，有助于心绞痛的防治。

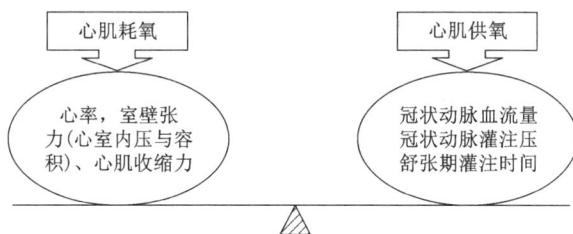

图 22-1 心肌耗氧与供氧影响因素

第一节 常用的抗心绞痛药物

抗心绞痛药(antianginal drugs)是一类能恢复心肌氧供需平衡的药物，主要通过以下几个环节发挥作用：①扩张静脉及小动脉，降低回心血量及外周血管阻力，减少心肌耗氧；②抑制心肌收缩力，减慢心率，降低心肌耗氧；③扩张冠状动脉、促使侧支循环形成、增加缺血区供血；④抑制血小板聚集、抗血栓形成以及改善心肌代谢。目前常用的抗心绞痛药物有硝酸酯类、β肾上腺素受体阻断药、钙通道阻滞药等。

一、硝酸酯类

硝酸甘油(nitroglycerin)

硝酸甘油是硝酸酯类的代表药，于1867年开始用于心绞痛的治疗，由于具有起效快、疗效肯定、使用方便和经济等优点，至今仍是心绞痛防治最常用的药物。

【体内过程】硝酸甘油口服因受首过效应等因素的影响，生物利用度较低，故临床不宜口服用药。因其脂溶性高，舌下含服极易通过口腔黏膜吸收，血药浓度很快达峰值，含服后1~2分钟即可起效，疗效持续20~30分钟，$t_{1/2}$为2~4分钟。硝酸甘油也可经皮肤吸收，用2%硝酸甘油软膏或贴膜剂睡前涂抹在前臂皮肤或贴在胸部皮肤，可持续较长时间的有效浓度。

【药理作用及机制】硝酸甘油的基本药理作用是松弛平滑肌，但具有组织器官的选择性，以对血管平滑肌的作用最显著。由于硝酸甘油可扩张体循环血管及冠状血管，因而具有如下作用：

1. 降低心肌耗氧量

最小有效量的硝酸甘油即可明显扩张静脉血管，特别是较大的静脉血管，从而减少回心血量，降低心脏的前负荷，使心腔容积缩小，心室内压减小，心室壁张力降低，射血时间缩短，心肌耗氧量减少。稍大剂量的硝酸甘油也可显著舒张动脉血管，特别是较大的动脉血管，动脉血管的舒张降低了心脏的射血阻力，从而降低左室内压和射血时心脏后负荷而降低心肌耗氧量。但血管舒张同时使血压下降，进而可反射性兴奋心脏导致心率加快和收缩力加强反致心绞痛加重。因此，需合理控制硝酸甘油的用量。

2. 扩张冠状动脉，增加缺血区血液灌注

硝酸甘油选择性扩张较大的心外膜血管、输送血管及侧支血管，尤其在冠状动脉痉挛时更为明显，而对阻力血管的舒张作用较弱。当冠状动脉因粥样硬化或痉挛而发生狭窄时，缺血区的阻力血管已因缺氧和代谢产物的堆积而处于舒张状态。这样，非缺血区阻力就比缺血区大，用药后血液将顺压力差从输送血管经侧支血管流向缺血区，从而增加缺血区的血液供应(图22-2)。

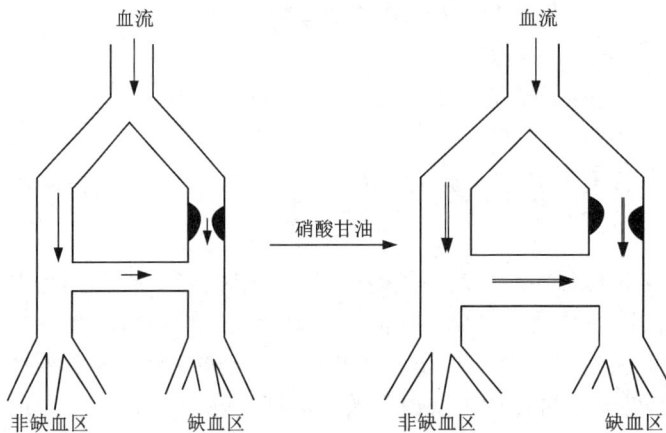

图 22-2　硝酸甘油对冠脉血流分布的影响

3. 降低左室充盈压，增加心内膜供血，改善左室顺应性

冠状动脉从心外膜呈直角分支，贯穿心室壁呈网状分布于心内膜下。因此，内膜下血流易受心室壁肌张力及室内压力的影响。当心绞痛发作时，因心肌组织缺血缺氧、左室舒张末压增高，降低了心外膜血流与心内膜血流的压力差，使心内膜下区域缺血更为严重。硝酸甘

油扩张静脉血管,减少回心血量,降低心室内压;扩张动脉血管,降低心室壁张力,从而增加了心外膜向心内膜的有效灌注压,有利于血液从心外膜流向心内膜缺血区。

4.保护缺血的心肌细胞,减轻缺血性损伤

硝酸甘油释放一氧化氮(NO),促进内源性的PGI_2、降钙素基因相关肽(CGRP)等物质的生成与释放,这些物质对心肌细胞均具有直接保护作用。硝酸甘油不仅保护心肌,减轻缺血性损伤,缩小心肌梗死范围,改善左室重构,还能增强人及动物缺血心肌的电稳定性,提高室颤阈,消除折返,改善房室传导等,从而减少心肌缺血导致的并发症。

【临床应用】

1.心绞痛

硝酸甘油是缓解心绞痛最常用的药物,可用于预防和治疗各型心绞痛,为稳定型心绞痛首选药物。采用舌下含服给药,控制心绞痛急性发作。对于不稳定型心绞痛,宜采用静脉给药的方式,并配以阿司匹林等其他治疗药物。

2.急性心肌梗死

早期静脉给药应用可减少心肌的耗氧量,缩小梗死面积,降低梗死的病死率。但血压过低者不宜应用,且剂量不可过大,否则血压下降明显,冠状动脉的灌注压下降,心肌供血减少,加重病情。

3.心功能不全

硝酸甘油扩张静脉、动脉血管,减轻心脏的前、后负荷,用于重度及难治性心功能不全的治疗。

【不良反应与用药监护】

1.常见的不良反应

多为扩张血管所引起,如颅内血管扩张,引起搏动性头痛,颅内压升高、颅脑损伤、颅内出血者禁用。外周血管扩张,引起颜面潮红,严重时可引起直立性低血压和晕厥。眼内血管扩张可升高眼压,青光眼患者慎用。剂量过大使血管扩张明显,血压降低,反射性引起交感神经兴奋,心率加快,心肌收缩力加强,反而可使耗氧量增加而加重心绞痛发作。

2.高铁血红蛋白血症

超剂量时还会引起高铁血红蛋白血症,表现为呕吐、发绀等。

3.耐受性

护士需注意连续用药2~3周或不间断地静脉输注数小时后患者可出现耐受性,停药1~2周后可恢复。

硝酸异山梨酯(Isosorbide dinitrate)和单硝酸异山梨酯(isosorbide mononitrate)

硝酸异山梨酯又叫消心痛,其作用及机制与硝酸甘油相似,但作用较弱,起效较慢,作用维持时间较长。本品口服给药生物利用度低,40~60分钟起效,作用持续时间3~6小时。剂量范围个体差异较大,剂量大时易致头痛及低血压等副作用,缓释剂可减少不良反应。主要口服用于心绞痛的预防和心肌梗死后心衰的长期治疗。

单硝酸异山梨酯(isosorbide mononitrate)的作用及应用与硝酸异山梨酯相似。

❖ 二、β肾上腺素受体阻断药

β肾上腺素受体阻断药包括非选择性β受体(包括β₁和β₂)阻断药和选择性β₁受体阻断药。可使心绞痛患者心绞痛发作次数减少、心电图缺血性特征有所改善、增加患者运动耐量、减少心肌耗氧量、改善缺血区代谢和缩小心肌梗死范围。普萘洛尔为常用药物。

普萘洛尔(propranolol)

【药理作用】

1. 降低心肌耗氧量

阻断心脏β₁受体,可使心率减慢,心肌收缩力减弱,心排血量减少,血压下降,心肌耗氧量降低;阻断肾脏β₁受体,肾素分泌减少,肾素-血管紧张素系统功能降低,舒张动脉和静脉血管,减少心脏前、后负荷,降低心肌耗氧量。

2. 增加缺血区血液供应

阻断β₁受体,减慢心率而使舒张期延长,增加了冠状动脉的灌注时间,有利于血液从心外膜流向心内膜下层缺血区;阻断β₂受体,使非缺血区阻力血管收缩,而缺血区血管则由于缺氧呈代偿性舒张状态,促使血液从非缺血区流向缺血区。

3. 改善心肌代谢

阻断β受体,减少心肌脂肪代谢,改善糖代谢,降低心肌的耗氧量。

4. 其他

促进氧合血红蛋白的解离,促进氧的释放,增加组织供氧;抑制缺血时血小板聚集,改善心肌血液循环。

【临床应用】

1. 稳定型心绞痛

主要用于对硝酸酯类不敏感或疗效差的患者,疗效肯定,常和硝酸酯类联合应用,减少用量,提高疗效。特别适用于伴有心率快和高血压的心绞痛患者。

2. 不稳定型心绞痛

其发病机制是冠状动脉器质性狭窄和痉挛,应用普萘洛尔可降低心肌耗氧量,增加缺血心肌血供,预防缺血复发和猝死。

3. 变异型心绞痛

普萘洛尔阻断冠状动脉血管上的β₂受体,使α受体作用占优势,易致冠状动脉痉挛,加重病情,故β受体阻断药不宜应用。

普萘洛尔与硝酸酯类合用治疗心绞痛,可获得较好的协同效果,又可互补不足。硝酸酯类因扩张血管引起心率加快、心肌收缩力增强,使心肌耗氧量增加的作用,可被普萘洛尔减慢心率,抑制心肌收缩性的作用所减弱。普萘洛尔增大心室容积导致耗氧量增加的作用也可被硝酸酯类缩小心室容积的作用所抵消。但由于两类药均有降压作用,剂量过大,血压下降明显,冠状动脉的灌注压降低,冠状动脉血流减少,加重心绞痛发作,故合用时应减少剂量。

其他β受体阻断药如醋丁洛尔、美托洛尔、阿替洛尔等也可应用。

【不良反应与用药监护】 与心脏有关的不良反应为心功能抑制，心率减慢，严重者可致心动过缓、房室传导阻滞、心功能不全。护士需注意本类药物可诱发和加重支气管哮喘，支气管哮喘及慢性阻塞性肺部疾病患者禁用。低血压者不宜应用。久用应逐渐减量停药，如果突然停用，可导致心绞痛加剧或诱发心肌梗死。长期应用后对血脂也有影响，本类药物禁用于血脂异常的患者。

三、钙通道阻滞药

钙通道阻滞药是临床用于预防和治疗心绞痛的常用药，特别是对变异型心绞痛疗效最佳。本类药物尽管种类较多，化学结构不同，但都具有阻滞心肌细胞和平滑肌细胞的 L 型电压依赖性钙通道，抑制 Ca^{2+} 内流的作用，因而具有广泛的药理作用及临床应用，包括抗心律失常作用及降血压作用。因此，心肌缺血伴高血压或心律失常者可选用。

【抗心绞痛作用及机制】 钙通道阻滞药通过阻滞 L 型 Ca^{2+} 通道，抑制 Ca^{2+} 内流而产生以下作用：

1. 降低心肌耗氧量

钙通道阻滞药能使心肌收缩力减弱，心率减慢，血管平滑肌松弛，血管扩张，血压下降，心脏负荷减轻，从而使心肌耗氧量减少。

2. 舒张冠状血管

本类药物对冠脉中较大的输送血管及阻力小的血管均有扩张作用，特别是对处于痉挛状态的血管有显著的解除痉挛作用，从而增加缺血区的血液灌注。此外还可增加侧支循环，改善缺血区的供血和供氧。

3. 保护缺血心肌细胞

心肌缺血时，细胞膜对 Ca^{2+} 的通透性增加和 Ca^{2+} 从细胞内排出到细胞外的能力下降，外钙内流的增加或细胞内 Ca^{2+} 向细胞外转运障碍，使胞内 Ca^{2+} 超载，特别是线粒体内 Ca^{2+} 聚集，从而失去氧化磷酸化的能力，促使细胞凋亡和死亡。Ca^{2+} 通道阻滞药通过抑制外钙内流，减轻缺血心肌细胞的 Ca^{2+} 超载而保护心肌细胞，对急性心肌梗死者，能缩小梗死范围。

4. 抑制血小板聚集

不稳定型心绞痛与血小板黏附和聚集、冠状动脉血流减少有关，大多数急性心肌梗死也是由动脉粥样硬化斑块破裂、局部形成血栓突然阻塞冠状动脉所致。钙通道阻滞药阻滞 Ca^{2+} 内流，降低血小板内 Ca^{2+} 浓度，可抑制血小板聚集。

此外，有报道表明钙通道阻滞药还具有促进血管内皮细胞产生及释放内源性 NO 的作用。

【临床应用】 对各型心绞痛均有效，尤其对变异型心绞痛疗效最佳，也可用于稳定型和不稳定型心绞痛。不同的钙通道阻滞药对各型心绞痛疗效不同。硝苯地平扩张冠状动脉作用强，是治疗变异型心绞痛的首选药。维拉帕米对心脏抑制作用强，对血管的扩张作用弱，对劳累型心绞痛疗效好，可用于各型心绞痛。

与硝酸酯类联合应用治疗心绞痛可产生协同作用，但应注意减量，因为两类药都有降压作用，剂量过大，血压下降明显，冠状动脉的灌注压降低，心肌供氧减少，可加重心绞痛。

硝苯地平与 β 受体阻断药合用，可使疗效增加。维拉帕米、地尔硫䓬不宜与 β 受体阻断药合用，因两者均对心脏有较强的抑制作用。

　　钙通道阻滞药特别适用于伴有高血压、快速型心律失常、呼吸道阻塞性疾病及脑缺血的心绞痛患者。

第二节　其他抗心绞痛药物

　　血管紧张素转化酶抑制药（ACEI）和血管紧张素Ⅱ受体拮抗药（ARB）：

　　血管紧张素转化酶抑制药包括卡托普利、贝那普利和雷米普利等，血管紧张素Ⅱ受体拮抗药包括厄贝沙坦、缬沙坦等。该类药物不仅用于高血压和心衰的治疗，也可通过扩张动、静脉血管减低心脏前后负荷，从而减低心脏耗氧量，舒张冠状血管增加心肌供氧，以及对抗自由基，减轻其对心肌细胞的损伤和阻止血管紧张素所致的心脏和血管重构作用，尤其适用于合并高血压、心力衰竭等的心绞痛患者。

课后拓展资源

护理用药小结	第二十二章课后练习	常用制剂及用法

第二十三章

利尿药

知识导图　　　　　PPT课件　　　　　学习视频

学习目标

1. 掌握呋塞米、氢氯噻嗪、螺内酯的药理作用、用途、不良反应及注意事项；了解其他利尿药、脱水药的特点。

2. 初步具有根据呋塞米的药理作用、用途、不良反应及注意事项制定护理措施及对患者、家属进行相关护理宣教的能力。

案例导入

张某，男，58岁，患有心力衰竭、肾功能不全，合并泌尿道感染。请分析如下处方用药是否合理？为什么？

Rp：

1. 硫酸庆大霉素注射剂 8 万 U×6 支

Sig. 8 万 U i. m, b. i. d.

2. 呋塞米注射液 20 mg

5%葡萄糖氯化钠注射液 500 mL

Sig. iv. gtt, q. d.

讨论：

本处方选药是否正确？其用法是否正确？

利尿药(diuretics)作用于肾脏，增加电解质和水的排出，产生利尿作用。临床上主要用于治疗心衰、肾衰竭、肾病综合征、肝硬化等各种原因引起的水肿。也可用于某些非水肿性疾病，如高血压、肾结石、高钙血症等的治疗。

第一节　利尿药作用的生理学基础

尿液的生成是通过肾小球滤过、肾小管和集合管的重吸收及分泌而实现的,利尿药通过作用于肾单位的不同部位而产生利尿作用(图23-1)。

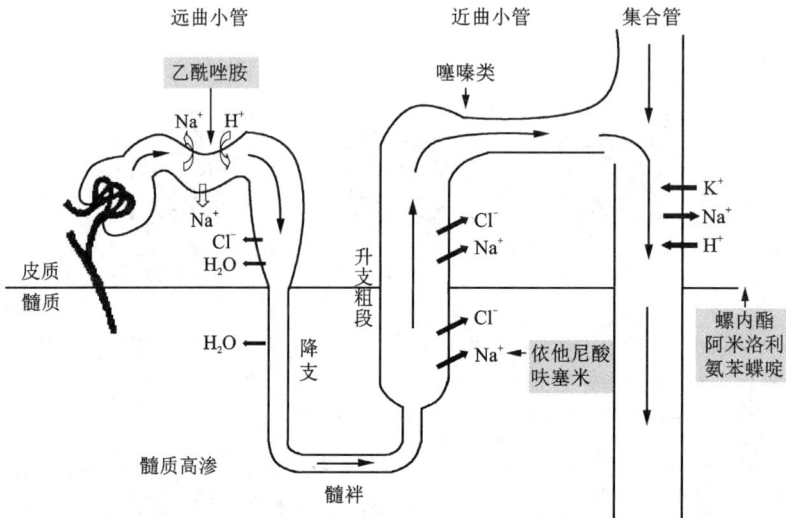

图 23-1　利尿药作用部位及靶点

◆ 一、肾小球滤过

血液中的成分除蛋白质和血细胞外,均可经肾小球滤过而形成原尿。正常成年人每日原尿量可达 180L,但排出的终尿仅为 1~2L,这表明约99%的原尿在肾小管和集合管被重吸收。

◆ 二、肾小管和集合管重吸收

(一)近曲小管

肾小管液中65%~70%的 Na^+ 在近曲小管起始段被重吸收。Na^+ 的重吸收有两种方式:①钠泵(Na^+-K^+-ATP 酶)主动重吸收:基侧质膜的 Na^+-K^+-ATP 酶将吸收进入细胞内的 Na^+ 泵出细胞,进入间质,随着管腔内 Na^+ 的重吸收,Cl^- 通过静电吸引由管腔液进入胞内,同时也促进了水的被动重吸收;②H^+-Na^+ 交换:肾小管上皮细胞内 CO_2 和 H_2O 在碳酸酐酶(CA)催化下,生成 H_2CO_3,然后 H_2CO_3 解离为 H^+ 和 HCO_3^-,H^+ 则由肾小管上皮细胞分泌到小管液中,同时将小管液中的 Na^+ 交换到细胞内。

药物抑制近曲小管对 Na^+ 的重吸收可产生利尿作用,但效果不明显。因近曲小管对 Na^+

的主动重吸收被抑制后，导致管腔内 Na^+ 和 Cl^- 的增加，可引起远曲小管对 Na^+ 和 Cl^- 重吸收作用的代偿性增强。在目前应用的利尿药中，只有碳酸酐酶抑制药主要在近曲小管中起作用。

(二)髓袢降支细段

降支细段只吸收水。由于此段髓质高渗，水被渗透压驱动而重吸收。近曲小管和髓袢降支细段上皮细胞顶质膜存在水通道蛋白(aquaporin，AQP)，其在细胞膜两侧渗透压差的作用下高度选择性通透水。

(三)髓袢升支粗段

原尿中 30%~35% 的 Na^+ 在此部位被重吸收，Na^+ 的重吸收是以 $Na^+-K^+-2Cl^-$ 同向转运机制进行的。但此段不伴有水的重吸收，当尿液从肾乳头流向肾皮质时，管腔内液渗透压逐渐由高渗变为低渗，直至形成无溶质的净水，即为肾脏的稀释功能。同时，由于 NaCl 重吸收至髓质组织间液，形成肾髓质高渗区。当低渗尿液经过高渗髓质中的集合管时，在抗利尿激素(antidiuretic hormone，ADH)的作用下，水被重吸收，使尿液浓缩，此为肾脏的浓缩功能。

药物抑制髓袢升支粗段的 $Na^+-K^+-2Cl^-$ 共同转运系统，一方面降低了肾的稀释功能，另一方面由于髓质的高渗无法维持而降低了肾的浓缩功能，排出大量接近于等渗的尿液，产生强大的利尿作用。此段不通透水，因而该段在尿液的稀释和浓缩机制中具有重要意义。

(四)远曲小管和集合管

5%~10% 的 Na^+ 在此部位被重吸收。远曲小管可根据其功能分为始段和末段两部分。在始段，远曲小管存在 Na^+-Cl^- 同向转运机制；在末段，远曲小管和集合管存在着醛固酮参与的 Na^+-K^+ 交换。

药物抑制此处的 Na^+-Cl^- 共同转运系统，可影响尿液的稀释过程，但不影响尿液的浓缩过程，利尿作用较作用于髓袢升支粗段的药物弱。抑制末段的 Na^+-K^+ 交换过程，可产生低效利尿作用。

三、肾小管和集合管分泌

近曲小管、远曲小管和集合管都具有分泌功能，主要分泌 H^+ 和 K^+，两种离子均与小管内的 Na^+ 进行交换。此外，也分泌 NH_3，与 H^+ 和 Cl^- 结合成 NH_4Cl 而排出。

第二节 常用利尿药

常用利尿药可以按它们的作用部位、化学结构、作用机制或利尿效能分类，本章按利尿效能分为以下三类。①高效能利尿药：主要作用于髓袢升支粗段，减少 Na^+ 重吸收的 15%~25%，利尿作用强大，如：呋塞米。②中效能利尿药：主要作用于髓袢升支粗段皮质部和远曲小管始段，减少 Na^+ 重吸收的 5%~10%，利尿作用中等，如：氢氯噻嗪。③低效能利尿药：主要作用于远曲小管末段和集合管，减少 Na^+ 重吸收的 1%~3%，利尿作用较弱，如：螺内酯。

→ 一、高效能利尿药

呋塞米（furosemide，速尿）

【体内过程】口服易吸收，30 分钟显效，1~2 小时达高峰，维持 6~8 小时。静注后 5 分钟显效，30 分钟达高峰，维持 2~3 小时。与血浆蛋白结合率为 95%~99%。药物大部分以原形从尿中排出。$t_{1/2}$ 为 30~70 分钟。肾功能不全时，$t_{1/2}$ 可延长为 10 小时。

【药理作用】

1. 利尿作用

抑制髓袢升支粗段 Na^+–K^+–$2Cl^-$ 同向转运系统，抑制 NaCl 的重吸收，使管腔液中 NaCl 的浓度增加，降低了肾脏的稀释功能。同时，肾脏髓质间隙渗透压梯度降低，导致尿液流经集合管时，水的重吸收也减少，降低肾脏的浓缩功能，从而产生迅速强大的利尿作用。另外，也可抑制 Ca^{2+}、Mg^{2+}、K^+ 的重吸收，使得尿中 Na^+、Cl^-、Ca^{2+}、Mg^{2+}、K^+ 的排出增多，HCO_3^- 排出也增多。

2. 扩血管作用

可扩张肾血管，增加肾血流量，静脉注射可使肾血流量增加 30% 以上。也能扩张全身静脉，降低前负荷和肺动脉楔压（pulmonary artery wedge pressure，PAWP）。其扩张血管的机制可能与增加前列腺素合成有关。

【临床应用】

1. 严重水肿

因利尿作用强大，主要用于其他利尿药无效的心、肝、肾源性严重水肿。因易引起电解质和水的紊乱，对一般水肿不宜常规使用。

2. 急性肺水肿和脑水肿

对于急性肺水肿，通过其高效利尿和扩张血管作用，减少回心血量，降低左心负荷，静脉注射 20~40 mg 后能迅速缓解症状。对于脑水肿，因其高效利尿作用，可使血液浓缩，血浆渗透压升高，从而使脑组织脱水，降低颅内压，迅速减轻脑水肿。

3. 急性肾衰竭

对于少尿期患者，静脉注射大量呋塞米不仅能降低肾血管阻力，增加肾血流量，改善肾脏缺血，而且其强大的利尿作用可使尿量增加，冲洗肾小管，从而防止肾小管的萎缩和坏死，起到保护肾脏的作用。临床上可用于急性肾衰竭早期的防治，也可用于甘露醇无效的少尿患者，但禁用于无尿的肾衰竭患者。

4. 加速毒物排出

配合 10% 葡萄糖输液，强行利尿，可促进药物从尿中排出，主要用于苯巴比妥、水杨酸类等药物中毒的解救。

【不良反应与用药监护】

1. 水和电解质紊乱

用药过量或连续应用时，因过渡利尿而引起低血容量、低血钾、低血钠及低血氯性碱中毒。其中以低钾血症最为常见，应注意补钾或加服保钾利尿药。对晚期肝硬化腹水患者，可因血钾过低诱发肝性脑病，故肝硬化腹水患者应慎用或禁用。

2. 听力损害

护士需注意大剂量呋塞米快速静脉注射可引起眩晕、耳鸣、听力下降，多为暂时性，少数为不可逆性，肾功能减退者尤易发生。

3. 胃肠道反应

可见恶心、呕吐、上腹部不适等症状，重者可引起胃肠出血。

【药物相互作用】

1. 肾上腺素、盐皮质激素、促肾上腺皮质激素及雌激素能降低本药的利尿作用，并可增加低钾血症的发生机会。

2. 非甾体抗炎药能降低本药的利尿作用，肾损害机会也增加。

3. 与两性霉素 B、头孢菌素、氨基糖苷类等抗生素合用时，肾毒性和耳毒性增加。

4. 与巴比妥类药物、麻醉药合用，易引起直立性低血压。

5. 与口服抗凝血药合用，降低抗凝作用。

6. 增强心脏对强心苷类药物的敏感性，易引起中毒。

布美他尼(bumetanide)及依他尼酸(etacrynic acid)

布美他尼及依他尼酸的药理作用、临床应用及不良反应均与呋塞米相似。但布美他尼利尿作用较呋塞米强，而不良反应发生率较低。依他尼酸胃肠反应及耳毒性的发生率均高于呋塞米，甚至引起永久性耳聋，现已少用。

本类其他药物还有托拉塞米(torasemide)、阿佐塞米(azosemide)和吡咯他尼(piretanide)等。

二、中效能利尿药

氢氯噻嗪(hydrochlorothiazide，双氢克尿噻)

【体内过程】脂溶性较高，口服可迅速吸收但不完全，1 小时产生利尿作用，4~6 小时达到高峰，作用维持 6~12 小时。服药后的 95% 以原形从肾脏排出，少量经胆汁分泌。$t_{1/2}$ 为 12~27 h。

【药理作用】

1. 利尿作用

主要作用部位在远曲小管始段，抑制 Na^+-Cl^- 同向转运系统，减少 Na^+、Cl^- 重吸收，增加尿量。此外，也可轻度抑制碳酸酐酶，使 H^+ 分泌减少，减少 H^+-Na^+ 交换，促进 K^+-Na^+ 交换，K^+ 排出增多，同时尿中 Mg^{2+}、HCO_3^- 排出也增多。

2. 降压作用

具有温和而持久的降压作用。

3. 抗利尿作用

作用机制尚未完全阐明，可能与其促进 Na^+ 排泄，降低血浆渗透压，改善烦渴，减少饮水量有关。

【临床应用】

1. 水肿

利尿作用温和，可用于消除各种水肿。对轻、中度心源性水肿疗效较好；对肾源性水肿的疗效与肾功能损伤程度有关，严重肾功能不全者疗效较差。

2. 高血压

是治疗高血压的基础药物，安全、有效、价廉。噻嗪类利尿药可单独应用治疗 1 级高血压,也可与其他抗高血压药合用治疗2、3级高血压。与扩血管药或交感神经抑制药合用具有协同作用,并可对抗这些药物所致的水、钠潴留。使用时,应限制钠盐的摄入。

3. 尿崩症

对尿崩症患者有一定疗效,可使患者的尿量明显减少,临床上主要用于肾性尿崩症及用加压素无效的中枢性尿崩症。

【不良反应与用药监护】

1. 电解质紊乱

可引起低血钾、低血镁、低氯性碱血症等,其中以低钾血症最为常见,表现为恶心、呕吐、腹胀和肌无力等,用药时应注意补钾或与保钾利尿药合用。

2. 高尿酸血症

护士需注意该药可使尿酸排出减少而引起高尿酸血症,痛风患者应慎用。

3. 高血糖

可抑制胰岛素释放和葡萄糖的利用而使血糖升高,糖尿病患者慎用。

4. 脂肪代谢紊乱

长期用药可引起血清总胆固醇、甘油三酯中度升高,低密度脂蛋白和极低密度脂蛋白升高,而降低高密度脂蛋白的水平。

5. 其他

本类药物为磺胺类药物,与磺胺类有交叉过敏反应。可见皮疹、皮炎(包括光敏性皮炎等),偶见严重的过敏反应如溶血性贫血,血小板减少,坏死性胰腺炎等。长期应用也可导致高钙血症。

噻嗪类利尿药还有氢氯噻嗪(hydroflumethiazide)、环戊噻嗪(cyclopenthiazide)等。氯噻酮(chlortalidone)虽不属噻嗪类,但其药理作用及机制、利尿效能等均与噻嗪类相似。

三、低效能利尿药

低效能利尿药临床常用的为保钾利尿药。

螺内酯(spironolactone)

【体内过程】口服易吸收,吸收率约90%,起效缓慢。服后1天起效,2~4天达高峰,$t_{1/2}$约为18小时,停药后作用可持续2~3天。具有首关效应和肠肝循环过程,主要体内代谢物为有活性的坎利酮。

【药理作用】螺内酯是醛固酮的竞争性拮抗药,它与醛固酮竞争远曲小管和集合管内的醛固酮受体,拮抗醛固酮的排钾保钠作用,促进钠和水的排出。利尿作用缓慢、温和而持久。利尿作用依赖于醛固酮的存在,当体内醛固酮水平增高时,利尿作用显著。另外,本药也能干扰细胞内醛固酮活性代谢物的形成,影响醛固酮作用的充分发挥,表现出排 Na^+ 保 K^+ 的作用。

【临床应用】主要用于治疗与醛固酮升高有关的顽固性水肿,如肝硬化腹水、肾病综合征等。单用效果差,常与噻嗪类排钾利尿药合用,以提高疗效并避免或减少血钾紊乱。此外,近年来认识到醛固酮在心衰发生发展中起重要作用,因而螺内酯用于心衰的治疗已经不限于通过排 Na^+、利尿消除水肿,而是通过多方面的作用改善患者的状况。

【不良反应与用药监护】

1.电解质平衡紊乱

以高钾血症最为常见，尤其是单独用药、进食高钾饮食、与钾剂或含钾药物如青霉素钾等合用以及存在肾功能损害、少尿、无尿时易发生，常以心律失常为首发表现，护士给患者用药期间应注意监测血钾和心电图。高血钾禁用，肾、肝功能不全者慎用。

2.胃肠道反应

如恶心、呕吐、胃痉挛和腹泻；尚有报道可致消化性溃疡。

3.其他

少见的不良反应有：①低钠血症；②抗雄激素样作用或对其他内分泌系统的影响，长期服用本药在男性可致男性乳房发育、阳痿、性功能低下，在女性可致乳房胀痛、声音变粗、毛发增多、月经失调、性功能下降；③中枢神经系统表现，长期或大剂量服用本药可发生行走不协调、头痛等。

氨苯蝶啶(triamterene) 和阿米洛利(amiloride)

【药动学特点】口服易吸收，生物利用度约为50%，与血浆蛋白结合率高，约有50%以原形从尿排出。口服氨苯蝶啶后6小时达高峰，可持续12~16小时。口服阿米洛利后6~8小时达高峰，可持续24小时。由于氨苯蝶啶消除途径广泛，因此$t_{1/2}$比阿米洛利短，前者为1.5~2小时，后者为6~9小时。

【药理作用】直接抑制远曲小管和集合管的Na^+-K^+交换，发挥排钠利尿和留钾作用。利尿作用较螺内酯略强，起效快、维持时间短。

【临床应用】临床上常与高效能或中效能利尿药合用，治疗各类顽固性水肿或腹水，也可用于氢氯噻嗪或螺内酯无效的病例。因能促进尿酸排泄，故尤适用于痛风患者的利尿。

【不良反应与用药监护】不良反应较少。长期大量使用可致高钾血症，严重肝、肾功能不全，有高钾血症倾向者禁用。偶见头晕、嗜睡、恶心、呕吐、腹泻等消化道症状。护士需注意肝硬化患者服用本品可引起巨幼红细胞性贫血，与抑制二氢叶酸还原酶有关。另外，有报道氨苯蝶啶和吲哚美辛合用可引起急性肾衰竭。

乙酰唑胺(acetazolamide)，双氯非那胺(diclofenamide)

两药主要通过抑制碳酸酐酶而产生弱的利尿作用，现已不作利尿药使用。因其也可抑制眼中碳酸酐酶，使HCO_3^-生成减少，进而减少房水的生成而使眼压降低，临床上主要用于治疗青光眼。

常见不良反应有嗜睡、面部和四肢麻木感。长期应用可发生低钾血症、代谢性酸中毒等。肝、肾功能不全患者慎用。

课后拓展资源

护理用药小结　第二十三章课后练习　常用制剂及用法

第二十四章

作用于呼吸系统的药物

☞ 导学资源

知识导图　　　　PPT课件

学习目标

1. 掌握选择性 β_2 受体激动药、氨茶碱、糖皮质激素的平喘作用、用途、主要不良反应及注意事项；熟悉异丙托溴铵、色甘酸钠的平喘作用特点及用途；熟悉可待因的镇咳作用特点及用途；了解祛痰药及其他镇咳药的作用及应用。

2. 初步具有观察本类药物疗效及不良反应的能力，并具有对患者及其家属进行相关护理宣教的能力。

案例导入

李某，男，66 岁，30 年的吸烟史。现因上呼吸道感染而出现咳痰（痰液黏稠）、呼吸困难等症状而入院。

讨论：

该患者可选用什么药物祛痰？应用时需注意什么？

支气管哮喘、慢性阻塞性肺疾病是呼吸系统常见疾病。常伴有咳嗽、咳痰、喘息的症状，三者可单独出现，也可同时出现，并可互相加重。所以，在治疗呼吸系统疾病时，除了针对病因的抗感染、抗炎、抗过敏等治疗外，还应配合使用平喘药、镇咳药或祛痰药以缓解症状，防止病情发展，减轻患者的痛苦。本章主要介绍镇咳、祛痰及平喘类药。这些药物不仅能发挥其治疗作用，而且能有效地预防并发症的发生。

第一节 镇咳与祛痰药

一、镇咳药

咳嗽是呼吸系统疾病的一个主要症状。咳嗽是一种保护性反射，具有促进呼吸道的痰液和异物排出，保持呼吸道清洁与通畅的作用。在应用镇咳药前，应该寻找引起咳嗽的原因，并针对病因进行治疗。根据作用部位不同，镇咳药可分为中枢性镇咳药和外周性镇咳药两大类。

(一) 中枢性镇咳药

可分为成瘾性和非成瘾性两类镇咳药。成瘾性中枢性镇咳药主要指阿片类生物碱。其中作用最强的是吗啡，它对咳嗽中枢有强大的作用，临床主要用于支气管癌或主动脉瘤引起的剧烈咳嗽，急性肺梗死或急性左心衰竭伴有的剧烈咳嗽。目前临床上仅用可待因等几种成瘾性较小的药物作为镇咳药。非成瘾性中枢性镇咳药目前发展很快、品种较多，其临床应用也十分广泛。主要包括右美沙芬和枸橼酸喷托维林。

磷酸可待因（codeine phosphate）

【体内过程】口服或注射均可吸收，其生物利用度为40%~70%。口服后约20分钟起效，0.75~1小时达峰值血药浓度；肌注后0.25~1小时达血药浓度峰值，大部分在肝脏代谢，由肾脏排出。

【药理作用】磷酸可待因对延髓咳嗽中枢有选择性抑制作用，镇咳作用强而迅速，其镇咳强度约为吗啡的1/10，亦具有镇痛作用，镇痛强度为吗啡的1/10~1/7；呼吸抑制作用、便秘、耐受性、成瘾性等均弱于吗啡。目前在筛选镇咳新药时，常以可待因作为标准镇咳药进行对比评价。

【临床应用】临床用于各种原因引起的剧烈干咳，对胸膜炎干咳伴胸痛者尤其适用。

【不良反应与用药监护】护士需注意本品在大剂量使用时能明显抑制呼吸中枢，小儿用量过大可致惊厥，长期用药可产生耐药性及成瘾性。能抑制支气管腺体分泌和纤毛运动，而使痰液黏稠度增高，对痰黏且量多的病例易造成气道阻塞及继发感染，不宜应用。在呼吸不畅及支气管哮喘性咳嗽的病例中，由于其对支气管平滑肌有轻度收缩作用，故应慎用。

右美沙芬（dextromethorphan hydrobromide）

右美沙芬为非成瘾性中枢性镇咳药，镇咳作用与可待因相似或较强，起效快。无镇痛作用亦无成瘾性。用于各种原因引起的干咳。本品安全范围大，偶有头晕、轻度嗜睡、口干、便秘、恶心和食欲缺乏。痰多患者慎用，妊娠3个月内妇女禁用。

枸橼酸喷托维林（pentoxyverine citrate）

枸橼酸喷托维林的镇咳作用约为可待因的1/30，对咳嗽中枢具有直接抑制作用，并有轻度阿托品样作用和局部麻醉作用。可轻度抑制支气管内感受器及传入神经末梢，使痉挛的支气管平滑肌松弛，减轻气道阻力，因此兼具末梢性镇咳作用。用于各种原因引起的干咳。偶有轻度头痛、头晕、口干、恶心和腹泻等不良反应。青光眼、前列腺肥大和心功能不全者慎用，痰多者宜与祛痰药并用。

(二)外周性镇咳药

外周性镇咳药是通过降低咳嗽反射弧中感受器的敏感性、抑制传入神经或传出神经的传导而发挥镇咳作用的药物。本类药大多有以下特点：①局麻作用，口服时勿嚼碎，否则引起口腔麻木感；②具有松弛支气管平滑肌作用。

苯佐那酯(benzonatate)

本药为局麻药丁卡因的衍生物，具有较强的局麻作用，可选择性抑制肺牵张感受器及感觉神经纤维，减少咳嗽冲动的传入而产生镇咳作用。口服10~20分钟起效，作用维持3~4小时。临床主要用于刺激性干咳、镇咳，也可用于支气管镜检查或支气管造影前以预防检查时出现咳嗽。不良反应较轻，有嗜睡、头晕等，偶有过敏性皮炎。服用时不可嚼碎药片，以免引起口腔麻木。

盐酸那可汀(noscapine hydrochloride)

盐酸那可汀是外周性镇咳药，可抑制肺牵张反射引起的咳嗽，兼具兴奋呼吸中枢作用。镇咳作用持续4小时，无成瘾性。有时引起轻度嗜睡和头痛，不宜用于痰多患者。

二、祛痰药

祛痰药(expectorants)是一类能促进呼吸道分泌、使痰液变稀，裂解痰中黏性成分、降低痰液黏稠度而利于痰液咳出，或加速呼吸道黏膜纤毛运动、改善痰液排出功能的药物。根据作用机制的不同，祛痰药可分为痰液稀释药和黏痰溶解药，前者口服后增加痰液中水分含量，稀释痰液，包括恶心性祛痰药和刺激性祛痰药；后者使痰液黏稠度降低或调节黏液成分，使痰液容易排出，包括黏痰溶解药和黏液调节药。

(一)痰液稀释药

氯化铵(ammonium chloride)

【药理作用与临床应用】祛痰作用：口服后直接刺激胃黏膜，兴奋迷走神经，引起轻度恶心，反射性地引起呼吸道腺体分泌增加，使痰液稀释，利于咳出；此外，氯化铵口服吸收后，少量经呼吸道黏膜排出，由于盐类的高渗作用而带出水分，痰液进一步被稀释而易于咳出。目前，本药很少单独应用，常与其他药物配伍制成复方制剂应用，临床用于急、慢性呼吸道炎症痰黏而不易咳出的患者。酸化血液和体液：口服本药吸收后可酸化体液和尿液，用于治疗代谢性碱中毒和酸化尿液，促进碱性药物的排泄。

【不良反应与用药监护】护士需注意大剂量服用易引起恶心、呕吐、胃痛等，餐后服用可减轻反应，过量可引起酸中毒。消化性溃疡病患者、代谢性酸血症及严重肝肾功能不全者禁用。

愈甘醚（glyceryl guaiacolate，愈创甘油醚，甘油愈创木酯）

本药有祛痰作用，兼有轻度镇咳作用和较弱的消毒防腐作用，还具有抗惊厥作用。临床主要用于急、慢性支气管炎、肺脓肿、支气管扩张和继发性哮喘。多与其他镇咳药、平喘药合用，配成复方制剂。不良反应较轻。

属于本类的药物还有中药桔梗、远志等。

（二）黏痰溶解药

1.黏痰溶解药

本类药物适用于痰液黏稠引起的呼吸困难、咳痰困难。痰液的黏性来自气管、支气管腺体及杯状细胞分泌的黏蛋白（白色痰液的主要成分）和呼吸道感染后大量破损炎症细胞残留的DNA。因此，破坏黏蛋白中的二硫键可以裂解黏蛋白，而降解痰液中的DNA能溶解脓性痰液。裂解黏蛋白二硫键的药物主要有乙酰半胱氨酸（acetylcysteine）、羧甲司坦（carbocisteine）、厄多司坦（erdosteine）、美司钠（mesna）和半胱甲酯（mecysteine）。降解DNA的药物主要有脱氧核糖核酸酶。

乙酰半胱氨酸（Acetylcysteine）

乙酰半胱氨酸能使黏痰中的二硫键裂解，从而降低痰液的黏稠度，对黏稠的脓性以及非脓性痰液均有良好的疗效；对脓性痰液中的DNA也具有一定的降解作用。可雾化给药，也可口服。本品有特殊的臭味，对呼吸道有刺激性，哮喘及肺功能不全的老年人慎用。

脱氧核糖核酸酶（deoxyribonuclease，DNAaSe）

脱氧核糖核酸酶是从哺乳动物中提取的核酸内切酶，使脓痰中的DNA迅速水解成核苷酸片段，使原与DNA结合的蛋白失去保护，进而产生继发性蛋白溶解，降低黏稠度，使痰液易于咳出。本品雾化吸入，用于治疗大量脓痰的呼吸道感染，用药后有咽部疼痛感，需立即漱口。长期应用可有变态反应（皮疹、发热等）。有急性化脓性蜂窝织炎、支气管胸腔瘘的活动性结核病患者禁用。

2.黏痰调节药

本类药物作用于气管、支气管的黏液产生细胞，促使其分泌黏性低的分泌物，使呼吸道分泌液的流变恢复正常，痰液变稀而容易咳出。

溴己新（bromhexine，必嗽平）

溴己新能抑制气管和支气管腺体、杯状细胞合成酸性黏多糖，同时，使腺体和杯状细胞分泌小分子的黏蛋白，从而使黏稠度降低，痰液易于咳出。另外，本品能促进呼吸道黏膜纤毛运动，促进痰液排出。可口服、雾化、静脉给药，口服后1小时起效，3~5小时达到高峰，维持6~8小时，用于支气管炎、肺气肿、硅沉着病、慢性肺部炎症、支气管扩张症等有白色黏痰而不易咳出的患者。不良反应少，偶有转氨酶升高，溃疡病患者慎用。

第二节　平喘药

支气管哮喘(asthma)常发生于幼儿和青少年,是一种慢性变态反应性炎症疾病。临床表现为反复发作的呼吸短促、胸部紧缩感、喘息并常伴有咳嗽的症状,病理特征为广泛并可逆的支气管狭窄和气道高反应性,支气管黏膜的嗜酸性粒细胞和淋巴细胞等炎症细胞的浸润和气道重塑。因此,抗炎性平喘药治疗是支气管哮喘的病因治疗,能有效地缓解疾病的进程;而支气管扩张药治疗则是症状治疗,也是支气管哮喘急性发作缓解气道痉挛的首选治疗。

平喘药是用于缓解、消除或预防支气管哮喘发作的药物。根据作用不同,分为抗炎平喘药、支气管扩张药和抗过敏平喘药三类;按作用机制不同,分为 β_2 受体激动药、茶碱类、糖皮质激素类药物、M 胆碱受体阻断药和过敏介质阻释药五类。

➡ 一、抗炎平喘药

糖皮质激素(glucocorticoids,GCS)类抗炎平喘药通过抑制气道炎症反应,可以达到长期防止哮喘发作的效果,已成为平喘药中的一线药物。

糖皮质激素药物用于治疗哮喘已有 50 多年历史,治疗哮喘时可全身用药的糖皮质激素有地塞米松(dexamethasone)、氢化可的松(hydrocortisone)、泼尼松(prednisone)及泼尼松龙(prednisolone)等,它们抗炎作用强大,平喘效果确切,但全身用药的不良反应多且严重,且容易产生依赖性,故临床仅用于支气管扩张药无效的哮喘危重发作和哮喘持续状态,不作常规平喘药应用。吸入剂型糖皮质激素在气道内可获得较高的药物浓度,而充分发挥局部抗炎作用,并可避免或减少全身性的不良反应,因此,目前常用吸入剂型糖皮质激素。

【药理作用】GCS 进入靶细胞内与糖皮质激素受体结合成复合物,再进入细胞核内调控炎症相关靶基因的转录,通过抑制哮喘时炎症反应的以下多个环节发挥平喘作用。可抑制多种参与哮喘发病的炎症细胞和免疫细胞功能;抑制细胞因子和炎症介质的产生;抑制诱导型一氧化氮(NO)合成酶和环氧化酶-2(COX-2),阻断炎症介质产生,发挥抗炎作用;抑制黏附分子表达而减少炎症细胞与血管内皮的相互作用,降低微血管通透性;抑制免疫功能和抗过敏作用;抑制气道高反应性;增强支气管以及血管平滑肌对儿茶酚胺的敏感性,有利于缓解支气管痉挛和黏膜肿胀。

【临床应用】用于支气管扩张药不能有效控制的慢性哮喘患者,长期应用可以减少或终止发作,减轻病情严重程度,但不能缓解急性症状。近年来主要以气雾吸入方式在呼吸道局部应用该类药物。气雾吸入糖皮质激素,可减少口服激素制剂用量或逐步替代口服激素。对于哮喘持续状态,因不能吸入足够的气雾量,往往不能发挥其作用,故不宜应用。

【不良反应与用药监护】吸入常用剂量的 GCS 时一般不产生不良反应。但 GCS 在吸入后,有 80%~90% 药物沉积在咽部并吞咽到胃肠道,沉积的 GCS 与咽部或全身不良反应有关。护士需告知患者,长期用药时,药物在咽部和呼吸道存留的不良反应可引起声音嘶哑、声带萎缩变形、诱发口咽部念珠菌感染等,故吸入后需立即漱口。目前常用的吸入剂型糖皮质激素有丙酸倍氯米松、布地奈德、布地缩松、丙酸氟替卡松，还有长效、选择性 β_2 受体激动药昔萘酸沙美特罗与丙酸氟替卡松复方制剂。

二、支气管扩张药

支气管扩张药是常用的平喘药，包括 β_2 受体激动药、茶碱类和抗胆碱药。本类药物是哮喘急性发作(气道痉挛)的首选药物，也用于慢性阻塞性肺疾病和慢性支气管炎伴喘息的平喘治疗。

(一) β_2 受体激动药

本类药物通过选择性激动支气管平滑肌上的 β_2 肾上腺素受体，松弛支气管平滑肌，扩张气道。还可抑制肥大细胞、中性粒细胞释放炎症介质和过敏介质，减轻黏膜水肿，增强气道纤毛运动，有利于预防和控制支气管哮喘发作。传统的 β 受体激动药包括肾上腺素、异丙肾上腺素等，对 β_1、β_2 受体均有激动作用，不良反应较多，主要用于控制支气管哮喘急性发作。

沙丁胺醇(salbutamol，舒喘灵)

【体内过程】本药口服有效，服用后 15~30 分钟起效，作用维持 4~6 小时；气雾吸入的生物利用度约为 10%，吸入后 5~15 分钟起效，1 小时作用达到高峰，疗效维持 2~4 小时。大部分经肝脏代谢，经肾排泄。

【临床应用】本药选择性激动支气管平滑肌 β_2 受体，对支气管平滑肌有迅速、强大而持久的松弛作用。口服 15~30 分钟起效，作用维持 4~6 小时；气雾吸入 5~15 分钟起效，疗效维持 2~4 小时。平喘作用强度与异丙肾上腺素相似或略强，但维持时间长。兴奋心脏作用较弱。临床适用于防治支气管哮喘、喘息型支气管炎、肺气肿等伴支气管痉挛者，预防哮喘时口服给药，控制急性发作多气雾吸入或静脉给药。近年来有缓释剂型和控释剂型，可延长作用时间，适用于预防哮喘夜间突然发作。

【不良反应与用药监护】常见手指震颤、恶心、头晕等。护士需注意提醒患者，该药过量使用可致心律失常，久用可使支气管平滑肌 β_2 受体密度降低，易产生耐受性，不仅疗效降低，且有加重哮喘的可能。高血压、心功能不全、糖尿病和甲亢患者慎用。

特布他林(terbutaline，叔丁喘宁、间羟舒喘灵)

本药为选择性较高的 β_2 受体激动药，平喘机制与沙丁胺醇相似。有口服、气雾吸入及静脉滴注等多种给药途径，是选择性激动 β_2 受体药物中唯一可以皮下注射的药物。口服 30 分钟起效，持续 5~8 小时。临床用途同沙丁胺醇。

克仑特罗(clenbuterol)

本药除片剂和气雾剂外还有膜剂和栓剂。一次口服 100~120 μg，维持 24 小时，是一种强效选择性 β_2 受体激动药，较少引起心悸。适用于支气管哮喘和喘息型支气管炎，每日用药一次，气雾吸入 5~10 分钟起效，维持 2~4 小时；直肠给药可维持 24 小时，哮喘夜间发作者，直肠用药效果更好。较少引起心悸。

同类药物还有沙美特罗、丙卡特罗、福莫特罗等。

(二) 茶碱类(theophylline)

本类药物主要通过抑制磷酸二酯酶，阻止支气管平滑肌细胞内 cAMP 降解，升高细胞内 cAMP 水平，舒张支气管；也能阻断腺苷受体，拮抗腺苷诱发的支气管平滑肌痉挛；兼有促进内源性儿茶酚胺类物质释放和降低平滑肌细胞内 Ca^{2+} 浓度的作用，也可解除呼吸道平滑肌痉挛。

氨茶碱(aminophylline)

【体内过程】口服吸收较好，生物利用度 96%，用药 1~3 小时血中药物浓度达峰值，静注 10~15 分钟达最大疗效。主要经肝代谢，其 $t_{1/2}$ 个体差异较大，老人及肝硬化患者 $t_{1/2}$ 会明显延长。

【作用与应用】

1. 平喘作用

本药对支气管平滑肌有较强的松弛作用，但弱于 β 受体激动药。作用机制主要有：①抑制磷酸二酯酶；②阻断腺苷受体；③促进内源性儿茶酚胺释放，激动 $β_2$ 受体，间接松弛支气管平滑肌；④抑制支气管平滑肌内质网释放 Ca^{2+}，降低平滑肌细胞内 Ca^{2+} 浓度；⑤抗感染作用等。

临床主要用于：①防治慢性支气管哮喘，口服给药即可，吸收较好，2~3 小时血药浓度达峰值，维持 5~6 小时；②重症哮喘急性发作或持续状态，采用静脉滴注给药，15~30 分钟达最大效应，常与 β 受体激动药及肾上腺皮质激素类药合用以提高疗效；③喘息型支气管炎、肺气肿及其他阻塞性肺部疾病引起的支气管炎。

2. 强心利尿

能增强心肌收缩力，增加心排血量，进而增加肾血流量和肾小球滤过率，同时还能抑制肾小管对钠的重吸收，产生利尿作用，用于心源性哮喘和心源性水肿的辅助治疗。

3. 其他作用

能松弛胆管平滑肌，解除胆道痉挛，用于治疗胆绞痛，还能扩张外周血管和兴奋中枢。

【不良反应与用药监护】

1. 局部刺激

本药碱性较强，局部刺激性大，口服刺激胃黏膜，可引起恶心、呕吐、胃痛等胃肠道反应，餐后服用可减轻。肌内注射可引起局部红肿疼痛，现已少用。长期应用可产生耐受性。

2. 中枢兴奋性

少数人治疗剂量可出现烦躁、不安、失眠等反应，护士需注意该药静脉注射过量或过速可出现头痛、头晕、恶心、呕吐，甚至发生惊厥。儿童对本药敏感，易致惊厥，应慎用。

3. 急性中毒

护士需注意该药静注过速或剂量过大，可引起心悸、血压骤降，严重时心律失常，甚至出现心搏骤停或猝死等中毒反应，故需使用安全剂量，且注射液必须稀释后缓慢注射。老年人及心、肝、肾功能不全者用量酌减。低血压、休克、急性心肌梗死患者禁用。

胆茶碱(choline theophylline)

本药为茶碱和胆碱的复盐,可提高茶碱的水溶性,溶解度比氨茶碱大5倍,口服吸收快,药效维持时间长。口服胃刺激性较小。药理作用和临床用途同氨茶碱。

茶碱类药物还有缓释制剂和控释制剂,这些制剂的主要优点是口服吸收完全,血药浓度比较稳定,服药前后血药浓度峰值和谷值的差值小,有效血药浓度持续时间延长,可达12~24小时,能稳定释放茶碱,给药次数减少。适用于慢性反复发作性哮喘,对夜间频繁发作的患者尤为适宜。常用药物有优喘平和舒弗美等。

(三)抗胆碱药(M 胆碱受体阻断药)

异丙托溴铵(ipratropium bromide)

异丙托溴铵为阿托品的异丙基衍生物。气雾吸入时,不易从气道吸收,咽下后也不易从消化道吸收。通过阻断 M 胆碱受体可在气道局部产生较强的松弛支气管平滑肌作用,对腺体、心血管作用较弱,无明显的全身性不良反应。本品起效慢,适应于老年性哮喘以及不能耐受 β_2 受体激动药或使用 β_2 受体激动药效果不佳者。少数患者有口干、口苦或咽部痒感。青光眼患者禁用。

氧阿托品(atropine oxide,溴乙东碱)

本药的药理作用和临床用途与异丙托溴铵相同,作用略强。雾化吸入给药5分钟内起效,0.5~2小时血药浓度达峰值,作用持续约8小时。

◇ 三、抗过敏平喘药

抗过敏平喘药的主要作用是抗过敏作用和轻度的抗炎作用。其平喘作用起效较慢,不宜用于哮喘急性发作期的治疗,临床上主要用于预防哮喘的发作。本类药物包括炎症细胞膜稳定药、H_1 受体阻断药和半胱氨酰白三烯受体阻断药。

(一)炎症细胞膜稳定药

色甘酸钠(sodium cromoglycate)

【体内过程】色甘酸钠为非脂溶性药物,口服吸收极少(仅1%),临床必须采用粉剂定量雾化器(MDI)方式吸入。

【药理作用及机制】色甘酸钠无扩张气道的作用,但能抑制抗原以及非特异性刺激引起的气道痉挛,作用机制为:

1. 稳定肥大细胞膜

抑制钙内流而抑制肥大细胞脱颗粒,减少肺肥大细胞由抗原诱发的过敏介质释放。

2. 抑制气道感觉神经末梢功能与气道神经源性炎症

抑制二氧化硫、缓激肽、冷空气、甲苯二异氰酸盐、运动等引起的支气管痉挛。

3. 阻断炎症细胞介导的反应

抑制巨噬细胞与嗜酸性粒细胞介导的炎症反应,长期应用可减轻气道高反应性。

【临床应用】色甘酸钠为预防哮喘发作药物，需在抗原和刺激物接触前 7~10 天给药，对过敏性、运动性、非特异的外源性刺激引起的哮喘效果较好。

【不良反应】不良反应少见，偶有咽喉与气管刺痛感或支气管痉挛。

奈多罗米钠（hedocromil sodium）

奈多罗米钠作用与色甘酸钠相似，有肥大细胞膜稳定作用，作用强于色甘酸钠。还有明显的抗炎作用，但较糖皮质激素为弱。能抑制气道 C 神经纤维的传递，降低非特异性气道反应性。可作为长期预防性平喘药，吸入给药，用于哮喘早期的维持治疗。

（二）H_1 受体阻断药

酮替芬（ketotifen）

为强效肥大细胞膜稳定药。作用与色甘酸钠相似，疗效优于色甘酸钠。抑制过敏介质释放，并兼有较强的阻断 H_1 受体、抗 5-HT 及抑制磷酸二酯酶作用。用药后显效较慢，一般于 6~12 周疗效最佳，主要用于预防各型支气管哮喘发作，对儿童效果尤佳，对正在发作的哮喘无效。此外，可用于过敏性鼻炎、过敏性眼炎、荨麻疹、接触性皮炎等。

久用未见耐受性，不良反应少，用药初期偶有疲倦、嗜睡、头晕等，继续用药可自行缓解，成人多见，儿童较少发生。妊娠早期及哺乳期女性禁用，长期用药需检查肝功能。临床上可单独应用或与茶碱类、β_2 受体激动药合用来防治轻至中度哮喘，不良反应有短暂的嗜睡、疲倦、头晕、口干等。驾驶员、精密仪器操作者慎用。

（三）半胱氨酰白三烯受体阻断药

半胱氨酰白三烯与炎症密切相关，是哮喘发病中重要的炎症介质。半胱氨酰白三烯受体阻断药通过阻断半胱氨酰白三烯而治疗哮喘。与糖皮质激素合用可获得协同抗炎作用，并减少糖皮质激素的用量，且对吸入剂型糖皮质激素不能控制的哮喘患者也有效；也可用于抗原、运动、冷空气和非特异性刺激引起的支气管痉挛。

扎鲁司特（zafirlukast）

扎鲁司特为白三烯受体阻断药，竞争性抑制白三烯活性，有效预防白三烯所致的气道水肿，减轻气道收缩和炎症。本药用于预防哮喘发作，适用于成人及 12 岁以上哮喘患者。不适用于缓解哮喘急性发作。

孟鲁司特（montelukast）

孟鲁司特为白三烯受体阻断药，阻断白三烯引起的气道病理改变。适用于哮喘患者的预防和长期治疗，不适用于治疗哮喘急性发作，也用于季节性过敏性鼻炎的治疗。本品为咀嚼片，应睡前服。

第三节　慢性阻塞性肺疾病治疗药

慢性阻塞性肺疾病(COPD)多发生于中、老年人,是由于感染或非感染因素(吸烟和理化刺激等)引起支气管黏膜及其周围组织的慢性非特异性炎症。其病理特点是气道炎症、气道重塑以及明显的通气功能受阻。临床出现有连续两年以上,每年持续 3 个月以上的咳嗽、咳痰或气喘等症状,疾病进展又可并发阻塞性肺气肿、肺源性心脏病。虽然抗炎治疗是 COPD 的首选治疗,但糖皮质激素对于本类疾病的疗效不佳。因此,COPD 的治疗常用磷酸二酯酶-4(PDE-4)特异性抑制药进行抗炎治疗,并合并支气管扩张药缓解症状,代表药物为罗氟司特(roflumilast)。罗氟司特不宜用于 18 岁以下的患者,其最常见的不良反应是腹泻、体重减轻、恶心、头痛、背痛、头晕和食欲减退,这些不良反应主要发生在治疗开始后的第 1 周,且大部分随着持续治疗而消失。

课后拓展资源

护理用药小结	第二十四章课后练习	常用制剂及用法

第二十五章

作用于消化系统的药物

☞ 导学资源

知识导图　　　　　　PPT课件　　　　　　学习视频

学习目标

1. 掌握雷尼替丁、奥美拉唑、硫酸镁的药理作用、用途、不良反应及注意事项；熟悉氢氧化铝、枸橼酸铋钾、甲氧氯普胺、多潘立酮的特点；了解助消化药、止泻药等药物的特点。

2. 初步具有根据西咪替丁、奥美拉唑、硫酸镁的药理作用、用途、不良反应及注意事项制定护理措施及对患者、家属进行相关护理宣教的能力。

案例导入

陈某，男，42岁。私企公司经理，经常陪客户喝酒。上个月出现嗳气、烧心。到医院就诊，经胃镜检查后，确诊为单纯性胃酸过多。医生给予氢氧化铝凝胶口服治疗，但三天后患者出现便秘。

讨论：

应用氢氧化铝后为什么会出现便秘？和什么药物联合用药可减轻其不良反应？

消化系统主要由胃肠道、肝脏、胰腺和胆囊组成；其主要功能包括摄入、容纳和消化食物、吸收营养、排出废物；其分泌、吸收和运动的调节主要通过神经和激素体液系统的双重整合调控来实现；其常见疾病及症状有消化性溃疡、消化不良、恶心呕吐、腹泻、便秘等。本章主要介绍治疗消化性溃疡、消化系统功能障碍和胆囊疾病的药物。

第一节 治疗消化性溃疡的药物

消化性溃疡主要指发生于胃和十二指肠的慢性溃疡，俗称溃疡病，其发病机制与黏膜局部损伤因素（胃酸、胃蛋白酶、幽门螺杆菌）和保护机制（胃黏膜屏障功能）之间平衡失调有关。其发病机制复杂，尚未完全阐明。抗消化性溃疡药的作用是减轻溃疡病症状，促进溃疡愈合，防止复发和减少并发症。目前临床上治疗消化性溃疡的药物主要有 4 大类：①抗酸药；②抑制胃酸分泌药；③胃黏膜保护药；④抗幽门螺杆菌感染药。

一、抗酸药

抗酸药（antacids）为弱碱性物质，作用主要有两方面：①口服后在胃内直接中和胃酸，升高胃内容物 pH；②降低胃蛋白酶活性：胃蛋白酶原在酸性环境（pH 1.5~5.0）中变为胃蛋白酶，可消化各种蛋白质，包括胃组织自身的蛋白质。胃蛋白酶作用的最适 pH 为 1.0~2.0，在 pH 4~5 时几乎无活性。因此，抗酸药可解除胃酸和胃蛋白酶对胃黏膜和十二指肠黏膜的消化侵蚀和刺激作用，缓解溃疡病的疼痛。此外，有些抗酸药如氢氧化铝、三硅酸镁等还能形成胶状保护膜，覆盖于溃疡面和胃黏膜起保护作用。抗酸药较少单独使用，大多组成复方制剂，如复方氢氧化铝等。复方制剂可增强抗酸作用，减少不良反应。抗酸药片剂嚼碎后空腹服用效果更好。

碳酸氢钠（sodium bicarbonate，小苏打）

口服易吸收，直接中和胃酸，作用强、显效快，但药效维持时间短。中和胃酸时易产生大量二氧化碳，增加胃内压力，引起腹胀、嗳气等反应，严重的溃疡病患者有引起胃肠穿孔的危险。不宜单独用于胃酸过多症的治疗，常与其他药配伍应用。

本药静脉滴注可碱化体液，用于代谢性酸中毒；口服或静脉滴注还可用于解救巴比妥类、阿司匹林等酸性药物中毒，碱化尿液以加速其排泄；配合氨基糖苷类抗生素治疗泌尿系统感染，可加强其抗菌作用。

碳酸钙（calcium carbonate）

抗酸作用与碳酸氢钠相似，不溶于水，不易吸收，中和胃酸作用快而强，但慢于碳酸氢钠，药效维持时间长。中和胃酸后产生大量二氧化碳，钙离子进入肠内后可引起胃泌素释放，进而导致反跳性胃酸分泌增加。有收敛作用，可引起便秘。

氢氧化铝（aluminum hydroxide）

抗酸作用较强，起效缓慢而药效持久，无继发性胃酸分泌增多及产生二氧化碳等不良反应。中和胃酸后产生的氯化铝具有收敛和止血作用，故应用本药可引起便秘，与氢氧化镁合用可减轻。其凝胶剂对溃疡面具有保护作用。

氢氧化镁（magnesium hydroxide）

抗酸作用较强，显效快，药效持久。无溃疡面保护作用。镁离子口服有导泻作用，可产生轻度腹泻，与氢氧化铝合用可减轻。

二、抑制胃酸分泌药

（一）H₂ 受体阻断药

西咪替丁（cimetidine，甲氰咪胍）、雷尼替丁（ranitidine，善卫得）、法莫替丁（famotidine，高舒达）和尼扎替丁（nizatidine，赛法雷）为临床常用的 Hz 受体阻断药，各药的特点见表25-1。

表 25-1　临床常用的 H₂ 受体阻断药

	西咪替丁	雷尼替丁	法莫替丁	尼扎替丁
生物利用度/%	80	50	40	>90
相对作用强度	1	5~10	32	5~10
血浆半衰期/h	1.5~2.3	1.6~2.4	2.5~4	1.1~1.6
疗效持续时间/h	6	6	12	8

【体内过程】口服吸收迅速，1~3 小时后达到血药浓度峰值。与血浆蛋白结合率较低。仅小部分（10%~35%）被肝脏代谢。以代谢产物或原形药物从肾脏滤过排出，部分经肾小管分泌排出。

【药理作用】该药主要的作用为阻断胃壁细胞 H₂ 受体，使胃酸分泌减少，对基础胃酸分泌的抑制作用最强，对进食、胃泌素、迷走兴奋以及低血糖等诱导的胃酸分泌也有抑制作用。因此本类药物对于基础胃酸分泌及夜间胃酸分泌都具有良好的抑制作用。此类药物可减少夜间胃酸分泌，对十二指肠溃疡具有促进愈合作用。

【临床应用】主要应用于胃和十二指肠溃疡，能减轻溃疡引起的疼痛，促进胃和十二指肠溃疡的愈合。此外，亦可应用于无并发症的胃食管反流综合征和预防应激性溃疡的发生。

【不良反应与用药监护】不良反应发生率较低（<3%）。以轻微的腹泻、便秘、眩晕、乏力、肌肉痛、皮疹、皮肤干燥、脱发为主。中枢神经系统反应较为少见，可出现嗜睡、焦虑、幻觉、谵妄、语速加快、定向障碍等。长期大剂量使用西咪替丁，偶见男性出现精子数目减少、性功能减退、男性乳腺发育、女性溢乳等内分泌系统症状，原因为西咪替丁与雄性激素受体结合并拮抗其作用。偶见心动过缓、肝肾功能损伤、白细胞减少等。护士用药时需注意西咪替丁是肝药酶抑制剂，可抑制苯二氮䓬类、华法林、苯妥英钠、普萘洛尔、茶碱、奎尼丁等药物在体内转化，使上述药物血药浓度升高。

（二）H⁺-K⁺-ATP 酶抑制药（质子泵抑制药）

H⁺-K⁺-ATP 酶抑制药本身无抑制胃酸分泌作用，但它们可进入壁细胞分泌小管并在酸性（pH≤4）环境中生成活性体亚磺酰胺类化合物，与 H⁺-K⁺-ATP 酶上的巯基不可逆地结合，使酶失活,产生明显抑制胃酸分泌作用。抑制质子泵是抑制胃酸分泌最直接、最有效的途径,质子泵抑制药是目前应用最为广泛的胃酸分泌抑制药。

奥美拉唑(omeprazole)

【药动学特点】口服后吸收迅速,生物利用度为35%。重复给药时,生物利用度可达60%,1~3小时达血药浓度高峰,$t_{1/2}$为30~60小时,85%代谢物由尿排出,其余随粪便排出。

【药理作用】奥美拉唑能特异性地作用于胃黏膜细胞,可逆性地抑制胃壁细胞 H^+-K^+-ATP 酶的作用,使胃壁细胞 H^+ 分泌减少,具有强大而持久的抑制胃酸分泌作用。对胃蛋白酶的分泌也有抑制作用,能迅速缓解疼痛。本药还具有抗幽门螺杆菌的作用。

【临床应用】用于治疗胃、十二指肠溃疡,治愈率高于 H_2 受体阻断药,而且复发率低。也可用于反流性食管炎和卓-艾综合征。

【不良反应及用药监护】不良反应发生率为 1.1%~2.8%,主要有头痛、头昏、口干、恶心、腹胀、失眠。偶有皮疹、外周神经炎。妊娠期妇女慎用。肝功能减退患者用量酌减,护士需提醒长期服用者应定期检查胃黏膜有无肿瘤样增生。

本类药物还有兰索拉唑(lansopraole)、泮托拉唑(pantoprazole)和雷贝拉唑(rabepraole)等。

三、胃黏膜保护药

胃黏膜保护药指增强胃黏膜屏障功能的药物。胃黏膜屏障包括细胞屏障和黏液-HCO_3^-屏障。细胞屏障由胃黏膜细胞顶部的细胞膜和细胞间的紧密连接组成,有抵抗胃酸和胃蛋白酶的作用。当胃黏膜屏障功能受损时,可导致溃疡病发作。因此,增强胃黏膜屏障的药物通过增强胃黏膜的细胞屏障或(和)黏液-HCO_3^-屏障而发挥抗溃疡病作用。

枸橼酸铋钾(bismuth potassium citrate,胶体次枸橼酸铋)

【临床应用】

1. 增强黏膜防御功能

口服后,在酸性环境下形成氧化铋胶体覆盖于溃疡表面和基底肉芽组织,形成一层坚固的不溶性保护薄膜,阻隔胃酸、胃蛋白酶等对溃疡面的刺激和腐蚀;此外,还能抑制胃蛋白酶活性、促进胃黏液分泌,保护溃疡面,有利于溃疡修复和愈合。

2. 抑制幽门螺杆菌

与抗酸药合用产生协同作用。

临床用于消化性溃疡及慢性胃炎,疗效与 H_2 受体阻断药相当,因兼有胃黏膜保护作用和抗幽门螺杆菌作用,复发率较低。

【不良反应】不良反应较少,服药期间口中可能有氨味,可使口腔、舌及大便黑染,偶有恶心、呕吐,停药后可消失。中和胃酸药和牛奶可干扰其作用,降低其疗效;影响四环素的吸收,故不宜与其同服。肾功能不良者及孕妇禁用。

米索前列醇(misoprostol)

胃黏膜能合成前列腺素 E_2(PGE_2)和前列腺素 I_2,二者对胃黏膜有保护作用,防止有害因子损伤胃黏膜。米索前列醇为合成的前列腺素 E_1 衍生物，性质稳定，口服易吸收，能抑制胃酸及胃蛋白酶分泌，还能增加胃黏膜血流量，促进胃黏膜和十二指肠黏膜受损上皮细胞的重建和增殖。主要用于胃及十二指肠溃疡和急性胃炎引起的消化道出血。不良反应轻微、短暂，有恶心、腹泻、腹痛等。对子宫有兴奋作用，孕妇禁用。

恩前列素(enprostil)

恩前列素作用似米索前列醇，特点是作用持续时间较长，一次用药，抑制胃酸作用持续12小时。

硫糖铝(sucralfate，胃溃宁，素得)

为蔗糖硫酸酯的碱式铝盐，口服后在胃液酸性环境中能聚合成硫酸蔗糖和氢氧化铝，呈胶冻状，黏附于黏膜及溃疡基底部形成保护层，保护胃黏膜免受胃酸及胃蛋白酶的刺激和腐蚀；与胃蛋白酶结合，抑制其活性，减轻胃黏膜蛋白质的分解；促进胃黏膜及血管增生、促进胃黏液和碳酸氢盐分泌，利于溃疡修复和愈合。用于胃及十二指肠溃疡、反流性食管炎、慢性糜烂性胃炎等。不宜与抗酸药及胃酸分泌抑制药合用，以免影响疗效。

不良反应较轻，偶有恶心、胃部不适等胃肠道反应及皮疹、头晕等。久用可引起便秘，同时服用少量镁盐或镁乳可缓解。

四、抗幽门螺杆菌感染药

幽门螺杆菌寄生于胃和十二指肠的黏液层与黏膜细胞之间，分泌蛋白分解酶，破坏黏液屏障，对黏膜产生损伤，是引起慢性胃炎和消化性溃疡的重要病因，因此根除幽门螺杆菌是治愈及防止消化性溃疡复发的有效措施。

幽门螺杆菌在体外对多种抗菌药非常敏感，但体内单用一种药物，几乎无效。临床常以铋制剂或质子泵抑制剂与抗菌药如甲硝唑、阿莫西林、克拉霉素等联合应用，典型的四联方案为标准计量的质子泵抑制剂和铋制剂(每日两2次，餐前半小时服)加两种抗菌药(餐后口服)，推荐疗程10~14日。

第二节 消化系统功能调节药

一、助消化药

助消化药多为消化液中成分或促进消化液分泌的药物，能促进食物消化，用于消化不良、消化道功能减弱等。

胃蛋白酶(pepsin)来自动物胃黏膜。胃蛋白酶常与稀盐酸同服，辅助治疗胃酸及消化酶分泌不足引起的消化不良和其他胃肠疾病。本药不能与碱性药物配伍，常与稀盐酸配成胃酶合剂应用。

胰酶（pancreatin）含蛋白酶、淀粉酶、胰脂酶，遇酸易失效。口服用于消化不良。可消化口腔黏膜引起口腔溃疡，故服用时不宜咀嚼，应直接吞服。

乳酶生（biofermin）为干燥的活的乳酸杆菌制剂，能分解糖类产生乳酸，提高肠内容物的酸性，抑制肠内腐败菌繁殖，减少发酵和产气。用于消化不良、腹泻及小儿消化不良性腹泻。不宜与抗菌药或吸附药同时服用，以免降低疗效。

二、止吐药

呕吐是一种复杂的反射活动，可由多种因素引起，属于保护性反应。呕吐与延脑呕吐中枢、催吐化学感受区、孤束核、前庭及内脏的调节过程有关，止吐药通过影响呕吐反射的不同环节产生止吐作用。根据作用呕吐受体的不同，止吐药包括：H_1 受体拮抗药、M_1 受体拮抗药、D_2 受体拮抗药和 5-HT_3 受体拮抗药。

H_1 受体拮抗药：如苯海拉明（diphenhydramine）、美克洛嗪（meclozine）等。有中枢镇静作用和止吐作用，可用于治疗和预防晕动病、内耳眩晕病等。

M_1 受体拮抗药：如东莨菪碱（scopolamine）。阻断 M_1 受体，降低迷路感受器的敏感性和抑制前庭小脑通路的传导，产生抗晕动病，预防恶心、呕吐。

D_2 受体拮抗药：如甲氧氯普胺（metoclopramide，胃复安）、多潘立酮（domperidone，吗丁林）等。阻断胃肠道多巴胺受体，加强胃蠕动，促进胃的排空，改善胃肠功能；常用于放疗和化疗引起的呕吐，对颅脑外伤引起的呕吐也有效。

5-HT_3 受体拮抗药：如昂丹司琼（ondansetron）、托烷司琼（tropisetron）等。选择性地阻断中枢及迷走神经传入纤维 5-HT_3 受体，产生明显止吐作用。对化疗药物导致的呕吐有迅速强大的抑制作用，但对晕动病及去水吗啡引起的呕吐无效。临床用于化疗、放疗引起的呕吐。不良反应有头痛、疲劳、便秘或腹泻。

三、胃肠动力药

很多药物均可增强胃肠动力，如：M 胆碱受体激动药和胆碱酯酶抑制药增强胃肠动力，但不能产生胃与十二指肠的协调活动以增加有效胃排空，且同时还会增加涎液、胃液、胰液的分泌；多巴胺受体拮抗药增加食管下部括约肌的张力，增加胃收缩力，改善胃十二指肠蠕动的协调性，促进胃排空。5-HT_4 受体激动药增加食管下部括约肌的张力，增强胃收缩力并且增加胃、十二指肠的协调性。

多潘立酮（domperidone）

【体内过程】本药口服后吸收迅速，但生物利用度较低，约 15%，$t_{1/2}$ 为 7~8 小时，主要经肝脏代谢。

【药理作用】多潘立酮是较强的多巴胺受体阻滞药，具有外周阻滞作用，不易通过血-脑屏障。具有胃肠推动和止吐作用，防止食物反流，发挥胃肠促动作用。

【临床应用】用于治疗各种原因引起的恶心、呕吐、腹胀；也用于慢性萎缩性胃炎、慢性胃炎、胆汁反流性胃炎、反流性食管炎等消化不良症；对偏头痛、颅外伤、放射治疗引起的恶心、呕吐也有效。

【不良反应】不良反应轻，可见头痛，促进催乳素释放及胃酸分泌，中枢作用较小，偶见锥体外系反应。

西沙必利（cisapride）

西沙必利是新型的胃肠动力药，除阻断多巴胺受体外，还具有阻断 5-HT 受体的作用，增强胃的排空，防止食物反流，具有强大的镇吐作用。用于胃肠运动障碍性疾病，如肠蠕动减弱引起的消化不良、反流性食管炎、术后胃肠麻痹、便秘等。可引起短暂性的腹痛、腹泻等。过量可引起心律失常。妊娠期妇女及过敏者禁用。

甲氧氯普胺（metoclopramide）

甲氧氯普胺对多巴胺 D_2 受体有阻断作用。阻断 CTZ 的 D_2 受体，发挥止吐作用，高浓度也阻断 $5-HT_2$ 受体，较氯丙嗪强。甲氧氯普胺加强胃肠蠕动，促进胃的排空和调节胃肠运动，防止食物反流，发挥胃肠促动。常用于肿瘤化疗、放疗引起的各种呕吐。可治疗慢性功能性消化不良引起的胃肠运动障碍，包括恶心、呕吐等。大剂量长期应用可引起锥体外系反应，如肌震颤、帕金森病等。

四、止泻药与吸附药

腹泻是一种常见的症状，由胃肠道感染造成的腹泻应对因使用抗感染药物治疗，但对腹泻剧烈而持久的患者，可适当给予止泻药对症处理以缓解腹泻症状。

阿片制剂用于较严重的非细菌感染性腹泻，临床使用的制剂有：阿片酊（opium tincture）和阿片酊的复方制剂复方樟脑酊（tincture camphor compound）。

地芬诺酯（diphenoxyiate，苯乙哌啶）

地芬诺酯是人工合成的哌替啶衍生物，对肠道运动的影响类似于阿片类，通过激动阿片受体，减少胃肠推进性蠕动发挥其止泻作用。临床应用于急、慢性功能性腹泻，可减少排便的频率。不良反应轻而少见，可能有嗜睡、恶心、呕吐、腹胀和腹部不适。大剂量（40~60 mg）和长期应用时可导致依赖性。过量时可导致严重中枢抑制甚至昏迷。

洛哌丁胺（loperamide，苯乙哌胺）

主要作用于胃肠道的阿片受体，很少进入中枢，止泻作用比吗啡强 40~50 倍。洛哌丁胺还可与钙调蛋白结合，降低许多钙依赖酶的活性，还可阻止 ACh 和前列腺素释放，拮抗平滑肌收缩而抑制肠蠕动和分泌，止泻作用快、强、持久。不良反应较少，大剂量时对中枢有抑制作用，儿童更敏感。过量时可用纳洛酮对抗治疗。

蒙脱石散（dioctahedral smectite）

蒙脱石散口服后可均匀地覆盖于整个肠腔表面，并能吸附、固定多种病原体，而后随肠蠕动排出体外。适用于急、慢性腹泻，对小儿急性腹泻疗效尤佳。因可影响其他药吸收，必须合用时应提前 1 小时服用其他药。对本品过敏者禁用，过敏体质者慎用。

盐酸小檗碱（berberine hydrochloride）

盐酸小檗碱对痢疾杆菌、大肠埃希菌引起的肠道感染有效。用于治疗肠道感染和腹泻。口服不良反应较少，偶有恶心，呕吐，皮疹和药热，停药后消失。妊娠期 3 个月内慎用，过敏体质者慎用，对本品过敏者禁用。

药用炭（medicinal charcoal，活性炭）

本药为不溶性粉末，颗粒小，总面积大，吸附性强，能吸附肠内大量气体、毒物、病毒和细菌毒素，阻止毒物吸收，减轻其对肠道的刺激而达到止泻的目的。用于腹泻、食物或药物中毒及胃肠胀气等。大量久用可引起便秘。

五、泻药

泻药是刺激肠蠕动、软化粪便、润滑肠道、促进排便的药物。临床主要用于治疗功能性便秘。按作用机制分为渗透性泻药、刺激性泻药和润滑性泻药。

（一）渗透性泻药

也称容积性泻药，口服后肠道吸收很少，增加肠容积而促进肠道推进性蠕动，产生泻下作用。

硫酸镁（magnesium sulfate）

本药易溶于水，苦咸味。

【临床应用】

1. 局部作用

（1）导泻：经口服后，Mg^{2+} 和 SO_4^{2-} 不被肠道吸收，在肠腔内形成高渗透压而阻止肠内水分吸收，使肠内容积扩大，刺激肠壁，反射性地引起肠蠕动加强，产生导泻作用。作用强大而迅速，若空腹服药并大量饮水，会加快导泻速度，在 1~4 小时内排出流体样粪便。主要用于急性便秘、排除肠内毒物和配合驱虫药导出肠内寄生虫体、外科手术前和结肠镜检查前的肠道清洁。

（2）利胆：口服高浓度硫酸镁溶液（33%）或用导管将其直接导入十二指肠，能刺激局部肠黏膜，使胆囊收缩素释放增多，反射性引起胆总管括约肌松弛、胆囊强烈收缩，促进胆汁排出，发挥利胆作用。可用于慢性胆囊炎、阻塞性黄疸和胆石症。

2. 全身作用

（1）抗惊厥：注射硫酸镁后，血中 Mg^{2+} 浓度升高，可抑制中枢和竞争性拮抗 Ca^{2+}，参与神经肌肉接头处乙酰胆碱的释放而使骨骼肌松弛，产生抗惊厥作用。临床多用于妊娠高血压综合征和破伤风所引起的惊厥。

（2）降血压：注射给药后，Mg^{2+} 可竞争性拮抗 Ca^{2+}，抑制心脏和松弛血管平滑肌，降低外周阻力，发挥降血压作用，降压迅速。用于高血压危象、高血压脑病和妊娠高血压综合征。

【不良反应与用药监护】

1. 护士需注意，该药静脉注射过快或过量，血中 Mg^{2+} 过高易引起中毒，表现为血压急剧下降、肌腱反射消失、呼吸抑制，甚至心搏骤停而死亡。如果发生，要立即静脉注射钙剂抢救，同时进行人工呼吸。

2. 本药用于导泻时作用剧烈，刺激肠壁引起盆腔充血，孕妇、月经期女性、急腹症患者禁用。

3. 硫酸镁少量吸收后，可抑制中枢，故中枢抑制药中毒时不宜选用其导泻，应选用硫酸钠导泻，防止加重中毒。主要经肾排泄，肾功能不全者禁用或慎用。

硫酸钠(sodium sulfate)

其导泻作用机制及用法与硫酸镁相似，作用稍弱，无中枢抑制作用，多用于中枢抑制药中毒时导泻以加速排出肠内毒物。本药是钡类化合物中毒的特效解毒药，可与钡离子结合成无毒的硫酸钡。肾功能不全者应用硫酸钠导泻较硫酸镁安全。心功能不全者禁用。

食物纤维素(Dietary fibre)

食物纤维素包括多种天然、半合成、人工合成纤维素，如甲基纤维素、羧甲基纤维素等，具有较强亲水性，在肠内不被消化和吸收，可吸水膨胀成胶状，增加肠内容积，促进肠蠕动，排出软便，用于防治功能性便秘。多食富含纤维素的蔬菜和水果可产生相似的效果。

乳果糖(lactulose)

口服到结肠后被细菌分解成乳酸，刺激结肠局部渗出，引起结肠腔内容积增加，肠蠕动增强而促进排便。乳酸还可抑制结肠对氨的吸收，所以有降低血氨作用。

甘油(glycerol)和山梨醇(sorbitol)

有轻度刺激性导泻作用，直肠内给药后，很快起效，适用于老年体弱的和小儿便秘患者。

(二)刺激性泻药

也称接触性泻药，主要作用是刺激结肠推进性蠕动，产生泻下作用。

酚酞(phenolphthalein)

口服后与碱性肠液结合形成可溶性钠盐，刺激结肠黏膜，增加结肠推进性肠蠕动，同时能抑制钠和水吸收而产生缓泻作用，服药后 6~8 小时排出软便。适用于习惯性便秘。偶见皮疹、肠炎。主要经尿排出，可使碱性尿液显示红色，用药前应告知患者。少部分药经胆汁排泄，有肠肝循环。婴儿禁用，幼儿和孕妇慎用。该药不宜长期使用，以免损伤肠壁黏膜下神经丛。

比沙可定(bifendate)

本药化学结构与酚酞相似，口服后在结肠内经细菌迅速转化为活性物质去乙酰基代谢物，产生较强的刺激作用，6 小时后排出软便。主要用于急慢性功能性便秘、腹部 X 线或肠镜检查及清除肠内容物。少数患者有腹胀感。本药有较强的刺激性，反复应用可致胃肠痉挛。孕妇慎用。

蓖麻油（castor oil）

口服后在十二指肠水解出有效成分蓖麻油酸，刺激肠蠕动而发挥导泻作用，服药后 2~3 小时排出流质便。大剂量服用可产生恶心、呕吐等不良反应，孕妇及月经期女性禁用。

蒽醌类（anthraquinones）

含有蒽醌类成分的药物主要是中药大黄、番泻叶、芦荟等。它们经口服后在肠道内被细菌分解出蒽醌，刺激结肠壁神经丛，加强结肠推进性蠕动，服药后 6~8 小时排出软便或产生轻度腹泻，用于急、慢性便秘。本类药含有鞣酸成分，具有收敛作用，故久用易产生继发性便秘。

（三）润滑性泻药

通过局部润滑并软化粪便发挥作用。

液体石蜡（liquid paraffin）

本药是一种矿物油，口服后在肠内不被消化和吸收，润滑肠壁，并妨碍肠内水分吸收，软化粪便，利于其排出。适用于慢性便秘及体弱、高血压、动脉瘤、痔疮、腹部及肛门术后等患者的便秘，也用于老人及儿童的便秘。久用可减少脂溶性维生素 A、维生素 D、维生素 K 及钙、磷的吸收。

甘油（glycerin）

应用其栓剂或高渗溶液直肠给药，由于高渗透压刺激肠壁引起肠蠕动增加，并有局部润滑作用，几分钟内即可引起排便，治疗老人、小儿便秘。

开塞露（Glycerine Enema）

本药为 50%甘油与硫酸镁或山梨醇组成的溶液，密封于特制塑料容器内，从肛门注入使用。注入肛门后，因高渗压刺激肠壁而引起排便反射，并润滑局部肠壁，几分钟内即可引起排便，导泻作用快捷、方便、安全、有效，适用于偶发的急性便秘、轻度便秘、老年及儿童便秘。

六、利胆药

利胆药是具有促进胆汁分泌或胆囊排空作用的药物。胆汁的基本成分是胆汁酸，胆汁酸的主要成分是胆酸、鹅去氧胆酸和去氧胆酸，占 95%。次要成分为石胆酸和熊去氧胆酸。胆汁酸具有多项生理功能：反馈性抑制胆汁酸合成；引起胆汁流动；调节胆固醇合成与消除；促进脂质和脂溶性维生素吸收等。

去氢胆酸（dehydrocholic acid）

能增加胆汁中的水分含量，使胆汁稀释，数量增加，流动性提高，发挥胆道内冲洗作用。

可用于胆石症、急慢性胆道感染、胆囊术。禁用于胆道空气梗阻和严重肝肾功能减退者。

鹅去氧胆酸（chenodeoxycholic acid）

可降低胆固醇分泌；抑制 HMG-CoA 还原酶，降低胆固醇合成，因而降低胆汁中胆固醇含量，促进胆固醇结石溶解。在有些患者中本品可增加其胆汁酸分泌。治疗剂量时常引起腹泻，可用半量。用药 6 个月期间，一些患者转氨酶活性可出现可逆性升高。该药禁用于胆管或肠炎症性疾病、梗阻性肝胆疾病。可能有致畸作用，故妊娠和哺乳期妇女禁用。

熊去氧胆酸（ursodeoxycholic acid）

本药降低胆固醇分泌，进入胆汁中的胆固醇量减少，减弱胆固醇降低时正常补偿的合成。临床用于胆囊及胆管功能失调，胆汁淤滞的胆结石患者。不良反应较鹅去氧胆酸发生少且不严重，剂量相关的和过敏有关的血清转氨酶和碱性磷酸酶升高现象少见，少于 5% 的患者可发生明显的腹泻。

牛胆酸钠（sodium tauroglycocholate）

自牛胆汁或猪胆汁提取制成，主要含牛磺胆酸钠和甘氨胆酸钠。口服能刺激肝细胞分泌胆汁（主要是分泌固体成分），能促进脂肪乳化和吸收，帮助脂溶性维生素的吸收。临床用于长期胆瘘胆汁丧失的患者，可补充胆盐之不足，也可用于脂肪消化不良和慢性胆囊炎等。

胆囊素（cholecystokinin）

刺激分泌和运动作用，反射性引起胆总管括约肌松弛、胆囊收缩，促进胆道小结石排出。临床用于治疗胆囊炎、胆石症、十二指肠引流检查。

👉 课后拓展资源

| 护理用药小结 | 第二十五章课后练习 | 常用制剂及用法 |

第二十六章

抗组胺药

导学资源

知识导图

PPT课件

学习目标

1. 熟悉常用 H_1 受体阻断药的药理作用、用途及不良反应；熟悉 H_2 受体阻断药的药理作用与临床应用。

2. 初步具有观察本类药物的疗效及不良反应的能力，并具有对患者及其家属进行相关护理宣教的能力。

案例导入

患者，男，36岁，建筑工人。患者在进行高空作业时，局部皮肤突然出现片状红色突起，瘙痒难忍，去医院就诊诊断为荨麻疹，入院就诊。初步诊断：荨麻疹。医生给予口服扑尔敏片 4 mg，每日 1 次。护士需要完成这项用药护理任务。

讨论：

1. 选用扑尔敏治疗的依据是什么？

2. 患者用药后会有哪些预期表现？

3. 护士应采取哪些措施预防不良反应？

第一节　组胺及组胺受体激动药

组胺(histamine)是最早发现的广泛地存在于人体各组织中的自体活性物质,以皮肤结缔组织、肠黏膜及肺中的含量较高。组织中的组胺主要是与蛋白质、肝素结合,以复合物的形式贮存于肥大细胞及嗜碱性粒细胞中。化学或物理等许多因素能促使肥大细胞脱颗粒,导致组胺释放,产生强大的生物学效应。组胺首先和靶细胞上的特异性组胺受体结合,而产生药理效应。目前,根据受体对特异性激动药与阻断药的反应不同,可将组胺受体分为 H_1 受体、H_2 受体和 H_3 受体。

目前,组胺及组胺受体激动药的临床应用价值较少,而组胺受体阻断剂则广泛用于临床。

第二节　组胺受体阻断药

一、H_1 受体阻断药

目前,临床使用的 H_1 受体阻断药有两代。第一代作用时间 4~6 小时,中枢抑制作用强,产生明显的镇静和嗜睡,多数药物还具有抗胆碱作用及局部麻醉作用,引起口干等不良反应。常用的药物有:苯海拉明 (diphenhydramine)、异丙嗪 (promethazine)、氯苯那敏 (chlorpheniramine)、赛庚啶 (cyprohetadine)。第二代作用时间一般在 12 小时以上,不易通过血-脑屏障,既无中枢抑制作用,也无抗胆碱作用,故无嗜睡、口干等不良反应。常用的药物有:西替利嗪 (cetirizine)、氯雷他定 (loratadine)、阿伐斯汀 (derivastine)、咪唑斯汀 (mizolastine)等。

【体内过程】本类药物大多数口服吸收完全,口服后 15~30 分钟生效,2~3 小时血药浓度达到高峰,维持 4~6 小时。主要经过肝脏代谢,大部分在肝内羟基化及与葡萄糖醛酸相结合,肝脏代谢产物从胆汁排出后,可自肠道再吸收,形成肠肝循环,故肝功能不全者使用抗组胺药物宜慎重,代谢产物多在 24 小时内经尿排出。

【药理作用】

1. 阻断 H_1 受体作用

H_1 受体阻断药可完全对抗组胺收缩支气管、胃肠道平滑肌作用。能对抗组胺引起的血管扩张和毛细血管通透性增加,但对组胺引起的降压作用和对心脏的作用仅能部分对抗,需同时应用 H_2 受体阻断药才能完全对抗。本类药物不能阻止肥大细胞释放组胺,也不能阻断组胺刺激胃酸分泌。

2. 中枢抑制作用

第一代 H_1 受体阻断药易进入中枢,产生不同程度的中枢抑制作用,表现为镇静、嗜睡,以苯海拉明、异丙嗪最强，氯苯那敏最弱。第二代 H_1 受体阻断药不能通过血-脑屏障，几无镇静作用。

3. 抗胆碱作用

第一代 H_1 受体阻断药大多具有抗胆碱作用。中枢抗胆碱作用可防晕、止吐，外周抗胆碱作用可引起口干、便秘、尿潴留、视力模糊、眼压增高等阿托品样副作用。第二代 H_1 受体阻断药无明显抗胆碱作用。

4. 其他作用

较大剂量的苯海拉明、异丙嗪可产生局部麻醉作用和奎尼丁样作用。

【临床应用】

1. 治疗皮肤黏膜变态反应性疾病

H_1 受体阻断药对皮肤黏膜变态反应性疾病(以释放组胺为主)效果好，如荨麻疹、过敏性鼻炎、花粉症、花粉病等，可作为首选药；对昆虫咬伤引起的皮肤瘙痒和水肿有良好效果；对药疹、接触性皮炎、血清病等有一定疗效；对支气管哮喘疗效差，对过敏性休克无效。

2. 治疗晕动病及呕吐

苯海拉明、异丙嗪用于晕车、晕船等引起的恶心、呕吐，需在乘车前 15~30 分钟服用。

3. 治疗失眠症

苯海拉明、异丙嗪对中枢抑制作用较强，可用于失眠症，尤适用于变态反应性疾病引起的焦虑失眠。也可与氨茶碱合用，对抗氨茶碱引起的中枢兴奋、失眠的副作用。

4. 其他

异丙嗪常与哌替啶、氯丙嗪组成冬眠合剂用于人工冬眠，也用于镇咳祛痰药复方制剂中，发挥中枢镇静、抗组胺的作用。

【不良反应与用药监护】

1. 中枢抑制现象

第一代 H_1 受体阻断药常引起镇静、嗜睡、乏力、反应迟钝等，故护士需提醒患者，若为驾驶员、高空作业者在工作期间不宜使用，尤其要注意抗感冒药的复方制剂中常含有抗组胺药，也应避免使用，以免发生事故。

2. 消化道反应

可引起食欲下降、恶心、呕吐、口干、便秘等，饭后服药可减轻。

3. 其他

偶见兴奋、烦躁失眠。第一代 H_1 受体阻断药多具有抗胆碱作用，引起眼压升高、视力模糊、尿潴留等。偶见粒细胞减少及溶血性贫血。第二代 H_1 受体阻断药阿司咪唑、特非那定对心肌有毒性作用，可引起心律失常。

二、H_2 受体阻断药

H_2 受体阻断药可选择性阻断胃壁细胞上的 H_2 受体，拮抗组胺引起的胃酸分泌。常用药物有西咪替丁（cimetidine，甲氰咪胍，泰胃美）、雷尼替丁（ranitidine）、法莫替丁（famotidine）、尼扎替丁（niza-tidine）、罗沙替丁（roxatidine）等。

　　H_2 受体阻断药具有拮抗组胺引起的胃酸分泌作用，是临床治疗消化性溃疡、卓-艾综合征、反流性食管炎的重要药物。主要用于胃、十二指肠溃疡的治疗。

课后拓展资源

护理用药小结	第二十六章课后练习	常用制剂及用法

第二十七章

作用于血液及造血系统的药物

导学资源

　　知识导图　　　　　　PPT课件　　　　　　学习视频

学习目标

　　1.掌握维生素K、肝素、铁制剂、右旋糖酐的药理作用、用途、不良反应及注意事项；熟悉其他治疗血液和造血系统疾病药物的特点。

　　2.初步具有根据维生素K、肝素、铁制剂、右旋糖酐的药理作用、用途、不良反应及注意事项制定护理措施及对患者、家属进行相关护理宣教的能力。

案例导入

　　患者，男，60岁。10年前曾因胃溃疡穿孔，行胃大部分切除术。近3个月出现头晕、乏力，近1个月双下肢水肿，伴口腔溃疡，舌尖部疼痛。经查：血常规符合正常细胞正常色素性贫血，骨髓象部分幼红细胞的改变符合缺铁性贫血，部分改变支持巨幼细胞贫血。诊断：巨幼细胞贫血合并缺铁性 ER-26-4 贫血。

　　课堂讨论：

　　1.该患者的主要病因是什么？

　　2.试用你学过的有关知识阐述该患者的治疗方案。

　　血液是机体赖以生存的最为重要的物质之一。生理状态下，机体内血液凝固、抗凝和纤维蛋白溶解过程维持动态平衡，使循环系统中的血液处于流动状态。一旦此平衡被打破，就会出现血栓或出血性疾病。此外，血液的成分和循环中的有效血容量也是维持机体正常生理功能的重要因素。各类血细胞数量或功能的改变亦可导致血液系统功能障碍，如贫血、粒细胞减少、再生障碍性贫血等；而由于大量失血等引起的血容量降低，会造成机体重要器官的灌注不足，甚至引起休克，危及生命。本章的内容包括抗凝血药、抗血小板药、纤维蛋白溶解药、促凝血药、抗贫血药及造血细胞生长因子和血容量扩充药。

第一节　抗凝血药

抗凝血药（anticoagulants）是通过影响凝血因子，从而阻止血液凝固过程的药物；溶栓药能激活纤溶酶，促进纤维蛋白溶解。临床主要用于血栓栓塞性疾病的预防与治疗。

一、体内体外抗凝血药

肝素（heparin）

肝素是在 1916 年首先从动物肝脏内被发现的并由此而得名。之后发现肝素存在于哺乳动物的许多脏器中，目前药用肝素多从猪肠黏膜和猪、牛肺脏中提取。是一种黏多糖硫酸酯，带有大量负电荷，呈强酸性。

【体内过程】肝素是大分子物质，不易通过生物膜，口服不吸收。肌内注射易引起血肿、局部出血和刺激症状，皮下注射血药浓度低，故临床常静脉注射给药。主要在肝脏内经肝代谢为低抗凝活性的尿肝素，部分可经肾脏排泄。肝素抗凝活性 $t_{1/2}$ 因给药剂量而异，静脉注射 100 U/kg、400 U/kg 和 800 U/kg，抗凝活性 $t_{1/2}$ 分别为 1 小时、2.5 小时和 5 小时。肺气肿、肺栓塞及肝、肾功能严重障碍患者，$t_{1/2}$ 明显延长。

【药理作用】体内、体外均具有抗凝作用，作用迅速而强大。静注 10 分钟起效，维持 3~4 小时。肝素是通过增强抗凝血酶Ⅲ（antithrombin Ⅲ，AT Ⅲ）发挥抗凝作用。AT Ⅲ是体内作用缓慢的生理性抗凝物质，可使以丝氨酸为活性中心的凝血因子Ⅱa、ⅠXa、Xa、XⅠa、和 XⅡa 失去活性而呈现作用。肝素通过其酸性基团与 AT Ⅲ的碱性赖氨酸残基结合，生成肝素-AT Ⅲ复合物。随后，AT Ⅲ精氨酸反应中心构象发生变化，易与上述凝血因子活性中心丝氨酸残基结合，抗凝作用加速。肝素使这一反应加速达 1000 倍以上。

除抗凝作用外，肝素还具有以下作用：①使血管内皮细胞释放脂蛋白酯酶，水解血中乳糜微粒和 VLDL，发挥调血脂作用；②抑制炎症介质活性和炎症细胞活动，呈现抗炎作用；③抑制血管平滑肌细胞增殖，抗血管内膜增生；④抑制血小板聚集（可能通过抑制凝血酶产生的间接作用）等。

【临床应用】

1. 防治血栓栓塞性疾病

主要用于防止血栓的形成和扩大，如肺血栓、脑栓塞、心肌梗死及深部静脉血栓等，也可用于防治心肌梗死、脑梗死、心血管手术及外周静脉术后血栓形成。但对已形成的血栓无溶解作用。

2. 治疗弥散性血管内凝血（DIC）

如脓毒血症、胎盘早期剥离、恶性肿瘤溶解等所致的 DIC。这是肝素的主要适应证。注意应早期应用，可防止因纤维蛋白和凝血因子的消耗而引起的继发性出血。

3. 体外抗凝

如心导管检查、体外循环、血液透析、微血管手术等。

【不良反应与用药监护】护士需注意该药用药过量引起的自发性出血是最常见的不良反应，表现为各种黏膜出血、关节腔积血及伤口出血等，多见于静脉给药 60 岁以上患者。对轻度的自发性出血，停药即可自行恢复，但严重出血需要缓慢静脉注射硫酸精蛋白对抗，1.5 mg 鱼精蛋白可中和 150U 的肝素，但一次用量不能超过 50 mg。

偶见过敏反应，如哮喘、荨麻疹、结膜炎和发热等。长期应用可致脱发、骨质疏松和自发性骨折。少数可见血小板减少症。孕妇应用可致早产及死胎。

【禁忌证】肝素过敏者、肝肾功能不良、胃十二指肠溃疡、脑出血、严重高血压、先兆流产、血友病、亚急性细菌性心内膜炎、外科手术后等不宜用。

【药物相互作用】肝素为酸性药物，与碱性药物合用会失去抗凝活性；与阿司匹林、非甾体抗炎药、右旋糖酐、双嘧达莫合用，可增加出血危险；与肾上腺皮质激素、依他尼酸合用，可致胃肠道出血；与胰岛素或磺酰脲类药物合用，可导致低血糖。

低分子量肝素（low molecular weight heparin，LMWH）

低分子量肝素是从普通肝素中分离或由普通肝素降解后得到的短链制剂。LMWH 具有选择性抗凝血因子 Xa 活性而对凝血酶及其他凝血因子影响较小的特点。低分子量肝素作用与肝素相似，与后者相比，LMWH 具有以下特点：①抗凝血因子 Xa 活性/抗凝血因子 IIa 活性比值明显增加。LMWH 抗凝血因子 Xa 活性/抗凝血因子 IIa 活性比值为 1.5~4.0，而普通肝素为 1.0 左右，分子量越低，抗凝血因子 Xa 活性越强，这样就使抗血栓作用与致出血作用分离，保持了肝素的抗血栓作用而降低了出血的危险；②抗凝血因子 Xa 活性的 $t_{1/2}$ 长，一日只需用药 1 次。

在临床应用中 LMWH 具有以下优点：①抗凝剂量易掌握，个体差异小；②一般不需要实验室监测抗凝活性；③毒性小，安全；④作用时间长，皮下注射每日只需 1~2 次；⑤可用于门诊患者。

LMWH 可引起出血、血小板减少症、低醛固酮血症伴高钾血症、皮肤坏死、过敏反应和暂时性谷丙转氨酶（ALT）、谷草转氨酶（AST）升高等不良反应。治疗时需通过测定血浆凝血因子 Xa 活性进行监护。LMWH 引起的出血，也可用硫酸鱼精蛋白来解救。

由于来源和制作方法不同，LMWH 有许多种类，其分子量和硫酸化程度各异，药动学参数及剂量范围也不同。临床常用制剂有依诺肝素（enoxaparin）、替地肝素（tedelparin）、弗希肝素（fraxiparin）、洛吉肝素（logiparin）及洛莫肝素（lomoparin）等，主要用于深静脉血栓和肺栓塞的预防与治疗、外科手术后预防血栓形成、急性心肌梗死、不稳定型心绞痛和血液透析、体外循环等。

二、体内抗凝血药

(一) 香豆素类

香豆素类抗凝药是具有拮抗维生素 K 作用的抗凝药，口服吸收后参与体内代谢发挥抗凝作用，又称口服抗凝药。包括双香豆素（dicoumarol）、华法林（WalfarirI，节丙酮香豆素）和醋硝香豆素（acenocoumarol，新抗凝）等，其中以华法林最为常用。

华法林（warfarin）

华法林是常用的香豆素类抗凝血药，为口服抗凝药。

【体内过程】华法林口服吸收迅速而完全，吸收易受食物的影响，血浆蛋白结合率高，经肾脏排泄。$t_{1/2}$ 为 10~60 小时。能透过胎盘屏障，还可见于母乳中。

【药理作用】华法林能竞争性对抗维生素 K 的作用，抑制有活性的凝血因子 Ⅱ、Ⅶ、Ⅹ 的生成，从而使凝血时间延长。对已合成的凝血因子无效，需等待原有凝血因子耗竭后才有抗凝作用，故起效缓慢，维持时间长。此外，还具有抑制凝血酶诱导的血小板聚集作用。华法林体外无抗凝作用。

【临床应用】用于防治血栓栓塞性疾病，防止血栓形成或发展。因作用慢而持久，故轻症血栓性疾病或长期需要预防血栓形成的疾病可以单独应用，对急性血栓一般采用先用肝素，后用香豆素类维持治疗的序贯疗法。

【不良反应及用药监护】

1. 护士需注意该药使用过量可致自发性出血，如消化道、尿道、口鼻腔、宫腔、皮下出血等，严重者可致脑出血，应密切观察，故给药 2 天后开始每天测凝血酶原时间。如发生出血，应立即停药并缓慢静脉注射大量维生素 K 对抗或输入新鲜血液。

2. 少数患者可出现荨麻疹、脱发、恶心、呕吐、粒细胞减少、皮肤和软组织坏死等，较严重者应立即停药，并对症处理。

3. 阿司匹林、保泰松等可使血浆中游离香豆素类浓度增高，使香豆素类抗凝作用增强；肝药酶诱导剂巴比妥类、苯妥英钠、利福平等能加速香豆素类的代谢，降低其抗凝作用。

4. 妊娠期妇女，肝、肾功能不全，严重高血压及有自发性出血倾向者禁用。

三、体外抗凝血药

枸橼酸钠（sodium citrate，又称柠檬酸钠）

枸橼酸钠的酸根离子能与血浆中钙离子结合形成可溶性络合物，使血钙下降而阻碍血液凝固，但该药仅用于体外抗凝，如体外血液的保存和输血；枸橼酸根离子在体内易被氧化，氧化后枸橼酸根离子会失去与血浆中钙离子结合的能力，因此便不能发挥抗凝血作用。每100 mL 全血加 2.5%枸橼酸钠溶液 10 mL，大量输血(>1000 mL)或注射过快，可引起低血钙及心功能不全，用葡萄糖酸钙或氯化钙对抗。

第二节　抗血小板药

抗血小板药又称血小板抑制药，即具有抑制血小板黏附、聚集以及释放，阻抑血栓形成等功能的药物。根据作用机制可分为：①抑制血小板花生四烯酸代谢的药物；②增加血小板内 CAMP 的药物；③抑制 ADP 活化血小板的药物；④GPⅡb/Ⅲa 受体阻断药；⑤凝血酶抑制药：如水蛭素、阿加曲班等。

阿司匹林（aspirin）

阿司匹林具有解热、镇痛、抗炎、抗风湿和影响血栓形成等药理作用。阿司匹林不可逆地抑制血小板的环氧化酶活性，使 PGI_2 生成减少。PGI_2 是 TXA_2 的生理对抗剂，具有舒张血管和抑制血小板聚集而阻止血栓形成的作用。小剂量阿司匹林主要抑制血小板中的 COX 而使 TXA_2 合成减少，大剂量则抑制 TXA_2 和 PGI_2 合成。临床上可用小剂量预防和治疗血栓栓塞性疾病。

双嘧达莫（dipyridamole）

双嘧达莫具有抗血小板聚集作用。通过抑制能降解血小板 cAMP 的磷酸二酯酶，减少血小板内的 cAMP 降解，降低血小板的黏滞度和聚合力等。用于心脏手术或瓣膜置换术，可减少血栓栓塞的形成。有头痛、眩晕、胃肠道反应，偶尔发生皮疹。与肝素合用可引起出血倾向。

氯吡格雷（clopidogrel）

氯吡格雷能选择性地抑制血小板的聚集，同时影响血小板的寿命，为新一代血小板高聚集抑制剂。临床用于治疗和预防因血小板高聚集状态引起的血管粥样硬化意外、血管性死亡、心肌梗死、脑卒中。不良反应少，偶见轻微胃肠道反应；罕见皮疹、瘀斑、齿龈出血、白细胞减少、胆汁淤积、轻度氨基转氨酶增高，停药后消失。术前患者、肝脏损伤、有出血倾向患者慎用；对氯吡格雷过敏及近期有活动性出血者（如消化性溃疡或颅内出血）禁用。

水蛭素（hirudin）

水蛭素是水蛭唾液中的抗凝成分，含 65 个氨基酸残基，分子量约为 7kDa，其基因重组技术产品为重组水蛭素（recombinant hirudin）。

【体内过程】口服不吸收，静脉注射后进入细胞间隙，不易透过血-脑屏障。主要以原形经肾脏迅速排出，$t_{1/2}$ 约 1 小时。

【药理作用与机制】水蛭素是强效、特异的凝血酶抑制剂，以 1∶1 分子比直接与凝血酶的催化位点和阴离子外位点结合，抑制凝血酶活性，减少纤维蛋白的生成；由于凝血酶是最强的血小板激活物，水蛭素也抑制凝血酶引起的血小板聚集和分泌，从而产生抗血栓作用。

【临床应用】用于预防术后血栓形成、经皮冠状动脉成形术后再狭窄、不稳定型心绞痛、急性心肌梗死后溶栓的辅助治疗、DIC、血液透析及体外循环等。

【用药监护】肾衰竭患者慎用。由于患者用药期间体内通常可形成抗水蛭素的抗体，从而延长活化凝血酶时间（APTT），建议每日监测 APTT。目前尚无有效的水蛭素解毒剂。

达比加群酯（dabigatran etexilate）为前体药，在体内转化为达比加群后竞争性抑制凝血酶，生物利用度低，一般包裹在酒石酸中以增加吸收。用药后一旦发生出血，可使用特异性拮抗剂依达赛珠单抗（idarucizumab）抑制其抗凝作用，该拮抗剂与达比加群的亲和力是凝血酶的 350 倍。

利伐沙班（rivaroxaban）、阿哌沙班（apixaban）、依度沙班（edoxaban）均为活性药，生物利用度高。通过竞争性结合凝血因子 Xa 位点发挥抗凝作用。用药后发生出血可使用重组型 Xa 因子制剂 andexanet alfa 拮抗其抗凝作用。

第三节　纤维蛋白溶解药(溶栓药)

纤维蛋白溶解药(abrinolytics)可使纤维蛋白溶酶原转变为纤维蛋白溶酶,纤溶酶通过降解纤维蛋白和纤维蛋白原而限制血栓增大和溶解血栓(图27-1),故又称抗血栓药。抗血栓药属外源性纤溶酶原激活剂,能激活纤溶酶原,使其转化为纤溶酶。纤溶酶则能降解纤维蛋白,从而溶解血栓。溶栓药已广泛应用于心脑血管栓塞性疾病。

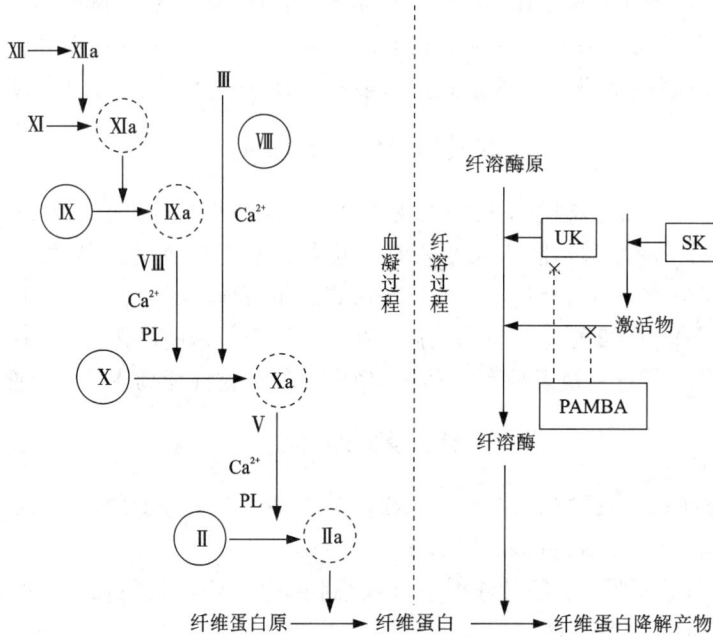

图27-1　纤维蛋白溶解系统及纤维蛋白溶解药、抑制药的作用机制

链激酶(streptokinase,SK)

链激酶为第一代溶栓药。

【药理作用和临床应用】链激酶可促使纤溶酶原转变为纤溶酶,水解血栓中的纤维蛋白,导致血栓溶解,但选择性差,呈现全身纤溶状态。用于治疗血栓栓塞性疾病。静脉给药治疗动静脉内新鲜血栓形成和栓塞,如肺栓塞和深部静脉血栓,也可用于心肌梗死早期治疗。在血栓形成不超过6小时内用药,效果更佳。

【不良反应及用药监护】主要不良反应为皮肤黏膜出血、血尿、咯血,注射部位可发生血肿。严重出血可用氨甲苯酸对抗。少数患者可发生过敏反应。护士需注意该药不能用酸性液体稀释,药液宜现用现配,否则分解失效。不作肌内注射,以免发生血肿,静脉注射后穿刺部位要加压。

尿激酶(urokinase,UK)

尿激酶是从人尿分离而来的一种蛋白质,尿激酶能直接激活纤溶酶原转变为纤溶酶,发挥溶血栓作用。尿激酶无抗原性,故不会产生抗体和过敏反应。临床应用、不良反应同链激酶。

组织型纤溶酶原激活剂(tissues plasminogen activator,t-PA)

组织型纤溶酶原激活剂是第二代溶栓药,是用DNA重组技术合成,含527个氨基酸,对纤维蛋白有很强的亲和力。t-PA选择性激活结合在纤维蛋白表面的纤溶酶原,使之活化成纤溶酶,发挥选择性溶栓作用,因此不产生链激酶常见的出血并发症。用于治疗肺栓塞和急性心肌梗死,使阻塞血管再通率比链激酶高,不良反应较少。禁用于出血性疾病。

第二代溶栓药还有阿尼普酶(anistreplase)、重组葡激酶(staphylokinase)、阿替普酶(alteplase)、西替普酶(silteplase)、那替普酶(nateplase)等。

阿尼普酶(anistreplase)

阿尼普酶是将SK进行了改良的第二代溶栓药,进入体内慢慢去酰基后才发挥作用,故其作用有一段潜伏期,应在短时间内一次给予全部剂量。常用于急性心肌梗死,可改善症状,降低病死率。最常见的不良反应为注射部位和胃肠道出血、一过性低血压和过敏反应。

瑞替普酶(reteplase)

瑞替普酶是第三代溶栓药。是通过基因重组技术改良天然溶栓药的结构,提高选择性溶栓效果,半衰期延长,减少用药剂量和不良反应。瑞替普酶有以下优点:①溶栓疗效高,生效快,耐受性好;②生产成本低,给药方法简便,不需要按体重调整给药剂量。临床主要用于急性心肌梗死患者,常见不良反应有出血、血小板减少症,有出血倾向患者慎用。

蛇毒溶栓剂

常用药物有蝮蛇抗栓酶(ahylysantinfarctase)。有明显的抗凝血、抑制血栓形成和溶解血栓作用。治疗脑血栓形成的效果较好。少数患者可致出血及过敏等不良反应,一旦发生应立即停药或用抗蝮蛇血清进行治疗。

第四节 促凝血药

促凝血药是指能增加凝血因子而加速血液凝固、抑制纤维蛋白溶解或降低毛细血管通透性而止血的药物。

维生素K(vitamin K)

维生素 K_1 由绿色植物合成,维生素 K_2 由肠道细菌产生,二者均为脂溶性,需胆汁协助吸收；维生素 K_3 和维生素 K_4 由人工合成，皆为水溶性，不需胆汁协助吸收。

【药动学特点】口服维生素 K_1 经近端小肠吸收，肌注和静脉注射的维生素 K_1 大部分经肝脏代谢后从胆汁排泄。一般给药后 12~24 小时可改善凝血酶原时间。

【药理作用】

1. 促凝血作用

维生素 K 作为肝脏中羧化酶的辅酶，参与凝血因子 Ⅱ、Ⅶ、Ⅸ、Ⅹ 等的合成。在肝脏中，维生素 K 可使上述凝血因子的谷氨酸残基的 γ-羧基化，而被活化为能与 Ca^{2+} 结合的有活性的凝血因子，呈现促凝血作用。当维生素 K 缺乏时，这些凝血因子的合成停留于无活性的前体状态，导致凝血酶原时间延长，引起出血。

2. 缓解平滑肌痉挛作用

维生素 K_1 或维生素 K_3 肌内注射有解痉止痛作用。

【临床应用】

1. 用于治疗维生素 K 缺乏所引起的出血。包括口服抗凝血药、广谱抗生素、阻塞性黄疸、胆瘘、慢性溃疡性结肠炎和广泛肠切除后因吸收不良所致的低凝血酶血症，新生儿因维生素 K 产生不足所致的出血。维生素 K_1 发挥作用快，维持时间长，常需肌内注射，紧急情况下也可静脉注射。

2. 缓解胃肠道平滑肌引起的疼痛。如胆石症、胆道蛔虫引起的绞痛。

【不良反应与用药监护】维生素 K 毒性低。维生素 K_1 静注过快可引起面部潮红、出汗、胸闷、心动过速、低血压等，甚至发生虚脱，故应注意控制注射速度。肌内注射可引起局部红肿和疼痛。护士需注意该药较大剂量可致新生儿、早产儿溶血性贫血、高胆红素血症及黄疸，对红细胞缺乏葡萄糖-6-磷酸脱氢酶（G-6-PD）的特异质者也可诱发急性溶血性贫血。肝功能不良者应慎用。

凝血因子制剂

凝血因子制剂是由健康人体或动物血液中提取，经分离提纯、冻干后制备的制剂，主要用于凝血因子缺乏时的补充治疗。

凝血酶原复合物（prothrombin complex concentrate，人因子 Ⅸ 复合物）是由健康人静脉血分离而得的含有凝血因子 Ⅱ、Ⅶ、Ⅸ、Ⅹ 的混合制剂。上述 4 种凝血因子的凝血作用均依赖维生素 K 的存在。临床主要用于治疗乙型血友病（先天性凝血因子 Ⅸ 缺乏）、严重肝脏疾病、香豆素类抗凝剂过量和维生素 K 依赖性凝血因子缺乏所致的出血。

抗血友病球蛋白（antihemophilic globulin，抗甲型血友病因子）含凝血因子 Ⅷ 及少量纤维蛋白原。临床主要用途为甲型血友病（先天性因子 VB_1 缺乏症）的治疗。还可用于治疗溶血性血友病、抗因子 Ⅷ 抗体所致的严重出血。静脉滴注过速能引起头痛、发热、荨麻疹等症状。

纤维蛋白原（fibrinogen）从健康人血浆中提制而得，输注后可迅速提高血中纤维蛋白原浓度，在凝血酶作用下转变为纤维蛋白，达到促进血凝和止血的目的。适用于原发性低纤维蛋白原血症，也可用于由于严重肝损害、产科并发症、外伤、大手术、内脏出血所致的继发性纤维蛋白原缺乏症。

凝血酶（thrombin）是从猪、牛血提取精制而成的无菌制剂。直接作用于血液中纤维蛋原,使其转变为纤维蛋白,发挥止血作用。此外,还有促进上皮细胞有丝分裂,加速创伤愈合的作用。用于通常止血困难的小血管、毛细血管以及实质性脏器出血的止血,也用于创面、口腔、泌尿道以及消化道等部位的止血,还可缩短穿刺部位出血的时间。局部止血时,用灭菌生理盐水溶解成 50~200 单位/mL 溶液喷雾或敷于创面。

纤维蛋白溶解抑制药

氨甲苯酸(aminomethylbenzoic acid,PAMBA)又称对羧基苄胺,结构与赖氨酸类似,能竞争性抑制纤溶酶原激活因子,使纤溶酶原不能转变为纤溶酶,从而抑制纤维蛋白的溶解,产生止血作用。PAMBA 的生物利用度为 70%,$t_{1/2}$ 为 60 分钟。主要用于纤维蛋白溶解症所致的出血,如肺、肝、胰、前列腺、甲状腺及肾上腺等手术所致的出血及产后出血、前列腺肥大出血、上消化道出血等,因这些脏器及尿内存有较大量纤溶酶原激活因子。对癌症出血、创伤出血及非纤维蛋白溶解引起的出血无止血效果。PAMBA 不良反应少,但应用过量可致血栓并可能诱发心肌梗死。

氨甲环酸(iranexamic acid,AMCHA,凝血酸)作用及用途与 PAMBA 相同,但较强。

第五节　抗贫血药及造血细胞生长因子

一、抗贫血药

贫血是指循环血液中血红蛋白量或红细胞数低于正常,根据病因及发病机制可分为缺铁性贫血(由铁缺乏所致,可补充铁剂)、巨幼细胞贫血(由叶酸或维生素 B_{12} 缺乏所致,可补充叶酸或维生素 B_{12})和再生障碍性贫血(骨髓造血功能低下所致,可使用造血细胞生长因子)。抗贫血药(antianemic drugs)主要用于贫血的补充治疗,应遵循"缺什么,补什么"的原则,根据贫血的类型选择适宜的抗贫血药。对缺铁性贫血选用铁制剂补充治疗,对巨幼细胞贫血选用叶酸、维生素 B_{12} 补充治疗,再生障碍性贫血是骨髓造血功能降低所致,难于治疗。

铁剂

常用的口服制剂有硫酸亚铁(ferrous sulfate)、枸橼酸铁胺(ferrac am-monium citrate)、富马酸亚铁(ferrous fumarate)等,注射制剂有右旋糖酐铁(iron dextran)。

【体内过程】口服铁制剂或食物中的铁是以 Fe^{2+} 形式在十二指肠及空肠近段吸收。胃酸、果糖、半胱氨酸及维生素 C 有助于 Fe^{3+} 还原为 Fe^{2+},促进铁的吸收。胃酸缺乏、磷酸盐、钙剂、草酸盐、四环素类药物、鞣酸制剂及同服抗酸药等可减少铁的吸收。吸收入肠黏膜的铁,根据机体需要或直接进入骨髓供造血使用或与肠黏膜去铁蛋白结合以铁蛋白形式储存。

【药理作用】铁是红细胞成熟阶段合成血红素必不可少的物质。吸收到骨髓的铁,吸附在幼红细胞膜表面并进入细胞内的线粒体,与原卟啉结合,形成血红素,后者再与珠蛋白结合成为血红蛋白,当机体铁缺乏时可影响血红蛋白的合成而引起缺铁性贫血。

【临床应用】铁剂治疗各种原因所致的缺铁性贫血疗效极佳。主要用于慢性失血(如钩虫病、月经过多、消化道溃疡、痔疮出血)、机体需铁增加而补充不足(如妇女妊娠期、儿童生长发育期)、胃肠吸收减少(如萎缩性胃炎、胃癌)和红细胞大量破坏(如疟疾、溶血)等引起的缺铁性贫血。

铁剂治疗后一般症状及食欲迅速改善,4~5 天血液中网织红细胞即可上升,10~14 天达高峰;2~4 周后血红蛋白明显增加,但达到正常值常需 4~8 周。为使体内铁贮存恢复正常,待血红蛋白正常后尚需减半量继续服药 2~3 个月。

【不良反应及用药监护】

1. 口服铁剂可见恶心、呕吐、上腹不适及腹泻等刺激反应症状,Fe^{3+} 比 Fe^{2+} 明显,临床多选硫酸亚铁饭后半小时服用。

2. 护士需提醒患者服铁剂后可引起黑便,应向患者说明,这不是消化道出血;液体铁剂要用无毒塑料管吸服,以免染蚀牙齿,服药后应立即漱口。

3. 铁剂有时引起便秘,食用蜂蜜可缓解。

4. 小儿误服硫酸亚铁 1 g 以上即引起中毒,表现为坏死性肠炎,可有恶心、呕吐、血性腹泻、头痛、头晕、呼吸困难、惊厥、甚至休克,严重者可致死亡。注意妥善保管铁剂,以免小儿误服。急救措施:用磷酸盐或碳酸盐溶液洗胃,并胃内注入特殊解毒剂去铁胺。

5. 宜同服稀盐酸或维生素 C、果糖以促进铁的吸收,不能用茶叶水送服;不能同服牛奶、多钙食物、四环素类药物、抗酸药等以免妨碍铁剂吸收。

6. 少数患者使用注射铁剂可发生局部肿痛,注射前要检查肌肉局部有无结节、硬块、压痛,若存在要及时理疗、热敷以促进吸收。注射后 0.5~1 小时内要注意观察患者有无不适症状。

叶酸(folic acid)

叶酸属于 B 族维生素的一种,广泛存在于动、植物性食品中。尤以绿叶蔬菜、动物肝、肾、酵母含量丰富。

【体内过程】口服叶酸制剂经肠黏膜主动转运吸收后,部分被还原和甲基化成甲基四氢叶酸,甲基四氢叶酸与未还原的叶酸经血循环进入肝脏代谢,经肾脏排泄,也可由胆汁和肠道排出。

【药理作用】食物中的叶酸及叶酸制剂进入体内经二氢叶酸还原酶还原成四氢叶酸,四氢叶酸作为一碳单位的传递体,参与体内多种生化代谢,当叶酸缺乏时,生化代谢障碍,使 DNA 合成受阻,细胞有丝分裂减少,因为对 RNA 和蛋白质合成影响小,所以表现为巨幼细胞贫血。同时消化道上皮增殖也受抑制,出现舌炎、腹泻等。

【临床应用】主要用于治疗各种原因引起的巨幼细胞贫血。由于营养不良或婴儿期、妊娠期对叶酸需要量增加所致的营养性巨幼细胞贫血,以叶酸为主,辅以维生素 B_{12} 治疗;而叶酸对抗药甲氨蝶呤、乙胺嘧啶等所致的巨幼细胞贫血,需用亚叶酸钙治疗;对于维生素 B_{12} 缺乏所致的恶性贫血,叶酸只能纠正异常血象,不能改善神经损害症状,所以治疗以维生素 B_{12} 为主,叶酸为辅。

【不良反应与用药监护】不良反应较少,罕见过敏反应。护士需提醒患者该药长期服用可以出现畏食、恶心、腹胀等症状。

维生素 B₁₂（vitamin B₁₂）

维生素 B₁₂ 是一类含钴复合物，有氰钴胺、羟钴胺和甲钴胺等多种形式。动物内脏、牛奶、蛋黄中含量丰富，而植物性食物中几乎不含。正常成人一日需要 $1\sim2\mu g$，必须从外界摄取。药用者为氰钴胺和羟钴胺，化学性质稳定。

【体内过程】口服的维生素 B₁₂ 必须与胃壁细胞分泌的糖蛋白即"内因子"结合成复合物，才能避免被胃液破坏，进入空肠与微绒毛膜上的特殊受体结合进入细胞内，释放出内因子和维生素 B₁₂，即转入血中。某些疾病可致胃黏膜萎缩，内因子分泌减少，影响维生素 B₁₂ 吸收，引起"恶性贫血"。用维生素 B₁₂ 治疗此种贫血时，必须注射给药。维生素 B₁₂ 进入血液后由转钴蛋白Ⅱ转运至肝脏，部分贮存在肝脏中，其余经胆汁排泄，形成肝肠循环。口服时主要从肠道排出，注射时则大部分从肾脏排泄。

【药理作用】维生素 B₁₂ 作为细胞分裂和维持神经组织髓鞘完整所必需的辅酶，参与体内多种生化反应。

1. 促进四氢叶酸的循环利用

细胞内的 5-甲基四氢叶酸在维生素 B₁₂ 的参与下转化为四氢叶酸。维生素 B₁₂ 缺乏时，该过程受阻，四氢叶酸的循环利用受到影响，患者出现与叶酸缺乏相似的巨幼细胞贫血。维生素 B₁₂ 缺乏和叶酸缺乏的症状基本相同，除缺乏维生素 B₁₂ 引起的神经症状外，两药可相互纠正血象的异常。

2. 维持有鞘神经纤维功能的完整性

维生素 B₁₂ 可促进甲基丙二酰辅酶 A 转化为琥珀酰辅酶 A，参与三羧酸循环，有助于神经髓鞘脂蛋白的形成，从而保持有髓神经纤维功能的完整性。维生素 B₁₂，缺乏时，有髓神经纤维功能发生紊乱，表现为感觉异常、运动失调等神经症状。

【临床应用】主要用于治疗恶性贫血，也可辅助治疗巨幼细胞贫血。还可用于神经炎、神经萎缩、三叉神经痛、坐骨神经痛等神经系统疾病的辅助治疗。

【不良反应】较少。极少数患者可出现过敏性休克。不可静脉给药。

二、造血细胞生长因子

血细胞是由多功能造血干细胞衍生而来，干细胞既能自身分裂，又能在生长因子（growth factors）和细胞因子（cytokine）作用下分化产生各种血细胞生成细胞。由于分子生物学技术的发展，目前某些因子可用基因重组技术合成供临床使用。

促红素（erythropoietin，EPO）

促红素又称红细胞生成素，是由肾皮质近曲小管管周细胞分泌。现临床应用的 EPO 为 DNA 重组技术合成，称重组人促红素（recombinant human erythropoietinJr-HuEPO），静脉或皮下注射应用。EPO 与红系干细胞表面上的 EPO 受体结合，导致细胞内磷酸化及 Ca^{2+} 浓度增加，促进红系干细胞增生和成熟，并促使网织红细胞从骨髓中释放入血。贫血、缺氧时肾脏合成和分泌 EPO 迅速增加百倍以上，以促使红细胞生成。但肾脏疾病、骨髓损伤、铁供应不足等均可干扰这一反馈机制。

EPO 对多种原因引起的贫血有效，最佳适应证为慢性肾衰竭和晚期肾病所致的贫血，对骨髓造血功能低下、肿瘤化疗、艾滋病药物治疗及结缔组织病(类风湿关节炎和系统性红斑狼疮)所致的贫血也有效。EPO 不良反应少，主要不良反应为与红细胞快速增加、血黏滞度增高有关的高血压，血凝增强等。应用时应经常进行血细胞比容测定。偶可诱发脑血管意外、癫痫发作。其他可出现瘙痒、发热、恶心、头痛、关节痛、血栓等。

第六节　血容量扩充药

大量失血或大面积烧伤可使血容量降低，严重者可导致休克。迅速扩充血容量是治疗低血容量性休克的基本疗法。除全血和血浆外，也可应用人工合成的血容量扩充药。理想的血容量扩充药应能维持血液胶体渗透压，作用持久，无毒性，无抗原性。

右旋糖酐(dextran)

右旋糖酐为高分子葡萄糖聚合物。按聚合的葡萄糖分子数目的不同，分为不同分子量的产品。临床常用的有右旋糖酐 70(中分子右旋糖酐，平均分子量约为 70 kDa)、右旋糖酐 40(低分子右旋糖酐，平均分子量约为 40 kDa)及右旋糖酐 10(小分子右旋糖酐，平均分子量约为 10 kDa)。

【药理作用】右旋糖酐分子量较大，能提高血浆胶体渗透压，从而扩充血容量，维持血压。作用强度与维持时间随分子量减少而逐渐降低，右旋糖酐 70 维持 12 小时，右旋糖酐 20 和右旋糖酐 10 作用短，仅维持 3 小时。低、小分子量右旋糖酐阻止红细胞和血小板集聚及纤维蛋白聚合，降低血液黏滞性，并对凝血因子 II 有抑制作用，从而改善微循环。右旋糖酐具渗透性利尿作用，以分子量小者更为明显。

【临床应用】各类右旋糖酐主要用于低血容量性休克，包括急性失血、创伤和烧伤性休克。低分子和小分子右旋糖酐改善微循环作用较佳，用于中毒性、外伤性及失血性休克，可防止休克后期 DIC。也用于防治心肌梗死、心绞痛、脑血栓形成、血管闭塞性脉管炎和视网膜动静脉血栓等。

【不良反应与用药监护】偶见过敏反应如发热、荨麻疹等。少见血压下降、呼吸困难等严重反应。护士需注意该药连续应用时，制剂中的少量大分子右旋糖酐蓄积可致凝血障碍和出血。禁用于血小板减少症、出血性疾病、血浆中纤溶酶原低下等。心功能不全和肺水肿及肾功能不佳者慎用。

👉 **课后拓展资源**

| 护理用药小结 | 第二十七章课后练习 | 常用制剂及用法 |

第二十八章

子宫平滑肌兴奋药和抑制药

导学资源

知识导图　　　　PPT课件　　　　学习视频

学习目标

　　1. 缩宫素、麦角制剂对子宫平滑肌的作用特点、临床应用、不良反应及用药监护。
　　2. 前列腺素的作用特点。

案例导入

　　患者，女，27岁。足月妊娠，现临产，开始时子宫收缩力良好，但当宫口开大至3 cm时，宫缩减弱，持续时间短，间歇时间长，每当宫缩达高峰时按压子宫壁，不够硬且可被压下去，宫颈不再继续扩张，诊断为滞产（宫缩乏力所致），宜选用什么药？

　　子宫平滑肌兴奋药是指可选择性地兴奋子宫平滑肌的药物，该类药物包括缩宫素、垂体后叶素、麦角生物碱和前列腺素类。它们的药理作用可因子宫的生理状态和用药剂量的不同而有差异，一方面可使子宫产生节律性收缩，另一方面也可使子宫产生强直性收缩。而子宫平滑肌抑制药则可抑制子宫平滑肌收缩，这类药物包括钙通道阻滞药、硫酸镁、环氧化酶抑制药和缩宫素拮抗药等，临床上主要用于痛经和防治早产。

第一节　子宫平滑肌兴奋药

子宫平滑肌兴奋药在临床上可用于催产、引产、产后止血及产后子宫复原。例如,当用于催产或引产时,可以利用其能够引起近似分娩的节律性的收缩作用;当用于产后止血或子宫复原时,则可以利用其强直性收缩的药理作用。此类药物如果使用不当可造成子宫破裂、胎儿窒息等严重后果,故临床应用必须严格掌握其适应证。

一、缩宫素(oxytocin,催产素)

目前临床应用的缩宫素多为人工合成品或者从牛、猪的神经垂体提取分离的药物制剂。从动物神经垂体提取的药物制剂中含有缩宫素和少量的加压素,但人工合成品内不含加压素。

【体内过程】缩宫素口服后在消化道易被消化酶破坏而失效,所以口服无效,通常采取注射给药。

【药理作用】

1. 兴奋子宫平滑肌

缩宫素能够直接兴奋子宫平滑肌,加强子宫平滑肌的收缩力和收缩频率。子宫平滑肌的收缩强度取决于缩宫素的剂量及子宫的生理状态。小剂量的缩宫素(2~5 U)可加强子宫(特别是妊娠末期子宫)的节律性收缩作用,其收缩性质与正常分娩近似,使子宫底部产生节律性的收缩,对子宫颈则可产生松弛作用,这样便可促使胎儿顺利娩出。大剂量的缩宫素(5~10U)则可使子宫平滑肌发生持续性的强直性收缩,这样不利于胎儿的娩出。在妊娠早期,孕激素的水平较高,子宫对缩宫素的敏感性低,可以保证胎儿的正常发育;在妊娠后期,雌激素的水平较高,特别是在临产时子宫对缩宫素的反应更加敏感,这样有利于胎儿的娩出,故此时只需小剂量的缩宫素即可达到引产和催产的目的。

2. 乳腺分泌

乳腺小叶分支被具有收缩性的肌上皮细胞所包绕,缩宫素能使乳腺腺泡周围的肌上皮细胞(属平滑肌)收缩,从而促进乳汁分泌。

3. 降压作用

大剂量缩宫素还能短暂地松弛血管平滑肌,从而引起血压下降,但催产剂量的缩宫素不引起血压下降。

【临床应用】

1. 催产、引产

小剂量缩宫素对无产道障碍、胎位正常、头盆相称、宫缩乏力难产者具有促进分娩作用。对于死胎、过期妊娠或其他原因需提前终止妊娠者,可用缩宫素引产。

2. 产后出血

产后出血时,立即于皮下或肌内注射较大剂量的缩宫素,可迅速引起子宫平滑肌发生强直性收缩,压迫子宫肌层内的血管而起到止血作用。因其作用时间短,常需加用麦角制剂。

【不良反应与用药监护】

缩宫素过量可引起子宫高频率甚至持续性强直收缩，从而可能导致胎儿宫内窒息或子宫破裂等严重后果，因此在缩宫素被用作催产或引产时，护士必须注意以下几点：①需严格掌握剂量，避免子宫强直性收缩的发生；②严格掌握用药禁忌证，凡产道异常、胎位不正、头盆不称、前置胎盘以及 3 次妊娠以上的经产妇或有剖宫产史者禁用，以防止引起子宫破裂或胎儿宫内窒息；③应用缩宫素的生物制剂偶见过敏反应。④在大剂量使用缩宫素时，可导致抗利尿作用的发生；⑤在使用该药时要正确掌握用药剂量，严格控制滴速，先以 8~10 滴/min 的速度静脉滴注，以后根据子宫收缩和胎心情况调整滴注速度，最快不超过 40 滴/min 并密切监测产妇血压、胎心、宫缩情况。

【知识链接】

目前普遍认为缩宫素最好应用于宫颈成熟的引产。使用方法是将缩宫素 2.5 U 加入到 5% 葡萄糖注射液 500 mL 中静脉滴注 6~8 h，每日 1 次，一般连续 3d。可见，缩宫素在促宫颈成熟方面值得进一步深入探索。

二、垂体后叶素（Pituitrin）

垂体后叶素是从牛、猪的垂体后叶中提取的粗制品，内含缩宫素和加压素两种成分，两者的化学结构基本相似。加压素具有抗利尿、收缩血管、升高血压和兴奋子宫的作用。临床上可以用于治疗尿崩症及肺出血。垂体后叶素中因加压素含量较多，现在产科多已不用。不良反应主要有面色苍白、心悸、胸闷、恶心、腹痛及过敏反应等。

三、麦角生物碱（ergot alkaloids，EA）

麦角是寄生在黑麦及其他禾本科植物上的一种麦角菌干燥菌核，代表药有麦角新碱和甲基麦角新碱。

【药理作用】

1. 兴奋子宫作用

麦角新碱和甲基麦角新碱均可以选择性地兴奋子宫平滑肌，且起效快，作用强。与缩宫素比较，麦角生物碱类用药剂量稍大时即可引起包括子宫体和子宫颈在内的子宫平滑肌发生强直性收缩，妊娠后期子宫对麦角生物碱类的敏感性会增强，因此，此类药物只可用于产后止血和子宫复原，不宜用于催产和引产。

2. 收缩血管

麦角胺可直接作用于动、静脉血管使其收缩；大剂量使用麦角生物碱类药物还会损伤血管内皮细胞，长期使用可以导致肢端干性坏疽和血栓。也能使脑血管收缩，减少脑动脉搏动幅度，减轻偏头痛。

3. 阻断 α 肾上腺素受体

氨基酸麦角碱类可阻断 α 肾上腺素受体，翻转肾上腺素的升压作用，使升压作用变为降压，同时抑制中枢，使血压下降。

【临床应用】

1. 子宫出血

麦角新碱和甲基麦角新碱主要用于预防和治疗产后由于子宫收缩乏力造成的子宫出血,通过强直收缩子宫平滑肌而机械压迫血管止血。

2. 子宫复原

可应用于产后子宫复原缓慢,通过收缩子宫而加速子宫复原。

3. 偏头痛

麦角胺能使脑血管收缩,可用于偏头痛的诊断及其发作时的治疗。咖啡因与麦角胺联合应用可以在收缩脑血管方面产生协同作用。麦角胺可引起手、趾、脸部麻木和刺痛感,下肢水肿,偶见焦虑或精神错乱、幻觉、胸痛、胃痛,应用时应当给予充分注意。

4. 人工冬眠

二氢麦角碱对中枢神经系统有抑制作用,可与异丙嗪、哌替啶组成冬眠合剂,用于人工冬眠。

【不良反应与用药监护】 护士需注意注射麦角新碱可引起恶心、呕吐及血压升高等症状,伴有妊娠毒血症的产妇应谨慎使用此药;用药过程中偶见过敏反应,严重者可出现呼吸困难、血压下降。麦角流浸膏中含有麦角毒和毒角胺,长期应用可损害血管内皮细胞。麦角制剂禁用于催产和引产。血管硬化及冠心病患者忌用麦角生物碱类药品。

四、前列腺素类

前列腺素(PGS)是一类广泛存在于体内的不饱和脂肪酸,对心血管、呼吸及消化等系统有广泛的生理作用和药理作用。作为子宫兴奋药应用的 PGS 类药物有:地诺前列酮(PGE2)、地诺前列素(PGF2α)、硫前列酮、卡前列素(15-Me PGF2α)和米索前列醇等。

PGS 有收缩子宫的作用,尤其在分娩中具有重要意义。PGS 对妊娠各期子宫都有兴奋作用,对分娩前的子宫更为敏感。PGS 引起子宫收缩的特性与生理性的阵痛相似,在增强子宫平滑肌节律性收缩作用的同时,尚能使子宫颈松弛。可以用于终止早期或中期妊娠,还可以用于足月或过期妊娠引产,发生良性葡萄胎时可用于排除宫腔内的异物。

不良反应主要为恶心、呕吐、腹痛等消化道平滑肌兴奋的现象。不宜用于支气管哮喘患者和青光眼患者。引产时的禁忌证和注意事项与缩宫素相同。

第二节　子宫平滑肌抑制药

子宫平滑肌抑制药又称为抗分娩药,可以抑制子宫平滑肌的收缩,使子宫平滑肌的收缩力减弱,收缩节律减慢,临床上主要用于防治早产和痛经。常用的子宫平滑肌抑制药物主要有肾上腺素受体激动药、硫酸镁、钙通道阻滞药、环氧化酶抑制药等。

子宫平滑肌细胞膜上分布有较多的肾上腺素受体,肾上腺素受体激动药首先通过激动这些受体,增加细胞内的 CAMP 水平,继而降低细胞内钙的水平,最终引起子宫平滑肌松弛,进而抑制子宫收缩。利托君、特布他林、沙丁胺醇、海索那林等激动子宫平滑肌的 β_2 受体，具有松弛子宫平滑肌作用。在人的子宫平滑肌上，这类药物对非妊娠和妊娠子宫均可产生抑制作用，可用于治疗先兆早产。本类药物可引起心血管系统的不良反应，主要表现为心率增加、心悸、血压升高以及过敏反应。

硫酸镁可显著抑制子宫平滑肌的收缩，可用于防治早产。硫酸镁还可以抑制中枢神经系统，抑制运动神经肌肉接头乙酰胆碱的释放，降低血管平滑肌的收缩作用，缓解外周血管痉挛发作，因而对妊娠期高血压、子痫前期和子痫均具有预防和治疗作用。硫酸镁静脉注射后常可以引起潮热、出汗、口干，注射速度如果过快可以引起头晕、恶心、呕吐、眼球震颤等。

课后拓展资源

护理用药小结	第二十八章课后练习	常用制剂及用法

第二十九章

肾上腺皮质激素类药物

导学资源

知识导图　　　　　PPT课件

学习目标

> 1. 掌握糖皮质激素类药物的药理作用、用途、不良反应与用药监护及注意事项；了解盐皮质激素类药物、促皮质素及皮质激素抑制药的用途。
>
> 2. 初步具有根据糖皮质激素类药物的药理作用、用途、不良反应与用药监护及注意事项制定护理措施及对患者、家属进行相关护理宣教的能力。

案例导入

> 患者，女，26岁，护士。在工作中与传染性非典型肺炎患者密切接触，10天后出现寒战、发热、咳嗽就诊。血标本检测报告显示 SARS 病毒血清 IgG 抗体为阳性。初步诊断：传染性非典型性肺炎。应用甲泼尼龙及其他药物治疗共约 3 个月。患者在传染性非典型性肺炎康复后 3 个月出现髋关节运动受限，活动后减轻等症状。半年后确诊为双侧股骨头缺血性坏死。
>
> 讨论：
>
> 1. 患者为什么使用甲泼尼龙？
>
> 2. 糖皮质激素有哪些主要不良反应？本例不良反应出现的原因是什么？

肾上腺皮质激素是肾上腺皮质所分泌的激素的总称，主要包括盐皮质激素、糖皮质激素和性激素类。肾上腺皮质由外向内依次分为球状带、束状带及网状带 3 层。球状带约占皮质的 15%，主要合成醛固酮和去氧皮质酮等盐皮质激素；束状带约占 78%，主要合成氢化可的松等糖皮质激素；网状带约占 7%，主要合成性激素类。肾上腺皮质激素的分泌和生成受促肾上腺皮质激素（ACTH，又名促皮质素）的调节，表现出昼夜节律性。肾上腺皮质激素药物则指天然与合成的肾上腺皮质激素及其拮抗剂，临床常用的皮质激素主要是糖皮质激素类。

第一节　糖皮质激素

　　糖皮质激素的作用广泛而复杂，且随剂量不同而变化。生理情况下主要影响正常物质代谢过程；缺乏时可引起代谢失调甚至死亡；应激状态时，机体分泌大量的糖皮质激素，通过允许作用等，使机体能适应内外环境变化所产生的强烈刺激；不适当使用或长期大剂量使用糖皮质激素可导致多种不良反应和并发症，甚至危及生命。

　　【体内过程】注射、口服均可吸收。可的松或氢化可的松口服后 1~2 小时血药浓度达峰值。

　　常用糖皮质激素的比较见表 29-1。

表 29-1　常用糖皮质激素类药物的比较

药物		药理活性			等效剂量 /mg	半衰期 /min	作用持续 时间/h
		水盐代谢 /tfc 值	糖代谢 (1/8tt)	抗炎作用 /比值			
短效	氢化可的松	1.0	1.0	1.0	20.00	90	8~12
	可的松	0.8	0.8	0.8	25.00	30	8~12
中效	泼尼松	0.8	4.0	3.5	5.00	60	12~36
	泼尼松龙	0.8	4.0	4.0	5.00	200	12~36
	甲泼尼龙	0.5	5.0	5.0	4.00	180	12~36
	曲安西龙	0	5.0	5.0	4.00	>200	12~36
长效	地塞米松	0	20~30	30	0.75	100~300	36~54
	倍他米松	0	20~30	25~35	0.60	100~300	36~54

　　注：表中水盐代谢、糖代谢、抗炎作用的比值均以氢化可的松为 1 计；等效剂量以氢化可的松为标准

　　【药理作用及机制】糖皮质激素在生理剂量下主要是对机体的物质代谢产生影响，在超生理剂量（药理剂量）时还发挥除了代谢作用外的其他药理作用。

　　1. 对代谢的影响

　　(1) 糖代谢：糖皮质激素是调节机体糖代谢的重要激素之一，能增加肝糖原和肌糖原含量并升高血糖。机制是：①促进糖原异生，特别是利用肌肉蛋白质代谢中的一些氨基酸及其中间代谢产物作为原料合成糖原；②减少机体组织对葡萄糖的利用；③减慢葡萄糖氧化分解过程，有利于丙酮酸和乳酸等中间代谢产物在肝脏和肾脏再合成葡萄糖，增加血糖的来源。

（2）蛋白质代谢：加速胸腺、肌肉、骨等组织蛋白质分解代谢，大剂量糖皮质激素还能抑制蛋白质合成，故长期用药可出现肌肉消瘦、骨质疏松、皮肤变薄和伤口愈合延缓等。

（3）脂肪代谢：短期使用对脂肪代谢无明显影响；大剂量长期使用可增高血浆胆固醇、激活四肢皮下脂酶，促使皮下脂肪分解，使脂肪重新分布于面部、胸、背及臀部，形成向心性肥胖，表现为"满月脸，水牛背"，呈现面圆、背厚、躯干部发胖而四肢消瘦的特殊体形。

（4）水和电解质代谢：糖皮质激素通过作用于盐皮质激素受体产生较弱的盐皮质激素样潴钠排钾作用。此外，它能增加肾小球滤过率和拮抗抗利尿激素的作用，减少肾小管对水的重吸收，故有利尿作用。此外，长期用药将造成骨质脱钙，可能与其减少小肠对钙的吸收和抑制肾小管对钙的重吸收、促进尿钙排泄有关。

2. 抗炎作用

糖皮质激素具有强大的抗炎作用，能抑制物理性、化学性、免疫性及病原生物性等多种原因所引起的炎症反应。在急性炎症早期，减少各种炎症因子的释放，减轻渗出、水肿，改善红、肿、热、痛等症状。在炎症后期，糖皮质激素通过抑制毛细血管和成纤维细胞的增生，防止粘连及瘢痕形成，减轻后遗症。但须注意的是，炎症反应是机体的一种防御性机制，炎症反应的后期更是组织修复的重要过程。因此，糖皮质激素在抑制炎症及减轻症状的同时也可导致感染扩散、创面愈合延迟。

3. 免疫抑制与抗过敏作用

（1）对免疫系统的抑制作用：糖皮质激素对免疫过程的多个环节均有抑制作用。小剂量糖皮质激素主要抑制细胞免疫，大剂量则能抑制由B细胞转化成浆细胞的过程，减少抗体生成干扰体液免疫。但糖皮质激素能干扰淋巴组织在抗原作用下的分裂和增殖，阻断致敏T淋巴细胞所诱发的单核细胞和巨噬细胞的聚集等，从而抑制组织器官的移植排斥反应和皮肤迟发性过敏反应。此外，对于自身免疫性疾病也能发挥一定的近期疗效。

（2）抗过敏作用：在免疫过程中，由于抗原-抗体反应引起肥大细胞脱颗粒而释放组胺、5-羟色胺、过敏性慢反应物质和缓激肽等，从而引起一系列过敏性反应症状。糖皮质激素能减少上述过敏介质的产生，抑制因过敏反应而产生的病理变化，从而减轻过敏性症状。

4. 抗休克作用

常用于严重休克，特别是感染中毒性休克的治疗。大剂量糖皮质激素抗休克作用的机制为：①抑制某些炎症因子的产生，减轻全身炎症反应综合征及组织损伤，使微循环血流动力学恢复正常，改善休克状态；②稳定溶酶体膜，减少心肌抑制因子的形成；③扩张痉挛收缩的血管和兴奋心脏、加强心脏收缩力；④提高机体对细菌内毒素的耐受力。但对外毒素则无防御作用。

5. 其他作用

（1）允许作用：糖皮质激素对有些组织细胞虽无直接活性，但可给其他激素发挥作用创造有利条件，称为允许作用。例如糖皮质激素可增强儿茶酚胺的血管收缩作用和胰高血糖素升高血糖的作用等。

（2）退热作用：用于严重的中毒性感染，常具有迅速而良好的退热作用。可能与其能抑制体温中枢对致热原的反应、稳定溶酶体膜、减少内源性致热原的释放有关。

（3）血液与造血系统：糖皮质激素能刺激骨髓造血功能，使红细胞和血红蛋白含量增加，大剂量可使血小板增多；刺激骨髓中的中性粒细胞释放入血而使中性粒细胞计数增多，减弱对炎症区域的浸润与吞噬活动。

(4)中枢神经系统：提高中枢的兴奋性。大量长期应用糖皮质激素，可引起部分患者欣快、激动、失眠等，偶可诱发精神失常。

(5)对骨骼的影响：糖皮质激素抑制成骨细胞的活力、减少骨中胶原的合成、促进胶原和骨基质的分解、使骨质形成发生障碍，长期大量应用本类药物时可出现骨质疏松，特别是脊椎骨，故可引起腰背痛，甚至发生压缩性骨折、鱼骨样及楔形畸形。

(6)心血管系统：糖皮质激素增强血管对其他活性物质的反应性，可以增加血管壁肾上腺素受体的表达。

【临床应用】

1.严重急性感染

主要用于中毒性感染或同时伴有休克者，如中毒性菌痢、中毒性肺炎、暴发型流行性脑膜炎及败血症等，在应用有效抗菌药物治疗感染的同时，可用糖皮质激素作辅助治疗。因其能增加机体对有害刺激的耐受性、减轻中毒反应，有利于争取时间，进行抢救。对无特效治疗药的病毒性感染，原则上不用本类药物。对于多种结核病的急性期，特别是以渗出为主的结核病，如结核性脑膜炎、胸膜炎、心包炎、腹膜炎，在早期应用抗结核药物的同时辅以短程糖皮质激素，可迅速退热，减轻炎症渗出，使积液消退，减少愈合过程中发生的纤维增生及粘连。带状疱疹、水痘患者禁用。

2.抗炎治疗及防止某些炎症后遗症

人体某些重要器官的炎症，如结核性脑膜炎、风湿性心瓣膜炎、损伤性关节炎、睾丸炎以及烧伤后瘢痕挛缩等，早期应用糖皮质激素可减少炎性渗出，减轻愈合过程中纤维组织过度增生及粘连、防止后遗症的发生。对眼科疾病如虹膜炎、角膜炎、视网膜炎和视神经炎等非特异性眼炎，应用糖皮质激素可迅速消炎止痛、防止角膜混浊和瘢痕粘连的发生。有角膜溃疡者禁用。

3.免疫相关疾病

(1)自身免疫性疾病：对多发性皮肌炎，糖皮质激素为首选药。严重风湿热、风湿性心肌炎、风湿性及类风湿关节炎、系统性红斑狼疮、自身免疫性贫血和肾病综合征等，应用糖皮质激素后可缓解症状。一般采用综合疗法，不宜单用，以免引起不良反应。

(2)过敏性疾病：如荨麻疹、血管神经性水肿、支气管哮喘和过敏性休克等。此类疾病一般发作快，消失也快，治疗主要应用肾上腺素受体激动药和抗组胺药物。对严重病例或其他药物无效时，可应用本类激素作辅助治疗，目的是抑制抗原-抗体反应所引起的组织损害和炎症过程。吸入型糖皮质激素防治哮喘效果较好且安全可靠，极少有副作用。

(3)器官移植排斥反应：对异体器官移植手术后所产生的免疫性排斥反应，可使用糖皮质激素预防，通常器官移植术前1~2天开始口服泼尼松。若已发生排斥反应，治疗时可采用大剂量氢化可的松静脉滴注。

4.抗休克治疗

对感染中毒性休克，在足量有效的抗菌药物治疗的同时，可及早、短时间突击使用大剂量糖皮质激素；待微循环改善、脱离休克状态即可停用，糖皮质激素尽可能在抗菌药物之后使用，停药则在撤去抗菌药物之前。

5.血液病

多用于治疗儿童急性淋巴细胞白血病，目前采取与抗肿瘤药物联合的多药并用方案；但对急性非淋巴细胞白血病的疗效较差。此外，还可用于再生障碍性贫血、粒细胞减少症、血小板减少症和过敏性紫癜等的治疗，停药后易复发。

6.局部应用

对湿疹、肛门瘙痒、接触性皮炎、银屑病等都有疗效，多采用氢化可的松、泼尼松龙或氟轻松等软膏、霜剂或洗剂局部用药；应用滴眼剂及呼吸道吸入制剂，可主要作用于眼部或呼吸道。

7.替代疗法

用于急、慢性肾上腺皮质功能不全者，脑垂体前叶功能减退及肾上腺次全切除术后，皮质激素分泌不足的患者。

【不良反应及注意事项】

1.长期大剂量应用引起的不良反应与用药监护

(1)医源性肾上腺皮质功能亢进：又称类肾上腺皮质功能亢进综合征，是指长期过量激素引起脂质代谢和水盐代谢的紊乱。表现为满月脸、水牛背、皮肤变薄、多毛、水肿、低血钾、高血压、糖尿病等，多数患者停药后症状可自行消失。必要时可加用抗高血压药，抗糖尿病药治疗，并采用低盐、低糖、高蛋白饮食及加用氯化钾等措施。

(2)诱发或加重感染：长期应用可诱发感染或使体内潜在的感染病灶扩散，特别是在原有疾病已使抵抗力降低的白血病、再生障碍性贫血、肾病综合征等患者更易发生。故肺结核、淋巴结核、脑膜结核及腹膜结核等患者应合用抗结核药。无有效药物可控制的感染(如病毒感染)，应慎用或禁用。

(3)消化系统并发症：糖皮质激素可刺激胃酸、胃蛋白酶的分泌并抑制胃黏液分泌，降低胃肠黏膜的抵抗力，故诱发或加剧胃、十二指肠溃疡，甚至造成消化道出血或穿孔。少数患者还可诱发胰腺炎或脂肪肝。

(4)心血管系统并发症：长期应用，由于钠、水潴留和血脂升高可引起高血压和动脉粥样硬化。

(5)骨质疏松、肌肉萎缩、伤口愈合迟缓等：与糖皮质激素促蛋白质分解、抑制其合成及增加钙、磷排泄有关，骨质疏松多见于儿童、绝经期妇女和老人，严重者可发生自发性骨折。由于抑制生长激素的分泌和造成负氮平衡，还可影响生长发育。孕妇应用，偶引起胎儿畸形。由于长期应用激素可引起高脂血症，来源于中性脂肪的栓子易黏附于血管壁上，阻塞软骨下的骨终末动脉，使血管栓塞造成股骨头无菌性缺血坏死。

(6)糖尿病：糖皮质激素促进糖原异生，降低组织对葡萄糖的利用，抑制肾小管对葡萄糖的重吸收作用，因而长期应用糖皮质激素，将引起糖代谢的紊乱，约半数患者出现糖耐量受损或糖尿病(类固醇性糖尿病)。一旦发生可减少糖皮质激素的用量，最好停药。如不能停药，应酌情给予口服降糖药或注射胰岛素治疗。

(7)糖皮质激素性青光眼：在使用糖皮质激素类药物时要定期检查眼压、眼底、视野，以减少糖皮质激素青光眼的发生。

(8)对妊娠的影响：糖皮质激素可通过胎盘，使用药理剂量的糖皮质激素可增加胎盘功能不全、新生儿体重减少或死胎的发生率。妊娠期间曾接受一定剂量的糖皮质激素者应注意观察婴儿是否有肾上腺皮质功能减退的表现。

（10）其他：有癫痫或精神病史者禁用或慎用。

2.停药反应

（1）医源性肾上腺皮质功能不全：长期应用尤其是每天给药的患者，减量过快或突然停药，特别是当遇到感染、创伤、手术等严重应激情况时，可引起肾上腺皮质功能不全或危象，表现为恶心、呕吐、乏力、低血压和休克等，需及时抢救。这是由于长期大剂量使用糖皮质激素，反馈性抑制垂体-肾上腺皮质轴致肾上腺皮质萎缩所致。肾上腺皮质功能的恢复时间与剂量、用药时间长短和个体差异等有关。不可骤然停药，须缓慢减量，停用糖皮质激素后应连续应用促肾上腺皮质激素1周左右；在停药1年内如遇应激情况（如感染或手术等），应及时给予足量的糖皮质激素。

（2）反跳现象：突然停药或减量过快而致原有症状的复发或恶化。常需加大剂量再行治疗，待症状缓解后再缓慢减量、停药。

（3）糖皮质激素抵抗：大剂量糖皮质激素治疗疗效很差或无效称为糖皮质激素抵抗。此时对患者盲目加大剂量和延长疗程不但无效，而且会引起严重的后果。目前临床还未见解决糖皮质激素抵抗的有效措施。

【禁忌证】活动性消化性溃疡病，新近胃肠吻合术，骨折，创伤修复期，角膜溃疡，肾上腺皮质功能亢进症，严重高血压，糖尿病，孕妇，抗菌药物不能控制的感染如水痘、麻疹、真菌感染等禁用；严重的精神病（过去或现在）、癫痫病史者禁用或慎用。

【用法与疗程】

1.小剂量替代疗法

适用于治疗急、慢性肾上腺皮质功能不全症（包括肾上腺危象、艾迪生病）、脑垂体前叶（腺垂体）功能减退及肾上腺次全切除术后。一般维持量，可的松每日12.5~25 mg或氢化可的松每日10~20 mg。

2.大剂量冲击疗法

适用于急性、重度、危及生命的疾病的抢救，如休克、急性移植排斥反应等，常用氢化可的松静脉给药，首剂200~300 mg，一日量可超过1 g，以后逐渐减量，疗程通常3~5天。大剂量应用时宜合用氢氧化铝凝胶等以防止急性消化道出血。

3.一般剂量长期疗法

适用于慢性疾病，多用于结缔组织病和肾病综合征等。常用泼尼松口服，开始每日10~30 mg，1日3次，获得临床疗效后逐渐减量，每3~5天减量1次，每次按20%左右递减，直到最小有效维持量。

4.需要长期用药维持疗效的患者，可采取两种方式：

（1）每日清晨一次给药法：一般采用短效类的可的松或氢化可的松，在每日清晨7~8时一次服用。

（2）隔日清晨给药法：即每隔一日，早晨7~8时给药1次。一般采用中效类的泼尼松或泼尼松龙，可减轻对内源性皮质激素分泌的抑制作用。

第二节　盐皮质激素

盐皮质激素主要有醛固酮和去氧皮质酮对维持机体正常的水、电解质代谢起着重要作用。

【药理作用及机制】醛固酮主要作用于肾脏的远曲小管，促进 Na^+、Cl^- 的重吸收和 K^+ 排出，它与下丘脑分泌的抗利尿激素相互协调，共同维持体内水、电解质的平衡。平时每日醛固酮的分泌量很少，如因某种情况引起醛固酮分泌过多，其显著的水钠潴留及排钾效应则可引起低血钾、组织水肿及高血压。若盐皮质激素分泌水平过低，会导致水钠流失和血压降低的症状。

【临床应用】临床上盐皮质激素常与氢化可的松等合用作为替代疗法，用于慢性肾上腺皮质功能减退症，以纠正患者失钠、失水和钾潴留等，恢复水和电解质的平衡。

第三节　促皮质素及皮质激素抑制药

◆ 一、促肾上腺皮质激素

促肾上腺皮质激素（ACTH）由垂体前叶嗜碱细胞合成分泌，其合成和分泌受到下丘脑促皮质素释放激素（CRH）的调节，对维持机体肾上腺正常形态和功能具有重要作用。临床上主要用于 ACTH 兴奋试验以判断肾上腺皮质贮备功能，诊断脑垂体前叶-肾上腺皮质功能状态及检测长期使用糖皮质激素的停药前后的皮质功能水平，以防止因停药而发生皮质功能不全。

◆ 二、皮质激素抑制药

抗醛固酮类药物如螺内酯（安体舒通）等详见第二十三章。皮质激素抑制剂可代替外科的肾上腺皮质切除术，临床常用的有米托坦和美替拉酮等。

米托坦（Lysodren）

米托坦能相对选择性地作用于肾上腺皮质细胞，对肾上腺皮质的正常细胞或瘤细胞都有损伤作用，尤其是选择性地作用于肾上腺皮质束状带及网状带细胞，使其萎缩、坏死。用药后血、尿中氢化可的松及其代谢物迅速减少。但不影响球状带，故醛固酮分泌不受影响。主要用于无法切除的皮质癌、切除复发癌以及皮质癌术后辅助治疗。可出现消化道不适、中枢抑制及运动失调等反应，减小剂量后这些症状可以消失。若由于严重肾上腺功能不全而出现休克或严重的创伤时，可给予肾上腺皮质类固醇类药物。

美替拉酮(Metyrapone)

美替拉酮(又称甲吡酮)抑制去氧氢化可的松转化为氢化可的松,而降低它们的血浆水平;又能反馈性地促进 ACTH 分泌,临床用于治疗肾上腺皮质肿瘤和产生 ACTH 的肿瘤所引起的氢化可的松过多症和皮质癌。还可用于垂体释放 ACTH 功能试验。不良反应较少,可有眩晕、消化道反应等。

课后拓展资源

| 护理用药小结 | 第二十九章课后练习 | 常用制剂及用法 |

第三十章

甲状腺激素类药

☞ 导学资源

知识导图　　　PPT课件

学习目标

1. 掌握硫脲类抗甲状腺药的药理作用、用途、不良反应及用药注意事项；熟悉碘和碘化物的作用特点、用途及不良反应；了解甲状腺激素类药的药理作用与用途。

2. 初步具有根据抗甲状腺药的药理作用、用途、不良反应及注意事项制定护理措施及对患者、家属进行相关护理宣教的能力。

案例导入

患者，女，27 岁，因"乏力、心悸 4 个月余，发现白细胞减少 2 天伴咳嗽 1 天"入院。患者 3 个月前，诊断为：甲状腺功能亢进。开始口服甲巯咪唑 10 mg，3 次/d 等。入院前 2 天在我院门诊检查：肝功能正常，白细胞总数和中性粒细胞数量明显降低，拟停用甲巯咪唑。

讨论：

1. 该患者使用甲巯咪唑的药理学依据是什么？

2. 甲巯咪唑有哪些不良反应与用药监护，应如何进行用药监护？

甲状腺激素是维持机体正常代谢、促进生长发育所必需的激素。甲状腺素分泌过少引起甲状腺功能减退，需补充甲状腺激素进行治疗；而分泌过多则引起甲状腺功能亢进症，需要手术疗法或者抗甲状腺药物进行治疗。

第一节　甲状腺激素

一、甲状腺激素合成、分泌及调节

甲状腺激素包括甲状腺素，四碘甲状腺原氨酸(T_4)和三碘甲状腺原氨酸(T_3)。甲状腺功能减退需补充甲状腺激素。甲状腺激素的合成、贮存、分泌与调节的主要步骤包括：

1. 碘摄取

甲状腺腺泡细胞的碘泵主动从血中摄取碘，腺泡细胞中碘化物的浓度在正常时为血浆中的 25 倍，在甲亢时可达 250 倍，故摄碘率是甲状腺功能指标之一。

2. 碘活化和酪氨酸碘化

碘化物在过氧化物酶作用下被氧化成活性碘(I^+)，活性碘与甲状腺球蛋白(TG)中的酪氨酸残基结合，生成一碘酪氨酸(MIT)和二碘酪氨酸(DIT)。在过氧化物酶作用下，两分子的 DIT 偶联生成 T_4，一分子 DIT 和一分子 MIT 偶联成 T3。

3. 释放

在蛋白水解酶作用下，TG 释放出 T_4、T_3 进入血液。其中 T_4 约占分泌总量的 90% 以上，在外周组织脱碘酶作用下，约 36% T_4 转为 T_3，T_3 的生物活性比 T_4 强 5 倍左右。

4. 调节

垂体分泌的促甲状腺激素(TSH)，促进甲状腺激素合成和分泌，而 TSH 的分泌又受下丘脑分泌的促甲状腺激素释放激素(TRH)的调节。应激状态或某些疾病可通过 TRH 影响甲状腺功能，而血中的 T_4 和 T_3 浓度对 TSH 和 TRH 的释放都有负反馈调节作用。

二、甲状腺激素

【体内过程】T_4、T_3 口服易吸收，生物利用度分别为 50%~70% 和 90%~95%，T_4 的吸收率因肠内容物等的影响而不恒定。严重黏液性水肿时口服吸收不良，须肠外给药。两者血浆蛋白结合率均在 99% 以上。但 T_3 的蛋白亲和力低于 T_4。

【药理作用】甲状腺激素的药理作用主要包括以下几方面：

1. 维持正常生长发育

能促进蛋白质合成及骨骼、中枢神经系统的生长发育。在发育期，甲状腺功能不足可使神经元轴突和树突形成发生障碍，神经髓鞘形成延缓等，而产生智力低下、身材矮小的呆小病(克汀病)。成人甲状腺功能不全时，则引起黏液性水肿，表现为中枢兴奋性降低、记忆力减退等。

2. 促进代谢和产热

能促进物质氧化代谢，增加耗氧，提高基础代谢率，使产热增多。

3. 提高机体交感-肾上腺系统的反应性

在甲状腺功能亢进时由于对儿茶酚胺的反应性提高，可出现神经过敏、烦躁、震颤、心率加快、心排出量增加及血压增高等现象。

【临床应用】主要用于甲状腺功能减退的替代疗法。

1. 甲状腺功能减退

①呆小病：功能减退始于胎儿或新生儿。若尽早诊治，则发育仍可维持正常；若治疗过晚，则智力持续低下。治疗应从小剂量开始，到症状好转改用维持量，并根据症状随时调整剂量。②黏液性水肿：给予甲状腺素治疗应从小剂量开始，逐渐增至足量，2~3 周后如基础代谢率恢复正常，可逐渐减为维持量。老年及心血管疾病患者增量宜缓慢，以防过量诱发或加重心脏病变；垂体功能低下者宜先用糖皮质激素，再用甲状腺激素，以防发生急性肾上腺皮质功能不全。

2. 单纯性甲状腺肿

由于缺碘所致者应补碘，原因不明者可给予适量甲状腺激素，以补充内源性激素的不足，并可抑制 TSH 过多分泌，缓解腺体代偿性增生肥大。但甲状腺结节常不能消失，须进行手术。

3. 其他

①甲亢患者服用抗甲状腺药时，加服有利于减轻突眼、甲状腺肿大以及防止甲状腺功能减退。②甲状腺癌术后应用 T_4，可抑制残余甲状腺癌变组织，减少复发，用量需较大。

【不良反应与用药监护】

甲状腺激素过量可引起心悸、手震颤、多汗、体重减轻、失眠等甲亢症状，重者可有腹泻、呕吐、发热、脉搏快而不规则，甚至有心绞痛、心力衰竭、肌肉震颤或痉挛。一旦出现上述现象应立即停药，用 β 受体阻断药对抗，停药 1 周后再从小剂量开始应用。

第二节　抗甲状腺药

甲状腺功能亢进症（称甲亢）可用手术疗法，也可用抗甲状腺药暂时或长期消除甲亢症状。抗甲状腺药是治疗各种原因引起的甲亢及其症状的有效手段，目前常用的有硫脲类、碘及碘化物、β 受体阻断药和放射性碘 4 类。

一、硫脲类

硫脲类是最常用的抗甲状腺药。可分为 2 类：①硫氧嘧啶类：包括甲硫氧嘧啶（MTU）和丙硫氧嘧啶（PTU）；②咪唑类：包括甲巯咪唑（又称他巴唑）和卡比马唑（又称甲亢平）。

【药理作用及机制】

1. 抑制甲状腺激素的合成

硫脲类对甲状腺摄碘没有影响，主要是通过抑制甲状腺过氧化物酶，进而抑制酪氨酸的碘化及偶联，减少甲状腺激素的生物合成。本类药物对已合成的甲状腺激素无效，须用药 3~4 周后才有储存的 T_4 水平下降，一般症状改善常需 2~3 周，基础代谢率恢复正常需 1~2 个月。

2. 抑制外周组织的 T_4 转化为 T_3

丙硫氧嘧啶能迅速控制血清中生物活性较强的 T_3 水平，故在重症甲亢、甲状腺危象时，该药可列为首选。

3. 免疫抑制作用

甲亢的发病与自身免疫机制异常有关，硫脲类药物轻度抑制免疫球蛋白的生成，减少甲状腺刺激性免疫球蛋白（TSI）水平。因此，该类药物除了能控制高代谢症状外，对甲亢病因也有一定的治疗作用。

【临床应用】

1. 甲亢的内科治疗

适用于轻症和不宜手术或放射性碘治疗者，如儿童、青少年、术后复发、中重度患者、年老体弱或兼有心、肝、肾、出血性疾患等患者。若剂量适当，症状可在 1~2 个月内得到控制。当基础代谢率接近正常时，药量即可递减至维持量，疗程 1~2 年。遇有感染或其他应激时酌加剂量。内科治疗可使 40%~70% 患者不再复发。

2. 甲状腺手术前准备

为减少甲状腺次全切除手术患者在麻醉和手术后的并发症及甲状腺危象，在术前应先服用硫脲类药物，使甲状腺功能恢复或接近正常。由于用硫脲类后 TSH 分泌增多，使腺体增生，组织脆而充血，不利于手术进行，须在手术前两周左右加服大量碘剂。

3. 甲状腺危象的治疗

感染、外伤、手术、情绪激动等诱因，可致大量甲状腺激素突然释放入血，使患者发生高热、虚脱、心力衰竭、肺水肿、水和电解质紊乱等，严重时可致死亡，称为甲状腺危象。在临床治疗时，除消除诱因、对症治疗外，主要给大剂量碘剂以抑制甲状腺激素释放，并立即应用硫脲类（常选用丙硫氧嘧啶）阻止甲状腺素合成，剂量约为治疗量的 2 倍，疗程一般不超过 1 周。

【不良反应与用药监护】

1. 胃肠道反应

恶心、呕吐、胃肠道不适，甲硫氧嘧啶偶有味觉、嗅觉改变，为减轻患者的胃肠道反应，护士可建议患者进餐时服用。

2. 过敏反应

最常见，斑丘疹、皮肤瘙痒、药疹，少数伴有发热，应密切观察，多数情况下不需停药也可消失，若出现严重过敏反应应停药或减量，并加用抗过敏药。

3. 粒细胞缺乏症

为最严重不良反应，发生率为 0.1%~0.5%。一般发生在治疗后的 2~3 个月内，老年人较易发生，应定期检查血象。注意与甲亢本身引起的白细胞计数偏低相区别，发生咽痛、发热等反应时应立即停药，可恢复正常。

4. 甲状腺肿及甲状腺功能减退

长期用药后，可使血清甲状腺激素水平呈显著下降，反馈性增加 TSH 分泌而引起腺体肿大，还可诱导甲状腺功能减退，及时发现并停药常可恢复。

【禁忌证】硫脲类药物能通过胎盘浓集于胎儿甲状腺，妊娠妇女慎用或不用；该药能通过乳汁分泌，哺乳期的妇女禁用，结节性甲状腺肿合并甲亢及甲状腺癌患者禁用。

【药物相互作用】巴比妥类、磺胺类、对氨基水杨酸、对氨苯甲酸、保泰松、酚妥拉明、维

生素 B_{12} 等药物都能不同程度地抑制甲状腺功能,如与硫脲类同用,可能增加抗甲状腺效应。碘剂可明显延缓硫脲类起效时间,一般情况不应合用。

➡ 二、碘及碘化物

在硫类药物产生前,碘及碘化物是用于抗甲状腺治疗的主要药物。目前,碘及碘化物不作为单独用药用于抗甲状腺治疗。常用复方碘溶液含碘 5%,碘化钾 10%。也可单用碘化钾或碘化钠。

【药理作用】不同剂量的碘化物对甲状腺功能可产生不同的作用。

小剂量的碘是合成甲状腺激素的原料,可预防单纯性甲状腺肿。大剂量碘(>6mg/d)有抗甲状腺作用。可能是通过抑制 TG 的水解而抑制甲状腺激素的释放,因为 TG 水解时,需足够的还原型谷胱甘肽(GSH)使 TG 中的二硫键还原,大剂量碘还能拮抗 TSH 促进激素释放作用;此外,大剂量碘还能抑制甲状腺过氧化物酶活性,影响酪氨酸碘化和碘化酪氨酸偶联,减少甲状腺激素的合成。大剂量碘的抗甲状腺作用快而强,用药 2~7 天起效,10~15 天达最大效应。但是,腺泡细胞内碘离子浓度增高到一定程度,细胞摄碘即自动降低,使胞内碘离子浓度下降,从而失去抑制激素合成的效应,这就是碘化物不能单独用于甲亢内科治疗的原因。

【临床应用】

1. 甲亢的术前准备

一般在术前 2 周给予复方碘溶液,因为大剂量碘能抑制 TSH 促进腺体增生的作用,使腺体缩小变韧、血管减少、利于手术进行及减少出血。

2. 甲状腺危象的治疗

可将碘化物加到 10% 葡萄糖溶液中静脉滴注,也可服用复方碘溶液。其抗甲状腺作用发生迅速,并在 2 周内逐渐停服,需同时配合服用硫脲类药物。

【不良反应与用药监护】碘的不良反应相对较少,大多数在停药后均可恢复。

1. 一般反应

咽喉不适、口内金属味、呼吸道刺激、鼻窦炎和眼结膜炎症状及唾液分泌增多、唾液腺肿大等,停药后可消退。

2. 过敏反应

于用药后立即或几小时内发生,表现为发热、皮疹、皮炎,也可有血管神经性水肿,严重者有喉头水肿、可致窒息。一般停药可消退、加服食盐和增加饮水量可促进碘排泄。必要时采取抗过敏措施。

3. 诱发甲状腺功能紊乱

长期或过量服用碘剂可能诱发甲亢;已用硫脲类控制症状的甲亢患者,也可因服用少量碘而复发。另一方面,碘剂也可诱发甲状腺功能减退和甲状腺肿,原有甲状腺炎者不易发生。碘能进入乳汁和通过胎盘,可能引起新生儿和婴儿甲状腺功能异常或甲状腺肿,严重者可压迫气管而致命,孕妇和哺乳期妇女应慎用。

三、放射性碘

放射性碘是^{131}I，甲状腺有很强的摄取碘能力，^{131}I被甲状腺摄取、浓集，可在甲状腺组织中放出β和γ射线。β射线（占99%）在组织内射程仅约2mm，辐射损伤只限于甲状腺内，又因增生细胞对辐射作用较敏感，很少损伤周围其他组织，可起到类似手术切除部分甲状腺的作用。少量的γ射线（占1%）可在体外测得，用于测定甲状腺摄碘功能，适用于不宜手术或手术后复发及硫脲类无效或过敏的甲亢者，作用缓慢，一般用药1个月见效，3~4个月后甲状腺功能可恢复正常。剂量过大易致甲状腺功能减退，故应严格掌握剂量。

四、β受体阻断药

【药理作用】无内在拟交感活性的β受体阻断药如普萘洛尔、美托洛尔、阿替洛尔等是甲亢及甲状腺危象的辅助治疗药。通过阻断β受体，拮抗儿茶酚胺作用，进而改善甲亢所致的心率加快、心收缩力增强等交感神经激活症状。此外还能抑制外周T_4转化成T_3，减少T_3生成。

【临床应用】本类药物适用于不宜用抗甲状腺药、不宜手术的甲亢患者；甲状腺危象时，静注能帮助患者度过危险期。应用大剂量β受体阻断药做甲状腺术前准备，不会致腺体增大变脆，2周后即可进行手术，本类药物常与硫脲类合用作术前准备。甲亢患者如因故需紧急手术（甲状腺或其他手术）时，也可用β受体阻断药保护患者。

【不良反应与用药监护】较少影响硫脲类对甲状腺的作用，但应注意防止本类药物对心血管系统和气管平滑肌等造成的不良反应。

课后拓展资源

护理用药小结　　　　第三十章课后练习　　　　常用制剂及用法

第三十一章

胰岛素及其他降血糖药

👉 导学资源

知识导图　　　　PPT课件　　　　学习视频

学习目标

　　1.掌握胰岛素的常用制剂、药理作用、用途、不良反应与用药监护及其防治；熟悉磺酰脲类、双胍类降血糖药的药理作用、用途及不良反应；了解其他口服降血糖药的作用特点和应用。

　　2.初步具有根据降血糖药的药理作用、用途、不良反应及注意事项制定护理措施及对患者、家属进行相关护理宣教的能力。

案例导入

　　患者，男，58岁，有2型糖尿病史7年，长期自用胰岛素8单位，每日早晚饭前皮下注射。并口服格列本脲维持治疗。本次发病时因突发性抽搐昏迷来院急诊，以"糖尿病昏迷"收入我院。入院时患者意识不清，面色苍白，皮肤潮湿，持续抽搐，口吐白沫，T：36℃，R：22次/分，P：110次/分，BP：81/60 mmHg。询问家属得知，患者因近日感觉心悸、出汗、倦怠无力，自认为是糖尿病病情加重，故在发病当日早饭前注射胰岛素12单位。晚饭前皮下注射16单位。胰岛素用量比原来每天用量增加近1倍。

　　讨论：

　　1.患者昏迷的原因可能是什么？应如何抢救？

　　2.胰岛素有哪些不良反应与用药监护？应如何进行用药监护？

　　糖尿病是由于胰岛素绝对或相对缺乏引起的以血糖水平升高为特征的代谢性疾病群。糖尿病主要分为1型和2型，1型糖尿病患者胰岛 B 细胞破坏，引起胰岛素绝对缺乏，需依赖胰岛素治疗；2 型糖尿病患者往往具有胰岛素抵抗或胰岛素分泌缺陷，可应用口服降血糖药为主。

第一节　胰岛素

药用胰岛素多从猪、牛提取。胰岛素结构有种属差异，虽不直接妨碍在人体中发挥作用，但可引起过敏反应。

【体内过程】胰岛素作为一种蛋白质，普通制剂易为消化酶所破坏，口服无效，必须注射给药。皮下注射吸收快，尤以前臂外侧和腹壁明显。主要在肝、肾灭活，10%以原形自尿液排出。因此，严重肝、肾功能不良影响其灭活。

【药理作用】胰岛素主要促进肝脏、脂肪、肌肉等靶组织糖原和脂肪的储存。

1. 促进糖原的合成和贮存，加速葡萄糖的氧化和酵解，并抑制糖原分解和异生而降低血糖。

2. 增加脂肪酸和葡萄糖的转运，促进脂肪合成，抑制脂肪分解，减少游离脂肪酸和酮体的生成。

3. 增加氨基酸的转运和核酸、蛋白质的合成，抑制蛋白质的分解。

4. 促进钾离子进入细胞，降低血钾浓度。

5. 加快心率，加强心肌收缩力，减少肾血流。

【临床应用】注射用普通胰岛素制剂仍是治疗 1 型糖尿病的最重要药物，对胰岛素缺乏的各型糖尿病均有效。主要用于下列情况：①1 型糖尿病。②新诊断的 2 型糖尿病患者，如有明显的高血糖症状和(或)血糖及糖化血红蛋白水平明显升高，一开始即采用胰岛素治疗，加或不加其他药物。③2 型糖尿病经饮食控制或用口服降血糖药未能控制者。④发生各种急性或严重并发症的糖尿病，如酮症酸中毒及非酮症性高渗性昏迷。⑤合并重度感染、消耗性疾病、高热、妊娠、创伤以及手术的各型糖尿病。⑥细胞内缺钾者，胰岛素与葡萄糖同用可促使钾内流。

【不良反应与用药监护】

1. 低血糖症

是最重要，也是最常见的不良反应，由胰岛素过量所致。早期表现为饥饿感、出汗、心率加快、焦虑、震颤等症状，严重者可引起昏迷、休克及脑损伤，甚至死亡。长效胰岛素降血糖作用较慢，通常不会出现上述症状，而以头痛和精神、运动障碍为主要表现。为防止低血糖症的严重后果，护士应教会患者熟知反应，轻者可饮用糖水或摄食，严重者应立即静脉注射 50% 葡萄糖注射液。必须在糖尿病患者中鉴别低血糖昏迷、酮症酸中毒性昏迷及非酮症性糖尿病昏迷。

2. 过敏反应

较多见，一般反应轻微，表现为皮疹和血管神经性水肿，偶可引起过敏性休克。由于动物来源的胰岛素与人的胰岛素结构差异或是制剂纯度较低、杂质所致。可用高纯度制剂或人胰岛素。

3. 胰岛素抵抗

（1）急性型：多因并发感染、创伤、手术等应激状态所致。血中出现拮抗胰岛素作用的物质增多、pH 降低时，可减少胰岛素与受体结合，使胰岛素作用锐减，需短时间内增加胰岛素剂量达数百乃至数千单位。正确处理诱因，调整酸碱、水电解质平衡，加大胰岛素剂量，常可取得良好疗效。

（2）慢性型：指临床每日需用胰岛素 200U 以上，且无并发症者。慢性抵抗形成原因复杂：可能与体内存在胰岛素抗体、靶细胞膜上胰岛素受体数目减少或靶细胞膜上葡萄糖转运系统失常等因素有关。此时可更换胰岛素制剂、调整剂量或加用口服降血糖药。

4. 脂肪萎缩

见于注射部位，女性多于男性。应用高纯度胰岛素后已较少见。

第二节　口服降血糖药

目前常用口服降血糖药包括：磺酰脲类、双胍类、胰岛素增敏剂、α-葡萄糖苷酶抑制剂及餐时血糖调节剂等，适用于 2 型糖尿病。

一、磺酰脲类

甲苯磺丁脲（Tolbutamide）是在磺胺类基础上发展而来，与氯磺丙脲（chlorpropamide）同属第一代磺酰脲类降糖药；第二代磺酰脲类，如格列本脲（Glibenclamide，优降糖）、格列吡嗪（Glipizide），作用可增加数十至上百倍。

【体内过程】磺酰脲类降糖药在胃肠道吸收迅速而完全，与血浆蛋白结合率高，多数药物在肝内代谢，并迅速从尿中排出。甲苯磺丁脲口服后 3~5 小时达峰值，作用维持 6~12 小时。

【药理作用及机制】

1. 降血糖

该类药降低正常人血糖，对胰岛功能尚存的患者有效，但对 1 型糖尿病患者则无作用。其机制是刺激胰岛 B 细胞释放胰岛素。当该类药物与胰岛 B 细胞膜上的磺酰脲受体结合后，可阻滞与受体相偶联的 ATP 敏感钾通道而阻止钾外流，致使细胞膜去极化，增强电压依赖性钙通道开放，促进胞外钙内流。胞内游离钙浓度增加后，触发胰岛素的释放。

2. 对水排泄的影响

格列本脲、氯磺丙脲有抗利尿作用，但不降低肾小球滤过率，这是促进抗利尿激素 ADH 分泌和增强其作用的结果。

3. 对凝血功能的影响

第三代磺酰脲类能使血小板黏附力减弱，刺激纤溶酶原的合成。

【临床应用】

1. 用于胰岛功能尚存的 2 型糖尿病且单用饮食控制无效者。

2. 尿崩症只用氯磺丙脲，可使患者尿量明显减少。

【不良反应与用药监护】常见不良反应为胃肠不适、嗜睡及神经痛，也可致黄疸和肝损害，尤以氯磺丙脲多见。少数患者有白细胞、血小板减少及溶血性贫血，患者需定期检查肝功能和血象。较严重的不良反应为持久性的低血糖症，常因药物过量所致。老人及肝、肾功能不良者发生率高，故老年及肾功能不良的糖尿病患者忌用。

◆ 二、双胍类

国内常用的有二甲双胍（Metformin，甲福明）、苯乙双胍（Phenformin，苯乙福明）。该类药物可明显降低糖尿病患者的血糖，但对正常人血糖无明显影响。

其作用机制可能是促进脂肪组织摄取葡萄糖，降低葡萄糖在肠的吸收及糖原异生，抑制胰高血糖素释放等。根据《糖尿病诊疗指南》的建议，如果没有禁忌证且能够耐受，二甲双胍是 2 型糖尿病起始治疗的首选药物。主要用于轻症糖尿病患者，尤适用于肥胖及单用饮食控制无效者。本类药除有食欲下降、恶心、腹部不适及腹泻等不良反应外，尚有乳酸性酸血症、酮血症等严重不良反应，其他不良反应尚有食欲下降、恶心、腹部不适、腹泻及低血糖等。

◆ 三、胰岛素增敏剂

胰岛素抵抗和胰岛 B 细胞功能受损是目前临床糖尿病治疗所面临的两大难题，改善患者的胰岛素抵抗状态对糖尿病治疗具有重要意义。胰岛素抵抗有获得性及遗传性两种，1 型糖尿病患者仅有获得性胰岛素抵抗，在控制血糖后胰岛素抵抗可消失；2 型糖尿病患者的胰岛素抵抗是遗传性的，需给予提高机体胰岛素敏感性的药物进行治疗。目前对 2 型糖尿病的治疗从单纯增加胰岛素的数量转移到提高组织对胰岛素的敏感性上来。吡格列酮、罗格列酮、曲格列酮、环格列酮、恩格列酮等，能改善 B 细胞功能，显著改善胰岛素抵抗及相关代谢紊乱，对 2 型糖尿病及其心血管并发症均有明显疗效。该类药物具有良好的安全性和耐受性，常见不良反应有嗜睡、肌肉疼痛、消化道症状等，低血糖反应的发生率较低。

◆ 四、α-葡萄糖苷酶抑制剂

阿卡波糖（acarbose）和伏格列波糖（Voglibose）是 α-葡萄糖苷酶抑制剂，能在小肠中竞争性抑制 α-葡萄糖苷酶，减少葡萄糖的吸收，单独应用或与其他降糖药合用，可降低患者的餐后血糖。主要副作用为胃肠道反应。服药期间应增加饮食中碳水化合物的比例，并限制单糖的摄入量，以提高药物的疗效。

◆ 五、餐时血糖调节剂

瑞格列奈（Repaglinide）于 1998 年作为"第一个餐时血糖调节剂"上市。它是一种促胰岛素分泌剂，最大的优点是促进糖尿病患者胰岛素生理性分泌曲线的恢复。其作用机制可能是通过与胰岛 B 细胞膜上的特异性受体结合，促进与受体偶联的 ATP 敏感性 K^+ 通道关闭，使细胞膜去极化，从而开放电压依赖的 Ca^{2+} 通道，使细胞外 Ca^{2+} 进入胞内，促进储存的胰岛素分泌。该药主要适用于 2 型糖尿病患者，老年糖尿病患者也可服用，且适用于糖尿病肾病者。

第三节　其他降血糖药

一、胰高血糖素样肽

胰高血糖素样肽是一种肠促胰素，由肠道 L 细胞分泌。GLP-I 由胰高血糖素原基因表达，此基因在胰岛 B 细胞的主要表达产物是胰高血糖素，具有以下生理作用：以葡萄糖依赖的方式作用于胰岛 B 细胞，促进胰岛素基因的转录，使胰岛素的合成和分泌增加。

依克那肽（Exenatide）是一种长效 GLP-I 受体激动剂，临床研究证实，该药能在不引起低血糖和增加体重风险的基础上治疗 2 型糖尿病。目前应用依克那肽的适应证是采用二甲双胍、磺酰脲类制剂，或两种药物联合治疗达不到目标血糖水平的患者。依克那肽目前是注射用药，每天给药 2 次（通常在早餐和晚餐之前）。该药最常见的副作用是胃肠反应如恶心、呕吐、腹泻等，一般为轻到中度，通常随继续用药而减轻。

二、胰淀粉样多肽类似物

醋酸普兰林肽（Pramlintideacetate）是胰淀粉样多肽（胰淀素，淀粉不溶素）的一种合成类似物，与内源性胰淀粉样多肽有着相同的生物学功能，也是至今为止继胰岛素之后第二个获准用于治疗 1 型糖尿病的药物。研究证实，普兰林肽可以延缓葡萄糖的吸收，抑制胰高血糖素的分泌，减少肝糖生成和释放，因而具有降低糖尿病患者体内血糖波动频率和波动幅度，改善总体血糖控制的作用。主要用于 1 型和 2 型糖尿病患者胰岛素治疗的辅助治疗，但不能替代胰岛素。

普兰林肽不可用于胰岛素治疗依从性差、自我监测血糖依从性差的患者。当开始应用普兰林肽后，为防止发生低血糖，应增加监测血糖的次数，降低餐时胰岛素给药剂量。

课后拓展资源

护理用药小结　　第三十一章课后练习　　常用制剂及用法

第三十二章

性激素类药及避孕药

导学资源

知识导图

PPT课件

学习视频

学习目标

1. 熟悉常用雌激素类药、孕激素类药、雄激素类药和同化激素类药的药理作用、用途和不良反应；了解抗雌激素类药的药理作用和用途；了解常用避孕药的分类、特点及用法。

2. 能初步指导患者正确使用避孕药。

案例导入

患者，女，53岁，3年前自觉午后经常突发面部发热，之后伴颜面潮红，约半月余，面部潮红时更见汗出且量多，继而头晕目眩、全身乏力，持续到下午6时左右，身体逐渐恢复正常。入院后经检查诊断为：绝经期综合征。该患者可采用哪些药物治疗？用药期间可能出现哪些不良反应？

性激素指由性腺所分泌的激素，主要包括雌激素、孕激素和雄激素。临床应用的性激素多为人工合成品及其衍生物。性激素除可用于治疗某些疾病外，目前主要应用于避孕，常用避孕药多为雌激素与孕激素的复合制剂。

第一节 雌激素类药及抗雌激素类药

一、雌激素类药

雌激素具有广泛的生物学活性，在心血管中枢神经、骨骼系统、生殖系统等的生长、发育与功能调节方面均具有重要意义。人体内主要存在 3 种内源性雌激素：雌二醇、雌酮和雌三醇，其中，雌二醇是由卵巢和睾丸分泌的主要天然雌激素，效应最强，而雌酮、雌三醇等其他雌激素多为雌二醇的肝脏代谢产物。天然雌激素活性较低，目前临床应用的雌激素多为人工合成的长效、高效的甾体衍生物，常用的有炔雌醇（ethinyloestradiol）、炔雌醚（quinestrol）、戊酸雌二醇（estradiolvalerate）等。此外还有人工合成的非甾体雌激素类药已烯雌酚（diethylstilbestrol）等。

【体内过程】天然雌激素口服后经胃肠道吸收，在肝脏内被迅速代谢，故生物利用度低，需注射给药。人工合成雌激素炔雌醇、已烯雌酚口服较好，疗效明显，在肝内代谢慢，从尿中排泄。

【药理作用】

1. 生殖系统

雌激素可促使色素沉着于大、小阴唇，使脂肪在体内呈女性分布，促进性器官的发育和成熟，维持女性第二性征；可促进子宫肌层和内膜增殖变厚，其引起的子宫内膜异常增殖可引起子宫出血；雌激素与孕激素共同调节月经周期的形成；可显著增加子宫平滑肌对缩宫素的敏感性；可促使子宫颈管腺体分泌黏液，有利于精子的穿透和存活；可促进输卵管肌层发育及收缩，使输卵管管腔上皮细胞分泌增加及纤毛生长；可刺激阴道上皮细胞的增生，使阴道黏膜增厚及成熟、浅表层细胞角化，在乳酸杆菌的作用下使阴道环境 pH 呈酸性，维持阴道的自净功能。

2. 心血管系统

雌激素可以增加一氧化氮和前列腺素的合成，舒张血管，抑制血管平滑肌细胞的异常增殖和迁移，并且通过减轻心肌缺血、再灌注损伤，抗心律失常等作用发挥保护心脏的功能。

3. 调节腺垂体激素的分泌

小剂量的雌激素，特别是在孕激素的配合下，刺激促性腺激素分泌，从而促进排卵，而大剂量的雌激素通过负反馈机制可减少促性腺激素释放，从而抑制排卵。

4. 神经系统

雌激素能促进神经细胞的生长、分化、存活与再生，并且促进神经胶质细胞的发育及突触的形成。

5. 代谢

雌激素能够激活肾素-血管紧张素系统，使醛固酮分泌增加，促进肾小管对水、钠的重吸收，故可致轻度的水钠潴留和血压升高；雌激素在儿童可显著增加骨骼的钙盐沉积，促进长骨愈合。

6. 其他

雌激素可增加凝血因子的活性，从而促进血液凝固，还能增加纤溶活性；雌激素可使真皮增厚，结缔组织内胶原分解减慢，使表皮增殖，保持皮肤弹性及改善血液供应。

【临床应用】

1. 围绝经期综合征

又称更年期综合征，是指由于卵巢功能降低，雌激素分泌不足，垂体促性腺激素分泌增多，导致内分泌平衡失调而引起的一系列症状，如面颈红热、失眠、情绪不安等。应用雌激素进行替代治疗，可抑制垂体促性腺激素的分泌，从而减轻围绝经期综合征症状。雌激素还可降低绝经期妇女冠心病的发生风险，对于围绝经期的妇女，可应用小剂量的雌激素预防冠心病和心肌梗死等心血管疾病的发生。

2. 抗骨质疏松的作用

雌激素对骨的作用表现出剂量依赖关系，较高剂量雌激素增加骨密度的效果更明显。雌激素能阻止绝经早期的骨丢失，在绝经前 5～10 年内开始应用激素疗法对预防骨质疏松症效果最佳。接受激素疗法的妇女心脏病、脑卒中、浸润性乳腺癌的发病风险都有所增加，这也是目前限制激素疗法仅作短期治疗的主要原因。为了减轻激素疗法的副作用，临床通常采用比标准剂量更小的剂量来预防和治疗骨质疏松症。

3. 乳房胀痛及退乳

有些妇女在停止哺乳后，由于乳汁继续分泌而引起乳房胀痛，大剂量的雌激素则能干扰催乳素对乳腺的刺激作用，使乳汁分泌减少而退乳消痛。

4. 卵巢功能不全和闭经

用雌激素可以对原发性或继发性的卵巢功能低下患者进行替代治疗，可以促进子宫、外生殖器及第二性征的发育。将雌激素与孕激素合用，可产生人工月经。

5. 功能性子宫出血

雌激素可促进子宫内膜增生，修复出血创面而止血，也可以适当配伍孕激素，以调整月经周期。

6. 晚期乳腺癌及前列腺癌

绝经 5 年以上晚期乳腺癌不宜手术的患者可用雌激素治疗。大剂量雌激素可以明显抑制垂体促性腺激素分泌，使睾丸萎缩而抑制雄激素的产生，使症状改善及肿瘤病灶退化。

7. 其他

小剂量的雌激素能改善老年人的学习和记忆，对阿尔茨海默病有一定的治疗作用。还可用于避孕及痤疮的治疗等。

【不良反应与用药监护】

1. 常见厌食、恶心及头晕等反应，用药时可减少剂量或从小剂量开始逐渐增加到达治疗剂量，以便减轻不良反应的症状。

2. 大剂量雌激素可引起水、钠潴留而导致水肿，因此，高血压患者慎用。

3. 长期大剂量使用雌激素可使子宫内膜过度增生，从而引起子宫出血，故子宫内膜炎患者慎用。

4. 雌激素对前列腺癌及绝经后乳腺癌患者有治疗作用，但绝经期以前的乳腺癌患者禁用。绝经后雌激素替代疗法可明显增加子宫内膜癌的发病风险，若同时辅用孕激素可减少其危险性。

5. 雌激素可加重偏头痛和诱发抑郁症。

6. 妊娠期间不应使用雌激素，以免引起胎儿的发育异常；本药主要在肝脏代谢，肝功能不良者还可引起胆汁淤积性黄疸，故肝功能不良者需慎用。

二、抗雌激素类药

本类药物根据作用机制的不同，主要包括雌激素受体拮抗药、选择性雌激素受体调节药和芳香化酶抑制药。

雌激素受体拮抗药：该类药物竞争性拮抗雌激素受体，从而抑制雌激素的作用。常用的雌激素受体拮抗药有氯米芬，有较弱的雌激素活性和中等程度的抗雌激素作用。在临床上可以用于治疗功能性不孕症、功能性子宫出血、绝经后晚期乳腺癌及长期应用避孕药后发生的闭经等。主要不良反应有多胎及视觉异常等。长期大剂量应用可引起卵巢肥大，卵巢囊肿患者禁用。

选择性雌激素受体调节药，也被称为组织特异性雌激素受体调节药，如雷洛昔芬对乳腺和子宫内膜上的雌激素受体没有作用，但能特异性拮抗骨组织的雌激素受体而发挥作用，临床多用于骨质疏松症的治疗。

第二节　孕激素类药及抗孕激素类药

一、孕激素类药

天然孕激素主要指由黄体分泌的黄体酮(progesterone，孕酮)，睾丸和肾上腺皮质也能少量分泌。天然的孕激素含量很低，且口服无效。临床应用的孕激素均系人工合成品或其衍生物。按照化学结构，孕激素类药物可分为两类：

羟孕酮类：由黄体酮衍生而来，如氯地孕酮、甲羟孕酮、安宫黄体酮、甲地孕酮等。

去甲睾酮类：由妊娠素衍生而获得，结构与睾酮相似，如炔诺酮、双醋炔诺酮、炔诺孕酮等。

【体内过程】黄体酮口服后可以在胃肠道和肝脏内被迅速代谢，故口服无效，需注射给药。血浆蛋白结合率较高，主要在肝脏代谢，代谢产物多与葡萄糖醛酸结合，从肾脏排出。人工合成的高效炔诺酮、甲地孕酮等，在肝脏代谢较慢，可口服给药。甲羟孕酮和甲地孕酮的未结晶混悬液与己酸孕酮的油溶液可肌内注射给药，因在局部吸收缓慢而发挥长效作用。

【药理作用】

1. 生殖系统

在月经后期，黄体酮在雌激素作用的基础上，促进子宫内膜继续增厚、充血、腺体增生，由增殖期转为分泌期，有利于受精卵的着床和胚胎的发育；在妊娠期降低子宫对缩宫素的敏感性，抑制子宫平滑肌的收缩，有保胎作用；抑制子宫颈管腺体分泌黏液，从而减少精子进入子宫；抑制输卵管的节律性收缩和纤毛的生长；加快阴道上皮细胞的脱落。

2. 乳房

黄体酮可与雌激素共同促进乳腺腺泡的发育，为哺乳作准备。

3. 排卵

大剂量黄体酮可抑制腺垂体黄体生成素的分泌，从而抑制排卵。

4. 代谢

黄体酮与醛固酮结构相似，通过竞争性对抗醛固酮的作用，增加 Na^+ 和 Cl^- 的排泄，从而产生利尿作用；可促进蛋白质的分解，增加尿素氮的排泄；此外，黄体酮还是肝药酶的诱导剂，可以促进药物的代谢。

5. 神经系统

黄体酮可通过下丘脑体温调节中枢影响散热过程，轻度升高体温，使月经周期黄体相的基础体温升高；有中枢抑制和催眠的作用。

【临床应用】

1. 功能性子宫出血

黄体功能不足可引起子宫内膜不规则的成熟与脱落，导致子宫发生持续性的出血。应用孕激素类药物则可以使子宫内膜同步转变为分泌期，在行经期有助于子宫内膜的全部脱落。

2. 痛经和子宫内膜异位症

常使用雌、孕激素复合避孕药抑制子宫痉挛性收缩，治疗痛经；长周期大剂量孕激素如炔诺酮片可使异位的子宫内膜萎缩退化，治疗子宫内膜异位症。

3. 先兆流产和习惯性流产

对于黄体功能不足所导致的流产，可以使用大剂量孕激素类药物来安胎，但是对于习惯性流产，该方法疗效并不确切。

4. 子宫内膜腺癌

大剂量孕激素类药物可影响肿瘤细胞的 DNA 转录，抑制肿瘤细胞的生长并促使其向成熟转化。目前疗效并不十分确切。

5. 前列腺肥大和前列腺癌

大剂量孕激素类药物可以反馈地抑制垂体前叶分泌间质细胞刺激激素（ICSH），减少睾酮的分泌，从而促进前列腺细胞的萎缩退化，产生治疗作用。

【不良反应与用药监护】常见的不良反应为子宫出血、经量的改变，甚至停经。用药过程中偶见恶心、呕吐、头痛、乳房胀痛及腹痛。有些不良反应与雄激素活性有关，如性欲改变、多毛或脱发、痤疮。另外护士需注意大剂量给患者使用去甲睾酮类还可以引发肝功能障碍等。

二、抗孕激素类药

抗孕激素类药物干扰孕酮的合成和代谢，主要包括：孕酮受体阻断药如米非司酮，脱氢酶抑制剂如曲洛司坦。

米非司酮口服有效，生物利用度较高，血浆蛋白结合率较高，血浆半衰期长，可有效延长下一个月经周期，故不宜持续给药。由于米非司酮可以对抗黄体酮对于子宫内膜的作用，具有明显的抗着床作用，故可单独用抗早孕药，可终止早期妊娠。

第三节　雄激素类药和抗雄激素类药

一、雄激素类药

天然雄激素主要是睾酮（Testosterone）由睾丸间质细胞分泌。肾上腺皮质、卵巢和胎盘等也能够分泌少量的睾酮。在临床上，多使用人工合成的睾酮衍生物，例如丙酸睾酮、美睾酮和氟甲睾酮等。

【体内过程】睾酮口服后极易被肝脏破坏，故生物利用度低，一般使用睾酮的油溶液进行肌内注射或植入皮下给药。甲睾酮不易被肝脏破坏，既可口服，也可舌下给药。

【药理作用】

1. 生殖系统

睾酮可促进男性生殖器官的发育和成熟，形成并维持男性第二性征，促进精子的生成与成熟。大剂量睾酮可负反馈抑制垂体前叶分泌促性腺激素，对于女性可减少卵巢雌激素的分泌，并有直接抗雌激素的作用。

2. 同化作用

睾酮能明显促进蛋白质的合成（同化作用），减少蛋白质的分解（异化作用），从而形成正氮平衡，促进肌肉的增长，体重的增加，减少尿氮的排泄，同时可引起水、钠、钙、磷的潴留。

3. 提高骨髓造血功能

骨髓造血功能低下时，大剂量睾酮可促进肾脏分泌促红细胞生成素，也可直接刺激骨髓细胞的造血功能，使红细胞的生成增加。

4. 免疫增强作用

睾酮可促进免疫球蛋白的合成，增强机体免疫功能和巨噬细胞的吞噬功能，具有一定的抗感染能力，并且具有糖皮质激素样抗炎作用。

5. 其他作用

睾酮对心血管系统有良好的调节作用，主要表现为影响脂质代谢，降低胆固醇；调节凝血和纤溶的过程；使血管平滑肌细胞舒张，血管张力降低等。另外还可抑制高胰岛素血症、高糖和代谢综合征的发生。

【临床应用】

1. 替代疗法

对无睾症（先天或后天两侧睾丸缺损）或类无睾症（睾丸功能不足）的患者、男性性功能低下的患者，可用睾酮做替代疗法。

2. 围绝经期综合征与功能性子宫出血

通过对抗雌激素的作用，使子宫平滑肌收缩、子宫血管收缩，并逐渐使子宫内膜萎缩而止血。更年期患者更为适用。对于严重出血的患者，可注射己烯雌酚、黄体酮和丙酸睾酮三药的混合物，可以达到止血的目的，停药时应逐渐减少药量，停药后易发生撤退性的出血。

4. 晚期乳腺癌

雄激素能够缓解部分患者的病情。这可能主要与雄激素对抗雌激素的活性以及抑制垂体前叶分泌促性腺激素的作用有关。另外，雄激素还可对抗催乳素对癌组织的刺激作用。其治疗效果与癌细胞中雌激素受体的含量呈现正相关趋势。

5. 慢性消耗性疾病

由于雄激素的同化作用，各种消耗性疾病、骨质疏松、生长延缓、长期卧床、损伤、放疗等身体虚弱状况可用小剂量的雄激素进行治疗，可使患者食欲增加，加快患者体质恢复。

6. 预防良性前列腺增生

雄激素可降低前列腺内双氢睾酮的水平，预防良性前列腺增生，但治疗效果不显著。

【不良反应与用药监护】女性长期应用雄激素后，可出现男性化的改变如痤疮、多毛、声音变粗、闭经、乳腺退化等。男性患者则可能发生性欲亢进，也有部分患者可出现女性化，这主要是由于雄激素在性腺外组织转化为雌激素所引起，长期用药后的负反馈作用使睾丸萎缩，精子生成减少。护士用药时需注意由烷基取代的睾酮类药物可干扰肝内毛细胆管的排泄功能，如发现引起黄疸应立即停止用药。

【禁忌证】孕妇及前列腺癌患者禁用。肾炎、肾病综合征、肝功能不良、高血压及心力衰竭患者也应慎用。

二、抗雄激素类药

抗雄激素类药物指能够对抗雄激素生理效应的药物，包括雄激素合成抑制剂和雄激素受体阻断剂等。

环丙孕酮 17α -羟孕酮类化合物，具有较强的孕激素样作用，可反馈抑制下丘脑-垂体系统，降低睾酮的分泌水平。另外，环丙孕酮还可阻断雄激素受体，从而抑制内源性雄激素的药理作用，抑制男性严重性功能亢进。对于前列腺癌患者，当其他药物使用无效或患者无法忍受时，可服用环丙孕酮。环丙孕酮与雌激素合用可治疗女性严重痤疮和特发性多毛症。因本药抑制性功能和性发育，故禁用于未成年人。同时，因其可影响肝功能、糖代谢、血象和肾上腺皮质的功能，故用药期间需严密观察。

第四节　避孕药

生殖过程主要包括精子和卵子的形成、成熟、排放、受精、着床及胚胎发育等多个环节，如果阻断了其中任何一个环节均可以达到避孕或终止妊娠的目的。避孕药是指阻碍受孕或终止妊娠的一类药物，使用避孕药是一种安全、有效、使用方便的避孕方法，现有的避孕药多为女用避孕药，男用避孕药较少。

➡️ 一、主要抑制排卵的避孕药

本类药物中多数药物为不同类型的雌激素和孕激素配伍组成的复方制剂。目前常用的甾体避孕药多属于此类药物。此类药物具有高度有效、使用方便、停药后恢复生育能力快、调节月经周期、降低某些癌症发病率等优点。

【药理作用】

1. 抑制排卵

甾体避孕药对排卵有显著的抑制作用，用药期间避孕成功率可高达90%以上，使卵泡的生长成熟过程受到抑制，同时孕激素又可抑制黄体生成素的释放，两者发生协同作用而进一步抑制排卵的发生。抗着床甾体避孕药可抑制子宫内膜的正常增殖，促使其逐渐萎缩，最终使受精卵着床困难。增加宫颈黏液的黏稠度使精子不易于进入宫腔。

2. 其他作用

甾体避孕药还可以影响子宫及输卵管平滑肌的正常生理活动，使受精卵难以在适当的时间到达子宫；另外，还可抑制黄体内甾体激素的生物合成等。

本类药物在排卵前、排卵期及排卵后服用，均可影响孕卵着床。

【临床应用】主要用于短期或长效避孕。

【不良反应与用药监护】

1. 类早孕反应

多在用药初期，由雌激素引起，可出现头晕、恶心、择食、乳房胀痛等轻微的类早孕反应。一般在坚持用药2~3个月后该症状可减轻或消失。

2. 闭经

少数妇女服药后可发生闭经，如果服药后连续两个月发生闭经，则应立即停止用药。

3. 乳汁减少

少数哺乳期妇女用药后可引起乳汁减少。

4. 子宫不规则出血

常发生于用药后最初的几个周期，可加服炔雌醇。

5. 该类药物与肝药酶诱导剂合用，例如与苯巴比妥、苯妥英钠等合用时，可加速该类避孕药在肝脏内的代谢速率，影响避孕效果，甚至导致突破性出血。

【禁忌证及应用注意】充血性心力衰竭或有其他水肿倾向患者需慎用。急慢性肝病、糖尿病患者和需用胰岛素治疗者不宜使用本类药品。

➡️ 二、抗早孕药

抗早孕药，如米非司酮口服能拮抗孕激素活性，一般在妊娠早期使用，可破坏子宫内膜，使子宫平滑肌的收缩作用增强，宫颈发生软化、扩张，从而诱发流产。在临床上用于抗早孕、紧急避孕，也可用于诱导分娩。少数用药者可能发生严重出血，应当在医师指导下用本类药物。此外，本类药物还有前列腺素衍生物（如卡前列素、吉美前列素、硫前列酮等）。

◇ 三、男性避孕药

棉酚(gossypol)，是棉花根、茎和种子中所含的一种黄色酚类物质。临床应用的制剂有乙酸棉酚、普通棉酚、甲酸棉酚等。棉酚可破坏睾丸细精管的生精上皮，从而使精子数量减少，直至完全无精子生成。

课后拓展资源

护理用药小结	第三十二章课后练习	常用制剂及用法

第三十三章

抗菌药物概论

☞ 导学资源

知识导图　　　　PPT课件

学习目标

1. 掌握抗菌药物的基本概念和常用术语。
2. 熟悉抗菌药物的作用机制、细菌产生耐药性的机制以及抗菌药合理应用的原则。
3. 了解机体、病原体和药物三者之间的关系。

案例导入

患者，女，57岁，近因肺部感染，发热、咳嗽、咳痰入院治疗，临床医生直接用头孢呋辛静脉滴注，3天后不见效果，改用头孢哌酮静脉滴注，2天后患者病情加重并出现呼吸困难，医院下达病危通知，与家属商量后出院，出院前留下痰标本。痰标本经检测后结果显示肺炎链球菌阳性，通过药敏试验显示该患者对青霉素敏感，对其他针对肺炎链球菌的抗生素均耐药。医院通知患者结果，输青霉素3天后病情好转，一周后肺部症状基本消失，患者转危为安。

问题：请分析临床上应如何合理使用抗菌药？

抗菌药物是一类对病原菌具有杀灭或抑制其生长繁殖的作用，主要用于治疗对病原微生物、寄生虫甚至肿瘤细胞所致疾病的药物，临床应用称其为化学治疗（简称化疗），主要包括抗菌药物，抗真菌药和抗病毒药。化学治疗药物能选择性地作用于病原微生物，即对病原体的杀灭或抑制作用强，而对机体的损害作用教小。

为更加充分发挥药物的治疗作用，调动机体的防御功能，减少或避免药物的不良反应，有效控制或延缓病原体耐药性的产生，应用各类抗菌药治疗细菌所致疾病的过程中，应注意机体、细菌和药物三者之间在防治疾病中的相互关系(图 33-1)。

理想的抗菌药物应具备以下特点：对细菌有高度选择性，对人体无毒或毒性很低，细菌不易对其产生耐药性，具有很好的药动学特点，最好为强效、速效和长效的药物，使用方便，价格低廉。

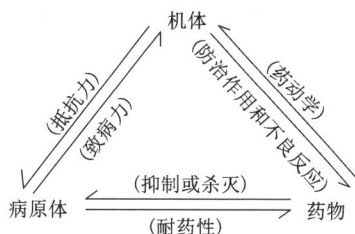

图 33-1　机体、病原体和化学治疗药三者之间的相互关系

第一节　抗菌药物的常用术语

抗菌药物(antibacterial drugs)是指对细菌有抑制或杀灭作用的药物，包括抗生素和人工合成药物。

抗生素(antibiotics)是由各种微生物(包括细菌、真菌、放线菌属)产生的，能杀灭或抑制其他微生物的药物。抗生素分为天然抗生素和人工半合成抗生素，后者由天然抗生素进行结构改造修饰获得半合成产品。

抗菌谱(antibacterial)是指抗菌药物的抗菌范围，抗菌谱是临床选药的基础。包括窄谱和广谱两种。窄谱抗菌药指仅对一种细菌或局限于某种属细菌有抗菌作用的药物，如异烟肼仅对结核分枝杆菌有作用，而对其他细菌无效。广谱抗菌药指对多种病原微生物有效的抗菌药，如广谱青霉素(阿莫西林)、广谱头孢菌素(头孢噻肟)、四环素、氯霉素等。

抑菌药(bacteriostatic drugs)是指仅具有抑制细菌生长繁殖而无杀灭细菌作用的抗菌药物，如大环内酯类、四环素类等。

杀菌药(bactericidal drugs)是指具有杀灭细菌作用的抗菌药物，如青霉素类、头孢菌素类等。

抗菌活性(antimicrobial activity)是指抗菌药抑制或杀灭病原微生物的能力。体外抗菌活性常用最低抑菌浓度(MIC，是指在体外能抑制培养基内病原菌生长的最低药物浓度)和最低杀菌浓度(MBC，是指能够杀灭培养基内细菌或使细菌数减少99.9%的最低药物浓度)。

化疗指数(chemotherapeutic index, CI)是评价化学治疗药物有效性与安全性的指标，常以化疗药物的半数动物致死量(LD_{50})与半数有效量(ED_{50})之比来表：LD_{50}/ED_{50}，或者用5%致死量(LD_5)与95%有效量(ED_{95})之比来表示，化疗指数越大，表明该药物对机体的毒性越小，临床应用的价值也越高。

抗生素后效应(post antibiotic effect, PAE)指细菌与抗菌药接触后，当抗菌药的浓度低于最低抑菌浓度或被机体消除后，仍对病原微生物有抑制作用，这种效应即抗生素后效应。抗生素后效应是确定抗菌药物临床用量、用药间隔时间的重要参考指标。

耐药性(resistance) 又称抗药性,是指在长期或反复用药过程中,会使一些化疗药物对治疗病原体感染的效果越来越差,甚至无效的现象。

第二节 抗菌药物的作用机制

抗菌药物的作用机制是通过特异性干扰细菌的生化代谢过程,影响其结构和功能,使细菌失去正常生长繁殖的能力,从而达到抑制或杀灭细菌的作用。细菌细胞的基本结构为细胞壁、细胞膜、细胞浆(含核糖体、质粒、线粒体等)及核质,不同抗菌药物分别作用于不同环节。

一、抑制细菌细胞壁的合成

细菌细胞壁是维持细菌细胞外形完整的坚韧结构,能保持细菌的正常形态及功能,其主要成分为肽聚糖,又称黏肽。细菌细胞壁缺损后,屏障作用便会丧失,胞外水分将会进入胞内,致使细菌细胞膨胀、破裂,在自溶酶的作用下溶解而死亡,因此抑制细菌细胞壁合成的药物均为杀菌药。如青霉素类、头孢菌素类、万古霉素等就是通过抑制细胞壁的合成来发挥灭菌作用。

二、影响细菌细胞膜的通透性

细菌的细胞膜(或称胞质膜)位于细胞壁内侧,细菌膜的结构主要是由类脂质双分子层和蛋白质分子镶嵌于其中构成的一种半透膜,具有渗透屏障、物质交换功能。如多黏菌素能与胞质膜中的磷脂结合,使细胞膜的通透性增加,从而使细菌内物质外漏导致细菌死亡;两性霉素 B 能选择性地与真菌胞质膜中的麦角固醇结合,使细胞膜的通透性增加,真菌内的重要成分氨基酸、蛋白质等外漏,造成真菌死亡。

三、抑制蛋白质的合成

核糖体是蛋白质的合成场所。细菌核糖体为 70S 核糖体复合物,由 30S 和 50S 亚基组成。人体细胞的核糖体与细菌核糖体的生理、生化功能不同,因此,抗菌药物在临床常用剂量能选择性影响细菌蛋白质的合成而不影响人体细胞的功能。大环内酯类、氨基糖苷类、四环素类、氯霉素等,可抑制蛋白质合成的不同环节而产生抑菌或杀菌作用。四环素类、氨基糖苷类主要作用于 30S 亚基,大环内酯类、林可霉素类、氯霉素类主要作用于 50S 亚基。

四、影响核酸和叶酸代谢

1. 抑制 DNA 与 RNA 合成

喹诺酮类能抑制细菌 DNA 回旋酶，从而抑制细菌的复制，产生杀菌作用；利福平能特异性地抑制细菌 DNA 依赖的 RNA 多聚酶，阻碍 mRNA 的合成而产生抗菌作用。

2. 影响叶酸的代谢

磺胺类、甲氧苄啶可分别抑制二氢叶酸合成酶与二氢叶酸还原酶，阻碍叶酸的代谢，最终导致核酸的合成受阻而产生抗菌作用。

第三节　细菌耐药性

细菌耐药性是指细菌对抗菌药物的敏感下降的现象，从而导致药物的疗效降低。细菌的耐药性可分为天然耐药性和获得性耐药。天然耐药性又称固有耐药性，是由细菌染色体基因决定，是细菌固有的，通常不会改变，如革兰阴性杆菌对青霉素 G、万古霉素天然耐药；铜绿假单胞菌对多数抗生素均不敏感。获得性耐药是由细菌与抗菌药物接触后，由质粒介导，通过改变自身的代谢途径，使其对抗菌药物的敏感性降低甚至消失的现象。如金黄色葡萄球菌产生 L 内酰胺酶而对 β-内酰胺类抗生素耐药。细菌的获得性耐药可因不再接触抗生素而消失，也可由质粒将耐药基因转移给染色体而代代相传，成为固有耐药。细菌耐药性的产生机制主要有以下几种：

1. 产生灭活酶

细菌产生灭活抗菌药物的酶使抗菌药物失活是耐药性产生的最重要机制之一，使抗菌药物在作用于细菌之前即被酶破坏而失去抗菌作用。细菌的灭活酶主要包括：水解酶、钝化膜，水解酶如 β-内酰胺酶，可使青霉素、头孢菌素结构内的 β-内酰胺环破裂，从而使该类药物失去抗菌作用；钝化酶如氨基糖苷类抗生素钝化酶，能使如氨基糖苷类抗生素药物的结构发生改变，使其失去抗菌作用。

2. 抗菌药物作用靶位改变

有些细菌能改变细胞内膜上与抗生素结合部位的靶蛋白结构，使抗菌药物不易于与其结合，抗菌作用降低。如肺炎链球菌对青霉素的高度耐药就是通过此机制产生的。如利福霉素类耐药性就是通过改变抗生素作用靶位细菌的 RNA 多聚酶的 β 亚基结构而导致其与利福平的结合能力下降产生耐药性。

3. 降低细菌细胞膜通透性

细菌可以通过改变通道蛋白（Porin）的性质和数量来降低自身细胞膜的通透性而产生获得性耐药，如铜绿假单胞菌可通过改变细胞膜、细胞壁的非特异性通道，可使抗菌药物不能进入铜绿假单胞菌菌体内，产生天然耐药，因此很多广谱抗菌药都对铜绿假单胞菌无效或作用很弱。

4. 影响主动流出系统

某些细菌能增强外排系统的作用，能将进入菌体的药物泵出体外，使菌体内抗菌药物的浓度降低，而产生耐药。例如大肠埃希菌、产气肠杆菌、铜绿假单胞菌等具有主动泵出系统，能将进入菌体的药物泵出体外。

5. 改变代谢途径

细菌能改变自身代谢途径，从而改变对营养物质的需要，如对磺胺类药物耐药的细菌，可将合成叶酸的过程改变为直接利用外界的叶酸，从而产生对磺胺类药物耐药。

第四节　抗菌药物合理应用

抗菌药物在临床上的应用，对控制和消灭感染性疾病有着十分重要的作用。但临床上对抗菌药的不合理运用，也给感染性疾病的治疗带来了很多问题，如毒性反应、过敏反应、耐药性、二重感染等。因此在临床上合理使用抗菌药必须做到在明确指征的情况下正确选用适宜的抗菌药、给药途径、给药剂量及给药时间等，以达到最好的治疗效果、减少不良反应。

一、抗菌药用药的基本原则

1. 尽早确定病原菌

当患者出现症状开始用药时，应首先通过体外抗菌药物敏感试验确定其病原菌，再有针对性地选用抗菌药物。但在处理严重感染时，可在临床诊断的基础上预测可能的病原菌种类，并根据细菌对各种抗菌药的敏感度与耐药性，选择适当的药物进行经验性的治疗。

2. 按适应证选药

在抗感染药物使用时要结合抗菌药物的抗菌活性、药代动力学、药效学等特点，不同的抗菌药物有不同的抗菌谱，即使有相同抗菌谱的药物也存在药效学和药动学的差异，故各种抗菌药物的临床适应证亦有所不同。抗菌药物要在体内发挥抑菌或杀菌的作用，必须在感染部位达到有效的抗菌浓度，一般药物在血液丰富的组织器官浓度高（肝、肺、肾），在血液供应较少的部位及脑脊液浓度低，因此对于药物分布较少的器官组织感染，应尽量选用在这些部位达到有效浓度的药物。

3. 按照患者生理、病理等实际情况合理选用抗菌药物

不同的患者由于生理、病理等各方面情况不同，在选用抗菌药物时也有所不同，如对新生儿、老年人、妊娠期和哺乳期的妇女以及肝肾功能不全等特殊人员，就需要充分地考虑患者生理、病理等特点来合理选用抗菌药物。

4. 抗菌药物的预防应用

预防使用抗菌药物的目的是为了防止细菌可能引起的感染，目前占了抗菌药物使用量的30%~40%。不适当的预防用药不仅效果不明显，反而会引起病原菌耐药性增加导致继发感染。抗菌药一般不宜预防性应用，仅限于少数经临床实践证明有效的情况，如：为预防风湿热的发作，常用卞星青霉素等清除患者咽喉部的溶血性链球菌，复合外伤、闭塞性脉管炎患者截肢手术后等为防止由产气荚膜杆菌所引起的气性坏疽可用青霉素或阿莫西林进行预防给药，对青霉素过敏者可用克林霉素或甲硝唑。

二、抗菌药物的联合应用

抗菌药物在正确合理联合应用的情况下，能更好地发挥药物协同抗菌的作用，更好地提高药物的疗效，延缓或减少药物耐药性的产生，减少不良反应；对于混合感染或不能做出细菌学诊断的患者，联合用药能扩大抗菌范围，减少单个药物的用药剂量，减少不良反应的发生。

1. 联合用药的适应证

①病原体不明的严重细菌性感染，为扩大抗菌范围，可选联合用药，待细菌诊断明确后即调整用药；

②单一抗菌药物不能控制的感染，如腹腔穿孔所致的腹膜感染、中性粒细胞减少症患者合并铜绿假单胞菌感染；

③单一抗菌药物不能有效控制的混合感染，两种或两种以上病原菌感染；

④长期用药易产生耐药性的细菌感染，如结核病、慢性骨髓炎等；

⑤减少药物毒性反应，如两性霉素 B 在治疗隐球菌脑炎时可合用氟胞嘧啶，减少两性霉素的毒性反应。

2. 联合应用的可能效果

两种或两种以上药物联合应用可能产生协同、相加、无关、拮抗等作用效果，一般将抗菌药物作用性质分为四大类型：

第一类为繁殖期杀菌药（Ⅰ），如 β-内酰胺类抗生素；

第二类为静止期杀菌药（Ⅱ），如氨基糖苷类、多黏菌素类抗生素等；

第三类为速效抑菌药（Ⅲ），如四环素、大环内酯类；

第四类为慢速抑菌药（Ⅳ），如磺胺类药物等。

联合应用上述两类抗菌药时，可产生协同（Ⅰ+Ⅱ）、拮抗（Ⅰ+Ⅲ）、相加（Ⅲ+Ⅳ）、无关（Ⅰ+Ⅳ）四种效果。如：青霉素与链霉素或庆大霉素合用，Ⅰ类抗菌药青霉素可阻碍细菌细胞壁的合成，从而使Ⅱ类抗菌药链霉素、庆大霉素更易进入细菌细胞内发挥协同抗菌作用；青霉素与四环素类合用，由于Ⅲ类抗菌药四环素类能迅速抑制蛋白质合成而使细菌处于静止状态，造成Ⅰ类抗菌药青霉素的抗菌活性减弱出现拮抗作用，因此不能联用。

三、防止抗菌药物的不合理使用

1. 病毒感染

抗菌药物对病毒通常是无治疗作用的，除非伴有细菌感染或继发感染，一般不应该使用抗菌药物。

2. 原因未明的发热患者

对于发热最重要的是发现病因，除非伴有感染，一般不用抗菌药物治疗，否则易掩盖典型的临床症状和难以检出病原体而延误正确的诊断和治疗。

3. 局部应用

应尽量避免抗菌药物的局部应用，否则可引起细菌耐药和变态反应的发生。

4. 剂量不适宜，疗程不足够

过小的剂量达不到治疗的目的且易产生耐药性；剂量过大，易产生严重的不良反应；疗程过短易导致疾病复发或转为慢性感染。

5. 患者的其他因素

①肾功能减退：应避免使用主要经肾排泄，对肾脏有损害的抗菌药物；②肝功能减退：避免使用主要经肝代谢，且对肝脏有损害的抗菌药物；③对新生儿、儿童、孕妇和哺乳期妇女用药要谨慎，一定要选用安全的抗菌药物。

课后拓展资源

第三十三章课后练习

第三十四章

β-内酰胺类抗生素

学习目标

1. 青霉素类、头孢菌素类抗生素的抗菌作用特点、药理作用、临床应用、不良反应及用药监护。

2. 熟悉半合成青霉素类、头孢菌素类抗菌药物的分类、代表药物名称及其作用特点。

3. 了解其他 β-内酰类抗生素的抗菌作用特点及临床作用。

案例导入

患者，男，8 岁。因畏寒、发热、咽痛并伴有咳嗽，入院治疗，诊断为急性支气管炎。医嘱给予青霉素等治疗，青霉素皮试为阳性，注射青霉素后，患者离开医院约 15 min，出现面色苍白，冷汗，顿觉胸闷、呼吸困难，并感到皮肤发痒，随后立即返回医院进行抢救。

讨论：①该患者注射青霉素后出现上述症状的原因是什么，如何预防此种现象的发生？

②当患者出现上述症状时，作为一名护理工作者应采取哪些急救措施？

β-内酰胺类抗生素（β-lactam antibiotics）是指化学结构中含有 β-内酰胺环的一类抗生素，该类抗生素临床使用时抗菌活性强、抗菌范围广、毒性低、疗效高、适应证广，且品种多，是临床最为常用的抗生素，包括青霉素类，头孢菌素类、非典型 β-内酰胺类和内酰胺酶抑制剂等。

第一节 青霉素类

青霉素类除青霉素 G 为天然青霉素外，其余均为半合成青霉素。青霉素类的母核由噻唑环和 β-内酰胺环构成。其中 β-内酰胺环为抗菌活性重要部分，内酰胺环被破坏后抗菌活性将会消失。

一、天然青霉素类

青霉素 G（Penicillin G，卞青霉素）

青霉素 G，由青霉菌培养液中提取，临床上常用其钠盐或钾盐，因其化学性质相对较稳定，抗菌作用强，产量高，毒性低，价格低廉等，故常用。青霉素的干燥晶粉末在室温中化学性质较稳定，保存数年仍有抗菌活性，但溶于水后极不稳定，易被酸、碱、醇、氧化剂、金属离子分解破坏，且不耐热，在 20℃放置 24 小时大部分将会降解失效，抗菌活性迅速下降，还可生成有抗原性的降解产物，故青霉素应现配现用，并避免配伍禁忌。本药剂量采用国际单位 U 表示，青霉素 G 钠理论效价 1 mg 相当于 1670 U，青霉素 G 钾理论效价 1 mg 相当于 1598 U。

【体内过程】青霉素 G 不耐酸，口服易被胃酸及消化酶破坏，吸收少且不规则，因此不宜口服，通常作肌内注射给药，吸收迅速且完全。因脂溶性低难以进入细胞内，故广泛分布于细胞外液，可分布于全身各部位，各种关节腔、浆膜腔、肝、胆、肾等组织中，但该药不易通过血-脑屏障，在房水和脑脊液中含量较低，但炎症时，药物进入房水和脑脊液的量可提高，可达有效浓度。青霉素 G 几乎全部以原形迅速经尿排泄，约 10%经肾小球滤过排出，90%经肾小管分泌排出，血浆半衰期为 0.5~1 h，有效血药浓度一般可维持 4~6 h。

【抗菌作用】青霉素 G 抗菌作用很强，在细菌繁殖期低浓度抑菌，较高浓度杀菌，但抗菌谱较窄，对多数革兰阳性菌（G^+菌）和革兰阴性球菌（G^-球菌）有效，对大多数革兰阴性杆菌（G^-杆菌）作用较弱，对肠球菌不敏感，对真菌、原虫、立克次体、病毒等无作用。金黄色葡萄球菌、淋病奈瑟菌、肺炎球菌、脑膜炎奈瑟菌等对本药极易产生耐药性。

青霉素 G 的抗菌谱为：①对大多数 G^+球菌，如溶血性链球菌、肺炎球菌、草绿色链球菌、敏感金黄色葡萄球菌和表皮葡萄球菌对青霉素高度敏感；②G^+杆菌，如白喉棒状杆菌、炭疽杆菌、产气荚膜梭菌、破伤风梭菌、乳酸杆菌对青霉素敏感；③G^-球菌，如脑膜炎奈瑟菌对青霉素高度敏感、敏感淋病奈瑟菌对青霉素部分敏感；④螺旋体、放线杆菌，如梅毒螺旋体、钩端螺旋体、回归热螺旋体对青霉素高度敏感，牛放线杆菌对青霉素敏感。

【临床应用】本药可肌内注射或静脉滴注，具有高效、低毒、价廉的特点，目前仍为治疗敏感的 G^+球菌和杆菌、G^-球菌及螺旋体所致感染的首选药。

1.G^+球菌感染

①肺炎球菌引起的大叶性肺炎、急性和慢性支气管肺炎、脓胸等；②溶血性链球菌引起

的中耳炎、咽炎、扁桃体炎、蜂窝织炎、丹毒、猩红热、心内膜炎等;③草绿色链球菌引起的心内膜炎,由于药物难以透入,常需特大剂量静滴才能有效;④敏感的金黄色葡萄球菌引起的疖、痈、脓肿、败血症、骨髓炎等。

2. G⁺杆菌感染

白喉、破伤风、气性坏疽和炭疽的治疗,治疗时需配合使用相应的抗毒素。

3. G⁻球菌感染

脑膜炎奈瑟菌引起的流行性脑脊髓膜炎,青霉素与磺胺嘧啶常作为首选合用;淋病奈瑟菌所致的生殖道淋病。

4. 其他感染

如螺旋体感染引起的梅毒、钩端螺旋体病、回归热等的首选治疗;放线杆菌引起的局部肉芽脓肿、脑脓肿等。

【不良反应与用药监护】

1. 变态反应

为青霉素类最常见的不良反应,发生率为 3%~10%。各种类型的变态反应都可出现,以皮肤过敏性反应、血清病样反应较为多见,但多不严重,停药或服用 H_1 受体阻断药后可消失。少数严重的过敏反应为过敏性休克,若不及时抢救可因循环衰竭、呼吸衰竭和中枢抑制而死亡。主要防治措施:①明确适应证,避免滥用和局部用药;②详细询问过敏史,对青霉素过敏者禁用;③初次使用、用药间隔 3 天以上或换批号者必须做皮肤过敏试验,反应阳性者禁用;④避免在饥饿时注射青霉素;⑤不在没有急救药物(如肾上腺素)和抢救设备的条件下使用;⑥青霉素 G 的水溶液不稳定,注射液需临用现配;⑦患者用药后应观察 30 分钟,无反应者方可离开;⑧一旦发生过敏性休克,应及时就地抢救,首先皮下或肌内注射肾上腺素 0.5~1.0 mg,严重者应稀释后缓慢静注或滴注,必要时给予糖皮质激素和抗组胺药。同时采用其他急救措施。

2. 赫氏反应

应用青霉素 G 治疗梅毒、钩端螺旋体病、鼠咬热或炭疽等时,可有症状加剧现象,表现为全身不适、寒战、发热、咽痛、肌痛、心跳加快等症状。此反应可能是大量病原体被杀死后释放的物质所引起的。从小剂量开始逐渐增加剂量,可减轻或避免该反应的发生。

3. 青霉素脑病

鞘内注射或静脉快速滴注大剂量青霉素时,可引起脑膜或神经刺激症状,表现为肌肉震颤、抽搐、头痛甚至昏迷等症状。

4. 其他不良反应

青霉素 G 有较强的刺激性,肌内注射青霉素 G 可产生局部疼痛,红肿或硬结,甚至引起周围神经炎,其钾盐更为严重,因此若行肌注给药,宜深部肌内注射,同时注意更换注射部位,必要时热敷。长期或大剂量静脉给予青霉素钾、青霉素钠可引起高钾血症或高钠血症,应注意监测心率变化和血电解质浓度,尤其是对心、肾功能不全的患者。青霉素的混悬剂和油剂不得静脉给药。

【药物相互作用】

1. 丙磺舒、阿司匹林、吲哚美辛、保泰松可与青霉素竞争肾小管的分泌载体,使之排泄减慢，作用时间延长，血药浓度增高，疗效增强。与氨基糖苷类抗生素有协同抗菌作用，抗菌谱扩大，抗菌机制不同而致抗菌活性加强。但不能混合静脉给药，以防相互作用导致药效降低。

2. 磺胺类、红霉素类、四环素类、氯霉素类等抑菌药与β-内酰胺类抗生素合用时可产生拮抗作用，因β-内酰胺类抗生素是繁殖期杀菌药，抑菌药使细菌繁殖受阻，β-内酰胺类抗生素的杀菌作用明显受到抑制。

3. β-内酰胺类抗生素不能与重金属，尤其是铜、锌、汞配伍，以免影响其活性。

4. 同时青霉素 G 最适 pH 为 5~7.5，pH 过高或过低都会加速其降解，因此最好选用 0.9%氯化钠注射液进行稀释。

5. β-内酰胺类抗生素不可与林可霉素、四环素、万古霉素、红霉素、两性霉素 B、去甲肾上腺素、间羟胺、苯妥英钠、异丙嗪、B 族维生素、维生素 C 等混合后静脉给药，否则易引起溶液混浊。

6. 氨基酸营养液可增强 β-内酰胺类抗生素的抗原性，属配伍禁忌。

二、半合成青霉素

青霉素 G 虽具有高效、低毒的优点，但也存在口服疗效低、不耐酸、不耐酶、抗菌谱窄，易引起变态反应等缺点，临床应用上受到一定限制，为了改善其相关缺点，在其母核 6-APA 基础上引入不同侧链，便可得到一系列具有耐酸、耐酶、广谱、抗铜绿假单胞菌、抗革兰阴性菌等特点的人工半合成青霉素。这些半合成青霉素其抗菌机制、不良反应与青霉素相同，并与青霉素具有交叉过敏反应，用药前需用青霉素做皮肤过敏试验，目前常用的半合成青霉素主要可分为以下五类(见表 34-1)。

表 34-1　常用半合成青霉素的分类与特点

分类	代表药	特点	临床应用
耐酸青霉素	青霉素 V(penicillin V) 非奈西林(phenethicillin) 丙匹西林(propicillin)	①耐酸，口服吸收好； ②不耐 β-内酰胺酶； ③抗菌谱似青霉素 G 但抗菌活性不及青霉素 G	主要用于治疗革兰阳性球菌引起的轻度感染，如：咽炎、扁桃体炎等上呼吸道感染等。
耐酶青霉素	苯唑西林(oxacillin) 氯唑西林(cloxacillin) 双氯西林(dicloxacillin) 氟氯西林(flucloxacillin)	①耐酸，可口服，有胃肠反应； ②耐 β-内酰胺酶； ③抗菌谱似青霉素，但抗菌活性不及青霉素 G	主要用于治疗耐药金葡菌感染，如：肺炎、心内膜炎等。
广谱青霉素	氨苄西林(ampicillin) 阿莫西林(amoxycillin) 匹氨西林(pivampicillin)	①耐酸，可口服，有胃肠反应； ②抗菌谱广，不耐 β-内酰胺酶； ③对革兰阳性菌和革兰阴性菌有杀灭作用，但对铜绿假单胞菌无效	主要用于治疗伤寒、副伤寒及其他敏感菌引起的感染，如：咽炎、支气管炎、肺炎、尿路感染、皮肤及软组织感染等

续表34-1

分类	代表药	特点	临床应用
抗铜绿假单胞菌广谱青霉素	羧苄西林（carbenicillin） 磺苄西林（sulbenicillin） 哌拉西林（piperacillin） 替卡西林（ticarcillin） 阿洛西林（azlocillin） 美洛西林（mezlocillin）	①不耐酸，口服无效； ②不耐β-内酰胺酶； ③抗菌谱广，对铜绿假单胞菌作用强	主要用于治疗革兰阴性杆菌引起的感染，尤其铜绿假单胞菌引起的严重感染，如：腹腔感染，尿路感染、妇科感染及败血症等
抗革兰阴性杆菌青霉素	美西林（mecillinam） 匹美西林（pivmecillinam）	①美西林口服不吸收，必须注射给药，匹美西林口服有效； ②对β-内酰胺酶的稳定性较氨苄西林强； ③对革兰阴性杆菌有效，但对铜绿假单胞菌无效	主要用于治疗革兰阴性杆菌引起的感染，如：泌尿道、软组织感染等。

第二节　头孢菌素类抗生素

头孢菌素类抗生素7-氨基头孢烷酸(7-aminocephalosporanic acid，7-ACA)为母核接上不同侧链制成的一系列半合成抗生素。该类抗生素的活性基团也是β-内酰胺环，具有与青霉素类相似的生物活性、理化特性、作用机制和临床应用，具有抗菌谱广、杀菌力强、对内酰胺酶较稳定以及过敏反应少等优点。该类药物发展极快，日益受到临床重视。根据头孢菌素的抗菌谱、抗菌强度、对β-内酰胺酶的稳定性及对肾脏毒性的不同，可分为五代，具体分类及作用特点见表34-2。

【体内过程】多数头孢菌素需注射给药，但部分头孢菌素类药物可口服如：头孢拉定、头孢氨苄、头孢克洛等，凡能口服的头孢菌素类各药均能耐酸，且胃肠吸收好。头孢类药物吸收后，能广泛分布在体内各组织中，且易透过胎盘，在滑囊液、心包积液中均可获得较高浓度。第三代头孢菌素多能分布至前列腺、眼房水和胆汁中，并可透过血-脑屏障，在脑脊液中达到有效浓度，一般经肾排泄，尿中浓度较高，凡能影响青霉素排泄的药物同样也能影响头孢菌素类药物的排泄。头孢哌酮、头孢曲松则主要经肝胆系统排泄。多数头孢菌素的药物半衰期较短，在0.5~2 h，有的可达3 h，但第三代中头孢曲松的药物半衰期可达8 h。

表 34-2　常用头孢菌素的分类、特点及临床应用

分类	代表药物	主要作用特点	临床应用
第一代	头孢噻吩(cephalothin, 先锋霉素Ⅰ) 头孢氨苄(cephalexin, 先锋霉素Ⅳ) 头孢唑林(cefazolin, 先锋霉素Ⅴ) 头孢拉定(cefradine, 先锋霉素Ⅵ) 头孢羟氨苄(cefadroxil)	①对革兰阳性菌(含耐药金葡菌)作用强,对革兰阴性菌作用弱,对铜绿假单胞菌无效。 ②对金葡萄产生的 β-内酰胺酶稳定,但对革兰阴性杆菌产生的β-内酰胺酶不稳定。 ③肾毒性较大	用于敏感菌引起的呼吸道、泌尿道、皮肤软组织感染等
第二代	头孢孟多(cefuroxime) 头孢呋辛(cefamandole) 头孢克洛(cefaclor)	①对革兰阳性菌作用较弱,对革兰阴性菌作用较强,部分药物对厌氧菌有效,对铜绿假单胞菌无效。 ②对β-内酰胺酶稳定。 ③肾毒性较小	常用于治疗呼吸道、胆道、肠道尿路及软组织、骨关节、妇产科感染。注射制剂应用较多的是头孢呋辛,口服制剂应用较多的为头孢克洛
第三代	头孢噻肟(cefotaxime) 头孢曲松(ceftriaxone, 菌必治) 头孢哌酮(cefoperazone, 先锋必) 头孢他啶(ceftazidime)	①对革兰阳性菌作用弱,对革兰阴性菌作用更强,对铜绿假单胞菌、厌氧菌作用较强。 ②对β-内酰胺酶稳定。 ③基本无肾毒性	临床上主要用于敏感菌引起的严重感染如泌尿系、呼吸道、脑膜炎、败血症等感染
第四代	头孢匹罗(cefpirome) 头孢吡肟(cefepime) 头孢唑肟(ceftizoxime)	①对革兰阳性菌和阴性菌(包括铜绿假单胞菌)均有高效。 ②对β-内酰胺酶高度稳定。 ③基本无肾毒性。 ④穿透力强,体内分布广,脑脊液浓度高	临床主要用于各种严重感染如呼吸道感染、泌尿系统感染、胆道感染、败血症等,亦可用于中性粒细胞缺乏伴发热患者的经验治疗
第五代	头孢洛林酯(ceftaroline fosamil) 头孢吡普(头孢托罗, ceftobiprole)	①对革兰阳性菌和阴性菌均有高效,特别对抗耐甲氧西林的金黄色葡球菌(MRSA)有较强的抗菌作用。 ②对β-内酰胺酶尤其超广谱的β-内酰胺酶稳定。 ③无肾毒性	目前,临床上批准用于治疗社区获得性肺炎及复杂性皮肤和皮肤组织感染,包括 MRSA

【不良反应与用药监护】

1.过敏反应

头孢菌素类药物毒性较低,不良反应较少,常见的是过敏反应,多为皮疹、荨麻疹等,过

敏性休克较罕见，但与青霉素类有交叉过敏反应，必要时做皮试，并密切观察，发生过敏性休克处理方法同青霉素，有青霉素过敏者慎用。

2. 胃肠道反应

口服给药制剂可引发胃肠道反应，如：恶心、呕吐、食欲不振等。

3. 肾毒性

第一代头孢菌素部分品种大剂量使用时可损害近曲小管细胞而出现近曲小管坏死，肾功能不全患者禁用，应避免与其他具有肾毒性的药物如氨基糖苷类、强效利尿药等合用，可加重肾损害；第二代头孢菌素较之减轻；第三代头孢菌素对肾脏基本无毒，第四代头孢菌素则几乎无肾毒性，第五代头孢菌素无肾毒性。

4. 二重感染

第三、四代头孢菌素偶见二重感染，长期应用可引起肠道菌群失调。

5. 其他

长期应用头孢孟多、头孢哌酮可引起低凝血酶原症或血小板减少而导致出血倾向，若与水杨酸类制剂合用可增加出血危险，可用维生素 K 防治；肌内注射有局部疼痛、硬结等，宜采用深部肌内注射；静脉注射局部浓度过高时可出现静脉炎；应用头孢菌素类药物期间需提醒患者在服药期间及停药后 3 天内禁止饮酒以及饮用含酒精类的饮料以免发生双硫仑样反应，表现为面红、头痛、恶心、呕吐、视力模糊、精神恍惚、心跳加速、胸闷，重者可出现呼吸困难、血压下降、心力衰竭、休克甚至死亡。

第三节　其他 β-内酰胺类抗生素

本类包括碳青霉烯类、头霉素类、氧头孢烯类、单环 β-内酰胺类。

一、碳青霉烯类

碳青霉烯类抗生素的化学结构与青霉素类似。第一个抗生素为硫霉素(thienamycin)，具有抗菌谱广、抗菌活性强和毒性低等优点，但稳定性极差，临床不适用。对其进行化学结构改造后得到优点突出、临床可用的亚胺培南(imipenem)，又称亚胺硫霉素。该药对 PBPS 亲和力强，具有抗菌谱广、抗菌作用强、耐酶且稳定(但可被某些细菌产生的金属酶水解)等特点；本品不能口服，在体内易被脱氢肽酶水解失活，临床所用的制剂是与脱氢肽酶抑制药西司他丁等量配比的复方注射剂，称为泰能(tienam)，仅供注射用。临床主要用于 G⁺ 和 G⁻ 需氧菌和厌氧菌所致的各种严重感染，且为其他常用药物疗效不佳者，如尿路、皮肤软组织、呼吸道、腹腔、妇科感染，以及败血症、骨髓炎等。常见不良反应为恶心、呕吐、腹泻、药疹和静脉炎，一过性肝脏氨基转氨酶升高。药量较大时可致惊厥、意识障碍等严重中枢神经系统反应，以及肾损害等。肌内注射粉针剂因含利多卡因而不能用于严重休克和传导阻滞患者。

美罗培南(meropenem)对肾脱氢肽酶稳定，因此不需要配伍脱氢肽酶抑制药。帕尼培南(panipenem)与一种氨基酸衍生物倍他米隆(betamipron)组成复方制剂，供临床使用。倍他米隆可抑制帕尼培南在肾皮质的积蓄而减轻其肾毒性。同类药还有厄他培南(etapenem)、法罗培南(faropenem)、多利培南(doripenem)等。

二、头霉素类

头霉素类的化学结构与头孢菌素相似,临床常用其衍生物。头孢西丁(cefoxitin)为该类药的代表药,抗菌谱广,对 G^+ 菌和 G^- 菌均有较强的杀菌作用,与第二代头孢菌素相同,对厌氧菌有高效;由于对β-内酰胺酶高度稳定,故对耐青霉素金黄色葡萄球菌以及对头孢菌素的耐药菌有较强活性。该药在组织中分布广泛,在脑脊液中含量高,以原形自肾排泄。用于治疗由需氧和厌氧菌引起的盆腔、腹腔及妇科的混合感染。常见不良反应有皮疹、静脉炎、蛋白尿、嗜酸性粒细胞增多等。本类中还有头孢米诺(cefminox),头孢美唑(cefmetazole)、头孢替坦(cefotetan)等。

三、氧头孢烯类

氧头孢烯类抗生素的代表药为拉氧头孢(latamoxef),具有与第三代头孢菌素相似的抗菌谱广和抗菌作用强的特点。对β-内酰胺酶非常稳定。脑脊液中浓度高,在痰液中浓度高。血药浓度维持较久。临床主要用于治疗尿路、呼吸道、妇科、胆道感染及脑膜炎、败血症。不良反应以皮疹最为多见,偶见凝血酶原减少或血小板功能障碍而致出血。本类药中还有氟氧头孢(homoxef)。

四、单环β-内酰胺类

单环β-内酰胺类抗生素是由土壤中多种寄生细菌产生,但不能用于临床,经化学结构经修饰后得到第一个应用于临床的药物氨曲南(aztreonam),对 G^- 菌有强大的抗菌作用,对 G^+ 菌、厌氧菌作用弱,并具耐酶、低毒等特点。该药分布广,肾、肺、胆囊、骨骼肌、脑脊液、皮肤等组织中浓度较高,前列腺、痰、支气管分泌物中均含有一定的药量。临床用于大肠埃希菌、沙门菌属、克雷伯菌和铜绿假单胞菌等所致的下呼吸道、尿路、软组织感染及脑膜炎、败血症的治疗。不良反应少而轻,主要为皮疹、血清转氨酶升高、胃肠道不适等。同类药物还有卡芦莫南(carumonam)。

五、β-内酰胺酶抑制药

β-内酰胺酶抑制药主要是针对细菌产生的内酰胺酶而发挥作用,目前临床常用的有 3 种。它们的共同特点是:①本身没有或只有较弱的抗菌活性,但可与β-内酰胺酶呈不可逆结合,抑制了β-内酰胺酶,从而保护了β-内酰胺类抗生素的活性,该类药物与β-内酰胺类抗生素联合应用或组成复方制剂使用,可增强后者的药效;②酶抑制药对不产酶的细菌无增强效果;③在与配伍的抗生素联合使用时,两药应有相似的药动学特征,有利于更好地发挥协同作用;④随着细菌产酶情况的不断变化,种类增加,耐药程度越来越高,酶抑制药结合能力和抑制效果也会发生相应的变化,临床使用中应密切观察。

克拉维酸（Clavulanic acid）

克拉维酸是由链霉菌培养液中获得的 β-内酰胺酶抑制药，该药抗菌谱广、活性低、毒性低、抑酶谱广，但对各种 β-内酰胺酶的抑制作用差别大。该药对普通细菌，如金黄色葡萄球菌、肠杆菌、淋病奈瑟菌等质粒介导产生的酶有强大的抑制作用；对肺炎杆菌、变形杆菌和脆弱拟杆菌等染色体介导产生的酶有快速抑制作用；对沙门菌属、铜绿假单胞菌等染色体介导产生的酶抑制作用差。该药抗菌活性低，与多种 β-内酰胺类抗生素合用以增强抗菌作用。口服吸收好，且不受食物、牛奶和氢氧化铝等的影响，也可注射给药。该药不能透过血-脑屏障。与阿莫西林合用的口服制剂称为奥格门汀（augmentin），与替卡西林合用的注射剂称替门汀（timentin）。

舒巴坦（Sulbactam）

舒巴坦为半合成 β-内酰胺酶抑制药。化学稳定性优于克拉维酸，该药抗菌谱广、活性低、毒性低、抑酶谱广，对各种 β-内酰胺酶的抑制作用有差别。对金黄色葡萄球菌与 G⁺ 杆菌产生的 β-内酰胺酶有很强的抑制作用，抗菌作用略强于克拉维酸。与其他内酰胺类抗生素合用，有明显抗菌协同作用。该药在组织间液、腹腔液中的浓度与血药浓度相仿。主要以原形从尿中排出。与氨苄西林合用的注射剂为优立新，与头孢哌酮合用的注射剂为舒普深。

课后拓展资源

| 护理用药小结 | 第三十四章课后练习 | 常用制剂及用法 |

第三十五章

大环内酯类、林可霉素类及多肽类抗生素

导学资源 导学资源

知识导图

PPT课件

学习目标

1. 掌握用药护理要点，红霉素的抗菌谱和抗菌特点、作用机制、临床应用和不良反应，链霉素、庆大霉素的抗菌特点、适应证及不良反应。

2. 熟悉大环内酯类抗生素的抗菌机制与耐药机制，氨基糖苷类抗生素的共性。

3. 了解林可霉素类、万古霉素类的抗菌特点和不良反应，多黏菌素类抗生素的抗菌作用特点和不良反应。

案例导入

患者，男，25岁，近日发热，畏寒，食欲不振，体温：39℃，咽痛，诊断为急性扁桃体炎，开出如下抗菌药：罗红霉素，空腹服用，一次 0.15 g，一日2次。患者服药后，出现胃肠道刺激、恶心、呕吐、腹痛等不良反应，护士建议其饭后用药，多喝水，并保持良好心态。

1. 患者是否应该使用罗红霉素？

2. 护士的用药建议是否合适？

第一节　大环内酯类抗生素

大环内酯类(macrolides)常作为需氧 G^+ 菌、G^- 球菌和厌氧球菌等感染的首选药，以及对 β-内酰胺类抗生素过敏患者的替代品。20 世纪 50 年代发现了第一代药物——红霉素，后因其抗菌谱窄、不良反应大、耐药性等问题，20 世纪 80 年代起又陆续发展了第二代半合成大环内酯类抗生素，最具代表性的是阿奇霉素、罗红霉素和克拉霉素，由于具有良好的抗生素后效应(postarltibiotic effect，PAE)，现已广泛用作治疗呼吸道感染的药物。然而，由于细菌对大环内酯类耐药性日益严重，促使人们加紧开发第三代大环内酯类。

第一代的代表药主要为红霉素(erythromycin)，第二代半合成大环内酯类抗生素主要有罗红霉素(roxithromycin)、阿奇霉素(azithromycin)、克拉霉素(clarithromycin)等，第三代代表药主要有泰利霉素等。大环内酯类抗菌谱较窄，第一代药物主要对大多数 G^+ 菌、厌氧球菌和包括奈瑟菌、嗜血杆菌及白喉棒状杆菌在内的部分 G^- 菌有强大抗菌活性，对嗜肺军团菌、弯曲菌、支原体、衣原体、弓形虫、非典型分枝杆菌等也具有良好作用。第二代药物扩大了抗菌范围，增加和提高了对 G^- 菌的抗菌活性。大环内酯类通常为抑菌作用，高浓度时为杀菌作用。大环内酯类抗生素主要是抑制细菌蛋白质合成。其机制为不可逆地结合到细菌核糖体 50S 亚基的靶位上，促使肽酰基 t-RNA 从核糖体上解离，从而抑制蛋白质合成。林可霉素、克林霉素和氯霉素在细菌核糖体 50S 亚基上的结合点与大环内酯类相同或相近，故合用时可能发生拮抗作用，也易使细菌产生耐药。由于细菌核糖体为 70S，由 50S 和 30S 亚基构成，而哺乳动物核糖体为 80S，由 60S 和 40S 亚基构成，因此，对哺乳动物核糖体几无影响。

红霉素(erythromycin)

【体内过程】

红霉素是由链霉菌培养液中提取获得，在中性水溶液中稳定，在酸性(pH<5)溶液中不稳定，易分解，故临床　般服用其肠衣片或酯化物，但其生物利用度差，二代后的大环内酯类不易被胃酸破坏，生物利用度提高，如克拉霉素、阿奇霉素。广泛分布于机体各种体液和组织，如肺、痰、皮下、胆汁等，但不易分布于脑脊液。在肝脏代谢，红霉素和阿奇霉素主要经胆汁分泌，而克拉霉素及其代谢物经肾排泄。

【抗菌作用】

红霉素能不可逆地结合到细菌核糖体 50S 亚基上，抑制转肽作用及(或)使核糖核酸(mRNA)移位，选择性地抑制细菌蛋白质合成。对 G^+ 菌的金黄色葡萄球菌(包括耐药菌)、表皮葡萄球菌、链球菌等抗菌作用强，对部分 G^- 菌如脑膜炎奈瑟菌、淋病奈瑟菌、流感杆菌、百日咳鲍特菌、布鲁斯菌、军团菌等高度敏感。对某些螺旋体、肺炎支原体、立克次体和螺杆菌也有抗菌作用，但其抗菌效力不及青霉素。

【临床应用】

1. 治疗军团菌肺炎、百日咳、弯曲肠杆菌肺炎、白喉带菌者的首选药。

2. 治疗耐青霉素的金黄色葡萄球菌感染和对青霉素过敏者，还可用于上述敏感菌所致的各种感染。

3.厌氧菌引起的口腔感染和肺炎支原体、衣原体等非典型病原体所致的呼吸道、泌尿生殖道感染。

阿奇霉素对 G⁻菌有较高活性，对螺旋体作用也较红霉素强，对肺炎支原体为大环内酯类中最强者，有明显的抗菌后效应。

【不良反应与用药监护】

红霉素的毒性低，一般很少引起严重不良反应，不良反应主要为胃肠道反应，有些患者不能耐受而不得不停药。少数患者可发生肝损害，表现为转氨酶升高、黄疸等，一般于停药后数日可自行恢复，个别患者可有过敏性药疹、药热、耳鸣、暂时性耳聋等，老年肾功能不良者发生几率高，静滴过快易发生心脏毒性，出现心电图异常、严重心律失常，表现为晕厥或猝死。

护理工作人员在配制其注射剂时，不能用 0.9%氯化钠注射液溶解，以免出现沉淀。

克拉霉素(clarithromycin)

克拉霉素主要特点是抗菌活性强于红霉素；对酸稳定，口服吸收迅速完全，且不受进食影响；分布广泛且组织中的浓度明显高于血中浓度；不良反应发生率和对细胞色素 P450 酶影响均较红霉素为低。但此药首过消除明显，生物利用度仅有55%。

阿奇霉素(azithromycin)

阿奇霉素，主要特点是抗菌谱较红霉素广，增加了对 G⁻菌的抗菌作用，对红霉素敏感菌的抗菌活性与其相当，而对 G⁻菌明显强于红霉素，对某些细菌表现为快速杀菌作用，而其他大环内酯类为抑菌药；口服吸收快、组织分布广、血浆蛋白结合率低，细胞内游离浓度较同期血药浓度高 10~100 倍，药物半衰期可长达 35~48 h，为大环内酯类中最长者，每日仅需给药一次；该药大部分以原形由粪便排出体外，少部分经尿排泄。不良反应轻，有胃肠反应，偶见肝功能异常及白细胞减少等，绝大多数患者均能耐受，轻至中度肝、肾功能不良者可以应用，且药动学特征无明显改变。

第二节　林可霉素类抗生素

林可霉素类抗生素包括林可霉素(lincomycill，洁霉素，林肯霉素)和克林霉素(clindamyCill，氯林可霉素，氯洁霉素)。林可霉素由链丝菌产生，克林霉素是林可霉素分子中第 7 位的羟基以氯离子取代的半合成品。两药具有相同的抗菌谱和抗菌机制，但由于克林霉素的口服吸收、抗菌活性、毒性和临床疗效均优于林可霉素，故临床常用。

【体内过程】

1.吸收

林可霉素口服吸收差，生物利用度为 20%~35%，且易受食物影响。克林霉素口服生物利用度为 87%，受食物影响小。

2.分布

两药血浆蛋白结合率高达 90%以上。能广泛分布到全身组织和体液并达到有效治疗水平，骨组织可达到更高浓度。能透过胎盘屏障，乳汁中的浓度约与血中浓度相当。但两药物均不能透过正常血–脑屏障，但炎症时脑组织可达有效治疗浓度。

3. 代谢和排泄

经肝脏代谢，其代谢物及原形药或经胆汁排入肠道或经肾小球滤过。仅有10%的原形药物排入尿中，难达有效治疗浓度。停药后，克林霉素在肠道中的抑菌作用一般可持续5天左右，对敏感菌可持续2周左右。

【抗菌作用】

其抗菌作用机制与大环内酯类相似，能不可逆性地结合到细菌核糖体50S亚基上，抑制细菌蛋白质的合成。易与 G^+ 菌的核糖体形成复合物，而难以与 G^- 杆菌的核糖体结合，故对 G^- 杆菌几乎无作用。克林霉素的抗菌活性比林可霉素强 4~8 倍。最主要特点是对各类厌氧菌有强大抗菌作用，对需氧 G^+ 菌有显著活性，对部分需氧 G^- 球菌、支原体和沙眼衣原体也有抑制作用，但对肠球菌、G^- 杆菌、MRSA、肺炎支原体不敏感。大多数细菌对林可霉素和克林霉素存在完全交叉耐药性，也与大环内酯类存在交叉耐药性，同时，它们的耐药机制也相同。

【临床应用】

1. 金葡菌感染

对金葡菌等 G^+ 球菌感染有效，主要用于对青霉素类或头孢菌素类等无效或青霉素过敏者的金黄色葡萄球菌感染。

2. 金葡菌引起的骨髓炎

由于在骨组织中可达到较高浓度，可作为金葡菌所致骨髓炎的首选药。

3. 各种厌氧菌与需氧菌引起的混合感染

如腹膜炎、腹腔和盆腔感染、吸入性肺炎或肺脓肿等。

【不良反应与用药监护】

1. 胃肠道反应

表现为恶心、呕吐、腹泻，口服给药比注射给药多见，林可霉素的腹泻发生率为10%~15%，克林霉素为4%。长期用药也可引起二重感染、伪膜性肠炎。

2. 过敏反应

轻度皮疹、瘙痒或药热，也可出现一过性中性粒细胞减少和血小板减少。

3. 其他

偶见黄疸及肝损伤。随着该药在临床应用逐渐增多，发现有个别患者发生严重不良反应而导致死亡的病例报道，如过敏性休克、呼吸与心搏骤停等。

第三节　多肽类抗生素

一、万古霉素类

万古霉素类属糖肽类抗生素，包括万古霉素（vancomyCill）、去甲万古霉素（llorvancomyein）

和替考拉宁(teicoplanin,又称太古霉素)。

【体内过程】

口服不易吸收,肌内注射可引起局部剧痛和组织坏死,只宜静脉给药。可广泛分布于机体各组织和体液,可透过胎盘,但不易透过血-脑屏障和血-眼屏障,炎症时透入量增多,可达有效水平。90%以上经肾排泄,万古霉素和去甲万古霉素的药物半衰期约为6小时,替考拉宁长达47小时。

【抗菌作用及机制】

抗菌机制主要是抑制细菌细胞壁肽聚糖的合成,造成细胞壁缺损而杀菌。本类药对G^+菌产生强大杀菌作用,包括金黄色葡萄球菌、表皮葡萄球菌、对青霉素G和多种抗生素耐药菌株、溶血性链球菌、草绿色链球菌、肺炎球菌及肠球菌等;与氨基糖苷类抗生素合用对肠球菌等具有协同杀菌作用;对厌氧菌、难辨梭状芽孢杆菌亦有良好作用;对炭疽杆菌、白喉杆菌、破伤风杆菌等亦敏感,G^-菌则多数耐药。一般不易耐药,但近年来,耐万古霉素的肠球菌正在增多。仅适用于严重G^+细菌感染或对其他抗生素耐药或无效者。

【临床应用】

仅用于G^+菌引起的严重感染,如败血症、心内膜炎、骨髓炎、呼吸道等的严重感染。可用于对β-内酰胺类抗生素过敏的患者,口服给药用于治疗伪膜性结肠炎和消化道感染。

【不良反应及用药监护】

万古霉素和去甲万古霉素毒性较大,替考拉宁较小。

1. 耳毒性

血药浓度超过800 mg/L且持续数天即可引起耳鸣、听力减退,甚至耳聋,及早停药可恢复正常,少数患者停药后仍有致聋危险。应避免同服有耳毒性和肾毒性的药物。

2. 肾毒性

主要损伤肾小管,表现为蛋白尿和管型尿、少尿、血尿、氮质血症,甚至肾衰竭。

3. 过敏反应

偶可引起斑块皮疹和过敏性休克。快速静注万古霉素时,出现极度皮肤潮红、红斑、荨麻疹、心动过速和低血压等特征性症状,称为"红人综合征",去甲万古霉素和替考拉宁很少出现。

4. 其他

口服时可引起恶心、呕吐、金属异味感和眩晕,静注时偶发疼痛和血栓性静脉炎。

利奈唑胺2000年获得美国FDA批准,用于治疗革兰阳性球菌引起的感染,包括由MRSA引起的疑似或确诊院内获得性肺炎(HAP)、社区获得性肺炎(CAP)、复杂性皮肤或皮肤软组织感染(SSTI)以及耐万古霉素肠球菌(VRE)感染。

二、多黏菌素类

多黏菌素类(polymyxins)临床常用药物有多黏菌素B(polymyxin B)、多黏菌素E(polymyxin E, colistin)和多黏菌素M(polymyxin M),多为硫酸盐制剂。

【体内过程】

本类药口服不吸收,但盐酸多黏菌素M吸收好。肌注后2小时左右达峰浓度,多黏菌素

E 甲磺酸盐的水溶性较硫酸盐好，适合肌内注射，多黏菌素 M 盐酸盐注射后吸收更迅速。本类药穿透力差，脑脊液、胸腔、关节腔和感染灶内浓度低而影响疗效。多黏菌素 E 在肺、肾、肝及脑组织中的浓度比多黏菌素 B 高。体内代谢较慢，主要经肾脏排泄，尿排泄率可达60%，给药后 12 小时内仅有 0.1% 经尿排出，随后才逐渐增加，故连续给药会导致药物在体内蓄积。

【抗菌作用】

多黏菌素类药物能与革兰阴性杆菌细胞膜中的磷脂结合，解聚细胞膜结构，导致膜通透性增加，使细菌细胞内重要物质外漏而造成细胞死亡，本类药物还可进入细菌体内影响核质和核糖体的功能。多黏菌素类为窄谱慢性杀菌药，对繁殖期和静止期细菌均有杀菌作用。

【临床应用】

主要用于治疗铜绿假单胞菌引起的败血症、泌尿道和烧伤创面感染。还可用于大肠埃希菌、肺炎杆菌等 G⁻ 杆菌引起的全身感染，如脑膜炎、败血症。与利福平、磺胺类和 TMP 等合用，可以提高治疗多重耐药的 G⁻ 杆菌导致的医院内感染的疗效。口服用于肠道术前准备和消化道感染。局部用于创面、五官、呼吸道、泌尿道及鞘内 G⁻ 杆菌感染。

【不良反应】

本类药在常用量下即可出现明显不良反应，总发生率可高达 25%。多黏菌素 B 较多黏菌素 E 更明显。

1. 神经毒性

程度不同，轻者表现为头晕、面部麻木和周围神经炎，重者出现意识混乱、昏迷、共济失调、可逆性神经肌肉麻痹等，停药后可消失。此与剂量有关，多出现于手术后、合用麻醉药、镇静药或神经肌肉阻滞药时。

2. 肾毒性

常见且突出，多发生于用药后 4 天。主要损伤肾小管上皮细胞，表现为蛋白尿、血尿、管型尿，氮质血症，严重时出现急性肾小管坏死、肾衰竭。及时停药后部分可恢复，部分可持续 1~2 周。腹腔透析不能清除药物，血液透析可以清除部分药物。

3. 过敏反应

包括瘙痒、皮疹、药热等，吸入给药可引起哮喘。

4. 其他

肌内注射可致局部疼痛，静脉给药可引起静脉炎。偶可诱发粒细胞减少和肝毒性。

课后拓展资源

| 护理用药小结 | 第三十五章课后练习 | 常用制剂及用法 |

第三十六章
氨基糖苷类抗生素

导学资源

知识导图　　　　PPT课件

学习目标

1. 掌握链霉素、庆大霉素的抗菌特点、适应证及不良反应。
2. 熟悉氨基糖苷类抗生素的共性(体内过程、抗菌作用、毒性)。
3. 了解其它药物的应用。

案例导入

　　患者,女,23岁,近日突感尿频、尿急,腹部有下坠感,排尿时有明显刺激感,诊断为尿路感染。给予硫酸庆大霉素,稀释后静脉滴注,一次8万U。用药过程中患者感觉眩晕,并有耳鸣的现象,护士发现后立即停药,建议医生改用其他氨基糖苷类抗生素。

　　1.患者应用庆大霉素是否合理?

　　2.患者出现了什么不良反应?护士的建议是否正确?

第一节　氨基糖苷类抗生素的共性

　　氨基糖苷类(aminoglycosides)包括天然和半合成产品两大类:天然来源的由链霉菌和小单胞菌产生,如链霉素(streptomycin)、卡那霉素(kanamycin)、妥布霉素(tobramycin)、大观霉素(spectinomycin)、新霉素(neomycin)、庆大霉素(genta-micin)、西索米星(sisomicin)、阿司米星(astromicin)、小诺米星(micronomicin)等;半合成品包括奈替米星(netilmicin)、阿米卡星（amikacin）、依替米星（etimicin）、异帕米星（isepamicin）、卡那霉素 B（bekanamycin）、地贝卡星（dibekacin）、阿贝卡星（arbekacin）等。本类药物为有机碱，是一类高效的抗生素，尤其对需氧 G^- 杆菌有效。与内酰胺类合用时不能混合于同一容器，否则易使氨基糖苷类药物失活。

氨基糖苷类抗生素具有抗菌谱广，抗 G^- 杆菌活性强，有明显的抗菌后效应等优点，但无抗厌氧菌活性，消化道不吸收，且有肾和耳毒性。

【体内过程】

氨基糖苷类抗生素口服难吸收，肌内注射吸收迅速而完全，0.5~2 小时达峰浓度；主要分布于细胞外液，在肾皮质和内耳淋巴液有高浓度积聚，可透过胎盘屏障，但不能透过血脑屏障。主要以原形经肾小球滤过，因而尿中浓度高，$t_{1/2}$ 为 2~3 小时，肾功能减退时可延长 30 倍以上，应减小剂量或延长给药间隔时间。氨基糖苷类均为有机碱，临床常用其硫酸盐，易溶于水，性质稳定，在碱性环境中抗菌作用强。

【抗菌作用】

氨基糖苷类抗菌药的抗菌机制主要是抑制菌体蛋白质合成，还能抑制细菌胞浆膜蛋白质的合成，增加通透性，使药物易于进入细胞浆，导致细胞浆内容物外渗而死亡，属于静止期杀菌药。本类药物抗菌谱较广，对需氧的革兰阴性杆菌如大肠埃希菌、克雷伯菌属、肠杆菌属、变形杆菌属、志贺菌属等具有强大抗菌作用；有些药物对铜绿假单胞菌有强效；对枸橼酸菌属、沙雷菌属、沙门菌属、产碱杆菌属、不动杆菌属、分枝杆菌属等也有一定抗菌活性；对革兰阴性球菌如淋病奈瑟菌、脑膜炎奈瑟菌等作用较差；对革兰阳性球菌有作用；此外，链霉素对结核分枝杆菌敏感。本类药物与 β-内酰胺类抗生素合用，可获得协同抗菌作用，但二者不可在同一容器内混合给药。细菌对本类药物可产生不同程度的耐药性，本类药物之间有部分或完全交叉耐药性。

【临床应用】

氨基糖苷类主要用于敏感需氧 G^- 杆菌所致的全身感染。如脑膜炎、呼吸道、泌尿道、皮肤软组织、胃肠道、烧伤、创伤及骨关节感染等。卡那霉素、庆大霉素、妥布霉素、阿米卡星和奈替米星对上述感染的疗效并无显著差别，但对于败血症、肺炎、脑膜炎等严重感染，单独应用时可能失败，需联合应用其他抗 G^- 杆菌的抗菌药，如广谱半合成青霉素、第三代头孢菌素及氟喹诺酮类等。利用该类药物口服不吸收的特点，可以治疗消化道感染、肠道术前准备、肝性脑病用药，如新霉素。制成外用软膏或眼膏或冲洗液治疗局部感染。此外，链霉素、卡那霉素可作为结核治疗药物。

【不良反应与用药监护】

氨基糖苷类的主要不良反应是耳毒性和肾毒性，尤其在儿童和老人中更易引起。毒性产生与服药剂量和疗程有关，也随药物不同而异，甚至在停药以后也可出现不可逆的毒性反应。

1. 耳毒性

包括前庭神经和耳蜗神经损害。前者表现为眩晕、视力减退、眼球震颤、眩晕、恶心、呕吐和共济失调，其发生率依次为：新霉素（已少用）>卡那霉素>链霉素>西索米星>庆大霉素>妥布霉素>奈替米星；后者表现为耳鸣、听力减退和永久性耳聋，其发生率依次为：新霉素>卡那霉素>西索米星>阿米卡星>庆大霉素>妥布霉素>链霉素。与其在内耳淋巴液中浓度较高有关，可损害内耳柯蒂氏器毛细胞的能量产生及利用，引起细胞膜上 Na^+-K^+-ATP 酶功能障碍，造成毛细胞损伤。为防止和减少耳毒性，使用时要注意剂量和疗程，严密观察眩晕、耳鸣等早期症状，进行听力及血药浓度监测，避免与其他有耳毒性的药物合用，如呋塞米、依他尼酸、布美他尼、顺铂等。肾功能减退者、老年人、婴幼儿及哺乳期妇女慎用，孕妇禁用。

2. 肾毒性

氨基糖苷类易蓄积于肾皮质部，损害近曲小管上皮细胞，轻则引起肾小管肿胀，重则产生急性坏死，通常表现为蛋白尿、管型尿、血尿等。严重时可引起氮质血症和肾功能降低。肾功能减低可使氨基糖苷类血药浓度升高，进一步加重肾损伤和耳毒性。在常用剂量时各药对肾的毒性顺序为：新霉素>卡那霉素>妥布霉素>链霉素，奈替米星肾毒性很低。使用过程中，应定期检查尿常规，不宜与有肾损害的药物合用。

3. 神经肌肉阻滞

与给药剂量和给药途径有关，大剂量静脉滴注或腹腔给药时会引起骨骼肌收缩无力，表现为四肢软弱无力、呼吸困难甚至呼吸停止，抢救时应立即静脉注射新斯的明和钙剂，临床用药时要避免与肌肉松弛药、全麻药等合用。

4. 变态反应

可引起皮疹、发热等变态反应，也可引起过敏性休克，尤其是链霉素过敏性休克发生率虽低于青霉素，但死亡率高，而且链霉素皮试的阳性符合率也不高，一旦发生应立即皮下或肌内注射肾上腺素，同时静脉注射葡萄糖酸钙等进行抢救。

第二节　常用氨基糖苷类抗生素

链霉素(streptomycin)

链霉素(streptomycin)是由链丝菌培养液中获得，并用于临床的第一个氨基糖苷类抗生素，临床常用其硫酸盐。链霉素口服吸收极少，肌内注射吸收快，容易渗入胸腔、腹腔、结核性脓腔和干酪化脓腔，并达有效浓度。90%可经肾小球滤过而排出体外。临床用途主要有：①治疗结核病(一线药)；②与四环素类联合用药已成为目前治疗鼠疫和兔热病的首选药；③与青霉素合用可治疗溶血性链球菌、草绿色链球菌及肠球菌等引起的心内膜炎。

庆大霉素(gentamycin)

庆大霉素为目前临床较常用的氨基糖苷类抗生素，水溶液稳定，常采用肌内和静脉给药，主要以原形经肾排泄。抗菌谱较广，对革兰阴性菌、革兰阳性菌和铜绿假单胞菌均有良好抗菌作用，是治疗各种革兰阴性杆菌感染的主要抗菌药，临床主要用于敏感引起的败血症、呼吸道、胆管、肠道、泌尿道、烧伤感染以及骨髓炎、腹膜炎、心内膜炎等。肾毒性较多见；偶见过敏反应，甚至休克。

卡那霉素(kanamycin)

卡那霉素对多数常见 G^- 菌和结核杆菌有效，曾被广泛用于各种肠道 G^- 杆菌感染，但因不良反应较大、疗效不突出，已逐渐被庆大霉素、妥布霉素等取代，目前主要与其他抗结核药物合用于对第一线药物耐药的结核病患者。耳毒性是卡那霉素最重要的不良反应。

妥布霉素（tobramycin）

妥布霉素抗菌谱与庆大霉素相似，对肺炎杆菌、肠杆菌属、变形杆菌属的抑菌或杀菌作用分别比庆大霉素强4倍和2倍，对铜绿假单胞菌的抗菌作用是庆大霉素的2~5倍，且对庆大霉素耐药菌株仍有效。临床主要用于治疗铜绿假单胞菌引起的败血症、心内膜炎、烧伤、骨髓炎等，也可用于其他革兰阴性杆菌所致的感染。

阿米卡星（amikacin，又称丁胺卡那霉素）

阿米卡星是由卡那霉素 A 得到的半合成衍生物，应用广泛。在氨基糖苷类中抗菌谱最广，对 G⁻ 杆菌和金黄色葡萄球菌均有较强的抗菌活性。突出的优点是对肠道 G⁻ 杆菌和铜绿假单胞菌所产生的多种钝化酶稳定，故对一些常用氨基糖苷类耐药的菌株所致感染仍有效，常作为治疗此类感染的首选药。另一个优点是与 β-内酰胺类抗生素联用可获协同作用，如与羧苄西林或哌拉西林合用对铜绿假单胞菌，与头孢菌素合用对克雷伯菌属，与阿洛西林等合用对克雷伯菌属、大肠埃希菌和金葡菌均有协同作用。

奈替米星（netilmicin，又称乙基西索霉素）

奈替米星抗菌谱与庆大霉素相似，能杀灭多种革兰阴性杆菌，对某些耐其他氨基糖苷类的 G⁻ 杆菌及耐青霉素的金葡菌有效。主要用于呼吸道、消化道、泌尿道、皮肤软组织、骨和关节、腹腔等部位的感染。肾、耳毒性在氨基糖苷类中最小，但仍需注意。

新霉素（neomycin）

新霉素口服吸收很少，可用于肠道感染、肠道消毒或肝性脑病患者，因有严重的耳、肾毒性，故临床主要为局部应用，如创面涂抹、气雾吸入或滴眼等，局部用量不宜过大，禁止全身用药。

课后拓展资源

| 护理用药小结 | 第三十六章课后练习 | 常用制剂及用法 |

第三十七章 ————————————————————

四环素类及氯霉素类抗生素

导学资源

知识导图　　　　　PPT课件

学习目标

1. 掌握四环素、氯霉素的抗菌作用特点、临床应用、不良反应及其防治。

2. 熟悉多西环素的作用特点。

3. 了解四环素类抗生素的抗菌机制与耐药机制。

案例导入

李某，男，22岁，近几日出现发热，并伴有全身不适、乏力、食欲减退和咳嗽等症状，细菌学检查后诊断为伤寒。

1. 针对李某的病情，临床常用的治疗药物是什么？

2. 治疗过程中应注意哪些事项？

四环素类（tetracyclines）及氯霉素类（chloramphenicois）药物属广谱抗生素，它们是革兰阳性菌和阴性菌的快速抑菌剂，对立克次体、支原体和衣原体也有较强的抑制作用，四环素类药物尚可抑制某些螺旋体和原虫。

第一节 四环素类

根据来源，四环素类抗生素可分为天然品和半合成品两类，天然品包括四环素（tetracycline）、土霉素（oxytetracycline）和金霉素（aureomycin）等；半合成品有多西环素（doxycycline）、美他环素（mfitacycline）和米诺环素（minocycline）等。半合成四环素类的抗菌活性高于天然品。

四环素（tetracycline）

【体内过程】
食物或其他药物中的 Ca^{2+}、Fe^{2+}、Mg^{2+}、Al^{3+} 等金属离子与四环素络合而减少其吸收；碱性药、受体阻断药或抗酸药可降低四环素的溶解度，减少其吸收；酸性药物如维生素 C 则促进其吸收；与铁剂或抗酸药并用时，应间隔 2~3 h。四环素体内分布广泛，可进入胎儿血液循环及乳汁，并可沉积于新形成的牙齿和骨骼中；胆汁中的浓度为血药浓度的 10~20 倍，存在肠肝循环；不易透过血-脑屏障。20%~55% 由肾脏排泄，碱化尿液增加药物排泄。

【抗菌作用】其对 G^+ 菌的抑制作用强于 G^- 菌，但是对 G^+ 菌的作用不如青霉素类和头孢菌素类，对 G^- 菌的作用不如氨基糖苷类及氯霉素类。极高浓度时具有杀菌作用。对伤寒沙门菌、副伤寒沙门菌、铜绿假单胞菌、结核分枝杆菌、真菌和病毒无效。

【临床应用】由于耐药菌株日益增多和药物的不良反应，四环素一般不作首选药。四环素还可用于支原体肺炎及衣原体感染，与其他药物联用可以治疗幽门螺杆菌引起的消化性溃疡。

【不良反应及用药监护】
1. 局部刺激作用
口服可引起恶心、呕吐、腹泻等症状，餐后服用可减轻刺激症状，但影响药物吸收。肌内注射刺激性大，禁用。静脉滴注易引起静脉炎。

2. 二重感染
正常人口腔、咽喉部、胃肠道存在完整的微生态系统，长期口服或注射使用广谱抗菌药时，敏感菌被抑制，不敏感菌乘机大量繁殖，由原来的劣势菌群变为优势菌群，造成新的感染，称作二重感染或菌群交替症。婴儿、老年人、体弱者、合用糖皮质激素或抗肿瘤药的患者，使用四环素时易发生二重感染。较常见的二重感染有两种，一是真菌感染，多由白假丝酵母菌引起，表现为鹅口疮、肠炎，应立即停药并同时进行抗真菌治疗。二是对四环素耐药的难辨梭状芽胞杆菌感染所致的伪膜性肠炎，表现为剧烈的腹泻、发热、肠壁坏死、体液渗出甚至休克死亡，应立即停药并口服万古霉素或甲硝唑。

3. 对骨骼和牙齿生长的影响
四环素类药物经血液循环到达新形成的牙齿组织，与牙齿中的轻磷灰石晶体结合形成四环素-磷酸钙复合物，后者呈淡黄色，造成恒齿永久性棕色色素沉着（俗称牙齿黄染），牙釉质发育不全。药物对新形成的骨组织也有相同的作用，可抑制胎儿、婴幼儿骨骼发育。孕妇、哺乳期妇女及 8 岁以下儿童禁用四环素和其他四环素类药物。

4. 其他

长期大剂量使用可引起严重肝损伤或加重原有的肾损伤，多见于孕妇特别是肾功能异常的孕妇。偶见过敏反应，并有交叉过敏。也可引起光敏反应和前庭反应如头晕、恶心、呕吐等。

多西环素（doxycycline）

多西环素（doxycycline）属长效半合成四环素类，是目前四环素类药物的首选药；抗菌活性比四环素强 2~10 倍，具有强效、速效、长效的特点；抗菌谱与四环素相同，对土霉素或四环素耐药的金葡菌对本药仍敏感，但与其他同类药物有交叉耐药；消除时间长达 12~22 小时，每日用药 1 次。口服吸收迅速且完全，不易受食物影响。大部分药物随胆汁进入肠腔排泄，存在肠肝循环；肠道中的药物多以无活性的结合型或络合型存在，很少引起二重感染。少量药物经肾脏排泄，肾功能减退时粪便中药物排泄增多，故肾衰竭时也可使用。临床适应证见前述四环素类药物，此外特别适合肾外感染伴肾衰竭者（其他多数四环素类药物可能加重肾衰竭）以及胆道系统感染。也用于酒糟鼻、痤疮、前列腺炎和呼吸道感染如慢性气管炎、肺炎。

可引起恶心、呕吐、腹泻、舌炎、口腔炎和肛门炎，应饭后服用，并以大量水送服，服药后保持直立体位 30 分钟以上，以避免引起食管炎。静脉注射时，可能出现舌麻木及口腔异味感。易致光敏反应。其他不良反应少于四环素。

米诺环素（minocycline）

米诺环素（minocycline）口服吸收率接近 100%，不易受食物影响，但抗酸药或重金属离子仍可减少米诺环素吸收。其脂溶性高于多西环素，组织穿透力强，分布广泛，脑脊液中的浓度高于其他四环素类。米诺环素长时间滞留于脂肪组织，粪便及尿中的排泄量显著低于其他四环素类，部分药物在体内代谢，$t_{1/2}$ 为 11~22 小时。肾衰竭患者的 $t_{1/2}$ 略延长，肝衰竭对 $t_{1/2}$ 无明显影响。抗菌谱与四环素相似，抗菌活性强于其他同类药物，对四环素或青霉素类耐药的 A 群链球菌、B 群链球菌、金葡菌和大肠埃希菌对米诺环素仍敏感。主要用于治疗酒糟鼻、痤疮和沙眼衣原体所致的性传播疾病，以及上述耐药菌引起的感染。一般不作为首选药。除四环素类共有的不良反应外，米诺环素产生独特的前庭反应，出现恶心、呕吐、眩晕、运动失调等症状；首剂服药可迅速出现，女性多于男性。高达 12%~52% 的患者因严重的前庭反应而停药，停药 24~48 h 后症状可消失。用药期间不宜从事高空作业、驾驶和机器操作。

第二节 氯霉素类

氯霉素（chloramphenicol）

【体内过程】氯霉素口服吸收快而完全，广泛分布于全身各组织和体液中，脑脊液中浓度较其他抗生素高。主要在肝代谢后经肾排泄。

【抗菌作用】抗菌机制是与细菌核糖体 50S 亚基结合,阻止肽链延伸,使蛋白质合成受阻,属速效抑菌剂。氯霉素属广谱抗生素,对 G⁻菌作用强,特别对伤寒沙门菌、流感嗜血杆菌作用强;对 G⁺球菌作用不如青霉素和四环素;对立克次体、沙眼衣原体、肺炎支原体、螺旋体等有效。

【临床用途】
由于氯霉素对造血系统产生严重的毒性反应,现已少用。

1. 治疗伤寒、副伤寒

因氟喹诺酮类和第三代头孢菌素具有速效、低毒、复发少和愈后不带菌等特点,氯霉素现已不作为首选药。

2. 眼科局部用药

治疗敏感菌引起的眼部感染,安全有效地治疗敏感菌引起的眼内感染、全眼球感染、沙眼和结膜炎。

3. 立克次体感染

立克次体重度感染(斑疹伤寒和恙虫病等)的孕妇、8 岁以下儿童、四环素类药物过敏者可选用。

4. 其他

与其他抗菌药联合使用,治疗腹腔或盆腔的厌氧菌感染,也可作为眼科的局部用药。

【不良反应及防治】

1. 抑制骨髓造血功能

为氯霉素最严重的毒性反应。有两种表现:一是可逆性抑制,较常见,表现为粒细胞、白细胞和血小板减少,此反应与用药剂量大或疗程长有关,及时停药可以恢复。二是再生障碍性贫血,与剂量和疗程无关,发生率低(1/30000),但死亡率很高,发病机制不清,切勿滥用,用时应定期检查血象。

2. 灰婴综合征

大剂量使用氯霉素可引起新生儿和早产儿药物中毒,表现为循环衰竭、呼吸困难、血压下降、皮肤苍白、发绀,故称灰婴综合征,与早产儿和新生儿肝代谢和肾排泄功能不完善有关。

3. 其他

口服用药时出现恶心、呕吐、腹泻等症状。少数患者发生过敏反应(皮疹、药热、血管神经性水肿)、视神经炎、视力障碍等。还可见溶血性贫血(葡萄糖-6-磷酸脱氢酶缺陷者)、二重感染。肝肾功能损伤者、葡萄糖-6-磷酸脱氢酶缺陷者、新生儿、早产儿、孕妇、哺乳期妇女不宜使用氯霉素。

📱 课后拓展资源

护理用药小结	第三十七章课后练习	常用制剂及用法

第三十八章

人工合成抗菌药

☞ **导学资源**

知识导图　　　　PPT课件

学习目标

1. 掌握：喹诺酮类、硝基咪唑类的药理作用，用途及不良反应。
2. 熟悉：常用的氟喹诺酮类抗菌药及磺胺类药物。
3. 了解：硝基呋喃类、甲氧苄啶的作用特点及用途。

案例导入

患者，男性，35岁。因尿频、尿急、尿痛3天而来就诊，查体：T 38.5℃，经检查：WBC $10×10^9$/L，中性粒细胞0.9，尿液不清，尿蛋白阳性，镜检白细胞满视野，诊断为急性肾盂肾炎。

1. 该患者可首选的抗菌药是什么？
2. 治疗过程中需注意什么？

第一节　喹诺酮类抗菌药

◇ 一、概述

喹诺酮类药物是目前临床应用广泛的一类抗生素，抗菌谱广，对革兰阴性菌的抑制作用强于革兰阳性菌，是治疗各种感染性疾病高效且安全的一类药物。磺胺类药物是最早应用于临床的人工合成抗菌药,对多数革兰阳性菌和革兰阴性菌均有良好的抗菌活性,属广谱抑菌药,因其突出的不良反应使临床应用明显受限,但磺胺类药仍是重要的治疗感染的药物。根据药物合成先后和化学结构等不同将喹诺酮类抗微生物药分为四代:第一代萘啶酸、吡咯酸,抗菌谱窄,仅对部分革兰阴性杆菌有效,易产生耐药性,口服吸收差,不良反应大,目前已淘汰。第二代吡哌酸,抗菌谱比第一代有所扩大,对大多数革兰阴性杆菌有效,口服易吸收,不良反应少,血中药物浓度低,尿中药物浓度高,主要用于敏感的革兰阴性杆菌所致的尿道和肠道感染。第三代诺氟沙星、培氟沙星、依诺沙星、氧氟沙星、左氧氟沙星、环丙沙星、洛美沙星、氟罗沙星、司帕沙星等,本代药物的分子中均有氟原子,统称为氟喹诺酮类。其特点为抗菌谱广、抗菌活性强、口服吸收好、体内分布广、半衰期较长。第四代莫西沙星、加替沙星、吉米沙星、克林沙星、格帕沙星、妥舒沙星等,称为新氟喹诺酮类。保持了原有氟喹诺酮类药的特点,更加强了抗革兰阳性菌、抗厌氧菌、抗耐药菌的活性,降低了不良反应的发生。

【体内过程】

多数口服吸收良好,给药后 1~2 h 内达到血药峰浓度,生物利用度高。血浆蛋白结合率低,一般为 10%~37%。体内的分布较广,可进入骨、关节、前列腺等。培氟沙星、氧氟沙星、环丙沙星可进入脑脊液,能达到有效治疗浓度。在某些组织内,肺、肝、肾、膀胱、前列腺、卵巢、输卵管和子宫内膜,药物浓度高于血药浓度。少数药物通过肝脏代谢,大多数主要以原形由肾脏排泄,但各药差异较大。氧氟沙星、左氧氟沙星、洛美沙星、氟罗沙星主要自肾排出;环丙沙星、依诺沙星、诺氟沙星部分在肝脏生物转化,部分自肾排出。

【药理作用】

喹诺酮类药物的抗菌机制是抑制细菌 DNA 回旋酶,阻碍 DNA 的复制,产生快速杀菌作用。对革兰阴性杆菌如大肠埃希菌、痢疾志贺菌、铜绿假单胞菌、流感嗜血杆菌、肺炎克雷伯杆菌、奇异变形杆菌、百日咳杆菌、伤寒沙门菌、霍乱弧菌及军团菌等,有强大的杀灭作用。对革兰阴性球菌如淋病奈瑟菌、脑膜炎奈瑟菌等也有效。对革兰阳性菌如金黄色葡萄球菌、链球菌、肺炎球菌、肠球菌等也有良好的抗菌作用。某些氟喹诺酮类药对厌氧菌、结核分枝杆菌、支原体、衣原体也有作用。喹诺酮类药物与其他抗菌药物之间无交叉耐药性,但本类药物之间存在交叉耐药性。随着氟喹诺酮类药物的广泛应用,耐药菌株逐渐增加,应加以警惕。

【临床用途】

1. 呼吸系统感染

主要用于革兰阴性菌、支原体、衣原体、军团菌等感染所致的肺炎、支气管炎等。

2. 消化系统感染

用于革兰阴性杆菌如大肠埃希菌、痢疾志贺菌、伤寒沙门菌等引起的腹泻、胃肠炎、细菌性痢疾、伤寒或副伤寒等疾病的治疗。

3. 泌尿生殖系统感染

用于铜绿假单胞菌、肠球菌、淋病奈瑟菌等引起的单纯性或复杂性尿路感染、前列腺炎、尿道炎或宫颈炎。

4. 骨骼系统感染

药物可渗入骨组织,用于急、慢性骨髓炎和骨关节炎的治疗。

5. 五官科、皮肤软组织、外科伤口感染。

6. 化脓性脑膜炎、败血症，耐药结核分枝杆菌和麻风杆菌的感染。

【不良反应及用药监护】

1. 消化道反应

味觉异常、食欲减退、胃部不适、疼痛、恶心、呕吐等。

2. 中枢神经系统反应

表现为头晕、头痛、失眠、烦躁、焦虑及精神症状。

3. 骨、关节损伤

影响软骨发育，引起关节肿胀、疼痛、骨损害等症状，故不宜用于儿童、孕妇和哺乳期妇女。

4. 过敏反应

出现皮疹、红斑、瘙痒、血管神经性水肿等，个别患者出现光敏性皮炎。

5. 其他

大剂量或长期应用易致肝脏损害，引起转氨酶升高；肾脏损害，产生结晶尿、血尿、间质性肾炎等；少数患者有肌肉酸痛、肌无力现象。

6. 用药监护

（1）用药前：①应清楚用药目的，首先要了解患者的症状、体征及血、尿常规等实验室检查结果，诊断为细菌感染者以及经病原检查确诊为细菌感染者才能应用抗菌药；②掌握患者基本情况，询问相关的用药史和药物过敏史；③尽早确定感染部位、致病菌的种类以及对抗菌药的敏感度；④根据抗菌药的抗菌活性、耐药性、药动学特性及药物敏感度试验结果选择用药；⑤儿童、青少年、孕妇及哺乳期妇女禁用喹诺酮类抗菌药。

（2）用药期间：①告诉患者不要与钙、镁、锌等高价离子的食物与药物合用，以免影响药物的吸收；②嘱咐患者每天多饮水，定时定量用药，若出现消化道症状和神经系统反应，不用害怕，停药后症状会消失；③若患者合并有消化性溃疡和肝肾功能不良者要谨慎用药，并做好观察、检查和防治；④有些药物会发生光敏反应，注意避免阳光和紫外线直接或间接照射；⑤用药后不要从事带危险性操作的工作；⑥出现皮疹、瘙痒、白细胞减少等情况及时停药；⑦长期用药要注意关节肿胀、疼痛和肌腱炎等症状，一旦出现立即报告医生；⑧原有中枢神经系统疾病患者，例如癫痫及癫痫病史者均应避免应用，有指征时需仔细权衡利弊后应用；⑨对喹诺酮类抗菌药的药效做出正确评价。

二、常用氟喹诺酮类抗菌药

诺氟沙星（norfloxacin）

食物影响其吸收，空腹服药比饭后服药血药浓度高 2~3 倍，抗菌谱广，对革兰阳性菌和革兰阴性菌均有杀灭作用，临床主要用于敏感菌所致泌尿道、肠道、胆道、妇科外科及耳鼻喉等感染及淋病治疗。

环丙沙星（ciprofloxacin）

抗菌谱广，对革兰阳性菌和阴性菌均有强大杀灭作用，是诺氟沙星的 2~4 倍，对支原体、衣原体也有作用，但对厌氧菌无效。口服吸收不完全，一般选择静脉滴注。临床用于治疗：①细菌所致的泌尿生殖道、肠道、呼吸道、胆道、盆腔、皮肤软组织、骨关节以及眼耳鼻喉的感染；②多重耐药的伤寒沙门菌所致伤寒；③支原体、衣原体、军团菌、结核分枝杆菌的感染。

氧氟沙星(ofloxacin)

氧氟沙星为高效广谱抗菌药，口服吸收迅速而完全，生物利用度高，体内分布广泛，在胆汁中药物浓度是血药浓度的 7 倍，其突出特点是在脑脊液中浓度高，另一特点为尿药浓度居各种氟喹诺酮类药之首。抗菌活性强，对革兰阳性菌(包括耐甲氧西林金葡菌)、革兰阴性菌(包括铜绿假单胞菌)、结核分枝杆菌、衣原体、支原体有作用。临床上主要用于敏感菌引起的呼吸道、泌尿生殖道、胆道、耳鼻喉、皮肤软组织、妇科感染以及伤寒、结核等。

左氧氟沙星(levofloxacin)

其抗菌谱、药动学特性与氧氟沙星相似，抗菌活性是氧氟沙星的 2 倍，水溶性是氧氟沙星的 8 倍，更易制成注射剂。与环丙沙星相比，对葡萄球菌和链球菌的活性是后者的 2~4 倍，对厌氧菌的活性是后者的 4 倍，对肠杆菌的活性二者相当。对支原体、衣原体及军团菌也有较强的杀灭作用。因不良反应远远低于氧氟沙星，故广泛应用于敏感菌所致的泌尿道、呼吸道、胆道、皮肤软组织、耳鼻喉及眼的感染，也用作抗结核病的二线药物。

莫西沙星(moxifloxacin)

第四代喹诺酮类药，对大多数革兰阳性菌和阴性菌、厌氧菌、结核分枝杆菌、衣原体和支原体均有较强的抗菌活性。临床用于敏感细菌所致的急、慢性支气管炎和上呼吸道感染及泌尿生殖系统和皮肤软组织感染等。其不良反应发生率低，至今未见严重过敏反应，几乎没有光敏反应。

洛美沙星(lomeflOXaCin)

口服生物利用度接近 98%，消除可达 7 小时以上，70% 以上的药物以原形由尿液排泄。对革兰阴性菌、表皮葡萄球菌、链球菌和肠球菌的抗菌活性与氧氟沙星相似，对多数厌氧菌的抗菌活性低于氧氟沙星。治疗泌尿道感染可每天给药 1 次，治疗全身性感染仍应每天给药 2 次，可诱发光敏反应和跟腱损伤。

氟罗沙星(Aeroxacin)

口服生物利用度接近 100%。口服吸收完全，作用时间长，具有广谱、高效和长效的特点。50%~70% 的药物以原形由肾排泄，少量药物在肝脏代谢，肝、肾功能减退者或老年患者应减量。临床主要用于治疗敏感菌所致的呼吸系统、泌尿生殖系统、妇科、皮肤软组织感染以及性传播疾病。产生中枢神经系统毒性及光敏反应的概率较高；与布洛芬等合用可能诱发痉挛、惊厥和癫痫等。每天给药 1 次。

司帕沙星(sparfloxacin，司氟沙星)

口服吸收良好，肠肝循环明显。体内 50% 的药物随粪便排泄，25% 在肝脏代谢失活。对革兰阳性菌、厌氧菌、结核分枝杆菌、衣原体和支原体的抗菌活性显著优于环丙沙星，并优于氧氟沙星；对军团菌和革兰阴性菌的抗菌活性与氧氟沙星相近。临床用于上述细菌所致的呼吸系统、泌尿生殖系统和皮肤软组织感染，也可用于骨髓炎和关节炎等。易产生光敏反应、心脏毒性和中枢神经毒性，临床应严格控制使用。

第二节　磺胺类抗菌药

◆ 一、概述

磺胺类药物(磺胺药)是第一个应用于临床的治疗细菌感染的化学治疗药物，属广谱抑菌药，曾广泛用于临床。近年来，由于抗生素和喹诺酮类药物的快速发展，磺胺药的不良反应成为突出问题，临床应用明显受限。但是，磺胺药对流行性脑脊髓膜炎、鼠疫等感染性疾病疗效显著，在抗感染治疗中仍占有一定的位置。磺胺药是对氨基苯磺酰胺衍生物，分子中含有苯环、对位氨基和磺酰胺基。磺胺药分为三大类，包括用于全身性感染的肠道易吸收类如磺胺嘧啶(sulfadiazine，SD)和磺胺甲噁唑(sul-famethoxazole，SMZ)，用于肠道感染的肠道难吸收类如柳氮磺吡啶(suifasaiazine，SASP)，以及外用磺胺类如磺胺醋酸钠(suifacetainide sodium，SA-Na)和磺胺嘧啶银(sulfadiazine siiver，SD-Ag)等。

【体内过程】

用于全身性感染的磺胺药，口服后迅速由小肠上段吸收。用于肠道感染的磺胺药很少被吸收，此时药物必须在肠腔内水解，使对位氨基游离后发挥其抗菌作用。肠道易吸收类药物体内分布广泛，可透过胎盘屏障到达胎儿体内。血浆蛋白结合率为25%~95%，血浆蛋白结合率低的药物易于通过血-脑屏障，进入脑脊液，可用于治疗流行性脑脊髓膜炎。磺胺药主要在肝脏代谢为无活性的乙酰化物，也可与葡萄糖醛酸结合，结合后药物的溶解度增大。磺胺药主要从肾脏以原形药、乙酰化物、葡萄糖醛酸结合物三种形式排泄。磺胺药及其乙酰化物在碱性尿液中溶解度高，在酸性尿液中易析出结晶，结晶物可造成肾损害，乙酰化物的溶解度低于原形药物，更易析出结晶。

【抗菌作用】

对大多数 G^+ 菌和 G^- 菌有良好的抗菌活性，以链球菌、肺炎链球菌、脑膜炎奈瑟菌、淋病奈瑟菌、鼠疫耶氏菌和诺卡菌属较为敏感，其次是大肠埃希菌、志贺菌属、布鲁菌属、变形杆菌属和沙门菌属，对沙眼衣原体、疟原虫、卡氏肺孢子虫和弓形虫滋养体有抑制作用。对病毒、支原体、立克次体和螺旋体无效，甚至可促进立克次体生长。PABA 与二氢叶酸合成酶的亲和力比磺胺药强数千倍以上，使用磺胺药时，应首剂加倍。脓液或坏死组织中含有大量的 PABA，局麻药普鲁卡因在体内也能水解产生 PABA，它们均可减弱磺胺类药物的抗菌作用。

【临床用途】

1. 全身感染

普通型流行性脑脊髓膜炎应首选磺胺嘧啶；泌尿系统感染可用磺胺异噁唑(SIZ)、磺胺甲噁唑或含有甲氧苄啶的复方制剂；其他如呼吸道感染可用磺胺甲噁唑的复方制剂。

2. 肠道感染

磺胺甲恶唑复方制剂用于治疗细菌性痢疾，柳氮磺吡啶用于治疗慢性炎症性肠道疾病如溃疡性结肠炎。

3. 局部外用

磺胺米隆、磺胺嘧啶银可用于烧伤或创伤后的创面感染，磺胺醋酰适用于眼科感染如沙眼、结膜炎和角膜炎。

【不良反应及防治】

1. 泌尿系统损害

尿液中的磺胺药一旦析出结晶，可产生结晶尿、血尿、尿痛和尿闭等症状。服用磺胺嘧啶或磺胺甲噁唑时，应适当增加饮水量并同服等量碳酸氢钠以碱化尿液，服药超过一周者，应定期检查尿常规。

2. 过敏反应常见皮疹、药热、血管神经性水肿，偶见剥脱性皮炎、多形性红斑等。用药前应询问患者有无过敏史。一旦出现过敏症状须立即停药，并结合抗过敏治疗。

3. 血液系统反应

长期用药可能抑制骨髓造血功能，引起白细胞减少症、血小板减少症甚至再生障碍性贫血，用药期间应定期检查血常规。对葡萄糖-6-磷酸脱氢酶缺乏的患者，可引起急性溶血性贫血。

4. 神经系统反应

少数患者出现头晕、头痛、乏力、精神不振和失眠等症状，用药期间不宜高空作业和驾驶车辆等。

5. 其他

口服可引起恶心、呕吐、上腹部不适和食欲不振等胃肠道反应，餐后服用或同服碳酸氢钠可减轻。可致肝损害，肝功能受损者禁用。新生儿、早产儿、孕妇和哺乳期妇女不宜使用，以免药物竞争血浆清蛋白，使新生儿或早产儿血中游离胆红素增加而出现黄疸，并可进入中枢神经系统导致核黄疸。

二、常用磺胺类药

（一）治疗全身感染的磺胺类药

磺胺嘧啶（sulfadiazine，SD）

磺胺嘧啶口服易吸收，易透过血-脑屏障，在脑脊液中的浓度可达血药浓度的80%。国内首选SD治疗普通型流行性脑脊髓膜炎。用于治疗诺卡菌属引起的肺部感染、脑膜炎和脑脓肿。与乙胺嘧啶合用治疗弓形虫病。与甲氧苄啶合用（双嘧啶片）产生协同抗菌作用。

磺胺甲噁唑（sulfamethoxazole，SMZ，又称新诺明）

磺胺甲噁唑在脑脊液中浓度低于SD，但仍可用于流行性脑脊髓膜炎的预防。尿中浓度与SD相似，故也适用于大肠埃希菌等敏感菌引起的泌尿道感染。主要与甲氧苄啶（TMP）合用，产生协同抗菌作用，扩大临床适应证范围。

复方磺胺甲噁唑（cotrimoxazole，SMZco，又称复方新诺明）

复方磺胺甲噁唑，是 SMZ 和 TMP 按 5∶1 比例制成的复方制剂。SMZco 通过双重阻断机制，协同阻断细菌四氢叶酸合成，抗菌活性可增强数倍至数十倍，甚至呈现杀菌作用，并减少细菌耐药性的产生。对磺胺药耐药的细菌如大肠埃希菌、伤寒沙门菌和志贺菌属，对 SMZco 仍敏感。现仍广泛用于敏感菌引起的泌尿道感染、呼吸道感染、肠道感染。

（二）治疗肠道感染的磺胺类药

柳氮磺吡啶（sulfasalazine，SASP）

属于口服吸收的磺胺类药，口服后少部分在胃及近端小肠被吸收，大部分进入远端小肠和结肠。本身无抗菌活性，在肠道微生物作用下，释放出磺胺吡啶和 5-氨基水杨酸。用于节段性回肠炎或肠道术前预防感染。长期应用可引起恶心、呕吐、皮疹、发热等不良反应。

（三）局部外用的磺胺类药

磺胺米隆（mafenide，SML，又称甲磺灭脓）

磺胺米隆不受脓液、坏死组织及 PABA 的影响。能迅速渗入创面及焦痂，并能促进创面上皮组织生长。抗菌谱广，对多种革兰阳性菌和阴性菌都有效，对铜绿假单胞菌作用较强。适用于烧伤和创伤感染。不良反应有疼痛和烧灼感。

磺胺嘧啶银（sulfadiazine silver，SD-Ag）

兼有磺胺嘧啶和硝酸银两者的作用，抗菌谱广，特别是对铜绿假单胞菌作用强大，局部外用除杀菌作用外，有收敛和促进创面愈合效果。主要用于治疗创面铜绿假单胞菌等感染，局部应用仅有轻微刺激性，偶发短暂的疼痛。但若局部吸收过多，则可致肾损害、肝损害、变态反应及血液系统反应。

磺胺醋酰（sulfacetamide，SA）

对引起眼部感染的细菌及沙眼衣原体有较强的抗菌活性，磺胺醋酰钠的水溶液溶解度高、穿透力强，其 10%~30% 的水溶液接近中性，作为滴眼剂局部应用几乎无刺激性。常用于治疗结膜炎、角膜炎、沙眼等眼科疾病。

第三节　其他合成类抗菌药

甲氧苄啶（trimethoprim，TMP）

甲氧苄啶又名磺胺增效剂。其抗菌谱与磺胺药相似，抗菌机制是抑制二氢叶酸还原酶，使二氢叶酸不能还原为四氢叶酸，阻止细菌核酸的合成。单用易产生耐药性，与磺胺药合用，可使细菌叶酸代谢受到双重阻断作用，使磺胺药的抗菌作用增强数倍至数十倍，甚至呈现杀菌作用，且抗菌谱扩大，并减少细菌耐药性的产生。与磺胺甲噁唑、磺胺嘧啶组成的复方制剂可治疗呼吸道感染、泌尿道感染、肠道感染和脑膜炎、败血症以及伤寒、副伤寒等。TMP 毒性较小，可引起恶心、呕吐等胃肠道反应。大剂量长期应用，可影响人体叶酸代谢，出现白细胞和血小板减少、巨幼红细胞性贫血等。应注意检查血常规，必要时可用甲酰四氢叶酸钙治疗。该药可致畸，孕妇禁用，老年人、婴幼儿慎用。

硝基呋喃类

呋喃妥因（nitrofurantoin）又名呋喃坦啶（furadantin），对大肠埃希菌、金黄色葡萄球菌、腐生葡萄球菌和肠球菌属均具抗菌作用。口服吸收迅速完全。在体内约 50% 很快被组织破坏，其余以原形迅速自肾排出。适用于全身感染的治疗。尿中浓度高，一般剂量下可达 50～250 mg/L 或以上。主要用于敏感菌所致的急性肾炎、肾盂肾炎、膀胱炎、前列腺炎、泌尿系统感染。酸化尿液可增强抗菌活性。胃肠道反应较常见，剂量过大或肾功能不全者可引起严重的周围神经炎，偶见过敏反应。

呋喃唑酮（furazolidone）又名痢特灵，体外对沙门菌属、志贺菌属、大肠杆菌、肠杆菌属、金黄色葡萄球菌、粪肠球菌、霍乱弧菌和弯曲菌属均有抗菌作用。口服吸收少（5%），肠内浓度高，主要用于肠炎和菌痢，也可用于尿路感染、伤寒、副伤寒和霍乱。不良反应同呋喃妥因。

甲硝唑（metronidazole，灭滴灵）

甲硝唑属硝基咪唑类药物，同类药物还有替硝唑和奥硝唑。其分子中的硝基在细胞内无氧环境中被还原成氨基，从而抑制病原体 DNA 的合成，发挥抗厌氧菌作用，对脆弱拟杆菌尤为敏感。对滴虫、阿米巴滋养体以及破伤风梭菌具有很强的杀灭作用。但是，甲硝唑对需氧菌或兼性需氧菌无效。口服吸收良好，体内分布广泛，可进入感染病灶和脑脊液。临床主要用于治疗厌氧菌引起的口腔、腹腔、女性生殖系统、下呼吸道、骨和关节等部位的感染。对幽门螺杆菌感染引起的消化性溃疡以及四环素耐药的难辨梭状芽孢杆菌感染所致的伪膜性肠炎有特殊疗效。小是治疗阿米巴病、滴虫病和破伤风的首选药物。用药期间和停药 1 周内，禁食含乙醇饮料，并减少钠盐摄入量。不良反应一般较轻微，包括胃肠道反应、过敏反应、外周神经炎等。

📱 课后拓展资源

护理用药小结　　　　第三十八章课后练习　　　常用制剂及用法

第三十九章

抗病毒药和抗真菌药

学习目标

1. 熟悉常用抗真菌药的药理作用、用途、不良反应与用药监护；了解常用抗病毒药的用途、不良反应与用药监护。

2. 初步具有根据抗真菌药的药理作用、用途、不良反应与用药监护制定护理措施及对患者、家属进行相关护理宣教的能力。

案例导入

患者，男，63岁。因皮肤溃烂并出现溃烂面感染，连续服用环丙沙星30余天后感上腹部不适、腹泻2天就诊。患者既往患2型糖尿病13年。根据体检及实验室相关检查，初步诊断：白假丝酵母菌感染。

1. 患者出现白假丝酵母菌感染的原因是什么？

2. 患者可选用何种药物进行治疗？治疗过程中应如何做好用药监护？

病毒性传染病居传染病之首（占60%以上），发病率高、传播快，对人类健康构成巨大的威胁。如艾滋病（AIDS）、重症急性呼吸系统综合征（SARS）、甲型H1N1流感，各种病毒性肝炎、流行性出血热、流感、感冒、婴幼儿病毒性肺炎、成人腹泻、病毒性心肌炎、病毒性脊髓灰质炎、乙型脑炎、麻疹、天花、狂犬病等。抗病毒化学药物发展起步较抗菌药晚，从1975年发现阿糖腺苷，特别是1977年阿昔洛韦问世后，抗病毒药物才真正起步。由于病毒结构和生活过程简单，不易与宿主细胞加以区别，因而大多数抗病毒药在发挥治疗作用时，对人体也会产生较大毒性或抗病毒作用较低，致使抗病毒药研发的进程缓慢。但从20世纪90年代到本世纪，抗病毒药物研究发展突飞猛进，尤其是发现治疗艾滋病和抗肝炎病毒药物，抗病毒药物现已成为国内外医药市场上令人瞩目的活跃药品之一。

第一节　抗病毒药

病毒是最简单的微生物,不具备细胞结构,主要包括 DNA 及 RNA 病毒两类,病毒吸附并穿入至宿主细胞内,脱壳后利用宿主细胞代谢系统进行增殖复制,按病毒基因组提供的遗传信息进行核酸与蛋白质的生物合成,然后病毒颗粒装配成熟并从细胞内释放出来。

抗病毒药的作用机制主要包括:①竞争细胞表面的受体,阻止病毒的吸附,如肝素或带阴电荷的多糖。②阻碍病毒穿入和脱壳,如金刚烷胺能抑制 A 型流感病毒的脱壳和病毒核酸到宿主胞质的转移而发挥作用。③阻碍病毒生物合成,如碘苷影响 DNA 的合成;阿糖腺苷干扰 DNA 聚合酶,阻碍 DNA 的合成。④增强宿主抗病能力,如干扰素能激活宿主细胞的某些酶,降解病毒的 mRNA,抑制蛋白的合成、翻译和装配。

根据主要用途的不同,抗病毒药物可分为治疗艾滋病的抗 HIV 药和治疗疱疹病毒、流感病毒和呼吸道病毒以及肝炎病毒等感染的其他抗病毒药。

◆ 一、广谱抗病毒药

该类药物对多种病毒有抑制其生长繁殖的作用,主要有嘌呤或嘧啶核苷类似物和生物制剂类药物。

利巴韦林(Ribavirin)

利巴韦林是一种人工合成的广谱抗病毒药,对多种 RNA 和 DNA 病毒有效,包括甲型肝炎病毒(HAV)和丙型肝炎病毒(HCV)。也有抗腺病毒、疱疹病毒和呼吸道合胞病毒的作用。

【体内过程】口服吸收迅速,生物利用度约 45%,少量可经气溶胶吸入。口服后 1~5 小时血药浓度达峰值,72 小时粪便排泄率约 15%。

【药理作用及机制】体外具有抑制呼吸道合胞病毒、流感病毒、甲肝病毒、腺病毒等多种病毒生长的作用,其机制不完全清楚。本品并不改变病毒吸附、侵入和脱壳,也不诱导干扰素的产生。损害病毒 RNA 和蛋白合成,使病毒的复制与传播受抑。

【临床应用】对急性甲型和丙型肝炎有一定疗效,治疗呼吸道合胞病毒肺炎和支气管炎效果最佳,通常以小颗粒气雾剂给药,流感也用气雾剂给药,而其他大多数病毒感染则通过静脉注射进行治疗。

【不良反应与用药监护】常见的不良反应有贫血、乏力等,停药后即消失,有致畸作用。护士用该药时需注意因本品可抑制齐多夫定转变成活性型的磷酸齐多夫定,故与齐多夫定同用时有拮抗作用。

干扰素(Interferon,IFN)

干扰素(IFN)是机体细胞在病毒感染受其他刺激后,体内产生的一类抗病毒的糖蛋白物质。在病毒感染的各个阶段都发挥一定的作用,在防止再感染和持续性病毒感染中也有一定作用。

【药理作用及机制】IFN 为广谱抗病毒药,对病毒穿透细胞膜过程、脱壳、mRNA 合成、蛋白翻译后修饰、病毒颗粒组装和释放均可产生抑制作用。目前临床所用的 IFN 有重组型、自然型和长效型。

【临床应用】干扰素具有广谱抗病毒活性,临床主要用于急性病毒感染性疾病如流感及其他上呼吸道感染性疾病、病毒性心肌炎、流行性腮腺炎、乙型脑炎等和慢性病毒性感染如慢性活动性肝炎等,另外还广泛用于肿瘤治疗。

【不良反应与用药监护】全身用药最常见的不良反应为一过性发热、恶心、呕吐、倦怠等流感样反应,偶有骨髓抑制、肝功能障碍,但反应为一过性,停药后即消退。护士需告知使用该药的患者,不良反应在治疗初期较明显,随着疗程的进行会减轻,大多数患者都能耐受。如果中止治疗,疗效将迅速消失。

转移因子(transfer factor)

转移因子是从健康人白细胞中提取出的一种核苷肽,无抗原性。可以将供体细胞的免疫信息转移给未致敏的受体细胞,从而使受体细胞获得供体样的特异性和非特异性细胞免疫功能,其作用可以持续 6 个月。本药还可以起到佐剂作用,临床用于先天性和获得性免疫缺陷病、病毒感染、霉菌感染和肿瘤等的辅助治疗。

胸腺肽 α1(Thymosin α1)

胸腺肽 α1 为一组免疫活性肽,可诱导 T 细胞分化成熟,并调节其功能。临床用于慢性肝炎、艾滋病、其他病毒性感染和肿瘤的治疗或辅助治疗。

二、抗 HIV 药

HIV 是一种反转录病毒,主要有两型:HIV-1 和 HIV-2。一旦 HIV 进入宿主细胞,病毒 RNA 即被用作模板,在反转录酶(RNA 依赖性 DNA 多聚酶)催化下产生互补双螺旋 DNA,然后病毒 DNA 进入宿主细胞核,并在 HIV 整合酶催化下掺入宿主基因组。

当前抗 HIV 药主要通过抑制反转录酶或 HIV 蛋白酶发挥作用,对病毒复制机制深入的研究表明,在核酸水平上抑制病毒复制比在蛋白质水平上更有效。由于病毒可频繁地突变,故避免耐药的唯一途径是联合用药以防止 HIV 复制。

齐多夫定(Zidovudine)

齐多夫定是第一个上市的抗 HIV 药,也是治疗 AIDS 的首选药。

【体内过程】吸收迅速,口服吸收率为 65%,成人口服 200 mg,生物利用度为 52%~75%,血浆蛋白结合率约为 35%,可广泛分布到大多数组织和体液,部分肝代谢物有毒性。

【临床应用】本品为治疗 HIV 感染的首选药,既有抗 HIV-1 活性,也有抗 HIV-2 活性。可降低 HIV 感染患者的发病率,并延长其存活期;可显著降低 HIV 从感染孕妇到胎儿的子宫转移发生率,为防止这种转移,需从怀孕第 14 周给药到第 34 周;除了抑制人和动物的反转录病毒外,齐多夫定也能治疗 HIV 诱发的痴呆和血栓性血小板减少症。为增强疗效、防止或延缓耐药性产生，临床上须与其他抗 HIV 药合用。常与拉米夫定合用，但不能与司他夫定合用，因为二者互相拮抗。治疗无效者可改用去羟肌苷。

【不良反应与用药监护】最常见骨髓抑制、贫血或中性粒细胞减少症；也可引起胃肠道不适、头痛；剂量过大可出现焦虑、精神错乱和震颤，肝功能不全的患者服用后更易发生毒性反应。

司他夫定（stavudine）

司他夫定为脱氧胸苷衍生物，对 HIV-1 和 HIV-2 均有抗病毒活性，常用于不能耐受齐多夫定或齐多夫定治疗无效的患者。但不能与齐多夫定合用，因为齐多夫定能减少本品的磷酸化，与去羟肌苷或拉米夫定合用可产生协同效应。

三、抗疱疹病毒药

疱疹病毒分为单纯疱疹病毒（HSV）和水痘-带状疱疹病毒（VZV）。I 型 HSV 主要导致口唇疱疹，II 型 HSV 主要导致生殖器疱疹。

阿昔洛韦（acyclovir）

阿昔洛韦（ACV，无环鸟苷）为人工合成的嘌呤核苷类衍生物。

【体内过程】口服吸收差。生物利用度仅为 15%~20%，可分布到全身各组织，包括脑、肾、肺、肝、小肠、肌肉、脾、乳汁、子宫、阴道黏膜与分泌物、脑脊液及疱疹液。在肾、肝和小肠中浓度高，药物可通过胎盘，局部应用后可在疱疹损伤区达到较高浓度。

【药理作用及机制】阿昔洛韦为广谱、高效的抗病毒药。是目前最有效的抗 I 型和 II 型单纯疱疹病毒（HSV）药物之一，对水痘-带状疱疹病毒（VZV）和 EB 病毒等其他疱疹病毒有效。对正常细胞几乎无影响，而在被感染的细胞内，对病毒 DNA 多聚酶呈强大的抑制作用，阻滞病毒 DNA 的合成。HSV 或 VZV 可通过改变病毒疱疹胸苷酸激酶或 DNA 多聚酶而对阿昔洛韦产生耐药性。

【临床应用】阿昔洛韦为 HSV 感染的首选药。局部应用治疗疱疹性角膜炎、单纯疱疹和带状疱疹，口服或静注可有效治疗单纯疱疹脑炎、生殖器疱疹、免疫缺陷患者单纯疱疹感染等。

【不良反应与用药监护】最常见的不良反应为胃肠道功能紊乱、头痛和斑疹。静脉输注可引起静脉炎、可逆性肾功能紊乱（包括血尿素氮和肌酐水平升高）以及神经毒性（包括震颤和谵妄）等。护士需注意该药与青霉素类、头孢菌素类和丙磺舒合用可致其血浓度升高。

伐昔洛韦（Valacyclovir）

其抗病毒活性、作用机制及耐药性与阿昔洛韦相同。可治疗原发性或复发性生殖器疱疹、带状疱疹及频发性生殖器疱疹。肾功能不良患者应减少剂量，其优点仅为可减少服药次数。偶见恶心、腹泻和头痛。

阿糖腺苷(Vidarabine)

阿糖腺苷为嘌呤类衍生物。具有强大的抗 HSV、VZV 和 CMV 活性，也能抑制乙型肝炎病毒(HBV)和某些 RNA 病毒，抗病毒谱较广，但它疗效低、毒性大，现已较少应用。不良反应主要表现为神经毒性，发生率可达 10%，也常见胃肠道反应。

碘苷(Idoxuridine)

碘苷又名疱疹净，竞争性抑制胸苷酸合成酶，使 DNA 合成受阻，故能抑制 DNA 病毒，如 HSV 和牛痘病毒的生长，对 RNA 病毒无效。本品全身应用毒性大，临床仅限于局部用药，治疗眼部或皮肤疱疹病毒和牛痘病毒的感染，对急性上皮型疱疹性角膜炎疗效最好，对慢性溃疡性实质层疱疹性角膜炎疗效很差，对疱疹性角膜虹膜炎无效，长期应用可出现角膜混浊或染色小点。局部有瘙痒、疼痛、水肿，甚至睫毛脱落等症状。孕妇、肝病或造血功能不良者禁用或慎用。

◆ 四、抗流感病毒药

金刚乙胺(Rimantadine)和金刚烷胺(Amantadine)

金刚乙胺是金刚烷胺的衍生物，均可特异性抑制 A 型流感病毒，大剂量也可抑制 B 型流感病毒、风疹和其他病毒。金刚乙胺抗 A 型流感病毒的作用优于金刚烷胺，抗病毒谱也较广。不良反应包括引起紧张、焦虑、失眠及注意力分散，有时可引起老年患者出现幻觉、癫痫。金刚乙胺脂溶性较低，不能通过血-脑屏障，故中枢神经系统不良反应较少。

奥司他韦(Oseltamivir)

磷酸奥司他韦是奥司他韦活性代谢产物的药物前体，其活性代谢产物(奥司他韦磷酸盐)是强效的选择性流感病毒神经氨酸酶抑制剂。通过抑制病毒从被感染的细胞中释放，从而减少甲型或乙型流感病毒的传播。治疗流行性感冒，且可减少并发症的发生和抗生素的使用，是目前治疗流感的常用药物之一，也是抗禽流感甲型 H1N1 病毒安全有效的药物之一。常见的不良反应是恶心和呕吐，症状是一过性的，常在服用第一剂时发生，此外还可能产生腹泻、头晕、疲劳、鼻塞、咽痛和咳嗽等。

◆ 五、抗肝炎病毒药

病毒性肝炎是一种世界性常见病，西方国家以丙型肝炎为最多，我国主要以乙型肝炎流行为主。

肝炎病毒感染是当今国际公认的治疗学难题，肝炎病毒被分为五型：甲、乙、丙、丁、戊以后，人们发现尚有 10%~20% 的临床上表现为病毒性肝炎的患者不能分型，尚待进一步研究。其中的乙型(HBV)、丙型(HCV)和丁型(HDV)在急性感染后有 80% 以上会转为慢性，其中 20% 若持续感染有可能发展成肝硬化，其中的 1%~5% 转为肝癌，世界卫生组织已把乙型肝炎列为世界第九死因，故而国内外医药学家积极探索与开发抗病毒措施。

临床上治疗慢性病毒性肝炎的药物主要有干扰素，利巴韦林等；治疗乙肝的核苷类似物，如拉米夫定；特异性靶向 HCV 抗病毒药，如索非布韦。

拉米夫定(Lamivudine)

拉米夫定除了用于 HIV 治疗外，也能抑制 HBV 的复制，有效治疗慢性 HBV 感染，成为目前治疗 HBV 感染最有效的药物之一。

第二节　抗真菌药

真菌感染一般分为两类：表浅部真菌感染和深部真菌感染。前者常由各种癣菌引起，主要侵犯皮肤、毛发、指(趾)甲、口腔或阴道黏膜等，发病率高。后者多由白假丝酵母菌和新型隐球菌引起，主要侵犯内脏器官和深部组织，病情严重，病死率高。近年来，深部真菌感染的发病率呈持续上升趋势，这与长期不合理应用广谱抗菌药物、免疫抑制剂、肾上腺皮质激素和细胞毒抗恶性肿瘤药物等有关。

两性霉素 B(Amphotericin B)

两性霉素 B(庐山霉素)自 20 世纪 50 年代以来，已成为治疗各种严重真菌感染的首选药之一。但因毒性较大，限制了其广泛应用。两性霉素 B 的新剂型如脂质体剂型、脂质体复合物、胶样分散剂型等可提高其疗效，并降低其毒性。

【体内过程】口服生物利用度仅 5%，肌内注射难以吸收。90%~95% 与血浆蛋白结合，不易进入脑脊液、体液和羊水。主要在肝脏代谢，代谢产物中约 5% 的原形药缓慢由尿中排出，停药数周后仍可在尿中检出。

【药理作用及机制】两性霉素 B 几乎对所有真菌均有抗菌活性，为广谱抗真菌药。对新型隐球菌、白假丝酵母菌、芽生菌、荚膜组织胞浆菌、粗球孢子菌、孢子丝菌等有较强的抑菌作用，高浓度时有杀菌作用。两性霉素 B 可选择性地与真菌细胞膜中的麦角固醇结合，从而改变膜通透性，引起真菌细胞内小分子物质(如氨基酸、甘氨酸等)和电解质(特别是钾离子)外渗，导致真菌生长停止或死亡。由于细菌细胞膜不含固醇，故无抗细菌作用。哺乳动物的红细胞、肾小管上皮细胞的胞浆膜含有固醇，故可致溶血、肾损害等毒性反应。但由于本品与真菌细胞膜上麦角固醇的亲和力大于对哺乳动物细胞膜固醇的亲和力，故对哺乳动物细胞的毒性相对较低。真菌很少对本品产生耐药性，其耐药机制可能与真菌细胞膜中麦角固醇含量减少有关。

【临床应用】静脉滴注用于治疗深部真菌感染。真菌性脑膜炎时，除静脉滴注外，还需鞘内注射。口服仅用于肠道真菌感染。局部应用治疗皮肤、指甲及黏膜等表浅部真菌感染。

【不良反应与用药监护】两性霉素 B 不良反应较多，常见寒战、发热、头痛、呕吐、厌食、贫血、低血压、低血钾、低血镁、血栓性静脉炎、肝功能损害、肾功能损害等。护士给药时需注意如事先给予解热镇痛抗炎药、抗组胺药及糖皮质激素，可减少治疗初期寒战、发热反应的发生。应定期进行血、尿常规，肝、肾功能和心电图等检查以便及时调整剂量。

制霉菌素（Nystatin）

制霉菌素（制霉素）为多烯类抗真菌药，抗真菌作用和机制与两性霉素 B 相似，对念珠菌属的抗菌活性较高，且不易产生耐药性。制霉菌素主要局部外用治疗皮肤、黏膜浅表真菌感染。口服吸收很少，仅适于肠道白假丝酵母菌感染。注射给药时制霉菌素毒性大，不宜用做注射。局部应用时不良反应少见。口服后可引起暂时性恶心、呕吐、食欲缺乏、腹泻等胃肠道反应。

灰黄霉素（Griseofulvin）

灰黄霉素为非多烯类抗真菌药。

【体内过程】口服吸收较少，微粒制剂或高脂肪饮食可增加其吸收。吸收后广泛分布于深部各组织，皮肤、毛发、指甲、脂肪及肝脏等组织含量较高。

【药理作用及机制】杀灭或抑制各种皮肤癣菌如表皮癣菌属、小芽胞菌属和毛菌属，对生长旺盛的真菌起杀灭作用，而对静止状态的真菌只有抑制作用。

【临床应用】主要用于各种皮肤癣菌的治疗。对头癣疗效较好，指（趾）甲癣疗效较差。因静止状态的真菌仅被抑制，病变痊愈有赖于角质的新生和受感染角质层的脱落，故治疗常需数周至数个月。由于该药毒性反应较大，临床已少用。

【不良反应】常见有头痛、头晕等反应，恶心、呕吐等消化道反应，皮疹等皮肤反应以及白细胞减少等血液系统反应，动物实验中有致畸胎和致癌作用。

酮康唑（ketoconazole）

酮康唑是第一个广谱口服抗真菌药，酮康唑等可作为治疗表浅部真菌感染首选药，口服可有效地治疗深部、皮下及浅表真菌感染。亦可局部用药治疗表浅部真菌感染。酮康唑口服生物利用度个体差异较大，溶解和吸收都需要足够的胃酸，故与食品、抗酸药或抑制胃酸分泌的药物同服可降低酮康唑的生物利用度。口服酮康唑不良反应较多，常见有恶心、呕吐等胃肠道反应，以及皮疹、头晕、嗜睡、畏光等，偶见肝毒性。极少数人发生内分泌异常，常表现为男性乳房发育，可能与本品抑制睾酮和肾上腺皮质激素合成有关。

咪康唑（Miconazole）和益康唑（Econazole）

咪康唑为广谱抗真菌药。口服时生物利用度很低，静脉注射给药时不良反应较多。目前临床主要局部应用治疗阴道、皮肤或指甲的真菌感染。因皮肤和黏膜不易吸收，无明显不良反应。益康唑（氯苯咪唑）抗菌谱、抗菌活性和临床应用均与咪康唑相仿。

伊曲康唑（Itraconazole）

伊曲康唑抗真菌谱较酮康唑广，体内外抗真菌活性较酮康唑强 5~100 倍，可有效治疗深部、皮下及浅表真菌感染，已成为治疗罕见真菌如组织胞浆菌感染和芽生菌感染的首选药物。

口服吸收良好，生物利用度约 55%。不良反应发生率低，主要为胃肠道反应、头痛、头晕、低血钾、高血压、水肿和皮肤瘙痒等。肝毒性明显低于酮康唑。由于不抑制雄激素合成，故也可避免酮康唑所发生的内分泌异常。

特比萘芬(Terbinafine)

特比萘芬对曲霉菌、镰孢和其他丝状真菌具有良好抗菌活性。口服吸收快速良好，在毛囊、毛发、皮肤和甲板等处长时间维持较高浓度。可以外用或口服治疗甲癣和其他一些浅表部真菌感染。

对深部曲霉菌感染、侧孢感染、假丝酵母菌感染和肺隐球酵母菌感染并非很有效，但若与唑类药物或两性霉素 B 合用，可获良好效果。不良反应轻微，常见胃肠道反应，较少发生肝炎和皮疹。

课后拓展资源

护理用药小结

第三十九章课后练习

常用制剂及用法

第四十章

抗结核药及抗麻风病药

导学资源

知识导图　　　　　PPT课件　　　　　学习视频

学习目标

1.掌握异烟肼、利福平的作用特点、用途、不良反应；熟悉吡嗪酰胺、乙胺丁醇、链霉素的作用特点、用途；熟悉抗结核病药的应用原则。

2.学会观察抗结核病药物的疗效和监测不良反应，能指导患者进行合理用药及提供用药咨询服务。

案例导入

患者女，42岁。因食欲减退，全身疲乏无力，并伴有低热，夜间盗汗3个月，咳嗽、咯血6日入院。经临床检查，诊断为肺结核，医生给予异烟肼治疗。

1.用药期间有哪些注意事项？

2.如何延缓耐药性的产生？

结核病是由结核分枝杆菌引起的慢性传染病，可侵及全身多个脏器，以肺部受累多见。结核病合理的化学药物治疗是控制疾病发展、复发及抑制结核分枝杆菌耐药性产生的关键。

麻风是由麻风分枝杆菌引起的一种慢性传染病，主要病变在皮肤和周围神经。临床表现为麻木性皮肤损害，神经粗大，严重者甚至发生肢端残疾。本病曾在世界上流行甚广，在我国则流行于广东、广西、四川、云南以及青海等。但自中华人民共和国成立后，由于积极防治，本病已得到有效的控制，发病率显著下降。砜类化合物是目前临床最重要的抗麻风病药。

第一节 抗结核药

目前用于临床的抗结核药种类很多,通常把疗效高、不良反应较少、患者较易耐受的称为一线抗结核药,包括异烟肼、利福平、乙胺丁醇、链霉素、吡嗪酰胺等;而将毒性较大、疗效较差,主要用于对一线抗结核药产生耐药性或用于与其他抗结核药配伍使用的称为二线抗结核药,包括对氨基水杨酸钠、卡那霉素、阿米卡星、乙硫异烟胺、卷曲霉素、环丝氨酸等。此外,近几年又开发出一些疗效较好、毒副作用相对较小的新一代抗结核药,如利福喷丁、利福定、左氧氟沙星、莫西沙星及加替沙星、新大环内酯类等。

抗结核药的作用机制主要为:①阻碍细菌细胞壁合成的药物,如环丝氨酸、乙硫异烟胺;②干扰结核分枝杆菌代谢的药物,如对氨基水杨酸钠;③抑制 RNA 合成药,如利福平;④抑制结核分枝杆菌蛋白合成药,如链霉素、卷曲霉素和紫霉素;⑤多种作用机制共存或机制未明的药物,如异烟肼、乙胺丁醇。

➡ 一、一线抗结核药

异烟肼(isoniazid)

异烟肼又称雷米封,是异烟酸的肼类衍生物,水溶性好且性质稳定。具有杀菌力强、不良反应少、可以口服且价格低廉的特点。

【体内过程】异烟肼口服或注射均易吸收,口服后1~2小时血浆浓度可达高峰,并迅速分布于全身体液和细胞液中,其中脑脊液、胸腹水、关节腔、肾、纤维化或干酪样病灶及淋巴结中含量较高。异烟肼大部分在肝脏内乙酰化为无效的乙酰异烟肼和异烟酸,少部分以原形从尿中排出。异烟肼在体内的乙酰化过程是在肝脏中乙酰转移酶的作用下完成的。当机体内缺乏乙酰转移酶时,乙酰化过程受阻,异烟肼的代谢减慢,易致蓄积中毒。

【药理作用】异烟肼对结核分枝杆菌具有高度的选择性,对生长旺盛的活动期结核分枝杆菌有强大的杀灭作用,是治疗活动性结核的首选药物。对静止期结核分枝杆菌无杀灭作用而仅有抑菌作用,故清除药物后,结核杆菌可恢复正常的增殖活动。其作用强度与渗入到病灶部位的浓度有关,低浓度时有抑菌作用,高浓度时有杀菌作用,其最低抑菌浓度为 0.025~0.05 mg/L。异烟肼的作用机制目前有以下几种观点:抑制分枝菌酸的生物合成(分枝菌酸是结核杆菌细胞壁的重要成分),阻止分枝菌酸前体物质长链脂肪酸的延伸,使结核杆菌细胞壁合成受阻而导致细菌死亡。异烟肼单独使用易产生耐药性,但停用一段时间后可恢复对药物的敏感性。异烟肼与其他抗结核药物间无交叉耐药性,故临床上常采取联合用药以增加疗效和延缓耐药性的发生。

【临床应用】异烟肼对各种类型的结核病患者均为首选药物。对早期轻症肺结核或预防用药时可单独使用,规范化治疗时必须联合使用其他抗结核药,以防止或延缓耐药性的产生。对粟粒性结核和结核性脑膜炎者应加大剂量,延长疗程,必要时注射给药。

【不良反应与用药监护】

1. 神经系统　常见反应为周围神经炎，表现为手脚麻木、肌肉震颤和步态不稳等。大剂量可出现头痛、头晕、兴奋和视神经炎，严重时可导致中毒性脑病和精神病。使用异烟肼时应注意及时补充维生素 B_6，预防不良反应的产生。

2. 癫痫患者同时应用异烟肼和苯妥英钠可引起过度镇静或运动失调，故癫痫及精神病患者慎用。

3. 肝毒性　异烟肼可损伤肝细胞，使转氨酶升高，少数患者可出现黄疸，严重时亦可出现肝小叶坏死，故护士需提醒患者定期检查肝功能。

4. 用药监护

(1) 可发生各种皮疹、发热、胃肠道反应、粒细胞减少、血小板减少和溶血性贫血，需注意患者用药期间亦可能发生脉管炎及关节炎综合征。

(2) 需注意异烟肼不良反应的产生与用药剂量及疗程有关，用药期间应密切注意及时调整剂量，以避免严重不良反应的发生。

(3) 需注意异烟肼为肝药酶抑制剂，可使香豆素类抗凝血药、苯妥英钠的代谢减慢，血药浓度升高，合用时应调整剂量。

(4) 需注意提醒患者饮酒或与利福平合用均可增加异烟肼对肝的毒性作用。

利福平 (Rifampicin)

【体内过程】利福平口服易吸收，24 小时血浆药物浓度达峰值。食物及对氨基水杨酸钠可减少其吸收，若两药合用，应间隔 8～12 小时。利福平穿透力强，体内分布广，包括脑脊液、胸腹水、结核空洞、痰液及胎盘，由胆汁排泄进行肠肝循环。由于药物及代谢物呈橘红色，加之体内分布广，故其代谢物可使尿、粪、唾液、痰、泪液和汗液均呈橘红色。本药为肝药酶诱导剂，连续服用可缩短自身的活性。

【抗菌作用】利福平抗菌谱广且作用强大，对静止期和繁殖期的细菌均有作用，能增加链霉素和异烟肼的抗菌活性。利福平不仅对结核分枝杆菌及麻风杆菌有作用，亦可杀灭多种 G^+ 和 G^- 球菌如金黄色葡萄球菌、脑膜炎奈瑟菌等，对 G^- 杆菌如大肠埃希菌、变形杆菌、流感杆菌等也有抑制作用。利福平抗菌强度与其浓度有关，低浓度抑菌、高浓度杀菌，其疗效与异烟肼相当。抗菌机制为特异性地与细菌依赖 DNA 的 RNA 多聚酶 β 亚单位结合，阻碍 mRNA 的合成，对人和动物细胞内的 RNA 多聚酶无影响。此外，利福平高浓度时对沙眼衣原体和某些病毒也有作用。利福平单独使用易产生耐药性，这与细菌的 RNA 多聚酶基因突变有关，但与其他抗菌药无交叉耐药。

【临床应用】

1. 利福平与其他抗结核药联合使用可治疗各种类型的结核病，包括初治及复发患者。与异烟肼合用治疗初发患者可降低结核性脑膜炎的病死率，减少后遗症的发生；与乙胺丁醇及吡嗪酰胺合用对复治患者产生良好的治疗效果。

2. 治疗麻风病和耐药金葡菌及其他敏感细菌所致感染。

3. 因利福平在胆汁中浓度较高，也可用于重症胆道感染。

4. 局部用药可用于沙眼、急性结膜炎及病毒性角膜炎的治疗。

【不良反应与用药监护】

1. 胃肠道反应。常见恶心、呕吐、腹痛、腹泻，一般不严重。

2. 肝脏毒性。长期大量使用利福平可出现黄疸、肝大、肝功能减退等症状，严重时可致死亡。此种不良反应在慢性肝病患者、酒精中毒患者、老年患者或者使用异烟肼者发生率明显增加，其机制尚不清楚。故护士需提醒患者用药期间应定期复查肝功能，严重肝病、胆道阻塞患者禁用。

3. "流感综合征"。大剂量间隔使用时可诱发发热、寒战、头痛、肌肉酸痛等类似感冒的症状。

4. 利福平是肝药酶诱导剂，可加速自身及许多药物的代谢，如洋地黄毒苷、奎尼丁、普萘洛尔、维拉帕米、巴比妥类药物、口服抗凝血药、氯贝丁酯、美沙酮及磺酰类口服降血糖药、口服避孕药、糖皮质激素和茶碱等，利福平与这些药物合用时注意调整剂量。

5. 其他。个别患者出现皮疹、药热等重症反应。偶见疲乏、嗜睡、头晕和运动失调等。此外，该药有致畸作用，故妊娠早期妇女禁用。

乙胺丁醇（ethambutol）

【体内过程】口服吸收迅速，经 2~4 小时血浆浓度即可达峰值，并广泛分布于全身组织和体液，但脑脊液浓度较低。乙胺丁醇大部分以原形经肾排泄，少部分在肝脏内转化后由尿液排出，对肾脏有一定毒性，肾功能不良时应慎重使用。

【抗菌作用】乙胺丁醇对繁殖期结核分枝杆菌有较强的抑制作用。其作用机制为与二价金属离子结合，如 Mg^{2+} 络合，干扰细菌 RNA 的合成，起到抑制结核分枝杆菌的作用。乙胺丁醇对其他细菌无效。单独使用可产生耐药性，降低疗效，因此常联合其他抗结核药使用，目前无交叉耐药现象。临床主要用于对异烟肼和链霉素耐药或不能耐受对氨基水杨酸钠的结核病患者的治疗。

【临床应用】用于各型肺结核和肺外结核。与异烟肼和利福平合用治疗初治患者，与利福平和卷曲霉素合用治疗复治患者。特别适用于经链霉素和异烟肼治疗无效的患者。因其安全有效、不良反应发生率低、耐药性产生慢，目前已取代对氨基水杨酸钠成为一线抗结核药。

【不良反应与用药监护】乙胺丁醇在治疗剂量下一般较为安全，但连续大量使用 2~6 个月可产生严重的毒性反应，如球后视神经炎引起的弱视、红绿色盲和视野缩小。如及时停药并给予大剂量维生素 B_6 有恢复的可能，护士需提醒患者应定期检查视力。偶见胃肠道反应、过敏反应和高尿酸血症，因此有痛风病者慎用。

链霉素（streptomycin）

链霉素是第一个有效的抗结核药，在体内仅有抑菌作用，疗效不及异烟肼和利福平。穿透力弱，不易渗入细胞、纤维化、干酪化病灶，也不易透过血-脑屏障和细胞膜，因此对结核性脑膜炎疗效差。结核分枝杆菌对链霉素易产生耐药性，且长期使用耳毒性发生率高，只能与其他药物联合使用，特别是重症肺结核几乎不用链霉素。

吡嗪酰胺（pyrazinamide）

口服易吸收，体内分布广，细胞内和脑脊液中浓度较高。大部分在肝脏水解成吡嗪酸，少部分原形药通过肾小球滤过由尿排出。吡嗪酰胺在酸性环境下对结核分枝杆菌有较强的抑制和杀灭作用。单独使用易产生耐药性，与其他抗结核药无交叉耐药性，与异烟肼和利福平合用有协同作用，是联合用药的重要成分。

吡嗪酰胺长期、大量使用可发生严重的肝损害，出现转氨酶升高、黄疸甚至肝坏死。因此用药期间应定期检查肝功能，肝功能不良者慎用。此外尚能抑制尿酸盐排泄，诱发痛风。

二、二线抗结核药

对氨基水杨酸钠（Aminosalicylate Sodium）

对氨基水杨酸钠口服吸收良好，2 小时左右血浆浓度达峰值，可分布于全身组织和体液（脑脊液除外），对氨基水杨酸钠主要在肝脏代谢，大部分转化成乙酰化物，从肾脏排出，肝、肾功能不良者慎用。对氨基水杨酸钠仅对细胞外的结核杆菌有抑菌作用，抗菌谱窄，疗效较一线抗结核药差，目前临床上主要与异烟肼和链霉素联合使用，延缓耐药性的产生，增加疗效。对氨基水杨酸钠不宜与利福平合用，因其可影响利福平的吸收。常见不良反应为胃肠道反应及过敏反应，长期大量使用可出现肝功能损害。本品水溶液不稳定，见光可分解变色，故应用时应新鲜配制，并在避光条件下使用。

乙硫异烟胺（Ethionamide）

乙硫异烟胺是异烟酸的衍生物。单用易发生耐药性。不良反应较多且发生率高，以胃肠道反应常见，表现为食欲缺乏、恶心、呕吐、腹痛和腹泻，患者难以耐受。故仅用于一线抗结核药治疗无效的患者，并且需联合使用其他抗结核药。孕妇和 12 岁以下儿童不宜使用。

三、新一代抗结核药

利福定（Rifandin）

利福定为我国首先应用于临床的人工合成的利福霉素衍生物，抗菌作用强大，抗菌谱广，其抗结核杆菌能力强于利福平，对麻风杆菌的抑制作用也优于利福平。其抗菌机制、耐药机制与利福平相同，不良反应与利福平相似。利福定与利福平有交叉耐药现象，故不适用于后者治疗无效患者。一般情况下利福定与异烟肼、乙胺丁醇等合用，可延缓耐药性的产生。但通过临床的观察发现，它的稳定性差，易改变晶形而失效，且治疗复发率也较高，现已少用。

罗红霉素（Roxithromycin）

新大环内酯类均有抗结核杆菌作用，罗红霉素（RXM）是其中抗结核杆菌作用最强的一个，与异烟肼或利福平合用有协同作用。

四、抗结核药的应用原则

抗结核化学药物的使用是治疗结核病的主要手段。合理应用化疗药物，能提高药物疗效，降低不良反应。合理化疗是指早期、联合、适量、规律及全程用药。

1. 早期用药

是指患者一旦确诊为结核病后立即给药治疗。早期活动性病灶处于渗出阶段，病灶内结核杆菌生长旺盛，对抗结核药敏感，细菌易被抑制或杀灭。此外，患病初期机体抵抗力较强，局部病灶血运丰富，药物浓度高，能促进炎症吸收、痰菌转阴，从而获得满意疗效。而晚期由于病灶的纤维化、干酪化或空洞形成，病灶内血液循环不良，药物渗透差，疗效不佳。

2. 联合用药

是指根据不同病情和抗结核药的作用特点联合两种或两种以上药物以增强疗效，并可避免严重的不良反应和延缓耐药性的产生。临床通常根据病情的严重程度采取二联、三联甚至四联的用药方案，通常轻症肺结核选用异烟肼和利福平联合应用，重症则采取四联或更多抗结核药联合应用。

3. 适量

是指用药剂量要适当。药量不足，组织内药物难以达到有效浓度，且易诱发细菌产生耐药性使治疗失败；药物剂量过大则易产生严重不良反应而使治疗难以继续。

4. 坚持全程规律用药

结核病的治疗必须做到有规律长期用药，不能随意改变药物剂量或改变药物品种，否则难以治疗成功。结核病是一种容易复发的疾病，过早地停药会使已被抑制的细菌再度繁殖或迁延，导致治疗失败。所以，规律全程用药，不过早停药是化疗成功的关键。轻症肺结核应持续治疗 9~12 个月，中度及重度肺结核持续治疗 18~24 个月，或根据患者的病情调整用药方案。

第二节　抗麻风病药

砜类化合物是目前临床最重要的抗麻风病药，常用的有氨苯砜。

氨苯砜(dapsone)

氨苯砜(DDS)是治疗麻风的首选药物。

【体内过程】口服吸收缓慢而完全，4~8 小时血药浓度可达峰值，氨苯砜吸收进入体内后广泛分布于全身组织和体液，肝和肾中浓度最高，其次为皮肤和肌肉。此外，病变皮肤中的药物浓度又较正常皮肤高。药物在小肠吸收后通过肠肝循环重吸收回血液，故在血液中存留时间较长，宜采用周期性间隔给药方案，以免发生蓄积中毒。氨苯砜可经胆汁排泄，亦可在肝脏内乙酰化后从尿中排出。

【作用与应用】抗菌谱与磺胺类药相似。由于其抗麻风杆菌作用可被 PABA 拮抗，因此认为其抗菌机制可能与磺胺类相同。氨苯砜单用易产生耐药性，与利福平联合使用可延缓耐药性的产生。治疗时以小剂量开始直至最适剂量为止，一般用药 3~6 个月症状开始有所改善，细菌完全消失至少需 1~3 年时间，因此在治疗过程中不应随意减少剂量或过早停药。

【不良反应与用药监护】氨苯砜较常见的不良反应是溶血性贫血和发绀，葡萄糖-6-磷酸脱氢酶(G-6-PD)缺乏者较易发生，其次为高铁血红蛋白血症。口服氨苯砜可出现胃肠道反应、头痛及周围神经病变、药热、皮疹、血尿等。对肝脏亦有一定毒性，患者须定期检查血常规及肝功能。此外，治疗早期或药物增量过快可引起"砜综合征"，表现为发热、不适、剥脱性皮炎、黄疸伴肝坏死、淋巴结肿大、贫血等。严重贫血、G-6-PD 缺乏、肝肾功能不良、过敏者及精神病患者禁用。

☞ **课后拓展资源**

护理用药小结	第四十章课后练习	常用制剂及用法

第四十一章

抗寄生虫药

导学资源

知识导图   PPT课件

学习目标

1. 掌握氯喹、伯氨喹、甲硝唑、吡喹酮、阿苯达唑的药理作用、用途、不良反应及注意事项；了解其他抗寄生虫病药的特点。

2. 初步具有根据甲硝唑、吡喹酮、阿苯达唑的药理作用、用途、不良反应制定护理措施及对患者、家属进行相关护理宣教的能力。

案例导入

患者，女，27岁。尿痛伴下腹不适1天到某医院求治，初步诊断：急性盆腔炎。收入住院后给予甲硝唑等药物进行治疗。住院治疗期间进一步检查发现患者已怀孕2个月。

讨论：甲硝唑有哪些不良反应？医护人员应该如何实施甲硝唑的用药监护？

寄生虫寄居宿主体内，引起寄生虫病，危害人类健康，是重要的公共卫生问题。寄生虫病可分为原虫病和蠕虫病，原虫病包括疟疾、阿米巴病和滴虫病等，蠕虫病包括血吸虫病、丝虫病和肠寄生虫病等。寄生虫感染可以是轻度、中度或重度感染，可导致胎儿或新生儿损伤，皮肤结节或皮疹，营养缺陷，以及造成眼、肺、心脏、中枢神经系统或肝脏的重大损伤甚至引起死亡。抗寄生虫药是能选择性地杀灭、抑制或排出寄生虫，用于预防和治疗寄生虫病的药物。这些药物不仅在治疗个体患者方面发挥着重要作用，而且通过与公共卫生防控措施相结合，仍是目前减少寄生虫感染及传播的重要手段。

第一节　抗疟药

疟疾是由疟原虫引起的、由雌性按蚊叮咬传播的寄生虫性传染病。临床以间歇性寒战、高热、继之大汗后缓解为特点。间日疟、卵形疟常复发，恶性疟发病急且症状严重，可短时期内引起贫血和多器官损害，是造成死亡的主要原因。抗疟药是防治疟疾的重要手段，但目前恶性疟原虫的耐药性日趋普遍，使临床治疗面临诸多挑战。

一、疟原虫的生活史及疟疾的发病机制

寄生于人体的疟原虫有 4 种，即间日疟原虫、三日疟原虫、恶性疟原虫和卵形疟原虫，分别引起间日疟、三日疟、恶性疟和卵形疟。三日疟原虫少见，卵形疟原虫罕见。四种疟原虫的生活史基本相同，可分为人体内的发育阶段和雌性按蚊体内的发育阶段（图 41-1）。抗疟药可作用于疟原虫生活史不同环节，用于治疗或预防疟疾。

1. 人体内的发育

分为红细胞外期和红细胞内期两个阶段。

（1）红细胞外期：受感染的雌性按蚊刺吸人血时，子孢子随唾液进入人体，随血流侵入肝细胞发育、裂体增殖，形成可产生数以万计裂殖子的裂殖体。此期无临床症状，为疟疾的潜伏期，一般为 10~14 天。间日疟原虫和卵形疟原虫有一部分子孢子侵入肝脏后，可进入数个月或 1 年余的休眠期，称为休眠子。休眠子可再被激活，成为良性疟治疗后复发的根源。恶性疟原虫和三日疟原虫无休眠子，无此类型的复发现象。

（2）红细胞内期：红细胞外期的裂殖子胀破肝细胞释出，进入血流侵入红细胞，经滋养体发育成裂殖体，并破坏红细胞，释放裂殖子、疟色素及其他代谢产物，刺激机体引起寒战、高热等症状，即疟疾发作。释放出的裂殖子可再侵入其他正常红细胞，如此反复循环，可引起临床症状反复发作。临床症状发作的间隔时间：间日疟约 48 小时，恶性疟 36~48 小时，三日疟约 72 小时。

2. 按蚊体内的发育

按蚊在刺吸疟原虫感染者血液时，红细胞内发育的各期疟原虫随血液入蚊胃，仅雌、雄配子体能继续发育，两者结合成合子，进一步发育产生子孢子，移行至唾液腺内，成为感染人的直接传染源。

二、抗疟药的分类

1. 主要用于控制症状的药物

代表药为氯喹、奎宁、青蒿素等，均能杀灭红细胞内期裂殖体，控制症状发作和预防性抑制疟疾症状发作。

2. 主要用于控制远期复发和传播的药物

代表药为伯氨喹，能杀灭肝脏中休眠子，控制疟疾的复发；并能杀灭各种疟原虫的配子

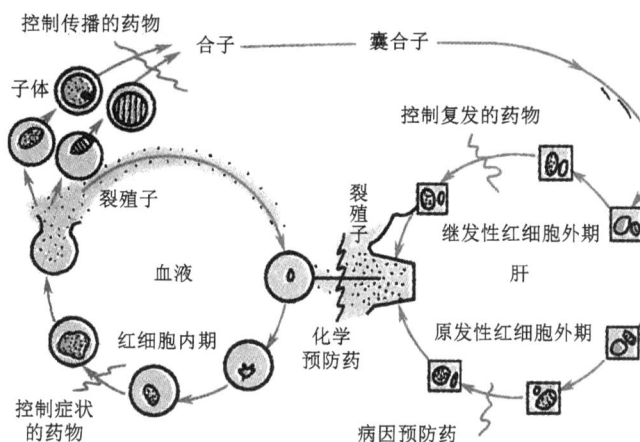

图 41-1　疟原虫生活史和各类抗疟药的作用部位

体，控制疟疾传播。

3. 主要用于病因预防的药物

代表药为乙胺嘧啶，能杀灭红细胞外期的子孢子，发挥病因性预防作用。

三、常见的抗疟药

(一)主要用于控制症状的药物

氯喹(Chloroquine)

【体内过程】口服吸收快而完全，血药浓度达峰时间为 1~2 小时，抗酸药可干扰其吸收。血浆蛋白结合率为 55%；分布广泛，在肝、脾、肾、肺中的浓度为血浆浓度的 200~700 倍。在红细胞中的浓度为血浆浓度的 10~20 倍，被疟原虫侵入的红细胞内的氯喹浓度，比正常红细胞高约 25 倍。在肝脏代谢，其主要代谢产物去乙基氯喹仍有抗疟作用。70% 的原形药物及 30% 的代谢产物从尿中排出，酸化尿液可促进其排泄。后遗效应持续数周或数月。

【药理作用与临床应用】

(1)抗疟作用：氯喹对各种疟原虫的红细胞内期裂殖体均有较强的杀灭作用，能迅速、有效地控制疟疾的临床发作；但对孢子、休眠子和配子体无效，不能用于病因预防以及控制远期复发和传播。氯喹具有在红细胞内尤其是被疟原虫入侵的红细胞内浓集的特点，有利于杀灭疟原虫，具有起效快、疗效高的特点。通常用药后 24~48 小时内临床症状消退，48~72 小时血中疟原虫消失。药物大量分布于肝、肺等内脏组织，缓慢释放入血，加之在体内代谢与排泄缓慢，故作用持久。氯喹的抗疟作用主要通过抑制疟原虫对血红蛋白的消化和对血红素的处置，减少疟原虫生存的必需氨基酸的供应。氯喹也能抑制血红素聚合酶活性，使有毒的血红素转化为疟色素的过程受阻，从而减少对人体的伤害。

(2)预防性给药：氯喹能预防性抑制疟疾症状发作，在进入疫区前 1 周和离开疫区后 4 周期间，每周服药一次即可。

（3）抗肠道外阿米巴病作用：氯喹在肝脏中的浓度高，能杀灭阿米巴滋养体。

（4）免疫抑制作用：大剂量氯喹能抑制免疫反应，偶尔用于类风湿关节炎、系统性红斑狼疮等免疫功能紊乱性疾病。

【不良反应与用药监护】氯喹用于预防用途时，不良反应较少，当稍大剂量用于治疗疟疾急性发作时，不良反应偶尔发生，包括恶心、呕吐、头晕、目眩以及荨麻疹等，餐后服用可减少不良反应的发生。护士用药时需注意大剂量应用该药时可导致视网膜病，应提醒患者定期进行眼科检查；大剂量或快速静脉给药时，可致低血压甚至可发生致死性心律失常。目前认为孕妇和儿童使用氯喹是安全的。

奎宁（Quinine）

奎宁为奎尼丁的左旋体，是从金鸡纳树皮中提取的一种生物碱。

【体内过程】口服吸收迅速完全。蛋白结合率约70%。吸收后分布于全身组织，以肝脏浓度最高。奎宁于肝中被氧化分解，迅速失效，其代谢物及少量原形药经肾排出，服药后15分钟即出现于尿中，24小时后几乎全部排出，故奎宁无蓄积性。

【药理作用与临床应用】本药对各种疟原虫的红细胞内期裂殖体均有杀灭作用，能有效控制临床症状；对红细胞外期疟原虫和恶性疟的配子体无明显作用。其抗疟机制和氯喹相似，与抑制血红素聚合酶有关，但在疟原虫中浓集不及氯喹。由于氯喹耐药性的出现和蔓延，奎宁成为治疗恶性疟的主要化学药物。

【不良反应与用药监护】奎宁口服味苦，刺激胃黏膜，引起恶心、呕吐，顺应性差。血浆浓度超过 30~60 μmol/L 时可引起金鸡纳反应，表现为恶心、头痛、耳鸣、脸红、视力减退等，停药一般能消失。护士用药时需注意该药使用过量或静脉滴注速度过快时，可致低血压、心律失常和严重的中枢神经系统紊乱如谵妄和昏迷，因此奎宁静脉滴注时应慢速，并密切观察患者心脏和血压变化。

奎宁可刺激胰岛素释放，疟原虫可消耗葡萄糖，严重恶性疟患者可发生低血糖反应甚至昏迷。应与脑型疟昏迷和低血糖昏迷相鉴别。

奎宁用于治疗疟疾时很少发生急性溶血性贫血伴肾衰竭（黑尿热）。

奎宁对妊娠子宫有兴奋作用，故孕妇忌用，月经期慎用。

其他罕见的不良反应有：血恶病质（尤其血小板减少）和超敏反应。

青蒿素（Artemisinin）

青蒿素是从黄花蒿及其变种大头黄花蒿中提取的一种倍半萜内酯类过氧化物。是我国以中医药学家屠呦呦为代表的科技工作者根据"青蒿截疟"的记载而发掘出的新型抗疟药。屠呦呦也因在青蒿素发现中的重要作用，于2015年获诺贝尔生理学或医学奖。青蒿素由于对耐药疟原虫有效，受到国内外广泛重视。

【体内过程】口服迅速吸收，0.5~1 小时后血药浓度达高峰，在红细胞内的浓度低于血浆中的浓度。该药为脂溶性物质，可透过血-脑屏障进入脑组织。主要从肾及肠道排出，24小时可排出84%，72小时仅少量残留。由于代谢与排泄均快，维持有效血药浓度时间短，难以杀灭疟原虫达到根治效果，停药后复发率较高。

【药理作用与临床应用】青蒿素对各种疟原虫红细胞内期裂殖体有快速的杀灭作用，48

小时内疟原虫从血中消失；对红细胞外期疟原虫无效。青蒿素抗疟作用机制尚未完全阐明，可能是血红素或 Fe^{2+} 催化青蒿素形成自由基，破坏疟原虫表膜和线粒体结构，导致疟原虫死亡。主要用于治疗耐氯喹或多药耐药的恶性疟。因可透过血-脑屏障，对脑性疟的抢救有较好效果。

【耐药性】青蒿素目前应用广泛，因疟原虫对仅含青蒿素的单一制剂易产生耐药，因而推荐使用含青蒿素的复方制剂来增强抗疟作用，同时避免耐药性的产生。

【不良反应与用药监护】青蒿素一般耐受性良好。最常见的不良反应包括恶心、呕吐、腹泻和头晕，这些常常是由于潜在的疟疾感染而非药物引起。罕见的严重毒性反应包括中性粒细胞减少、贫血、溶血、转氨酶升高和过敏反应。青蒿素治疗疟疾有一定的复发率，可与伯氨喹合用。护士使用该药时需注意青蒿素与奎宁合用时抗疟作用相加，与甲氟喹合用为协同作用，与氯喹或乙胺嘧啶合用则表现为拮抗作用。

蒿甲醚（Artemether）和青蒿琥酯（Artesunate）

蒿甲醚是青蒿素的脂溶性衍生物，而青蒿琥酯是青蒿素的水溶性衍生物。前者溶解度大，可制成油针剂注射给药。后者可经口、静脉、肌内、直肠等多种途径给药。两药抗疟作用机制同青蒿素，抗疟效果强于青蒿素，可用于治疗耐氯喹的恶性疟以及危急病例的抢救。

双氢青蒿素（Dihydroartemisinin）

双氢青蒿素为上述三种青蒿素及其衍生物的有效代谢产物。近年来已将其发展为抗疟药。治疗有效率为100%，复发率约为2%。不良反应少，少数病例出现皮疹、一过性的网织红细胞计数下降。

（二）主要用于控制复发和传播的药物

伯氨喹（primaquine）

【体内过程】伯氨喹口服吸收快，2小时内血药浓度达高峰，分布广泛，以肝中浓度较高。药物在体内代谢完全，代谢产物由尿中排出。有效血药浓度维持时间短，需每天给药。

【药理作用与临床应用】伯氨喹对间日疟和卵形疟肝脏中的休眠子有较强的杀灭作用，是防治疟疾远期复发的主要药物。与红细胞内期抗疟药合用，能根治良性疟，减少耐药性的产生。能杀灭各种疟原虫的配子体，阻止疟疾传播。对红细胞内期的疟原虫无效。

【不良反应与用药监护】治疗剂量的伯氨喹不良反应较少，可引起剂量依赖性的胃肠道反应，停药后可消失。大剂量时，可致高铁血红蛋白血症伴有发绀。红细胞内缺乏葡萄糖-6-磷酸脱氢酶（G-6-PD）的个体可发生急性溶血，因此给患者使用伯氨喹前，应仔细询问有关病史并检测G-6-PD的活性。

（三）主要用于病因性预防的药物

乙胺嘧啶（Pyrimethamine）

【体内过程】乙胺嘧啶口服吸收慢而完全，4~6小时血药浓度达峰值，服药一次有效血药浓度可维持约2周。代谢物从尿排泄。

【药理作用与临床应用】为二氢叶酸还原酶抑制药，阻止二氢叶酸转变为四氢叶酸，阻碍核酸的合成，对疟原虫酶的亲和力远大于对人体的酶，从而抑制疟原虫的增殖，对已发育成熟的裂殖体则无效，常需在用药后第 2 个无性增殖期才能发挥作用，故控制临床症状起效缓慢。常用于病因性预防，作用持久，一周服药一次。乙胺嘧啶常与磺胺类或砜类药物合用，在叶酸代谢的两个环节上起双重阻滞作用。乙胺嘧啶不能直接杀灭配子体，但含药血液随配子体被按蚊吸食后，能阻止疟原虫在蚊体内发育产生配子体，起阻断传播的作用。

【不良反应与用药监护】治疗剂量毒性小，但长期大剂量服用可能干扰人体叶酸代谢，引起巨幼细胞贫血、粒细胞减少，及时停药或用亚叶酸治疗可恢复。乙胺嘧啶过量引起急性中毒，表现为恶心、呕吐、发热、惊厥，甚至死亡。严重肝、肾功能损伤患者应慎用，孕妇禁用。

第二节　抗阿米巴病药及抗滴虫药

➡ 一、抗阿米巴病药

阿米巴病是由阿米巴包囊引起的肠道内和肠道外感染。阿米巴包囊在消化道发育成滋养体，通过其膜上的凝集素附着在结肠上皮细胞。滋养体可溶解宿主细胞，侵袭黏膜下层组织，引起肠阿米巴病，表现为痢疾样症状或慢性肠道感染；也可随血流侵入肝脏或其他部位，引起肠道外阿米巴病，表现为各脏器的脓肿，以阿米巴肝脓肿和肺脓肿最常见。部分被感染者即包囊携带者，无症状发生，但包囊可随粪便排出体外，成为阿米巴病的传染源。包囊在外界潮湿环境中可存活 1 周。目前的治疗药物主要有甲硝唑、二氯尼特等。

甲硝唑（Metronidazole，灭滴灵）

【体内过程】口服吸收迅速，分布全身组织和体液，可通过胎盘屏障和血-脑屏障，脑脊液中药物也可达有效浓度，主要在肝脏代谢，代谢产物与原形药主要经肾脏排泄，亦可经乳汁排泄。

【药理作用与临床应用】

1. 抗阿米巴作用

甲硝唑对肠内、肠外阿米巴滋养体有强大杀灭作用，治疗急性阿米巴痢疾和肠道外阿米巴感染效果显著。但对肠腔内阿米巴原虫和包囊则无明显作用。主要用于组织感染，无根治肠腔病原体的作用，也不用于治疗无症状的包囊携带者。

2. 抗滴虫作用

甲硝唑是治疗阴道毛滴虫感染的首选药物，口服后可分布于阴道分泌物、精液和尿液中，对阴道毛滴虫有直接杀灭作用，并对阴道内的正常菌群无影响，对男女感染患者均有良好的疗效。

3. 抗厌氧菌作用

甲硝唑对革兰阳性或革兰阴性厌氧杆菌和球菌都有较强的抗菌作用，对脆弱拟杆菌感染尤为敏感。常用于厌氧菌引起的产后盆腔炎、败血症和骨髓炎等的治疗，也可与抗菌药合用防止妇科手术、胃肠外科手术时的厌氧菌感染。

4.抗贾第鞭毛虫作用

甲硝唑是治疗贾第鞭毛虫病的有效药物，治愈率达90%。

【不良反应与用药监护】治疗量不良反应很少，口服有苦味、金属味，有轻微的胃肠道反应和头晕、眩晕、肢体感觉异常等神经系统症状。甲硝唑可干扰乙醛代谢，导致急性乙醛中毒，出现恶心、呕吐、腹痛、腹泻和头痛等症状，护士需提醒患者服药期间和停药后不久应严格禁止饮酒，孕妇禁用。

二氯尼特（Diloxanide）

二氯尼特为二氯乙酰胺类衍生物，为目前最有效的杀包囊药，单用对无症状的包囊携带者有良好效果。对于急性阿米巴痢疾，用甲硝唑控制症状后，再用本品可肃清肠腔内包囊，可有效防止复发。对肠外阿米巴病无效。口服吸收迅速，1小时血药浓度达高峰，分布全身。不良反应轻，偶有恶心、呕吐和皮疹等。大剂量时可导致流产，但无致畸作用。

氯喹（Chloroquine）

氯喹为抗疟药，也有杀灭肠外肝和肺阿米巴滋养体的作用。仅用于甲硝唑无效或禁忌的阿米巴肝炎或肝脓肿。对肠内阿米巴病无效，应与肠内抗阿米巴病药合用，以防止复发。

二、抗滴虫药

抗滴虫药用于治疗阴道毛滴虫所引起的阴道炎、尿道炎和前列腺炎。目前治疗的主要药物为甲硝唑。替硝唑为甲硝唑的衍生物，也是高效低毒的抗滴虫药。

乙酰砷胺为五价砷剂，直接杀灭滴虫。遇耐甲硝唑滴虫株感染时，可考虑改用乙酰砷胺局部给药。此药有轻度局部刺激作用，可使阴道分泌物增多。阴道毛滴虫可通过性直接传播和使用公共浴厕等间接传播，故应夫妇同时治疗，并注意个人卫生与经期卫生。

第三节　抗血吸虫病药和抗丝虫病药

一、抗血吸虫病药

寄生于人体的血吸虫有日本血吸虫、曼氏血吸虫、埃及血吸虫等，主要分布于亚洲、非洲、拉丁美洲，在我国流行的是日本血吸虫病。由皮肤接触含尾蚴的疫水而感染，疫区主要分布于长江流域及其以南12个省、市、自治区。血吸虫病严重危害人类健康，药物治疗是消灭该病的重要措施之一。吡喹酮具有安全有效，使用方便的特点，是当前治疗血吸虫病的首选药物。

吡喹酮(Praziquantel)

【体内过程】口服吸收快、完全，2小时左右血药浓度达高峰，生物利用度约为80%，吡喹酮在脑脊液中浓度可达到血浆浓度的14%~20%。约80%的药物与血浆蛋白结合，在肝脏首过消除后，大部分药物迅速代谢失活。

【药理作用】对日本血吸虫、埃及血吸虫、曼氏血吸虫单一感染或混合感染均有良好疗效，对血吸虫成虫有迅速而强效的杀灭作用，对幼虫也有作用，但较弱；对其他吸虫如华支睾吸虫、姜片吸虫、肺吸虫有显著杀灭作用；对各种绦虫感染和其幼虫引起的囊虫病、包虫病也有不同程度的疗效。在有效浓度时，可提高肌肉活动，引起虫体痉挛性麻痹，失去吸附能力，导致虫体脱离宿主组织，如血吸虫从肠系膜静脉迅速移至肝脏。在较高治疗浓度时，可引起虫体表膜损伤，暴露隐藏的抗原，在宿主防御机制参与下，导致虫体破坏、死亡。吡喹酮的作用有高度选择性，对哺乳动物细胞膜无上述作用。

【临床应用】治疗各型血吸虫病，同时是治疗各种绦虫的首选药。适用于急性、慢性、晚期及有并发症的血吸虫病患者。也可用于肠吸虫病(如姜片虫病、异形吸虫病等)、肺吸虫病及绦虫病等。

【不良反应与用药监护】不良反应少且短暂。口服后可出现腹部不适、腹痛、腹泻、头痛、眩晕、嗜睡等，护士需提醒患者服药期间避免驾车和高空作业。偶见发热、瘙痒、荨麻疹、关节痛、肌痛等，与虫体杀死后释放异体蛋白有关。少数出现心电图异常。未发现该药有致突变、致畸和致癌作用，孕妇禁用。

二、抗丝虫病药

寄生于人体的丝虫有8种，我国仅有班氏丝虫和马来丝虫两种。丝虫病是由丝虫寄生于人体淋巴系统引起的一系列病变，早期主要表现为淋巴管炎和淋巴结炎，晚期出现淋巴管阻塞所致的症状。目前乙胺嗪是治疗丝虫病的首选药物。

乙胺嗪(Diethylcarbamazine)

【体内过程】口服吸收迅速，1~2小时血药浓度达峰值，$t_{1/2}$为8小时。均匀分布于各组织，大部分在体内氧化失活，原形药及代谢物主要经肾脏排泄，4%~5%经肠排泄。反复给药无蓄积性，酸化尿液促进其排泄。碱化尿液减慢其排泄，增高血浆浓度与延长半衰期，因此在肾功能不全或碱化尿液时需要减少用量。

【药理作用】乙胺嗪对班氏丝虫和马来丝虫均有杀灭作用，且对马来丝虫的作用优于班氏丝虫，对微丝蚴的作用胜于成虫。在体外，乙胺嗪对两种丝虫的微丝蚴和成虫并无直接杀灭作用，表明其杀虫作用依赖于宿主防御机制的参与。乙胺嗪也可破坏微丝蚴表膜的完整性，暴露抗原，使其易遭宿主防御机制的破坏。

【不良反应与注意事项】不良反应轻微，常见厌食、恶心、呕吐、头痛、乏力等，通常在几天内均可消失。但因成虫和微丝蚴死亡释出大量异体蛋白引起的过敏反应较明显，表现为皮疹、淋巴结肿大、血管神经性水肿、畏寒、发热、哮喘、肌肉关节酸痛、心率加快以及胃肠功能紊乱等，用地塞米松可缓解症状。

第四节 抗肠蠕虫药

在我国肠蠕虫病以线虫(如蛔虫、蛲虫、钩虫、鞭虫)感染最为普遍。抗肠蠕虫药是驱除或杀灭肠道蠕虫类药物。近几年来,高效、低毒、广谱的抗肠蠕虫药不断问世,使多数肠蠕虫病得到有效治疗和控制。

甲苯达唑(Mebendazole,MBZ)

【体内过程】口服吸收率低于10%,被吸收的药物主要与血浆蛋白结合(>90%),可迅速转化为无活性代谢物(主要在肝脏首过消除),半衰期为2~6小时。大部分在尿液中排泄,也可通过胆汁排泄。

【药理作用与临床应用】广谱驱肠虫药,对蛔虫、钩虫、蛲虫、鞭虫、绦虫和粪类圆线虫等肠道蠕虫均有效。本品影响虫体多种生化代谢途径,与虫体微管蛋白结合抑制微管聚集,从而抑制分泌颗粒转运和其他亚细胞器运动,抑制虫体对葡萄糖的摄取,导致糖原耗竭;抑制虫体线粒体延胡索酸还原酶系统,减少ATP生成,干扰虫体生存及繁殖而致其死亡。这种干扰作用需要一定时间才能产生,因此药效缓慢,数日后才能将虫体排出。甲苯达唑还对蛔虫卵、钩虫卵、鞭虫卵及幼虫有杀灭和抑制发育作用,用于治疗上述肠蠕虫单独感染或混合感染。

【不良反应】无明显不良反应。少数病例可见短暂的腹痛和腹泻。大剂量偶见转氨酶升高、粒细胞减少、血尿、脱发等。孕妇和2岁以下儿童以及肝、肾功能不全者禁用。

阿苯达唑(Albendazole)

阿苯达唑与甲苯达唑的驱虫作用相似,是高效、低毒的广谱驱肠虫药。能杀灭多种肠道线虫、绦虫和吸虫的成虫及虫卵,用于多种线虫混合感染,疗效优于甲苯达唑。也可用于治疗棘球蚴病(包虫病)与囊虫病,对肝片吸虫病及肺吸虫病也有良好疗效。不良反应较少,偶有腹痛、腹泻、恶心、头痛、头晕等。少数患者可出现血清转氨酶升高,停药后可恢复正常。孕妇和2岁以下儿童以及肝、肾功能不全者禁用。

哌嗪(Piperazine)

哌嗪(驱蛔灵)为常用驱蛔虫药,临床常用其枸橼酸盐。对蛔虫、蛲虫具有较强的驱虫作用。主要是通过改变虫体肌细胞膜对离子的通透性,引起膜超极化,阻断神经-肌肉接头处传递,导致虫体弛缓性麻痹,虫体随粪便排出体外;也能抑制琥珀酸合成,干扰虫体糖代谢,使肌肉收缩的能量供应受阻。对虫体无刺激性,可减少虫体游走移行,主要用于驱除肠道蛔虫,治疗蛔虫所致的不完全性肠梗阻和早期胆道蛔虫。不良反应轻,大剂量时可出现恶心、呕吐、腹泻、上腹部不适,甚至可见神经症状如嗜睡、眩晕、眼球震颤、共济失调、肌肉痉挛等。孕妇禁用,有肝、肾功能不全和神经系统疾病者禁用。

左旋咪唑（levamisole）

左旋咪唑（驱钩蛔）能选择性抑制虫体肌肉中的琥珀酸脱氢酶，使延胡索酸不能还原为琥珀酸从而影响虫体肌肉的无氧代谢，减少能量产生。治疗剂量偶有恶心、呕吐、腹痛、头晕等。大剂量或多次用药时，个别病例出现粒细胞减少、肝功能减退等。妊娠早期、肝肾功能不全者禁用。

氯硝柳胺（Niclosamide）

氯硝柳胺（灭绦灵）为水杨酰胺类衍生物。对多种绦虫成虫有杀灭作用，对牛肉绦虫、猪肉绦虫、鱼绦虫、阔节裂头绦虫、短膜壳绦虫感染均有效。药物与虫体接触后，杀死虫体头节和近端节片，虫体脱离肠壁，随肠蠕动排出体外。抗虫机制为抑制虫体细胞内线粒体氧化磷酸化过程，使能量物质 ATP 生成减少，妨碍虫体生长发育。对虫卵无效，死亡节片易被肠腔内蛋白酶消化分解，释放出虫卵，有致囊虫病的危险。本品对钉螺和日本血吸虫尾蚴亦有杀灭作用，可防止血吸虫传播。不良反应少，仅见胃肠不适、腹痛、头晕、乏力、皮肤瘙痒等。常用抗肠蠕虫药的选用可参考（表 41-1）。

表 41-1　肠蠕虫病的药物治疗

	首选药物	次选药物
蛔虫感染	甲苯达唑、阿苯达唑	噻嘧啶、哌嗪、左旋咪唑
蛲虫感染	甲苯达唑、阿苯达唑	噻嘧啶、哌嗪、左旋咪唑
钩虫感染	甲苯达唑、阿苯达唑	
鞭虫感染	甲苯达唑	
绦虫感染	吡喹酮	氯硝柳胺
囊虫病	吡喹酮、阿苯达唑	
包虫病	阿苯达唑	吡喹酮、甲苯达唑

课后拓展资源

护理用药小结　　　第四十一章课后练习　　　常用制剂及用法

第四十二章

抗恶性肿瘤药

导学资源

知识导图　　　　PPT课件

学习目标

　　1.熟悉常用抗恶性肿瘤药的常见不良反应及注意事项；了解抗恶性肿瘤药的分类及代表药的用途。

　　2.初步具有根据抗恶性肿瘤药的不良反应及注意事项制定护理措施及对患者、家属进行相关护理宣教的能力。

案例导入

　　患者，女，20岁，因患有系统性红斑狼疮、狼疮性肾炎，应用环磷酰胺静脉滴注 7 日后，予鲨肝醇片升白细胞治疗。患者受凉后出现发热、咳嗽，体温最高达 39.5℃，咳少许白痰，血常规检查：WBC 1.8×10^9/L。讨论：

　　1.患者白细胞数值下降可能是什么原因导致的？

　　2.抗恶性肿瘤药应用时可产生哪些不良反应？应如何进行用药监护？

　　恶性肿瘤常称癌症(CanCer)，是严重威胁人类健康的常见多发的慢性病。目前治疗恶性肿瘤的三大主要方法包括药物治疗、外科手术和放射治疗。传统肿瘤化疗存在的两大主要障碍包括毒性反应和耐药性的产生。细胞毒类抗肿瘤药由于对肿瘤细胞缺乏足够的选择性，在杀伤肿瘤细胞的同时，对正常的组织细胞也产生不同程度的损伤作用，毒性反应成为肿瘤化疗时药物用量受限的关键因素；化疗过程中肿瘤细胞容易对药物产生耐药性是肿瘤化疗失败的重要原因，亦是肿瘤化疗急需解决的难题。随着肿瘤分子生物学和精准医学的发展，抗肿瘤药已从传统的细胞毒性作用向针对分子靶点的多环节作用的方向发展。分子靶向治疗具有高选择性和高治疗指数的特点，同时弥补了化疗药物毒性反应大的缺点，临床应用优势明显。肿瘤免疫治疗药物近年来得到很大进展，主要是应用免疫学原理和方法，提高肿瘤细胞的免疫原性和对效应细胞杀伤的敏感性，应用免疫细胞和效应分子激发和增强机体抗肿瘤免疫应答，协同机体免疫系统高效杀伤肿瘤细胞。

第一节 抗恶性肿瘤药的概述

一、抗肿瘤药的分类

目前临床应用的抗肿瘤药种类较多且发展迅速，其分类迄今尚不完全统一，其中较为合理的是分为细胞毒类和非细胞毒类抗肿瘤药两大类。细胞毒类抗肿瘤药即传统化疗药物，主要通过影响肿瘤细胞的核酸和蛋白质结构与功能，直接抑制肿瘤细胞增殖和(或)诱导肿瘤细胞凋亡的药物，如抗代谢药和抗微管蛋白药等。非细胞毒类抗肿瘤药是一类发展迅速的具有新作用机制的药物，该类药主要以肿瘤分子病理过程的关键调控分子为靶点，如调节体内激素平衡药物、分子靶向药物和肿瘤免疫治疗药物等。

二、抗肿瘤药的药理作用和耐药机制

(一)细胞毒类抗肿瘤药作用机制

几乎所有的肿瘤细胞都具有一个共同的特点，即与细胞增殖有关的基因被开启或激活，而与细胞分化有关的基因被关闭或抑制，从而使肿瘤细胞表现为不受机体约束的无限增殖状态。从细胞生物学角度来讲，抑制肿瘤细胞增殖和(或)诱导肿瘤细胞凋亡的药物均可发挥抗肿瘤作用。肿瘤干细胞是肿瘤生长、侵袭、转移和复发的根源，有效地杀死肿瘤干细胞是肿瘤治疗的新策略。

肿瘤细胞群包括增殖细胞群、静止细胞群(G_0 期)和无增殖能力细胞群。肿瘤增殖细胞群与全部肿瘤细胞群之比称为生长比率(growth fraction, GF)。肿瘤细胞从一次分裂结束到下一次分裂结束的时间称为细胞周期，此间历经 4 个时相：DNA 合成前期(G_1 期)、DNA 合成期(S 期)、DNA 合成后期(G_2 期)和有丝分裂期(M 期)。抗肿瘤药通过影响细胞周期的生化事件或细胞周期调控，对不同周期或时相的肿瘤细胞产生细胞毒性作用并延缓细胞周期的时相过渡。依据药物对各周期或时相肿瘤细胞的敏感性不同，大致将药物分为两大类：

1. 细胞周期非特异性药物

杀灭增殖细胞群中各时相的细胞甚至包括 G_0 期细胞的药物，如直接破坏 DNA 结构以及影响其复制或转录功能的药物(烷化剂、抗肿瘤抗生素及铂类配合物等)，此类药物对恶性肿瘤细胞的作用往往较强，能迅速杀死肿瘤细胞，其杀伤作用呈剂量依赖性，在机体能耐受的药物毒性限度内，作用随剂量的增加而成倍增强。

2. 细胞周期(时相)特异性药物(CCSA)

仅对增殖周期的某些时相敏感而对 G_0 期细胞不敏感的药物，如作用于 S 期细胞的抗代

谢药物和作用于 M 期细胞的长春碱类药物, 此类药物对肿瘤细胞的作用往往较弱, 其杀伤作用呈时间依赖性, 需要一定时间才能发挥作用, 达到一定剂量后即使剂量再增加其作用不再增强。

(二) 非细胞毒类抗肿瘤药的作用机制

随着在分子水平对肿瘤发病机制和细胞分化增殖与凋亡调控机制认识的深入, 研究者开始寻找以肿瘤分子病理过程的关键调控分子等为靶点的药物, 这些药物实际上超越了传统的直接细胞毒类抗肿瘤药。如改变激素平衡失调状态的某些激素或其拮抗药; 以细胞信号转导分子为靶点的蛋白酪氨酸激酶抑制药、法尼基转移酶抑制药、丝裂原活化蛋白激酶信号转导通路抑制药和细胞周期调控剂; 针对某些与增殖相关细胞信号转导受体的单克隆抗体; 破坏或抑制新生血管生成, 有效地阻止肿瘤生长和转移的新生血管生成抑制药; 减少癌细胞脱落、黏附和基底膜降解的抗转移药; 恢复机体正常的抗肿瘤免疫反应, 从而控制与杀伤肿瘤的免疫治疗药物。

三、抗恶性肿瘤药的用药监护

部分肿瘤患者在化疗过程中, 由于难以忍受药物不良反应带来的痛苦, 对治疗丧失信心, 甚至无法坚持用药, 因此及时、准确、安全地用药, 密切观察, 预防和减轻各种不良反应, 帮助患者保持良好的精神状态, 是确保化疗顺利完成的关键。

1. 化疗前做好患者和家属的教育工作, 详细告知药物的使用计划及可能出现的不良反应。

2. 化疗时根据医嘱密切观察患者病情, 监测主要脏器功能和不良反应, 做到客观、及时、详实地记录, 积极预防和及时处理不良反应。

3. 在用药过程中严格注意下几点。

(1) 静脉给药浓度不能过高, 速度不能过快, 同时严防药物外漏。

(2) 用药完毕, 用生理盐水或葡萄糖注射液冲净药物, 以减少药物对局部组织的刺激作用。

(3) 若患者用药后出现频繁且严重呕吐现象, 后期用药尽量饭后给药。

(4) 用药期间定期检查血常规, 白细胞计数一般不低于 $2.5 \times 10^9/L$, 若白细胞计数过低时应注意观察出血和继发感染等情况, 必要时暂停用药。

(5) 严防药物过量中毒, 患者一旦出现过量中毒先兆征象, 如口腔溃疡、严重腹泻、肠出血等, 宜减药或停药, 出现口腔溃疡可用盐水或硼酸水漱口等, 若腹泻频繁应注意纠正水、电解质紊乱。

(6) 治疗期间提醒患者加强营养, 饮食方面以高营养、高蛋白、高维生素食物为主, 少量多餐进食。

第二节　细胞毒类抗肿瘤药

根据抗肿瘤作用的生化机制，此类药物包括影响核酸生物合成的药物、影响DNA结构与功能的药物、干扰转录过程和阻止RNA合成的药物，以及抑制蛋白质合成与功能的药物。

一、影响核酸生物合成的药物

影响核酸生物合成的药物又称抗代谢药，它们的化学结构和核酸代谢的必需物质如叶酸、嘌呤、嘧啶等相似，可以通过特异性干扰核酸的代谢，阻止细胞的分裂和繁殖。此类药物主要作用于S期细胞，属细胞周期特异性药物。

甲氨蝶呤（Methotrexate）

临床上用于治疗儿童急性白血病和绒毛膜上皮癌；鞘内注射可用于中枢神经系统白血病的预防和缓解症状。不良反应包括消化道反应如口腔炎、胃炎、腹泻、便血；骨髓抑制最为突出，可致白细胞、血小板减少，严重者可有全血细胞减少；长期大量用药可致肝、肾损害；妊娠早期应用可致畸胎、死胎。为减轻甲氨蝶呤的骨髓毒性，可在应用大剂量甲氨蝶呤一定时间后肌注亚叶酸钙作为救援剂，以保护骨髓正常细胞。

氟尿嘧啶（Fluorouracil）

氟尿嘧啶口服吸收不规则，需静脉给药。吸收后分布于全身体液，肝和肿瘤组织中浓度较高，主要在肝代谢灭活，变为 CO_2 和尿素，分别由呼气和尿排出。对消化系统癌（食管癌、胃癌、肠癌、胰腺癌、肝癌）和乳腺癌疗效较好，对宫颈癌、卵巢癌、绒毛膜上皮癌、膀胱癌、头颈部肿瘤也有效。对骨髓和消化道毒性较大，出现血性腹泻应立即停药，可引起脱发、皮肤色素沉着，偶见肝、肾损害。

阿糖胞苷（Cytarabine）

阿糖胞苷与常用抗肿瘤药无交叉耐药性。临床上用于治疗成人急性粒细胞白血病或单核细胞白血病。有严重的骨髓抑制和胃肠道反应，静脉注射可致静脉炎，对肝功能有一定影响。

二、影响DNA结构与功能的药物

氮芥（Chlormethine）

氮芥是最早用于恶性肿瘤治疗的药物，目前主要用于霍奇金病、非霍奇金淋巴瘤等。由于氮芥具有高效、速效的特点，尤其适用于纵隔压迫症状明显的恶性淋巴瘤患者。常见的不良反应为恶心、呕吐、骨髓抑制、脱发、耳鸣、听力丧失、眩晕、黄疸、月经失调及男性不育等。

环磷酰胺（Cyclophosphamide）

环磷酰胺抗瘤谱广，为目前广泛应用的烷化剂。对恶性淋巴瘤疗效显著，对多发性骨髓瘤、急性淋巴细胞白血病、肺癌、乳腺癌、卵巢癌、神经母细胞瘤和睾丸肿瘤等均有一定疗效。常见的不良反应有骨髓抑制、恶心、呕吐、脱发等。大剂量环磷酰胺可引起出血性膀胱炎，可能与大量代谢物丙烯醛经泌尿道排泄有关，同时应用美司钠可预防其发生。

噻替派（Thiotepa）

噻替派是乙烯亚胺类烷化剂的代表，抗恶性肿瘤机制类似氮芥，抗瘤谱较广，主要用于治疗乳腺癌、卵巢癌、肝癌、黑色素瘤和膀胱癌等。主要不良反应为骨髓抑制，可引起白细胞和血小板减少。局部刺激性小，可作静脉注射、肌内注射及动脉内注射和腔内给药。

白消安（busulfan）

白消安（马利兰）属甲烷磺酸酯类，在体内解离后起烷化作用。小剂量即可明显抑制粒细胞生成，可能与药物对粒细胞膜通透性较强有关。对慢性粒细胞白血病疗效显著，对慢性粒细胞白血病急性病变无效。口服吸收良好，组织分布迅速，绝大部分代谢成甲烷磺酸由尿排出。主要不良反应为消化道反应和骨髓抑制。久用可致闭经或睾丸萎缩。

卡莫司汀（Carmustine）

卡莫司汀（卡氮芥）为亚硝基脲类烷化剂。除了烷化 DNA 外，对蛋白质和 RNA 也有烷化作用。卡莫司汀具有高度脂溶性，并能透过血-脑屏障。主要用于原发或颅内转移脑瘤，对恶性淋巴瘤、骨髓瘤等有一定疗效。主要不良反应有骨髓抑制、胃肠道反应及肺部毒性等。

博来霉素（Bleomycin）

博来霉素属细胞周期非特异性药物，但对 G2 期细胞的作用较强。主要用于鳞状上皮癌（头、颈、口腔、食管、阴茎、外阴、宫颈等）。也可用于淋巴瘤的联合治疗。不良反应有发热、脱发等。肺毒性最为严重，可引起间质性肺炎或肺纤维化，可能与肺内皮细胞缺少使博来霉素灭活的酶有关。

顺铂（cisplatin）

顺铂具有抗瘤谱广、对乏氧肿瘤细胞有效的特点。对非精原细胞性睾丸瘤最有效，对头颈部鳞状细胞癌、卵巢癌、膀胱癌、前列腺癌、淋巴肉瘤及肺癌有较好疗效。主要不良反应有消化道反应、骨髓抑制、周围神经炎、耳毒性，大剂量或连续用药可致严重而持久的肾毒性。

卡铂（Carboplatin）

卡铂（CBP，碳铂）为第二代铂类配合物，作用机制类似顺铂，但抗恶性肿瘤活性较强，毒性较低。主要用于治疗小细胞肺癌、头颈部鳞癌、卵巢癌及睾丸肿瘤等。主要不良反应为骨髓抑制。

丝裂霉素(Mitomycin)

丝裂霉素属细胞周期非特异性药物。抗瘤谱广,用于胃癌、肺癌、乳腺癌、慢性粒细胞白血病、恶性淋巴瘤等。不良反应主要为明显而持久的骨髓抑制,其次为消化道反应,偶有心、肝、肾毒性及间质性肺炎发生。注射局部刺激性大。

喜树碱类

喜树碱(CPT)是从我国特有的植物喜树中提取的一种生物碱,由于近年喜树碱类被发现主要作用靶点为 DNA 拓扑异构酶 I 而受到广泛重视。喜树碱类对胃癌、绒毛膜上皮癌、恶性葡萄胎、急性及慢性粒细胞白血病等有一定疗效,对膀胱癌、大肠癌及肝癌等亦有一定疗效。喜树碱不良反应主要有泌尿道刺激症状、消化道反应、骨髓抑制及脱发等。

鬼臼毒素衍生物

依托泊苷和替尼泊苷为植物西藏鬼臼的有效成分鬼臼毒素的半合成衍生物。临床用于治疗肺癌及睾丸肿瘤,有良好效果。也用于恶性淋巴瘤治疗。替尼泊苷对脑瘤亦有效。不良反应有骨髓抑制及消化道反应等。

◆ 三、干扰转录过程和阻止 RNA 合成的药物

放线菌素 D(Dactinomycin)

放线菌素 D(DACT, M 生霉素)为多肽类抗恶性肿瘤抗生素。抗瘤谱较窄,对恶性葡萄胎、绒毛膜上皮癌、霍奇金病和恶性淋巴瘤、肾母细胞瘤、骨骼肌肉瘤及神经母细胞瘤疗效较好。与放疗联合应用,可提高肿瘤对放射线的敏感性。消化道反应常见,如恶心、呕吐、口腔炎等。骨髓抑制先出现血小板减少,后出现全血细胞减少。少数患者可出现脱发、皮炎和畸胎等。

多柔比星(Doxorubicin, DOX)

多柔比星(ADM, 阿霉素)为蒽环类抗生素,抗瘤谱广,疗效高,主要用于对常用抗肿瘤药耐药的急性淋巴细胞白血病或粒细胞白血病、恶性淋巴肉瘤、乳腺癌、卵巢癌、小细胞肺癌、胃癌、肝癌及膀胱癌等。最严重的毒性反应为可引起心肌退行性病变和心肌间质水肿,心脏毒性的发生可能与多柔比星生成自由基有关,右丙亚胺作为化学保护剂可预防心脏毒性的发生。此外,还有骨髓抑制、消化道反应、皮肤色素沉着及脱发等不良反应。

柔红霉素(Daunorubicin)

柔红霉素(DRN, 柔毛霉素,红比霉素,正定霉素)为蒽环类抗生素,抗恶性肿瘤作用和机制与多柔比星相同,主要用于对常用抗肿瘤药耐药的急性淋巴细胞白血病或粒细胞白血病,但缓解期短。主要毒性反应为骨髓抑制、消化道反应和心脏毒性等。

⇒ 四、抑制蛋白质合成与功能的药物

长春碱类

长春碱(VLB，长春花碱)及长春新碱(VCR)为夹竹桃科植物长春花(VinCarosea L.)所含的生物碱。长春碱主要用于治疗急性白血病、恶性淋巴瘤及绒毛膜上皮癌。长春新碱对儿童急性淋巴细胞白血病疗效好、起效快，常与泼尼松合用作诱导缓解药。长春地辛主要用于治疗肺癌、恶性淋巴瘤、乳腺癌、食管癌、黑色素瘤和白血病等。长春瑞滨主要用于治疗肺癌、乳腺癌、卵巢癌和淋巴瘤等。长春碱类毒性反应主要包括骨髓抑制、神经毒性、消化道反应、脱发以及注射局部刺激等。长春新碱对外周神经系统毒性较大。

紫杉醇类

紫杉醇(paclitaxel，PTX)是由短叶紫杉或我国红豆杉的树皮中提取的有效成分，对卵巢癌和乳腺癌有独特的疗效，对肺癌、食管癌、大肠癌、黑色素瘤、头颈部癌、淋巴瘤、脑瘤也都有一定疗效。紫杉醇的不良反应主要包括骨髓抑制、神经毒性、心脏毒性和过敏反应。紫杉醇的过敏反应可能与赋形剂聚氧乙基代蓖麻油配置有关。多西他赛不良反应相对较少。

三尖杉生物碱类

三尖杉酯碱(Harringtonine)和高三尖杉酯碱(Homoharringtonine)是从三尖杉属植物的枝、叶和树皮中提取的生物碱。对急性粒细胞白血病疗效较好，也可用于急性单核细胞白血病及慢性粒细胞白血病、恶性淋巴瘤等的治疗。不良反应包括骨髓抑制、消化道反应、脱发等，偶有心脏毒性等。

L·门冬酰胺酶(Asparaginase)

L·门冬酰胺是重要的氨基酸，某些肿瘤细胞不能自己合成，需从细胞外摄取。L·门冬酰胺酶可将血清门冬酰胺水解而使肿瘤细胞缺乏门冬酰胺供应，生长受到抑制。而正常细胞能合成门冬酰胺，受影响较少。主要用于急性淋巴细胞白血病。常见的不良反应有消化道反应等，偶见过敏反应，应作皮试。

第三节　非细胞毒类抗肿瘤药

⇒ 一、调节体内激素平衡药物

某些肿瘤如乳腺癌、前列腺癌、甲状腺癌、宫颈癌、卵巢癌和睾丸肿瘤与相应的激素失调有关。因此，应用某些激素或其拮抗药来改变激素平衡失调状态，以抑制激素依赖性肿瘤的生长。严格来讲，该类药物不属于化疗药物，应为内分泌治疗药物，虽然没有细胞毒类抗

肿瘤药的骨髓抑制等毒性反应，但因激素作用广泛，使用不当也会造成其他不良反应。

糖皮质激素类

常用于恶性肿瘤治疗的是泼尼松和泼尼松龙等。糖皮质激素能作用于淋巴组织，诱导淋巴细胞溶解。对急性淋巴细胞白血病及恶性淋巴瘤的疗效较好，作用快，但不持久，易产生耐药性；对慢性淋巴细胞白血病，除减低淋巴细胞数目外，还可降低血液系统并发症（自身免疫性溶血性贫血和血小板减少症）的发生率或使其减轻。常与其他抗肿瘤药合用，治疗霍奇金病及非霍奇金淋巴瘤。对其他恶性肿瘤无效，而且可能因抑制机体免疫功能而助长恶性肿瘤的扩展。仅在恶性肿瘤引起发热不退、毒血症状明显时，可少量短期应用以改善症状等。

雌激素类

常用于恶性肿瘤治疗的雌激素是己烯雌酚，可通过抑制下丘脑及脑垂体，减少脑垂体促间质细胞刺激素的分泌，从而使来源于睾丸间质细胞与肾上腺皮质的雄激素分泌减少，也可直接对抗雄激素促进前列腺癌组织生长发育的作用，故对前列腺癌有效。雌激素类还用于治疗绝经期乳腺癌，机制未明。

雄激素类

常用于恶性肿瘤治疗的有甲基睾丸酮、丙酸睾酮和氟甲睾酮，可抑制脑垂体前叶分泌促卵泡激素，使卵巢分泌雌激素减少，并可对抗雌激素作用，雄激素对晚期乳腺癌，尤其是骨转移者疗效较佳。

他莫昔芬(Tamoxifen)

他莫昔芬为合成的抗雌激素类药物，是雌激素受体的部分激动药，具有雌激素样作用，但强度仅为雌二醇的1/2；也有一定抗雌激素的作用，从而抑制雌激素依赖性肿瘤细胞生长。主要用于乳腺癌，雌激素受体阳性患者疗效较好。

甲羟孕酮酯(medroxyprogesterone acetate)

甲羟孕酮酯为合成的黄体酮衍生物，作用类似天然黄体酮，主要用于肾癌、乳腺癌、子宫内膜癌，并可增强患者的食欲、改善一般状况。

托瑞米芬(Toremifene)

托瑞米芬是选择性雌激素受体调节药，在乳腺癌细胞质内与雌激素竞争性结合雌激素受体，阻止雌激素诱导的肿瘤细胞 DNA 合成及细胞增殖，抑制雌激素受体阳性的乳腺癌生长。主要用于治疗绝经妇女雌激素受体阳性转移性乳腺癌。

来曲唑(Letrozole)

通过竞争性与细胞色素 P450 酶亚单位的血红素结合，从而抑制芳香化酶，减少雌激素的生物合成。主要用于绝经后雌激素或孕激素受体阳性，或受体状况不明的晚期乳腺癌。

阿那曲唑（Anastrozole）

主要用于绝经后受体阳性的晚期乳腺癌。雌激素受体阴性，但他莫昔芬治疗有效的患者也可考虑使用。此外，还可用于绝经后乳腺癌的辅助治疗。

二、分子靶向药物

分子靶向药物主要针对恶性肿瘤病理生理发生、发展的关键靶点进行治疗干预，一些分子靶向药物在相应的肿瘤治疗中已经表现出较佳疗效。尽管分子靶向药物对其所针对的某些肿瘤有较为突出的疗效，并且耐受性较好、毒性反应较轻，但一般认为在相当长的时间内还不能完全取代传统的细胞毒类抗肿瘤药。这些药物作用机制和不良反应类型与细胞毒类药物有所不同，与常规化疗、放疗合用可产生更好的疗效。此外，肿瘤细胞的药物靶标分子在治疗前、后的表达和突变状况往往决定分子靶向药物的疗效和疾病预后，对该类药物更强调个体化治疗。分子靶向药物目前尚无统一的分类方法，按化学结构可分为单克隆抗体类和小分子化合物类。

（一）单克隆抗体类

1. 作用于细胞膜分化相关抗原的单克隆抗体

利妥昔单抗（MabThera，美罗华）

临床用于治疗非霍奇金淋巴瘤，主要不良反应为发热、畏寒和寒战等与输液相关的不良反应。

阿仑珠单抗（Alemtuzumab）

临床用于治疗慢性淋巴细胞白血病。主要不良反应有寒战、发热、恶心、呕吐、感染、失眠等。

托西莫单抗（Bexxar）

用于非霍奇金淋巴瘤的治疗。主要不良反应有血细胞减少、感染、出血、发热、寒战、出汗、恶心、低血压、呼吸短促和呼吸困难等。

2. 作用于表皮生长因子受体的单克隆抗体

曲妥珠单抗（Trastuzumab）

曲妥珠单抗为重组人单克隆抗体，临床单用或者与紫杉类联合治疗 HER-2 高表达的转移性乳腺癌。主要不良反应为头痛、恶心和寒战等。

3. 作用于血管内皮细胞生长因子的单克隆抗体

贝伐珠单抗（Bevacizumab）

贝伐珠单抗为重组人源化单克隆抗体，临床用于转移性结直肠癌、晚期非小细胞肺癌、转移性肾癌和恶性胶质瘤的治疗。不良反应主要为高血压、心肌梗死、脑梗死、蛋白尿、胃肠穿孔以及阻碍伤口愈合等。

（二）小分子化合物类

硼替佐米（Bortezomib）

硼替佐米临床用于多发性骨髓瘤和套细胞淋巴瘤的治疗。乏力、腹泻、恶心、呕吐、发热、血小板减少等为其主要不良反应。

舒尼替尼（Sunitinib）

舒尼替尼临床用于治疗晚期肾癌、胃肠道间质瘤和晚期胰腺癌。不良反应有疲乏、发热、腹泻、恶心、黏膜炎、高血压、皮疹等。

凡德他尼（vandetanib）

凡德他尼适用于治疗不能切除、局部晚期或转移的有症状或进展的髓样甲状腺癌。不良反应有腹泻、皮疹、恶心、高血压、头痛、上呼吸道感染等。

（三）其他

重组人血管内皮抑制素（ENDOSTAR）

重组人血管内皮抑制素为我国研发的内源性肿瘤血管生成抑制药血管内皮抑素的基因工程药物，可通过多种通路抑制肿瘤血管生成。药理作用机制为抑制肿瘤血管内皮细胞增殖和迁移，进而抑制肿瘤血管的生成，阻断肿瘤细胞的营养供给，从而达到抑制肿瘤增殖或转移的目的。临床主要用于配合化疗治疗不能进行手术的非小细胞肺癌。心脏毒性为其主要不良反应，此外还有消化系统不良反应如腹泻、肝功能异常和皮疹等。

维 A 酸（Vitamin A Acid）

维 A 酸重新启动髓系细胞的分化基因调控网络，诱导白血病细胞分化成熟，继而凋亡。我国学者首次使用全反式维 A 酸对急性早幼粒细胞白血病诱导分化治疗取得成功，部分患者可以完全缓解，但短期内容易复发。全反式维 A 酸与亚砷酸或化疗药物联合用药可获得较好疗效。

亚砷酸（Arsenious acid）

亚砷酸是由我国学者张亭栋首次应用到临床，目前该药已被国际公认为治疗 M3 型白血病的一线用药。因亚砷酸的卓越疗效，急性早幼粒细胞白血病成为第一种基本可以被治愈的急性髓细胞性白血病。

◇ 三、肿瘤免疫治疗药物

肿瘤免疫治疗药物可提高肿瘤细胞的免疫原性和对效应细胞杀伤的敏感性，激发和增强机体抗肿瘤免疫应答，协同机体免疫系统高效杀伤肿瘤细胞。

阿替珠单抗(Atezolizumab)

阿替珠单抗用于治疗有局部晚期或转移性尿路上皮癌。最常见的不良反应为疲劳、食欲减退、恶心、尿路感染、发热和便秘。

重组人白介素-2(rhIL-2)

重组人白介素-2 是基因重组产品，为非糖基化蛋白，生物活性与天然白介素-2 相同，是 T 细胞生长因子，其药理作用在于增强免疫应答。适用于治疗肾细胞癌、黑色素瘤、乳腺癌、膀胱癌、肝癌、直肠癌和肺癌，控制癌性胸腹水，增强手术、放疗及化疗后的肿瘤患者机体免疫功能，提高先天或后天免疫缺陷症患者细胞免疫功能和抗感染能力，治疗类风湿关节炎、系统性红斑狼疮、干燥综合征等自身免疫病，对某些病毒性、杆菌性疾病，胞内寄生菌感染性疾病，如乙型肝炎、麻风病、肺结核、白假丝酵母菌感染等也有一定的治疗作用。常见不良反应有发热、寒战、肌肉酸痛，与用药剂量有关，一般是一过性发热，亦可有寒战高热，停药后3~4 小时体温多可自行恢复到正常。个别患者可出现恶心、呕吐、皮疹、类感冒症状。皮下注射者局部可出现红肿、硬结、疼痛，所有不良反应停药后均可自行消失。

课后拓展资源

护理用药小结　　第四十二章课后练习　　常用制剂及用法

第四十三章

影响免疫功能的药物

导学资源

知识导图

PPT课件

学习目标

1. 熟悉常用影响免疫功能药的药理作用、用途、不良反应及注意事项。

2. 初步具有根据影响免疫功能药的药理作用、用途、不良反应及注意事项制定护理措施及对患者、家属进行相关护理宣教的能力。

案例导入

患者，男，54岁。因"发现全口牙龈增生半年余"就诊，病史：肾移植手术史，术后4年服用环孢素为主进行免疫抑制治疗，期间连续服用，从未间断。患者无自觉症状，无疼痛，伴口唇变厚。口腔检查可见：唇颊舌腭侧龈乳头呈现小球状、结节状。上下前牙唇侧牙龈增生尤为明显，边缘增厚，增生的牙龈组织质地坚实，略有弹性，呈淡粉红色，不易出血。

讨论：

1. 患者重度牙龈增生可能与什么有关？

2. 环孢素有哪些不良反应？应如何进行用药监护？

参与免疫反应的各种细胞、组织和器官，如胸腺、骨髓、淋巴结、脾、扁桃体及分布在全身组织中的淋巴细胞和浆细胞等构成机体的免疫系统。这些组分及其正常功能是机体免疫功能的基础，任何因素的异常都可导致免疫功能障碍。正常的免疫功能对机体的防御反应、自我稳定及免疫监视等诸方面是必不可少的，而调节疾病状态下免疫系统的失衡是免疫性疾病治疗的关键。影响免疫功能的药物是一类通过影响免疫应答反应和免疫病理反应，进而防治机体免疫功能异常所致疾病的药物。

第一节　免疫抑制药

免疫抑制药是一类具有免疫抑制作用的药物。临床主要用于器官移植的排斥反应和自身免疫反应性疾病。大多数免疫抑制药主要作用于免疫反应的感应期，抑制淋巴细胞增殖，也有一些作用于免疫反应的效应期。免疫抑制药物可大致分为以下几类：①抑制 T 细胞生成及其活性的药物，如环孢素、他克莫司等；②抑制细胞因子基因表达的药物，如糖皮质激素；③抑制嘌呤或嘧啶合成的药物，如硫唑嘌呤等；④阻断 T 细胞表面信号分子，如单克隆抗体等。

环孢素（Cyclosporin）

环孢素现已能人工合成，其具有潜在的免疫抑制活性，但对急性炎症反应无作用。

【体内过程】环孢素可口服或静脉注射给药。口服吸收慢而不完全，主要在肝脏代谢，自胆汁排出，有明显的肠肝循环，体内过程有明显的个体差异。此外，环孢素的有效浓度与中毒浓度接近，因此在临床应用过程中须进行血药浓度监测，以减轻不良反应。

【药理作用】环孢素对多种细胞类型均具有作用，与免疫抑制相关的作用主要包括以下几方面：选择性抑制 T 细胞活化，抑制效应 T 细胞介导的细胞免疫反应如迟发型超敏反应。对 B 细胞的抑制作用弱，可部分抑制 T 细胞依赖的 B 细胞反应。对巨噬细胞的抑制作用不明显，对自然杀伤细胞活力无明显抑制作用，也能抑制抗原特异性细胞毒 T 细胞的产生。

【临床应用】器官移植，已广泛用于肾、肝、胰、心脏、肺、皮肤、角膜及骨髓移植，防止排斥反应；自身免疫性疾病，适用于治疗其他药物无效的难治性自身免疫性疾病如类风湿关节炎、系统性红斑狼疮、银屑病、皮肌炎等。

【不良反应】不良反应发生率较高，其严重程度、持续时间均与剂量、血药浓度相关，多为可逆性。最常见及严重的不良反应为肾毒性作用，其次为肝毒性，多见于用药早期，一过性肝损害。继发感染也较为常见，多为病毒感染。此外还有食欲减退、嗜睡、多毛症、震颤、感觉异常、牙龈增生、胃肠道反应、过敏反应等。

他克莫司（Tacrolimus）

【体内过程】他克莫司可口服或静脉注射给药。口服吸收很快，大部分在肝脏中代谢，小于 1% 的药物以原形从胆汁、尿液和粪便中排出。

【药理作用】作用机制与环孢素相似。他克莫司结合细胞内结合蛋白形成复合物，抑制基因转录，产生强大的免疫抑制作用。

【临床应用】国外已用于临床抗移植排斥反应，其存活率、排斥时间较环孢素为优。对自身免疫性疾病有一定的疗效，可用于类风湿关节炎、肾病综合征、1 型糖尿病等的治疗。

【不良反应与用药监护】他克莫司的不良反应同环孢素大致相似。肾毒性及神经毒性不良反应的发生率更高，而多毛症的发生率较低。胃肠道反应及代谢异常均可发生。此外，尚可引起血小板生成及高脂血症，在降低剂量时可以逆转。

孕妇、哺乳期妇女、有细菌或病毒感染者及对本品或大环内酯类抗生素过敏者禁用。高血压、糖尿病、心绞痛及肾功能不良者慎用。口服吸收不规则，个体差异大，须进行血药浓度监测。护士用药时需注意本品注射液中含聚乙烯氢化蓖麻油，可能引起过敏反应，注射时不能使用 PVC 塑料管道及注射器。

肾上腺皮质激素类

肾上腺皮质激素常用泼尼松、泼尼松龙和地塞米松等，作用广泛而复杂，且随剂量不同而异。生理情况下所分泌的糖皮质激素主要影响物质代谢过程，超生理剂量则发挥抗炎、抗免疫等药理作用。

【体内过程】口服、注射均可吸收。口服可的松或氢化可的松后 1~2 小时血药浓度可达峰值。一次给药持续 8~12 小时。药物吸收后，在肝分布较多。主要在肝中代谢，与葡萄糖醛酸或硫酸结合，与未结合部分一起经肾脏排出。

【药理作用】作用于免疫反应的各期，对免疫反应多个环节都有抑制作用。与环孢素相似，肾上腺皮质激素作为免疫抑制剂，主要通过抑制基因转录从而抑制 T 细胞的克隆增殖发挥作用。

【临床应用】用于器官移植的抗排斥反应和自身免疫疾病。

【不良反应】本品较大剂量易引起糖尿病、消化性溃疡和类库欣综合征症状，对下丘脑-垂体-肾上腺轴抑制作用较强。并发感染为主要的不良反应。

抗代谢类药

巯嘌呤(Mercaptopurine)、甲氨蝶呤(Methotrexate)与 6-巯基嘌呤等是常用的抗代谢药。其中巯嘌呤最为常用，它通过干扰代谢的所有环节，抑制嘌呤核苷酸合成，进而抑制细胞 DNA、RNA 及蛋白质的合成而发挥抑制 T、B 两类细胞及自然杀伤细胞的效应，故能同时抑制细胞免疫和体液免疫反应，但不抑制巨噬细胞的吞噬功能。T 细胞较 B 细胞对该类药物更为敏感，但不同亚群 T 细胞敏感性亦有差别。主要用于肾移植的排斥反应和类风湿关节炎、系统性红斑狼疮等多种自身免疫性疾病的治疗。最主要的不良反应为骨髓抑制，此外尚有一些其他毒性效应，包括胃肠道反应如恶心、呕吐等，口腔食管溃疡，皮疹及肝损害等。

烷化剂

环磷酰胺(Cyclophosphamide)是一种常用的烷化剂，其免疫抑制作用强而持久，抗炎作用较弱。

【体内过程】口服易吸收，服后 1 小时血药浓度达峰值。粪便中有相当量的原形药排出；血浆半衰期约 7 小时。与别嘌醇合用时，半衰期可明显延长。环磷酰胺可经肝中混合功能氧化酶系转化为活性代谢物，后者经去毒可形成无活性代谢物迅速由尿排出。

【药理作用】它不仅杀伤增殖期淋巴细胞，而且影响某些静止细胞，故使循环中淋巴细胞数目减少；对 B 细胞比对 T 细胞更为敏感，因而能选择性地抑制 B 淋巴细胞；还可明显降低细胞的活性，从而抑制初次和再次体液与细胞免疫反应。但在免疫抑制剂量下不影响已活化巨噬细胞的细胞毒性。

【临床应用】临床常用于防止排斥反应与移植物抗宿主反应和糖皮质激素不能长期缓解

的多种自身免疫性疾病。与其他抗肿瘤药物合用时对一些恶性肿瘤有一定的疗效。此外，尚可用于流行性出血热的治疗，通过减少抗体产生，阻断免疫复合物引起的病理损伤，从而阻断病情的发展。

【不良反应】不良反应有骨髓抑制、胃肠道反应、出血性膀胱炎及脱发等。偶见肝功能障碍。

第二节　免疫增强药

免疫增强药是指单独或同时与抗原使用时能增强机体免疫应答的药物，主要用于免疫缺陷病、慢性感染性疾病，也常作为肿瘤的辅助治疗药物。随着人们对疾病治疗观念的转变，治疗的重点已经由直接杀伤外源性病原体转向调整生物机体自身功能，因而免疫增强药在医学的应用引起广泛的关注。免疫增强药种类繁多，包括提高巨噬细胞吞噬功能的药物如卡介苗等，提高细胞免疫功能的药物如左旋咪唑、转移因子及其他免疫核糖核酸、胸腺素等，提高体液免疫功能的药物如丙种球蛋白等。

卡介苗（BCG）

卡介苗是牛型结核杆菌的减毒活菌苗，为非特异性免疫增强药。

【药理作用】卡介苗具有免疫佐剂作用，即增强与其合用的各种抗原的免疫原性，加速诱导免疫应答，提高细胞和体液免疫水平。能增强巨噬细胞的吞噬功能，促进T细胞增殖，增强抗体反应和抗体依赖性淋巴细胞介导的细胞毒性，增强自然杀伤细胞的活性。

【临床应用】除用于预防结核病外，主要用于肿瘤的辅助治疗，如白血病、黑色素瘤和肺癌。近年来，也用于膀胱癌术后灌洗，可预防肿瘤的复发。

【不良反应与用药监护】接种部位红肿、溃疡形成、过敏反应。瘤内注射偶见过敏性休克，甚至死亡。剂量过大可降低免疫功能，甚至可促进肿瘤生长。

干扰素（IFN）

干扰素口服不吸收。肌内或皮下注射，一般在注射后4~8小时达血药浓度峰值。IFN全身给药后，可再分布至呼吸道分泌物、脑脊液、眼，主要在肝和肾发生生物转化。IFN具有抗病毒、抗肿瘤和免疫调节作用。IFN对感冒、乙型肝炎、带状疱疹和腺病毒性角膜炎等感染有预防作用。已试用于人肿瘤的治疗，对成骨肉瘤患者的疗效较好，对其他肿瘤（如多发性骨髓瘤、乳腺癌、肝癌、肺癌、各种白血病）也具有一定的临床辅助疗效，可改善患者的血象和全身症状。主要有发热、流感样症状及神经系统症状（嗜睡、精神紊乱），皮疹、肝功能损害。大剂量可致可逆性白细胞和血小板减少等。

白细胞介素-2（rhIL-2）

白细胞介素-2，又称T细胞生长因子，系T辅助细胞（Th）产生的细胞因子，现已能应用基因工程生产，称人重组白细胞介素-2。临床主要用于治疗恶性黑色素瘤、肾细胞癌、霍奇金淋巴瘤等，可控制肿瘤发展，减小肿瘤体积及延长生存时间。全身性不良反应如发热、寒战，胃肠道不良反应如厌食、恶心、呕吐等，皮肤反应出现弥漫性红斑，此外尚有心肺反应、肾脏反应、血液系统反应及神经系统症状等。

转移因子(TF)

转移因子是从健康人白细胞中提取的一种多核苷酸和低分子量多肽，无抗原性。可以将供体的细胞免疫信息转移给未致敏受体，使之获得供体样的特异性和非特异的细胞免疫功能，其作用可持续 6 个月，本品可起佐剂作用。但不转移体液免疫，不起抗体作用。临床用于先天性和获得性细胞免疫缺陷病如胸腺发育不全、免疫性血小板减少性紫癜，某些抗生素难以控制的病毒性和真菌感染，对恶性肿瘤可作为辅助治疗。其不良反应较少，少数患者可出现皮疹，注射部位产生疼痛。

胸腺素(Thymosin)

胸腺素是从胸腺分离的一组活性多肽，少数已提纯，现已成功采用基因工程生物合成。可诱导 T 细胞分化成熟，还可调节成熟 T 细胞的多种功能，从而调节胸腺依赖性免疫应答反应。用于治疗胸腺依赖性免疫缺陷疾病(包括艾滋病)、肿瘤及某些自身免疫性疾病和病毒感染。少数出现过敏反应。

免疫核糖核酸(immune RNA)

免疫核糖核酸(RNA，IRNA)是动物经抗原免疫后从其免疫活性细胞(如脾细胞、淋巴结细胞)中提取的核糖核酸，作用类似于转移因子，可以传递对某抗原的特异免疫活力，使未致敏的淋巴细胞转为免疫活性细胞，传递细胞免疫和体液免疫。临床用途与转移因子相似，主要用于恶性肿瘤的辅助治疗，试用于流行性乙型脑炎和病毒性肝炎的治疗。

👉 课后拓展资源

护理用药小结　　　第四十三章课后练习　　　常用制剂及用法

图书在版编目（CIP）数据

护理药理学／王安斌主编. —长沙：中南大学出版社，2024.1

ISBN 978-7-5487-5175-5

Ⅰ. ①护… Ⅱ. ①王… Ⅲ. ①护理学－药理学－高等职业教育－教材 Ⅳ. ①R96

中国版本图书馆 CIP 数据核字（2022）第 212204 号

护理药理学
HULI YAOLIXUE

王安斌　主编

□出 版 人	林绵优	
□责任编辑	李　娟	
□责任印制	唐　曦	
□出版发行	中南大学出版社	
	社址：长沙市麓山南路	邮编：410083
	发行科电话：0731-88876770	传真：0731-88710482
□印　　装	湖南省众鑫印务有限公司	

□开　　本	787 mm×1092 mm 1/16　□印张 23　□字数 582 千字	
□互联网+图书	二维码内容　字数 122 千字　图片 903 张	
	视频 2 小时 21 分钟	
□版　　次	2024 年 1 月第 1 版　□印次 2024 年 1 月第 1 次印刷	
□书　　号	ISBN 978-7-5487-5175-5	
□定　　价	75.00 元	